AF826974

Thieme

Zusatzweiterbildung Sportmedizin

Herausgegeben von
Boris Mandryka
Lutz Nitsche

Mit Beiträgen von
Freerk T. Baumann
Raphael Bender
Judith Bleuel
Katharina Blume
Markus de Marées
Hannes Degenhardt
Florian Högel
Karsten Hollander
Tom Kastner
Thomas Katlun
Matthias Krüll
Christoph Liebich
Boris Mandryka
Björn Michel
Michael Millrose
Jan-Philipp Müller
Ulrike Muschaweck
Lutz Nitsche
Claus Reinsberger
Cornelius Rossbach
Paul Schmidt-Hellinger
Katharina Schulze
Mirko Stenzel
Anett Szigeti
Sebastian Torka
Markus Walther
Susanne Weber
Stephan Wieser
Nora Zoth

108 Abbildungen

Georg Thieme Verlag
Stuttgart • New York

Bibliografische Information der Deutschen Nationalbibliothek
Die Deutsche Nationalbibliothek verzeichnet diese Publikation in der Deutschen Nationalbibliografie; detaillierte bibliografische Daten sind im Internet über http://dnb.d-nb.de abrufbar.

Ihre Meinung ist uns wichtig! Bitte schreiben Sie uns unter:
www.thieme.de/service/feedback.html

Wichtiger Hinweis: Wie jede Wissenschaft ist die Medizin ständigen Entwicklungen unterworfen. Forschung und klinische Erfahrung erweitern unsere Erkenntnisse, insbesondere was Behandlung und medikamentöse Therapie anbelangt. Soweit in diesem Werk eine Dosierung oder eine Applikation erwähnt wird, dürfen die Lesenden zwar darauf vertrauen, dass Autor*innen, Herausgeber*innen und Verlag große Sorgfalt darauf verwandt haben, dass diese Angabe dem Wissensstand bei Fertigstellung des Werkes entspricht.
Für Angaben über Dosierungsanweisungen und Applikationsformen kann vom Verlag jedoch keine Gewähr übernommen werden. Jede*r Benutzende ist angehalten, durch sorgfältige Prüfung der Beipackzettel der verwendeten Präparate und gegebenenfalls nach Konsultation eines/r Spezialist*in festzustellen, ob die dort gegebene Empfehlung für Dosierungen oder die Beachtung von Kontraindikationen gegenüber der Angabe in diesem Buch abweicht. Eine solche Prüfung ist besonders wichtig bei selten verwendeten Präparaten oder solchen, die neu auf den Markt gebracht worden sind. **Jede Dosierung oder Applikation erfolgt auf eigene Gefahr des Benutzenden.** Autor*innen und Verlag appellieren an alle Benutzenden, ihnen etwa auffallende Ungenauigkeiten dem Verlag mitzuteilen.
Marken, geschäftliche Bezeichnungen oder Handelsnamen werden nicht in jedem Fall besonders kenntlich gemacht. Aus dem Fehlen eines solchen Hinweises kann nicht geschlossen werden, dass es sich um einen freien Handelsnamen handelt.

© 2023. Thieme. All rights reserved.
Georg Thieme Verlag KG
Rüdigerstraße 14, 70469 Stuttgart, Germany
www.thieme.com

Printed in Germany

Redaktion: Uta Schödl, Dietramszell
Zeichnungen: Karin Baum, Paphos, Zypern
Covergestaltung: © Thieme
Bildnachweis Cover: © Thieme/Boris Mandryka

Satz: Druckhaus Götz GmbH, Ludwigsburg
Druck: Grafisches Centrum Cuno, Calbe

DOI 10.1055/b000000434

ISBN 978-3-13-243771-5 1 2 3 4 5 6

Auch erhältlich als E-Book:
eISBN (PDF) 978-3-13-243772-2
eISBN (epub) 978-3-13-243773-9

Das Werk, einschließlich aller seiner Teile, ist urheberrechtlich geschützt. Jede Verwendung außerhalb der engen Grenzen des Urheberrechtsgesetzes ist ohne Zustimmung des Verlages unzulässig und strafbar. Das gilt insbesondere für Vervielfältigung und Verbreitung in gedruckter Form, Übersetzung, Übertragung und Bearbeitung in andere Sprachen oder Fassungen sowie die Einspeicherung und Verbreitung in elektronischen Medienformen (z. B. CD-Rom, DVD, USB-Speicher, Datenbank, cloud-basierter Dienst, e-book und sonstige Formen des electronic publishing) und auch öffentlicher Zugänglichmachung (z. B. Internet, Intranet oder andere leitungsgebundene oder -ungebundene Datennetze), u. a. durch Wiedergabe auf stationären oder mobilen Empfangsgeräten, Monitoren, Smartphones, Tablets oder sonstigen Empfangsgeräten per Download (z. B. PDF, ePub, App) oder Abruf in sonstiger Form etc.
Wo datenschutzrechtlich erforderlich, wurden die Namen und weitere Daten von Personen redaktionell verändert (Tarnnamen). Dies ist grundsätzlich der Fall bei Patient*innen, ihren Angehörigen und Freund*innen, z. T. auch bei weiteren Personen, die z. B. in die Behandlung von Patient*innen eingebunden sind.
Thieme Publikationen streben nach einer fachlich korrekten und unmissverständlichen Sprache. Dabei lehnt Thieme jeden Sprachgebrauch ab, der Menschen beleidigt oder diskriminiert, beispielsweise aufgrund einer Herkunft, Behinderung oder eines Geschlechts. Thieme wendet sich zudem gleichermaßen an Menschen jeder Geschlechtsidentität. Die Thieme Rechtschreibkonvention nennt Autor*innen mittlerweile konkrete Beispiele, wie sie alle Lesenden gleichberechtigt ansprechen können. Die Ansprache aller Menschen ist ausdrücklich auch dort intendiert, wo im Text (etwa aus Gründen der Leseleichtigkeit, des Text-Umfangs oder des situativen Stil-Empfindens) z. B. nur ein generisches Maskulinum verwendet wird.

Vorwort

Liebe Kolleginnen und Kollegen,
liebe Sportlerinnen und Sportler,

ich freue mich, Ihnen diese Sammlung an fachspezifischen und sportmedizinisch wichtigen Fragestellungen zu den großen und kleinen Teilgebieten der Sportmedizin zu präsentieren.

Wer Sportler*innen betreut, die einschlägigen Sportmedizinkurse besucht und sich interdisziplinär mit Kollegen zu den mannigfaltigen Themengebieten der Sportmedizin austauscht, steht irgendwann vor der Prüfung zur Erlangung der Zusatzbezeichnung Sportmedizin. Aber wie bereitet man sich darauf am besten vor?
Mir selbst fehlte vor meiner eigenen Prüfung eine solche fachgebietsübergreifende Zusammenführung wichtiger Fragestellungen zur Prüfungsvorbereitung.

Im Jahr 2015 begann die Zusammenarbeit mit Dr. Lutz Nitsche im Rahmen der Sportmedizinkurse in Garmisch-Partenkirchen. Sofort war Lutz von der Idee dieses Buches hellauf begeistert und nach ersten Gesprächen mit dem Thieme Verlag konnte die Arbeit Ende 2019 beginnen. Bereits im Herbst 2020, als die erste Coronawelle ihren Höhepunkt erreichte, die Patientenzahlen stiegen und der Sport in weiten Bereichen eine Pause einlegen musste, wurde die Arbeit zu diesem Buch intensiviert.

Im Rahmen meiner langjährigen Tätigkeit als betreuender Verbandsarzt des Deutschen Hockey-Bundes durfte ich unsere Athlet*innen ganzjährig präventiv, rehabilitativ, prehabilitativ und akutmedizinisch in allen Belangen der Sportmedizin betreuen. Neben Europameisterschaften, Weltmeisterschaften und der Hockey Pro League sammelte ich auch Erfahrungen als Mitglied des medizinischen Teams des DOSB bei den Olympischen Spielen in Rio und Tokyo und als Medical Direktor bei den European Championships 2022 in München.

Die hieraus entstandene Bindung zum Hochleistungs- und Spitzensport, die eine arbeitszeitunabhängige Erreichbarkeit, eine intensive emotionale Beteiligung sowie ein notwendiges überdurchschnittliches Engagement beinhaltet, überzeugt mich seit Jahren von der Arbeit in der Sportmedizin.

Viele der an diesem Buch beteiligten Kolleginnen und Kollegen sind persönliche Weggefährten, die in ihren Verbänden aktive Sportmedizin betreiben, sind erfahrene Prüfer im Fach Sportmedizin oder anerkannte sportmedizinische Spezialisten. Allen gemeinsam ist, dass sie in ihrem jeweiligen Themengebiet ausgewiesene Experten sind und die im Curriculum zur Erlangung der Zusatzbezeichnung Sportmedizin notwendigen Inhalte an Sie weitergeben möchten.

Sie sollen mit diesem Buch die Vielfalt der sportmedizinischen Themengebiete so anschaulich wie möglich erleben. Das Buch soll als Lerngrundlage und Wissensquelle für die Erlangung der Zusatzbezeichnung Sportmedizin dienen. Wir würden uns sehr freuen, wenn Sie die Inhalte und Handlungsempfehlungen auch in Ihrer Zukunft als Sportmediziner*in bei den vielen Herausforderungen der täglichen sportmedizinischen Betreuung verwenden können.

Wir wünschen Ihnen viel Freude bei der Lektüre dieses Buches sowie bei Ihrer Arbeit als Sportmediziner*in und natürlich viel Erfolg bei der anstehenden Prüfung zur Erlangung der Zusatzbezeichnung.

Ihr Dr. med. Boris Mandryka
Murnau, Frühjahr 2023

Geleitwort

Damit ich meinen Sport ausleben, meine Leidenschaft und auch meinen Job ausführen kann, bin ich unter anderem davon abhängig, dass mein Körper leistungsfähig ist. Wenn ich ausdauernd und schnell bin, mein Herz-Kreislauf-System und mein Stoffwechsel gut eingestellt sind, kann ich mehr kleinen Bällen hinterherrennen, Tore schießen, Spiele gewinnen und Spaß am Hockey haben. Das mag vielleicht ein bisschen banal klingen, aber genau so ist es.

Im Leistungssport kommen neben dem Spaß und der Liebe zum Sport die Professionalität, der Leistungsdruck und die gesetzten Ziele hinzu. Und hier wird es, ehrlich gesagt, auch mit dem Körper etwas knifflig. Es wird mehr trainiert, die Konkurrenz nimmt zu und man möchte das Maximum aus sich herausholen, um auch bei den großen Turnieren, den Weltmeisterschaften und den olympischen Spielen gegen die Besten der Besten schneller zu sein und länger hinter dem Ball herrennen zu können.

Um richtig gut zu werden, muss man konstant sein. Konstant trainieren, konstant spielen, konstant Leistung bringen, konstant auf dem Platz stehen. Verletzungen und Krankheiten sind daher der größte Feind auf dem Weg zur Bestleistung. Täglich wägt man ab zwischen der subjektiven Wahrnehmung des eigenen Körpers und den Anforderungen, die der Trainingsalltag stellt. Sobald diese beiden Faktoren nicht angemessen miteinander kombiniert werden, tritt man entweder auf der Stelle oder schießt über das Ziel hinaus – und verletzt sich.

In einem solchen Moment bricht in dramatischer Art und Weise eine kleine Welt zusammen. Je nach Art und Ausmaß der Verletzung muss man wochen- oder sogar monatelang die Füße stillhalten und kann seiner Leidenschaft nicht nachgehen. Ist man verletzt, ist man gleichzeitig verletzlich. Man ist unzufrieden und unsicher: Hätte ich der Verletzung vorbeugen können? Wann und wie geht es für mich weiter? In diesem Zustand der Ungewissheit richtet man sich an seine/n Mannschaftsarzt/-ärztin und erhofft sich durch deren Wissen und Erfahrung wieder etwas mehr Gewissheit und Sicherheit. Einem Sportler oder einer Sportlerin dies zu vermitteln, klingt vielleicht einfach. Lediglich eine Diagnose zu stellen und eine Aussicht zu vermitteln, wann wieder eingestiegen werden kann, würde aber außer Betracht lassen, dass nun mal eben eine kleine Welt zusammengebrochen ist und „kein Training“ so ziemlich die schwierigste Aufgabe von allen für Sportler/-innen ist.

Während einer Verletzung oder nach einem sportlichen Unfall werden Ärzte/Ärztinnen unsere bedeutendsten Mitspieler. Wir machen uns abhängig, vertrauen auf ihre medizinische Kompetenz und legen damit unsere Leidenschaft und unseren Beruf gefühlt in ihre Hände. Manche Sportmediziner/-innen haben sich über viele Jahre Sportlern/Sportlerinnen oder Mannschaften angeschlossen. Es besteht eine funktionierende und wertschätzende Vertrauensbasis, die in einer verletzlichen Situation ein großes Maß an wohltuender Gewohnheit, Vertrauen und Gewissheit bietet, weit über die Vermittlung der medizinischen Diagnose hinaus.

Als mich eines Tages im olympischen Halbfinale ein Schläger mit voller Wucht an meiner Stirn traf, fand ich mich zunächst mit dröhnendem Kopf und blutender Wunde rücklings auf dem Spielfeld liegend wieder. In dieser Situation war ich komplett abhängig von meinem Mannschaftsarzt. Es lag in seinen Händen, die Wunde so schnell wie möglich zu nähen sowie einen Concussion-Check durchzuführen und zu bewerten, sodass ich noch innerhalb der Spielzeit wieder aufs Feld konnte. Es war schließlich mein langersehntes olympisches Halbfinale! Es fielen beruhigende Worte und ich erhielt eine schnelle Behandlung unter dem Tribünendach. In dieser akuten Situation wurde ich perfekt abgeschirmt, meine Leistungsfähigkeit wurde bewertet und wiederhergestellt. Die sportmedizinische Kompetenz und das persönliche Vertrauensverhältnis haben diese vielschichtige Situation für mich übersichtlich und lösbar gemacht. Mein Traum konnte also weitergehen.

Die Sportmedizin rückt vielleicht häufiger einmal in den Hintergrund des aktuellen Sportgeschehens oder taucht eher im bedrückenden Fall einer Verletzung auf. Doch aus meiner Sicht einer Leistungssportlerin sind die Sportmedizin und ihre Vertreter/-innen meine verlässlichen Begleiter, die Orientierung und Stabilität bieten. In einer Welt, bestimmt durch Erfolge und Rekorde, ermöglicht mir diese Stabilität Konstanz und ist somit ein gewichtiger Unterstützer bei der glücklichen Ausführung meiner Leidenschaft.

Nike Lorenz
Kapitänin Deutsche Feldhockey Nationalmannschaft

Inhaltsverzeichnis

Allgemeines

Spezieller Teil

Autorenverzeichnis

Herausgeber

Dr. med. Boris **Mandryka**
https://orcid.org/0000-0001-6089-8383

Dr. med. Dipl. Sportwiss. Lutz **Nitsche**

Mitarbeiterinnen und Mitarbeiter

Prof. Dr. Sportwiss. Freerk T. **Baumann**

Dr. med. Raphael **Bender**
https://orcid.org/0000-0001-8848-7578

Dr. Judith **Bleuel**

Dr. med. Katharina **Blume**

Dr. med. Hannes **Degenhardt**
https://orcid.org/0000-0001-8298-7926

Dr. med. Markus **de Marées**
https://orcid.org/0000-0002-5345-1054

PD Dr. med. Florian **Högel**
https://orcid.org/0000-0002-4791-7612

Prof. Dr. Dr. Karsten **Hollander**
https://orcid.org/0000-0002-5682-9665

Tom **Kastner**
https://orcid.org/0000-0001-5819-7705

Dr. med. Thomas **Katlun**

PD Dr. med. Matthias **Krüll**
https://orcid.org/0000-0001-7034-2119

Dr. Christoph **Liebich**
https://orcid.org/0000-0002-2260-5401

Björn **Michel**

Dr. med. Michael **Millrose**
https://orcid.org/0000-0002-8856-6441

Jan-Philipp **Müller**

Dr. med. Ulrike **Muschaweck**

Prof. Dr. Dr. Claus **Reinsberger**

Dr. med. Cornelius **Rossbach**

Dr. med. Paul **Schmidt-Hellinger**
https://orcid.org/0000-0003-0475-3598

Dr. med. Dr. med. dent. Katharina **Schulze**

Mirko **Stenzel**

Dipl. Psych. Anett **Szigeti**

Dr. med. Sebastian **Torka**

Prof. Dr. med. Markus **Walther**
https://orcid.org/0000-0003-1122-1303

Dr. med. Susanne **Weber**

Dr. med. Stephan **Wieser**

Dr. Nora **Zoth**
https://orcid.org/0000-0001-9599-1211

I Allgemeines

I

1 Allgemeine Grundlagen

Lutz Nitsche

1.1 Sportliches Training und Gesundheit

Frage 1

? Erläutern Sie den Unterschied zwischen Sporttherapie und Fitness-/Gesundheitssport.

!
- **Sporttherapie: therapeutisches Mittel bei Erkrankungen**
- **Fitness- und Gesundheitssport: Training zur Reduktion von Risikofaktoren**

i *In der Sporttherapie kann bspw. Krafttraining bei Rückenbeschwerden oder Ausdauertraining bei Herz-Kreislauf-Erkrankungen zur Therapie eingesetzt werden. Der Fitness- und Gesundheitssport wird vor allem zur Reduktion von Risikofaktoren und zur Verbesserung der körperlichen und auch seelischen Gesundheit absolviert. Die Übergänge zwischen den beiden Teilbereichen können jedoch fließend sein.*

Frage 2

? Worin unterscheidet sich der Breiten- und Freizeitsport vom Leistungssport?

!
- **Leistungssport: strukturiertes Training**
- **Breiten- und Freizeitsport: Freude an der Bewegung und der körperlichen Aktivität**

i *Der Leistungssport ist gekennzeichnet durch ein strukturiertes (Periodisierung) Training mit hohem zeitlichem und körperlichem Aufwand, um eine Optimierung von Wettkampfleistungen zu erzielen. Der Übergang zum ambitionierten Breiten- und Freizeitsport und zum klassischen Breiten- und Freizeitsport ist fließend. Während in den Individualsportarten vor allem das Kriterium Wettkampf den Unterschied ausmacht, ist dies in den Spiel- oder Mannschaftssportarten nicht immer der Fall. Das Ziel einer möglichst optimalen Leistung im Wettkampf gerät hier in den Hintergrund. Die Freude an der Bewegung und der gemeinsamen körperlichen Aktivität erscheint meist wichtiger als der Erfolg im Wettkampf.*

1.2 Hauptbeanspruchungsformen

Frage 3

? Nennen Sie die 4 motorischen Hauptbeanspruchungsformen.

!
- **Kraft**
- **Ausdauer**
- **Schnelligkeit**
- **Koordination**

i *Neben den 4 motorischen Hauptbeanspruchungsformen nimmt die Beweglichkeit eine Sonderstellung ein. Sie ist per definitionem als passives System keine motorische Hauptbeanspruchungsform, jedoch für die sportliche Aktivität ebenso von Bedeutung. Kraft und Ausdauer sind konditionell geprägte Fähigkeiten, während die Koordination vor allem eine koordinative Komponente besitzt. Die Schnelligkeit kann als Hybridfähigkeit, bestehend aus konditionellen und koordinativen Bestandteilen, angesehen werden.*

Frage 4

? Welche unterschiedlichen Erscheinungsformen der Ausdauer sind Ihnen bekannt?

! **Lokale bzw. allgemeine, aerobe bzw. anaerobe, statische bzw. dynamische Ausdauer, Kurz-, Mittel- und Langzeitausdauer sowie Grundlagen- bzw. Wettkampfausdauer.**

i *Die lokale Ausdauer bezieht sich auf die Muskeln einer Extremität oder auf ein Gelenk, die allgemeine Ausdauer auf den gesamten Körper.*

Frage 5

? Welche energiebereitstellenden Systeme werden bei einer Ausdauerleistung benötigt?

!
- **Glykolyse**
- **β-Oxidation der Fettsäuren**

Die Hauptenergieträger sind Glukose (Glykolyse) und freie Fettsäuren (β-Oxidation). Die Glykolyse kann aerob, aber auch anaerob erfolgen. Im gemischten aerob-anaeroben Stoffwechselbereich (Laktat 2–4 mmol/l) dominiert die Glykolyse. Unter 2–2,5 mmol/l sind die Fettsäuren der Hauptenergieträger.

Frage 6

In welchem Laktatbereich erfolgt die aerob-anaerobe Energiebereitstellung in mmol/l?

Im Bereich von 2–4 mmol/l.

Typischerweise werden Laktatwerte von 2–4 mmol/l angegeben. Es schließt sich ein Übergangsbereich bis zu 6 mmol/l an. Darüber hinaus ist nur noch von einer rein anaeroben Energiebereitstellung auszugehen (siehe auch Kommentar Frage 5).

Frage 7

Nennen Sie eine ungefähre Größenordnung für die maximale Sauerstoffaufnahmefähigkeit ($V'O_2max$) eines Untrainierten, Trainierten oder eines Spitzensportlers und deren Einheit.

- **Untrainierter: 30 ml/min/kg Körpergewicht**
- **Trainierter: 60 ml/min/kg Körpergewicht**
- **Ausdauerspitzensportler: 80–90 ml/min/kg Körpergewicht**

Je höher die maximale Sauerstoffaufnahme, desto höher sein Trainingszustand. Der Übergang der Bereiche ist fließend. Die hier genannten Werte zeigen die Werte aus allen Leistungskategorien.

Frage 8

Welche Muskelaktionsformen kennen Sie?

Statisch und dynamisch, konzentrisch und exzentrisch, Dehnungs-Verkürzungs-Zyklus.

Bei der statischen Muskelaktion wird keine Bewegung absolviert. Bei der dynamischen Muskelaktion kann eine konzentrische und eine exzentrische Phase unterschieden werden. Bei der konzentrischen Aktivität verkürzt sich der Muskel, bei der exzentrischen wird der Muskel gedehnt. Die Kombination aus einer exzentrischen und einer nachfolgenden konzentrischen Aktivität nennt man Dehnungs-Verkürzungs-Zyklus. Dies ist die häufigste Muskelaktionsform im Sport.

Frage 9

Welche Hauptkomponenten bestimmen die Maximalkraft eines Sportlers?

- **Muskelmasse**
- **intra- und intermuskuläre Koordination**

Alle 3 Hauptkomponenten werden völlig unterschiedlich voneinander trainiert und können isoliert trainiert werden. Das Beispiel eines Bodybuilders zeigt die extreme Ausprägung der Muskelmasse, wohingegen ein Hochspringer eine sehr geringe Muskelmasse, aber eine exzellente intra- und intermuskuläre Koordination aufweist.

Frage 10

Nennen Sie Belastungscharakteristika wie Wiederholungszahl, Satzzahl und Pausendauer bei einem klassischen Muskelhypertrophietraining mit Hanteln oder Kraftmaschinen.

- **8–12 Wiederholungen je Satz**
- **3–5 Sätze**
- **3–5 Minuten Pause zwischen den Sätzen**

Wichtig ist die Ausbelastung bis zur muskulären Erschöpfung am Ende der Wiederholungsanzahl.

Frage 11

Geben Sie ein Beispiel für die maximale Ausprägung der Schnelligkeit im leichtathletischen Lauf und nennen Sie den Hauptenergieträger.

- **100-Meter-Sprint**
- **Kreatinphosphat**

Der 100-Meter-Sprint ist die Strecke mit den größten Anforderungen an die Schnelligkeit. Hierbei kommt es zu einer anaeroben Energiebereitstellung, die vor allem aus den Kreatinphosphatspeichern bedient wird. Dabei wird der eigentliche Energieträger Adenosintriphosphat (ATP) aus den Kreatinphosphatspeichern resynthetisiert.

I

Frage 12

Was ist eine neuromuskuläre Dysbalance?

Eine Störung der Gelenkfunktion wegen muskulärer Verkürzung und/oder Abschwächung.

Bei einer neuromuskulären Dysbalance kommt es zu einer Störung der Muskelfunktion um ein Gelenk herum. Dabei kann es entweder zu einer Verkürzung des Agonisten und/oder zur Abschwächung des Antagonisten kommen. Dem sensorischen Gelenksystem wird dabei eine wesentliche Steuerungsfunktion zugesprochen.

1.3 Trainingsprinzipien/ Trainingsformen

Frage 13

Beschreiben Sie das Prinzip von Belastung und Erholung im sportlichen Training und dessen Stellenwert für die Entstehung eines Übertrainingssyndroms.

Nach einem gegebenen Trainingsreiz ist eine gewisse Dauer der Erholung notwendig, um in die sog. Überkompensation zu gelangen. Hier kommt es zu einer Anhebung des Leistungsniveaus über das initiale Leistungsniveau hinaus.

Wird zu früh ein neuerliches Training begonnen, können die Energiereserven nicht wieder adäquat aufgefüllt werden. Besteht diese Störung des Verhältnisses von Belastung und Erholung dauerhaft, kann es zu einem Übertrainingssyndrom mit Leistungsreduktion kommen.

Das passende Verhältnis zwischen Belastung und Erholung entscheidet über Erfolg und Misserfolg eines Trainingsprozesses.

Frage 14

Definieren Sie den Begriff der Periodisierung von sportlichem Training.

Zeitliche Planung der Trainings- und Wettkampfbelastung.

Die häufigsten Formen der Periodisierung sind eine Einfach-, Zweifach- oder Mehrfachperiodisierung. Dabei kommt es zur unterschiedlichen Häufigkeit einer maximalen Leistungsfähigkeit im Wettkampf, die durch den Trainingsprozess gezielt angesteuert wird. Der Zeitraum, in dem die Periodisierung geplant wird, ist das Wettkampfjahr und nicht das Kalenderjahr. Als Beispiel sei hier der Hauptwettkampf von Wintersportlern und dem der Leichtathleten jeweils zu den Olympischen Sommer- oder Winterspielen angeführt.

Frage 15

Beschreiben Sie die Inhalte der unmittelbaren Wettkampfvorbereitung (bspw. beim Schwimmen).

- **Reduktion von Umfang**
- **Motoriktraining unter Wettkampfbedingungen**

Die unmittelbare Wettkampfvorbereitung umfasst die Phase der letzten 4–6 Wochen vor dem Hauptwettkampf eines Trainingsjahres. Hierbei wird eine konzentrierte Vorbereitung für die Ausprägung der höchsten sportlichen Leistung zum Hauptwettkampf durchgeführt. In der unmittelbaren Phase (wenige Tage vor dem Wettkampf) kommt es zu einer Reduktion des Umfangs und einem gezielten Motoriktraining in Wettkampfgeschwindigkeit, bei jedoch deutlich reduzierter Strecke.

Frage 16

Nennen Sie ein Beispiel für ein extensives Intervalltraining eines Marathonläufers.

5 Intervalle à 10 Minuten an der Schwellengeschwindigkeit.

Je nach Leistungsniveau können 3–7 Intervalle mit einer Dauer von 5–15 Minuten absolviert werden. Die Geschwindigkeit liegt dabei oberhalb des anzustrebenden Tempos der voraussichtlichen Marathongeschwindigkeit. Bei diesen Laufeinheiten wird an der individuellen anaeroben Schwelle (ianS) oder leicht oberhalb dieser trainiert.

Frage 17

Was ist ein hoch intensives Intervalltraining (HIIT oder auch HIT) im Laufsport?

Intervalltraining mit 100–300 Metern und 30–90 Sekunden Pause.

Das HIIT wird hier am Beispiel des Laufens erläutert: Die Strecken werden mit deutlich höherer Intensität als der Wettkampfgeschwindigkeit gelaufen. Außerdem kommt es in der Pause nicht zu einer vollständigen Erholung. Neben der Verbesserung der maximalen Sauerstoffaufnahme kommt es auch zu einer Verbesserung der Bewegungsökonomie.

Frage 18

In welcher Relation stehen zunehmendes Alter und Muskelmasse pro Kilogramm Körpergewicht?

Je älter, desto weniger Muskelmasse.

Mit zunehmendem Alter kommt es meist zu einer Reduktion der Muskelmasse pro Kilogramm Körpergewicht. Allerdings kann dies durch sportliches Training und Optimierung der Ernährung minimiert werden. Denn neben dem hormonellen Faktor ist es vor allem die Aktivitätsgewohnheit, die zur Reduktion der Muskelmasse führt.

Bei der Sarkopenie kommt es zu einer massiven Reduktion der Muskelmasse und damit zu einer Abnahme der körperlichen Leistungsfähigkeit. Dies führt zur erhöhten Sturzneigung.

Frage 19

Welchen Einfluss hat körperliches Training auf die Knochendichte?

Es bewirkt eine Steigerung der Knochendichte bei v. a. kraftbetonten Sportarten.

Körperliches Training kann die Knochendichte erhöhen. Dabei ist allerdings ein gewisser Kraftimpuls notwendig, um den Knochenstoffwechsel anzuregen. Kraft- bzw. Vibrationstraining ist zur Verbesserung der Knochendichte besonders wirksam. Diese beiden Trainingsformen sind bei der Osteoporose die tragenden Säulen der Bewegungstherapie. Neben dem körperlichen Training sind jedoch auch die hormonelle und die Ernährungskomponente zu beachten.

Frage 20

Was bedeutet die Abkürzung MET?

Metabolisches Äquivalent (Metabolic Equivalent of Task).

MET ist dimensionslos und besitzt keine Einheit. Es erlaubt, verschiedene körperliche Aktivitäten miteinander zu vergleichen. Die aktuellen Richtlinien der World Health Organization (WHO) empfehlen eine wöchentliche Aktivität von 600–1200 MET. Ein MET-Wert von 5 beschreibt, dass 5 × mehr Energie verbraucht wird als in Ruhe.

Frage 21

Nennen Sie ein klassisches Beispiel für ein Krafttrainingsgerät der Beine im geschlossenen System.

Die Beinpresse.

Im geschlossenen System kommt es zu einer Ko-Kontraktion der Beuger und Strecker des Kniegelenks und damit zu einer Sicherung des Gelenks. Dies geschieht durch ein Aufsetzen der Füße auf der Platte und eine Stabilisierung der gesamten Beinachse. Bei einer Kniebeuge mit der Langhantel wird ebenfalls im geschlossenen System trainiert.

Frage 22

Nennen Sie ein Beispiel für ein Krafttrainingsgerät der Beine im offenen System.

Die Beinstrecker- und -beugermaschine.

Typische Trainingsübungen für die Kniemuskulatur sind die Leg-Extension und die Leg-Flexion am Krafttrainingsgerät. Hierbei kommt es zu einer Isolation entweder der Kniebeuger oder -strecker ohne distale Fixierung des Fußes. Dadurch kann es zu einer Tibiatranslation entweder nach anterior oder posterior kommen.

Frage 23

Welche Rolle hat das Training im geschlossenen und im offenen System z. B. bei der Nachbehandlung nach einer Kreuzbandoperation?

Unterschiedliche Tibiatranslation und vermuteter Einfluss auf eine Transplantatlockerung.

Die Beinpresse ist das bevorzugte Trainingsgerät in der Frühphase der Kreuzbandrehabilitation. Die Trainingstherapeuten führen als Hauptargument für die Verwendung die muskuläre Sicherung und die Vermeidung einer Tibiatranslation an. Neuere Studien zeigen jedoch keinen Einfluss auf die Bandlaxizität und das klinische Outcome bei einer vergleichenden Untersuchung des Trainings im offenen und geschlossenen System [1].

Literatur

[1] **Raschka** C, Nitsche L, Hrsg. Praktische Sportmedizin. Stuttgart: Thieme; 2016

2 Sportmedizinische Untersuchung und Diagnostik

2.1 Sportanamnese

Lutz Nitsche

Frage 24

Welche Parameter sollten zur Beurteilung der Trainingsbelastung eines Läufers in der sportmedizinischen Anamnese erfragt werden?

Intensität, Dauer, Umfang, Häufigkeit, Ziel und Methode des Trainings.

Die sog. Belastungsnormative von Ausdauersportlern (v. a. Läufer und Radfahrer) lassen sich im Vergleich zu denen anderer Sportarten sehr einfach in Zahlen erfassen, da sie über die elektronischen Helfer wie Pulsuhren, Tachometer, Powermeter etc. mühelos aufgezeichnet werden können. Die wichtigsten Werte sind die Trainingsintensität (z. B. HF-Bereich [HF: Herzfrequenz], Laufgeschwindigkeit, Leistung in Watt), Trainingsdauer und - umfang (in Minuten oder Stunden pro Einheit oder kumuliert für Woche, Monat oder Jahr) sowie die Trainingshäufigkeit (Trainingseinheiten pro Tag oder Woche). Außerdem sollten das Trainingsziel (Wettkampfhöhepunkt, Gesundheits- oder Leistungssport) und die Trainingsmethode (Dauermethode, Intervalltraining) erfragt werden.

Frage 25

Nennen Sie einen Unterschied in der Sportleranamnese der beiden Krankheitsursachen Verletzung und Überlastung.

- **Verletzung: plötzlicher Beginn**
- **Überlastung: langsam progredienter Beginn**

Der deutlichste Unterschied besteht im Beginn der Beschwerden. Während bei einer Verletzung ein plötzliches Schmerzereignis im direkten Zusammenhang mit einem Unfall zu erfragen ist, besteht bei Überlastungsschäden meist ein langsamer, progredienter Prozess, ohne dass ein eigentlicher Unfall dem Beginn der Beschwerden zugeordnet werden kann.

Frage 26

Nennen Sie Bestandteile der Anamnese bei der sportmedizinischen Untersuchung und deren Bedeutung zur Erfassung eines möglichen Übertrainingssyndroms.

- **Appetit**
- **Schlaf**
- **Trainingsmotivation**
- **nicht zu erklärender Leistungsabfall**
- **depressive Grundstimmung**
- **Veränderungen des Ruhepulses**
- **erhöhte Regenerationsdauer**
- **Verletzungsanfälligkeit**

Diese Parameter können auffällig sein, wenn es um die Verdachtsdiagnose Übertrainingssyndrom geht. Daher sollte in einer Sportleranamnese besonders darauf geachtet werden. Sie sind relativ einfach zu erfragen und sollten niemals fehlen.

Frage 27

Welche Hauptbestandteile hat die Sportanamnese bei der sportmedizinischen Untersuchung?

- **Erfassung von Beschwerden/Vorerkrankungen**
- **vegetative Anamnese**
- **sportspezifische Anamnese**

Neben einer Erfassung von aktuellen Beschwerden ist auf Vorerkrankungen, bisherige ärztliche Behandlungen inkl. Operationen und chronische Erkrankungen zu achten. Bei der sportlerspezifischen vegetativen Anamnese sind es die Faktoren Schlaf, Appetit, Ruhepuls und Verdauung. Bei Frauen ist zusätzlich noch die gynäkologische Anamnese mit einzubeziehen.

I

2.2 Orthopädische Untersuchung

Lutz Nitsche

Frage 28

? Auf welche Weise lässt sich eine Hypermobilität feststellen?

! **Mithilfe des Beighton-Scores.**

i *Anhand des Beighton-Scores lässt sich eine Hypermobilität (generalisierte Hypermobilität ≥ 5 Punkte) feststellen. Der Score wird durch eine Kombination verschiedener Tests ermittelt, z. B. die Überstreckbarkeit des Ellbogens von ≥ 10° (1 Punkt je Seite), Berühren des Bodens mit den Handflächen bei gestreckten Kniegelenken (1 Punkt), Berühren des Daumens am Unterarm (1 Punkt je Seite), Überstreckbarkeit des Grundgelenks des kleinen Fingers auf ≥ 90° (1 Punkt je Seite) sowie Überstreckbarkeit des Kniegelenks um ≥ 10° (Genu recurvatum).*

Differenzialdiagnostisch muss man an eine Bindegewebeerkrankung (z. B. Marfan-Syndrom, Ehlers-Danlos-Syndrom) denken.

Frage 29

? Erläutern Sie die typische Anamnese und den Palpationsbefund bei einem Muskelfaserriss.

! **Plötzlicher Beginn, tastbare Delle.**

i *Während Überlastungen der Muskeln, Sehnen und Bänder einen langsamen, progredienten Beginn haben, kommt es bei einem Muskelfaserriss zu einem plötzlichen Schmerzereignis während der sportlichen Aktivität. In der klinischen Untersuchung lässt sich bei größeren Muskelfaserrissen und oberflächlicher Lokalisation der Läsion eine Delle tasten. Im weiteren Verlauf kann auch ein Hämatom sichtbar sein. Einige Tage nach dem Schmerzereignis ist dieses jedoch vor allem weiter distal bzw. der Schwerkraft folgend weiter kaudal lokalisiert und gibt nicht automatisch einen direkten Hinweis auf den Ort der Muskelläsion.*

Frage 30

? Nennen Sie typische Inspektionsbefunde bei einer Skoliose.

!
- **Schulter- oder Beckentiefstand**
- **Asymmetrie der Taillendreiecke**
- **Rippenbuckel**
- **Lendenwulst**
- **Achsdeviation**

i *Betrachtet man den Patienten von dorsal, kann sich ein Schulter- oder Beckentiefstand zeigen. Außerdem können asymmetrische Taillendreiecke und in der Rumpfvorneigung ein Rippenbuckel oder ein Lendenwulst zu beobachten sein. Zusätzlich können Achsdeviationen der Lotrechten vom Hinterkopf bis zur Rima ani auftreten.*

Frage 31

? Erläutern Sie einen Test zur Überprüfung der Stabilität des vorderen Kreuzbands (VKB).

! **Einer der am häufigsten verwendeten Tests zur Überprüfung der Stabilität des VKB ist der Lachman-Test, bei dem in einer Knieflexion von 20–30° die Tibia nach ventral geschoben wird.**

i *Bei der Beurteilung des Lachman-Tests (▸ Abb. 2.1) sind diverse Dinge zu beachten:*

- *Zunächst muss die Translationsstrecke beurteilt werden. Ist die Gegenseite bekanntermaßen intakt, kann sie als Referenz dienen. Deutliche Seitenunterschiede weisen auf eine anteroposteriore Instabilität hin.*

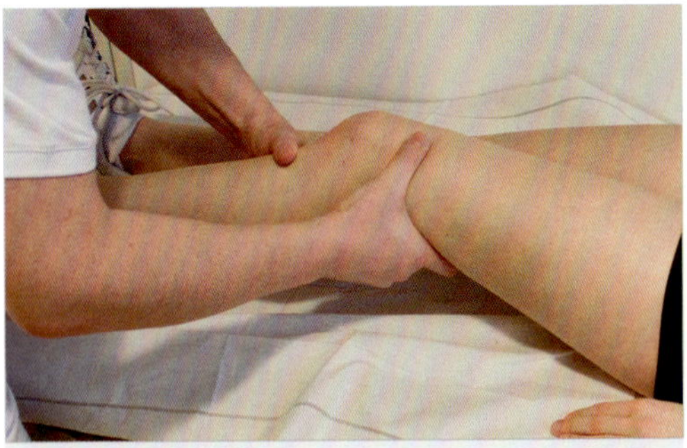

Abb. 2.1 Überprüfung des vorderen Kreuzbands (VKB) mit dem Lachman-Test.

- *Weiterhin ist auf das sog. Anschlagsgefühl zu achten. Ein fester, ligamentärer Anschlag ist bei einem intakten VKB zu spüren. Ein gerissenes Kreuzband weist einen weichen Anschlag auf.*
- *Um jedoch nicht durch eine vermehrte Translation aufgrund eines hinteren Kreuzbandrisses fehlgeleitet zu werden, sollte zunächst die Unversehrtheit des hinteren Kreuzbands (HKB) getestet werden. Bei einem gerissenen HKB fällt die Tibia in eine spontane hintere Schublade. Die Translationsstrecke ist in diesem Fall zwar erhöht, jedoch ist das anteriore Anschlagsgefühl des VKB fest.*

Bei sehr adipösen Patienten kann eine Weichteilhemmung die Untersuchung erschweren.

Frage 32

? Nennen Sie einen Test zur Überprüfung des Innenmeniskus und erläutern Sie dessen Ausführung und Bewertung.

! **Beim Steinmann-1-Test wird zur Prüfung des Innenmeniskus der Unterschenkel bei 90° Knieflexion nach außen rotiert. Wird der Schmerz auf der Innenseite des Kniegelenks vom Patienten angegeben, ist dieser Test als positiv zu werten. Ist der Test bei einer Innenrotation am lateralen Kniegelenksspalt schmerzhaft, ist der Außenmeniskus betroffen.**

i *Prinzipiell gibt es diverse Tests zur Überprüfung des Innen- und Außenmeniskus bei Verdacht auf einen Meniskusriss. Der Steinmann-1-Test ist einer der am häufigsten verwendeten Tests.*

Frage 33

? Nennen Sie ein klinisches Zeichen bei Verdacht auf ein subakromiales Impingement der Schulter.

! **Das Impingement-Zeichen nach Neer oder nach Hawkins/Kennedy.**

i *Am häufigsten werden die Tests nach Neer und nach Hawkins/Kennedy angewandt. Beim Test nach Neer wird mit der einen Hand die Skapula fixiert und mit der anderen Hand der innenrotierte Arm antevertiert. Das Zeichen nach Hawkins/Kennedy wird bei 90° Abduktion und Anteversion durch eine Innenrotation provoziert. Kommt es zu einer Schmerzangabe in der Schulter, sind diese Tests als positiv zu werden.*

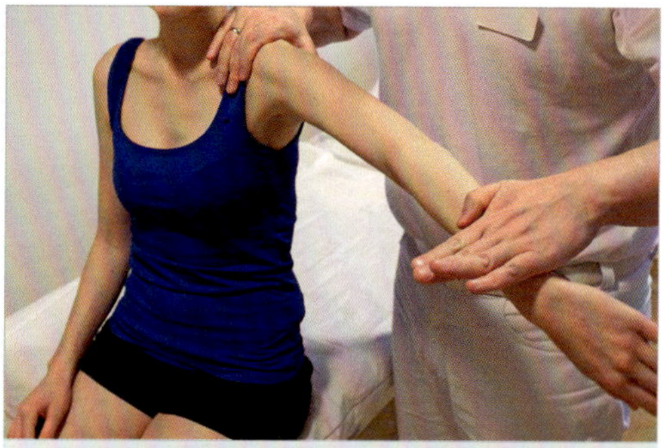

Abb. 2.2 Klinischer Test zur Überprüfung der Rotatorenmanschette (M. supraspinatus) nach Jobe.

Frage 34

? Nennen Sie einen Test zu Überprüfung der Rotatorenmanschette der Schulter bei Verdacht auf Riss.

! **Der Jobe-Test.**

i *In den meisten Fällen ist der Sehnenanteil des M. supraspinatus betroffen. Der Jobe-Test wird am häufigsten verwendet (▸ Abb. 2.2). Hierbei steht der Untersucher hinter dem Patienten, abduziert den zu untersuchenden Arm auf 90° und bringt den Arm in 20–30° Anteversion. Kann der Arm nicht selbstständig gehalten werden, spricht man von einer Pseudoparalyse aufgrund einer Läsion der Rotatorenmanschette. Dies ist vor allem bei größeren Sehnenrissen der Fall. Kann der Arm selbst gehalten werden, kann gegen den Widerstand des Untersuchers Druck nach kranial ausgeübt werden. Hierbei fällt der Test positiv aus, wenn der Patient einen Schmerz angibt oder eine deutliche Kraftdifferenz zur intakten Gegenseite aufweist.*

Frage 35

? Was ist eine tanzende Patella?

! **Ein Zeichen für einen Kniegelenkserguss.**

i *Bei der Untersuchung des Kniegelenks wird die Patella vom Untersucher in Richtung Gelenk gedrückt. Kann hierbei ein schwammiges und instabiles Gefühl der Patella vom Untersucher wahrgenommen werden (aufgrund eines Kniegelenksergusses), spricht man von der tanzenden Patella. Die Patella „tanzt“ quasi auf einem Kniegelenkserguss. Ein Kniegelenks-*

erguss kann sowohl bei einer frischen Verletzung mit einem Hämarthros sowie bei einem Reizerguss aufgrund einer Überlastung des Kniegelenks auftreten.

Frage 36

Erläutern Sie einen typischen positiven Untersuchungsbefund beim sog. „Tennisellenbogen".

- **Druckschmerz am Epicondylus lateralis**
- **positiver Cozen-Test und Roles/Maudsley-Test**

Bei der Untersuchung des Ellenbogens können mehrere Zeichen auf die Epicondylopathia humeri radialis oder umgangssprachlich auf den „Tennisellenbogen" hinweisen. Neben dem lokalen Druckschmerz des Ansatzes des M. extensor carpi radialis brevis und des M. extensor communis am lateralen Epikondylus kann zusätzlich auch der Cozen-Test positiv ausfallen. Der Patient versucht gegen den Widerstand des Untersuchers das Handgelenk dorsal zu extendieren. Kommt es dabei zu Schmerzen, ist dieser Test positiv. Ein weiterer Test ist der Mittelfingertest nach Roles und Maudsley. Dabei wird der Mittelfinger im Grundgelenk gegen den Widerstand des Untersuchers dorsal extendiert.

Frage 37

Nennen Sie einen positiven Untersuchungsbefund bei einem Außenbandriss des oberen Sprunggelenks (OSG).

Vermehrter Talusvorschub und laterale Aufklappbarkeit.

In den meisten Fällen ist das Lig. talofibulare anterior (LTFA) betroffen. Dies kann mit dem Talusvorschub-Test (Anterior-Drawer-Test) (▶ Abb. 2.3) überprüft werden. Dabei wird der Rückfuß vom Untersucher nach anterior gedrückt und die Tibia mit der anderen Hand fixiert. Sofern die Gegenseite intakt ist, kann diese als Referenz herangezogen werden. Bei einem vermehrten Talusvorschub mit weichem Anschlag ist von einem Bänderriss des LTFA auszugehen.

Zur weiteren Überprüfung kann auch die laterale Aufklappbarkeit getestet werden. Dabei wird der Fuß invertiert und die fibulären Bandstrukturen des OSG gestresst. Auch hier muss der Vergleich mit der intakten Gegenseite herangezogen werden. Die laterale Aufklappbarkeit ist bei stark geschwollen Sprunggelenken und schmerzgeplagten Patienten nicht immer so gut zu überprüfen wie der Talusvorschub.

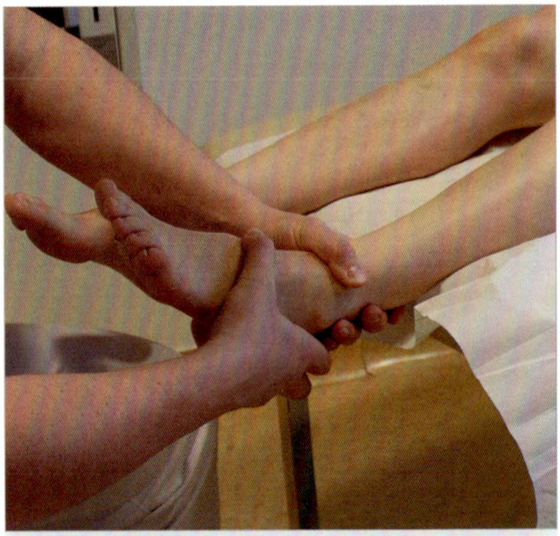

Abb. 2.3 Klinische Untersuchung des Talusvorschubs des linken oberen Sprunggelenks (OSG).

Frage 38

Mit welchem klinischen Test lässt sich der Verdacht einer Achillessehnenruptur überprüfen?

Mit dem Thompson-Test.

Der Thompson-Test dient zur Überprüfung der Achillessehne bei V. a. Riss und ist positiv, wenn man bei der Kompression der Wade mit beiden Händen keine Plantarflexion verzeichnen kann. Aufgrund der gerissenen Achillessehne wird der Impuls nicht auf den Rückfuß übertragen.

Frage 39

Nennen Sie Methoden zur Messung des Körperfettanteils.

- **Caliper-Methode**
- **Bioelektrische Impedanzanalyse** (BIA)
- **Infrarotmethode**

Der Körperfettanteil lässt sich mit der sog. Hautfettfaltendickenmessung oder auch Caliper-Methode bestimmen. Dabei wird an definierten Punkten die Dicke der Hautfalte gemessen. Diese Werte werden in eine Formel zur Berechnung des Körperfettanteils eingegeben. Bei der BIA wird die Gesamtkörperflüssigkeit ermittelt. Zusätzlich kann damit auch der Körperfett- und der Muskelanteil berechnet werden. Eine weitere Möglichkeit ist die Infrarotmethode. Andere Verfahren (Ultraschall, Wasser- oder Luftverdrängungsplethysmografie) zur Ermittlung des Körperfetts sind eher wissenschaftlichen Fragestellungen vorbehalten.

Frage 40

Nennen Sie einen Wert für den Taillen-Hüft-Index (Waste-to-Hip-Ratio) bei einem gesunden und schlanken Mann.

< 1,0.

Bei dieser Messung wird ein Index aus Bauch- (Taillen-) und Hüftumfang ermittelt. Der Wert für einen normalgewichtigen Mann sollte aus kardiologischer Sicht < 1,0 betragen. Bei erhöhten Werten ist das Risiko von Herz-Kreislauf-Erkrankungen aufgrund einer Zunahme des Viszeralfetts erhöht.

2.3 Internistische Untersuchung

Markus de Marées

2.3.1 Untersuchungsgang

Frage 41

Ein 65-jähriger Patient besucht Sie in Ihrer Praxis. Nach zehnjähriger sportlicher Inaktivität möchte er seine Laufkarriere wiederbeleben, die Teilnahme an einem Halbmarathon-Lauf sei geplant. Nun kommt er mit der Frage zu Ihnen, ob er die gesundheitlichen Voraussetzungen für eine solche Belastung erfüllt. Welche Untersuchungen veranlassen Sie?

- **Anamnese (obligat)**
  - **Vorerkrankungen**
  - **aktuelle Beschwerden**
  - **belastungsabhängige Beschwerden**
    - **kardiovaskulärer, orthopädischer Genese**
  - **Risikofaktoren**
  - **Trainingsanamnese**
- **internistische und orthopädische Untersuchung (obligat)**
- **Ruhe-EKG (obligat)**
- **Belastungs-EKG (fakultativ) (in diesem Fall zu empfehlen)**
- **Lungenfunktion (fakultativ)**
- **Blutuntersuchung (obligat)**
- **Urinuntersuchung (obligat)**

Bei körperlich aktiven Personen besteht, besonders bei der Wiederaufnahme oder einem Neueinstieg in ein Trainingsprogramm, ein vermehrtes Risiko in Bezug auf kardiovaskuläre und/oder orthopädische Erkrankungen. Insbesondere bei intensiver sportlicher Betätigung steigt das Risiko, einen kardialen Zwischenfall zu erleiden. Ursächlich für die Mortalität bei körperlicher Betätigung stehen bei jungen Menschen angeborene Herzerkrankungen an erster Stelle, bei Personen oberhalb einer Altersgrenze von 35 Jahren nehmen degenerative Herzerkrankungen diesen Platz ein. Ob im Vorfeld des Neustarts oder der Wiederaufnahme einer sportlichen Betätigung ein Arzt aufgesucht werden sollte, kann anhand des PAR-Q-Fragebogens (PAR-Q: Physical Activity Readiness Questionnaire) geklärt werden. Zwischen 35 und 60 Jahren ist eine sportmedizinische Vorsorgeuntersuchung sinnvoll, oberhalb von 60 Jahren ist diese unerlässlich.

Frage 42

Wie sollte die klinische Untersuchung im Rahmen der sportmedizinischen Vorsorge gestaltet werden?

- **Datenerhebung vor der Untersuchung:**
  - **Gewicht**
  - **Größe**
  - **evtl. Body Mass Index (BMI)**
  - **Bestimmung des Körperfettanteils (mittels Caliper-Methode, Bioimpedanzanalyse)**
  - **Blutdruck links/rechts**
- **Allgemeine Inspektion des Kopfes:**
  - **Hals, Kopf, Gebiss, Mundschleimhaut und Tonsillen**
  - **Skleren**
  - **Palpation der Schilddrüse und der Halslymphknoten**
  - **Inspektion der Ohren (Trommelfell, im Besonderen bei Wassersportlern)**

- Inspektion des Bewegungsapparats:
  - Im Stehen: Begutachtung der Haltung, der Symmetrie und muskulären Ausprägung
  - Schulter-, Beckenstand, Rücken-, Beinachsen, Fußstellung
  - Grobe Beurteilung der Beweglichkeit: Nacken und Schürzengriff, Finger-Boden-abstand, tiefe Hocke, Fersen- und Hackenstand
  - Im Liegen: Begutachtung der Hüfte (Flexion, Innen-, Außenrotation), des Knies und des OSG
- Bewertung des kardiovaskulären Systems:
  - Auskultation und Palpitation von Herz, Lunge, Carotiden, Femoralarterien
  - Beurteilung der Beine (Varizen, Ödeme, evtl. Hautveränderungen)
- Bewertung des Magen-Darm-Trakts:
  - Auskultation und Palpitation des Abdomens (Darmgeräusche, Resistenzen, Organvergrößerungen, Schmerzen)
- Bewertung der Haut:
  - Inspektion auf Nävie, allgemeine Hautveränderungen (Neurodermitis), Bindegewebsschwäche (Marfan-Syndrom)
- Bewertung des Nervensystems:
  - Reflexprüfung, Bestimmung der Sensibilität (Füße), Beurteilung der Seh- und Hörfähigkeit

Diese Auflistung soll als grobe Orientierung dienen. In der Praxis hat es sich bewährt, eine Untersuchungsroutine zu entwickeln. So können Auslassungen vermieden und der gesamte Untersuchungsgang ökonomisiert werden.

Weitere Fragebögen und Formulare können der Leitlinie Vorsorgeuntersuchung im Sport der Deutschen Gesellschaft für Sportmedizin und Prävention entnommen werden (www.dgsp.de).

Frage 43

In welchen Fällen sollte ein Belastungs-EKG durchgeführt werden?

Bei asymptomatischen Breitensportlern wird ein Belastungs-EKG nicht empfohlen [34]. Bei folgenden Personen liegt jedoch eine Indikation für ein Belastungs-EKG vor:

- **Wiedereinsteiger oder Neuanfänger unter 35 Jahren**
- **Personen mit ungewohnt intensiven Belastungen (Einstieg ins hoch intensive Training, Teilnahme an einer Expedition, evtl. Hochgebirge oder Wüstenregion etc.) und/oder umfangreichen (Ultramarathon) Belastungen**
- **gesunde symptomfreie Personen über 65 Jahre**
- **Personen mit einer metabolischen, kardiovaskulären und/oder pulmonalen Vorbelastung**

Bei der Auswahl des bei der Belastungsuntersuchung zur Anwendung kommenden Ergometers und Belastungsprotokolls sind folgende Aspekte zu berücksichtigen. Der Einsatz eines Radergometers bietet hier eine größere Sicherheit (geringere Verletzungsanfälligkeit im Vergleich zum Laufband), zudem lassen sich die muskulären Artefakte bei der Aufzeichnung des EKG reduzieren. Die individuelle Leistungsfähigkeit des Patienten ist für die Wahl des Belastungsprotokolls ausschlaggebend (eine zu lange Belastungsdauer bei leistungsstarken und ein zu früher Belastungsabbruch bei weniger belastbaren Patienten sind zu vermeiden) [11].

Des Weiteren sollten bei der Durchführung und anschließenden Beurteilung folgende Aspekte berücksichtigt werden:

- *Tageszeitpunkt*
- *Ernährungs- (Zeitpunkt und Zusammensetzung der letzten Mahlzeit) und Erholungszustand (Wann fand die letzte körperliche Belastung statt?)*
- *Umgebungsbedingungen (Temperatur, Luftfeuchtigkeit)*
- *Menstruationszyklus*

Frage 44

Wie beurteilen Sie den Stellenwert der Lungenfunktionsprüfung (LuFu) im Rahmen einer sportmedizinischen Vorsorgeuntersuchung?

Momentan gilt die LuFu als fakultative Untersuchung. Allerdings gewinnt sie, speziell bei Ausdauersportlern, die sich vermehrt den in der Luft gelösten Schadstoffen (Air Pollution: Feinstäube, Pollen, Ozon) aussetzen, an Bedeutung [31].

Die Leistungsfähigkeit der Lunge stellt eine wesentliche Voraussetzung für die kardiopulmonale Belastbarkeit dar. So kann die Durchführung der Lufu im Hinblick auf das Vorhandensein verschiedener pulmonaler Pathologien noninvasiv und schnell erste Hinweise liefern.

Zudem sollte sie bei folgenden Symptomen durchgeführt werden:

- *thorakale Beschwerden*
- *Husten über 2–3 Monate und/oder Dyspnoe*
- *Verdacht auf:*
  - *Asthma bronchiale*
  - *belastungsinduziertes Asthma*
  - *Diffusionsstörung*
  - *Stenose der oberen Atemwege*
  - *restriktive oder obstruktive Lungenerkrankung*
- *Für die Beantragung einer Medizinischen Ausnahmegenehmigung (oder deren Verlängerung) wird eine Spirometrie (mit Lyse/Provokation) im jährlichen Abstand vorgeschrieben.*

2.3.2 Urinuntersuchung

Frage 45

Ein Läufer stellt sich 3 Tage nach einem erfolgreich absolvierten Marathon bei Ihnen vor. Er beschreibt Beschwerden in der Nierengegend und einen schaumigen Urin. Was ist Ihre Verdachtsdiagnose?

Es kann ein Proteinurie vorliegen. Diese wird insbesondere nach langen Laufleistungen (Marathon, Ultramarathon) beobachtet. Hier fällt eine Korrelation mit der Belastungsdauer, weniger mit der Belastungsintensität, auf [39].

Auch nach Schwimmbelastungen konnten erhöhte Gesamteiweiß-Ausscheidungen im Urin beobachtet werden [23]. Es wird ein multimechanistischer Ansatz (Muskeldestruktion, Entzündungszeichen und metabolische Faktoren) als Ursache für das Auftreten der Proteinurie diskutiert [39].

Frage 46

Im Rahmen sportlicher Betätigungen ist das Auftreten einer Hämaturie häufig zu beobachten. Nennen Sie mögliche Ursachen.

Es kann eine Funktionseinschränkung im Bereich der Niere auftreten. Wenn auch die genauen Ursachen nicht bekannt sind, so wird angenommen, dass bei sportlich aktiven Menschen eine nicht durch traumatische Ursachen bedingte Hämaturie auf folgende Faktoren zurückgeführt werden kann:

- **Eine Umverteilung des Blutflusses hin zur aktiven Muskulatur bedingt eine verminderte Durchblutung der Niere. Somit können hypoxiebedingte Schäden im Bereich des Nephrons und der Baumann-Kapsel auftreten. Dadurch steigt die Permeabilität für Erythrozyten im Glomerulus.**
- **Irritationen im Bereich der Prostata bei Radsportlern.**
- **Bei einer leeren Blase kann der beständige Aufprall der Blasenhinterwand auf die Blasenbasis eine Hämaturie induzieren.**
- **Eine nicht renal bedingte Ursache stellt die Marschhämoglobinurie dar (Destruktion der Erythrozyten in den Fußsohlen).**

Beim Vorliegen einer Hämaturie sollte eine medizinische Untersuchung erfolgen. Hierbei sollten nicht belastungsassoziierte Faktoren ausgeschlossen werden. So können Nierensteine, Glomerulonephritis, Harnwegsinfektionen und hämatologische Erkrankungen ebenfalls eine Hämaturie verursachen. Bestandteil der weiteren Abklärung sollten eine Urinuntersuchung, die Labordiagnostik und bildgebende Verfahren (Sonografie) sein.

Als Prophylaxe wird eine ausreichende Hydratation empfohlen.

2.3.3 Laboruntersuchung

Frage 47

Im Anschluss an einen Wettkampf (Triathlon-Langdistanz) klagt eine Athletin über leichte Übelkeit und Kopfschmerzen. Sie gibt an, während der Belastung und im Anschluss ausreichend getrunken zu haben. Wie lauten Ihre differenzialdiagnostischen Überlegungen?

Zum einen können die Umgebungsbedingungen, z. B. Sonneneinstrahlung, Wärme, hohe Luftfeuchtigkeit und Höhenexposition, ursächlich für die genannten Symptome sein.

Zum anderen sollte auch die Möglichkeit einer Hyponatriämie bedacht werden. So konnten bei Ultramarathonläufern im Anschluss an einen Wettkampf Blutnatriumwerte von 115–125 mmol/l beobachtet werden [20]. In diesen Fällen wurde eine zu hohe Flüssigkeitsaufnahme als Ursache für die Symptome (Kopfschmerzen, Bewusstseinsstörungen, Krampfanfälle und Koma) identifiziert.

Als Pathomechanismus werden folgende Faktoren diskutiert: Zum einen ist hier der hohe Natriumverlust via Schweißsekretion zu nennen. Dieser fällt bei trainierten Sportlern weniger als bei untrainierten Personen auf. Zusätzlich wird während der Belastung das antidiuretische Hormon (ADH) ausgeschieden, das zu einer Retention von Wasser aus dem Primärarm führt. Zusätzlich in großen Mengen zugeführte Flüssigkeit verdünnt den Natriumgehalt innerhalb des Körpers weiter. Diese Hyponatriämie kann zu Kopfschmerzen, Schwindel und Übelkeit führen. Diese Symptomatik wiederum wird häufig als Ausdruck einer Hypohydratation gedeutet, die mit weiterer Flüssigkeitszufuhr therapiert wird. Auf dieser Basis kann es zu einer Verstärkung der vorhandenen hypertonen Hydratation kommen, die in der Entstehung eines Hirnödems enden kann [14], [32].

Frage 48

Im Anschluss an ein hoch intensives Training werden im Blutbild Veränderungen beschrieben. Welche kennen Sie?

Es werden Veränderungen der Leukozytenkonzentration während und im Nachgang einer sportlichen Belastung beschrieben. Während anaeroben und aeroben Belastungen kommt es zu einem Anstieg der Leukozyten, die nach Belastungsende auf Werte unterhalb des Ausgangsniveaus abfallen können (bis zu ca. 2 Stunden), dem sog. „Open Window". Die Leukozytenzahl steigt dann 3–6 Stunden wieder an (verzögerte Leukozytose) [26] und kann bis zu 24 Stunden auf Werten oberhalb des Ausgangsniveaus verbleiben.

Ursachen der Leukozytose während der Belastung ist eine Rekrutierung der endothelständigen Leukozyten, die u. a. durch Modulation der Leukozytenadhäsion an den Endothelzellen getriggert wird. An diesem Anstieg sind im Wesentlichen die neutrophilen Granulozyten beteiligt. Das nach Belastungsende absinkende Herzminutenvolumen (HMV) und die abfallenden Adrenalinspiegel werden für die Leukozytose der Nach-Belastungsphase verantwortlich gemacht. Die verminderte Zellfunktion kann bis zu 2 Stunden nach Belastungsende anhalten [22]. Die verzögerte Leukozytose basiert auf der mit einer Latenz von 2 Stunden eintretenden Cortisolwirkung [10], [27].

Frage 49

In Ihrer Praxis wird eine Athletin vorstellig, die sich seit 2 Jahren vegan ernährt. Sie wünscht sich eine Beratung hinsichtlich ihres neu aufgenommenen Ausdauertrainings, ein Halbmarathon sei in 9 Monaten geplant. Welche Untersuchungen sind in diesem Zusammenhang sinnvoll?

Die Bestimmung des Ferritins (Werte von > 40 ng/ml werden angestrebt) ist hierbei von zentraler Bedeutung. Zur genauen Bewertung dieses Parameters sollte zusätzlich das C-reaktive Protein (CRP) bestimmt werden, da bei einer Entzündung das Ferritin als Akute-Phase-Protein erhöht ist und so scheinbar suffiziente Werte bestimmt werden. Des Weiteren sollte das Vitamin B_{12} bestimmt werden, da dieser Wert bei langfristiger veganer/vegetarischer Ernährung (über mehrere Jahre) einen Mangel aufzeigen kann.

In welchem Maße auf die verschiedenen Ernährungsformen hinsichtlich einer Eisensubstitution reagiert werden sollte, wird ausführlich in der Publikation von Wirnitzer et al. [38] beschrieben.

Frage 50

Zu Ihnen kommt eine Athletin, die Beschwerden im Bereich der Oberschenkelmuskulatur angibt, diese würden in ihrer Intensität noch zunehmen. Sie habe vor 3 Tagen an einem Blood-Flow-Restriction-Training teilgenommen. Während dieses Trainings wurde neben der Oberschenkelmuskulatur (Squats) auch die Oberarmmuskulatur (Bicep Curls) beansprucht. Welches Krankheitsbild könnte hier vorliegen?

Im Rahmen des o. g. Trainings kommt es zu einer sehr intensiven Beanspruchung der Arbeitsmuskulatur. In der Folge kann es zu einer erheblichen Destruktion der Muskulatur kommen, die in Extremfällen in einer Rhabdomyolyse endet. In diesem Zusammenhang steigt das Risiko für das Auftreten einer Niereninsuffizienz und eines Kompartmentsyndroms in der beanspruchten Muskulatur. Zur Diagnose der Rhabdomyolyse kann die Bestimmung der Kreatinkinase (CK) (als intrazelluläres Enzym) und des Myoglobins (früherer Peak im Vergleich zur CK) herangezogen werden [21].

Im Rahmen der belastungsinduzierten Rhabdomyolyse konnten Werte für die CK von jenseits der 80 000 U/l gemessen werden (Normwert < 170 U/l) [2]. Eine besonders gefürchtete Komplikation der Rhabdomyolyse ist das Auftreten einer Niereninsuffizienz (Crush-Niere) bzw. deren dauerhafte Funktionseinschränkung [2], [33]. Folgende Symptome können in diesem Zusammenhang genannt werden:

- *dunkelbraun gefärbter Urin, evtl. Anurie*
- *stärkste Schmerzen in der betroffenen Muskulatur*

Pathophysiologisch wird die toxische Wirkung von Myoglobin auf Nierentubulusepithelzellen mit nachfolgender Bildung intratubulärer Zylinder diskutiert. Im Verlauf können ein hypokalzämischer Schock und Nierenversagen auftreten.

Therapeutische Ansätze sind die Beseitigung der zugrunde liegenden Ursache, Flüssigkeit und Elektrolytbilanzierung sowie Forcierung der Diurese [9].

2.3.4 Belastungsabhängige Veränderungen im EKG

Frage 51

Die Sinusbradykardie ist eine häufig bei Ausdauersportlern auftretende Adaptation des Herzens. Welche Ruheherzfrequenzwerte können auftreten?

Bei Spitzensportlern im Ausdauerbereich sind Frequenzen von unter 30 s/min gemessen worden. Zusätzlich können auch Sinuspausen von 2 s auftreten.

Weitere Rhythmen, die im EKG bei Sportlern beobachtet worden sind (diese sollten bei steigender HF rückläufig sein):

- *ektope Vorhofrhythmen*
- *asymptomatische AV-junktionale Ersatzrhythmen*
- *ventrikuläre Ersatzrhythmen*
- *AV-Dissoziation und Parasystolie*
- *atembedingte Sinusarrhythmie*

Bei ca. 10–35 % der trainierten Sportler können ein AV-Block I° oder AV-Block II° Wenckebach (bzw. Mobitz Typ I) auftreten [4].

Frage 52

Wie ist der inkomplette Rechtsschenkelblock (iRsB) bei Sportlern zu beurteilen?

Der iRsB kommt bei ca. 35–50 % der Athleten von Ausdauersportarten vor. Er wird laut „Seattle-Kriterien", im Hinblick auf einen plötzlichen Herztod, bei negativer Familienanamnese und klinischer Beschwerdefreiheit als harmlos eingestuft. Allerdings sollte eine echokardiografische Abklärung zum Ausschluss eines Vorhofseptumdefekts in Betracht gezogen werden.

Der iRsB entsteht durch eine teilweise Blockierung der Leitungsbahn im rechten Tawara-Schenkel. Er ist im Ruhe-EKG wie folgt gekennzeichnet [6]:

- *QRS-Dauer > 120 ms*
- *M-förmige Aufsplitterung des QRS-Komplexes in V1 und V2*
- *endgültige Negativitätsbewegung verspätet (> 30 ms)*

Frage 53

Welche Grenzwerte gelten bei Spitzensportlern (Ausdauerbereich) für das QT-Intervall?

Am besten kann das QT-Intervall in den Ableitungen II, V3 und V5 bestimmt werden. Aufgrund der niedrigen HF ist dieses Intervall bei Sportlern in der Regel etwas länger. Eindeutig pathologisch ist das frequenzkorrigierte QTc-Intervall von mehr als 500 ms. Als suspekt werden Bereiche von 440 ms bei Männern und 460 ms bei Frauen bewertet [4], [7].

Gefahren des Long-QT-Syndroms sind ventrikuläre Arrhythmien, Kammerflimmern und Torsade-de-Point-Tachykardien. Hierbei liegt eine genetische Determination vor. 90 % der Mutationen betreffen folgende Gene:

- *Eine Mutation im Gen KCNQ 1 liegt dem LQT 1 zugrunde; hier besteht ein erhöhtes Risiko für Synkopen oder einen Herzstillstand bei sportlicher Betätigung.*
- *Eine Mutation im Gen KCNH2 liegt dem LQT 2 zugrunde.*
- *Eine Mutation im Gen SCN5A liegt dem LQT 3 zugrunde; hier ist das Risiko für einen plötzlichen Herzstillstand während des Schlafs stark erhöht.*

Frage 54

Wie ist der überdrehte Rechtslagetyp (> 120°) im Ruhe-EKG bei einem 30-jährigen Sportler zu beurteilen?

Er ist Ausdruck einer rechtsatrialen und/oder rechtsventrikulären Hypertrophie und für einen Sportler eher selten (< 1 %). Allerdings können rechtsventrikuläre und rechtsarterielle Hypertrophiezeichen im Rahmen eines physiologischen Sportlerherzens auftreten.

Bei jüngeren Sportlern (teilweise auch bei nicht Aktiven) finden sich im EKG hingegen häufiger Anhaltspunkte für eine rechtsventrikuläre Hypertrophie.

Eine Achsenabweichung im EKG entsprechend eines überdrehten Linkslagetyps liegt nur bei ca. 1 % der Sportler vor. Dieser Typ gilt als Zeichen einer pathologischen Linksherzhypertrophie und sollte abgeklärt werden. Eine linksatriale Vergrößerung wird bei P-Wellen > 120 ms in den Ableitungen I und II sowie einem negativen Anteil > 1 mm und einer Zeit von mehr als 40 ms in V1 angenommen. Im Gegensatz dazu können bei Vorliegen eines Sportlerherzens vergleichbare Werte auftreten.

Frage 55

Wie sind ventrikuläre Extrasystolen (VES) zu bewerten?

Meist haben VES ihren Ursprung im rechtsventrikulären Ausflusstrakt (RVOT) und sind häufig harmlos.

Kann bei den VES allerdings eine Linksschenkelblock-Morphologie mit superiorer Achse (negativer QRS-Komplex in den inferioren Ableitungen) beschrieben werden, besteht der Verdacht auf eine arrhythmogene ventrikuläre Kardiomyopathie (AVC), dies sollte abgeklärt werden.

Frage 56

Welche Veränderungen können im EKG im Hinblick auf die ST-Strecke beobachtet werden?

Bei trainierten Sportlern tritt häufig eine frühe Repolarisation auf, die durch einen in den Ableitungen V1 und V2 auftretenden konkavförmigen Verlauf mit einem erhöhten J-Punkt (> 1 mV) beschrieben werden kann.

▸ Tab. 2.1 beschreibt einige trainingsbedingte, nicht abklärungswürdige EKG-Veränderungen sowie Veränderungen, die ein weiteres diagnostischen Vorgehen nach sich ziehen sollten.

Eine weiterführende Auflistung der sportbezogenen Veränderungen des EKG und der diagnostischen Konsequenzen findet sich in [28].

Tab. 2.1 Beispiele für trainingsbedingte, nicht abklärungswürdige EKG-Veränderungen sowie Veränderungen, die ein weiteres diagnostischen Vorgehen nach sich ziehen sollten.

Abhängigkeit vom Training	EKG-Veränderung
vom Training abhängige EKG-Veränderungen	• Sinusbradykardie • AV-Block I° • inkompletter Rechtsschenkelblock • frühe Repolarisation • QRS-Kriterien für Linksherzhypertrophie und/oder Rechtsherzhypertrophie
vom Training unabhängige EKG-Veränderungen	• ST-Strecken-Senkung • pathologische Q-Zacken • kompletter Links- und/oder Rechtsschenkelblock • Long-QT-Intervall • Brugada-Komplex • Hypertrophie des rechten und/oder linken Atriums

2.4 Leistungsdiagnostik

Matthias Krüll

Frage 57

Was verstehen Sie unter einer „Leistungsdiagnostik"?

Eine Leistungsdiagnostik unter sportmedizinischen Aspekten fasst eine Reihe von Untersuchungs- und Testverfahren zusammen, die neben Informationen über den aktuellen Gesundheitszustand den Trainings- und Leistungsstand sowie die Gesamtbelastbarkeit des Sportlers erfassen.

Unterscheiden kann man Leistungsdiagnostik in folgenden Bereichen:

- *Ausdauer*
- *Kraft*
- *Bewegungskoordination*

Jedes der eingesetzten Testverfahren hat Stärken und Schwächen, daher ist im Einzelfall eine Kombination aus den verschiedenen Methoden hilfreich.

- *Ausdauerleistungsfähigkeit: Fähigkeit, eine definierte Leistung über einen möglichst langen Zeitraum durchhalten zu können*
- *Kraftleistungsfähigkeit (= „Kraftausdauer"): Fähigkeit, eine maximale Kraftleistung über einen längeren Zeitraum aufrechtzuerhalten*

Eine Leistungsdiagnostik ist nicht nur für ambitionierte (Hoch-)Leistungssportler geeignet, sondern gerade auch für Patienten mit einer Vielzahl von Vorerkrankungen, die von einer Intensivierung der körperlichen Aktivität profitieren können.

Frage 58

Von welchen Faktoren hängt die Ausdauerleistungsfähigkeit eines Sportlers ab?

Vom Trainingszustand und von verschiedenen physischen/anatomischen (Alter, Gewicht, Größe, Geschlecht u.v.a.m.) sowie mentalen Aspekten.

Wesentliche Kenngröße der Ausdauerleistungsfähigkeit ist die maximale Sauerstoffaufnahme ($V'O_2max$). Diese gilt nach wie vor als sog. „Bruttokriterium" der „kardiopulmonal-metabolischen" Kapazität [15] und kann nur mittels der Spiroergometrie (= kardiopulmonale Belastungstestung, „Cardiopulmonary Exercise Testing" [CPX]) erfasst werden, idealerweise immer an sportartspezifischen Ergometern. Sie geht jedoch mit einem hohen zeitlichen und gerätetechnischen Aufwand einher. Daher wurde eine Reihe von Testverfahren entwickelt, die sich auch als „Feldtests" eignen und das Potenzial haben, das Leistungsspektrum einer größeren Gruppe (z. B. Fußballmannschaft) zu erfassen (Cooper-, Laktat-, YoYo-Test u.v.a.m.).

2.4.1 Cooper-Test

Frage 59

Wie lange müssen die Teilnehmer eines Cooper-Tests am Stück laufen?

Die Teilnehmer laufen 12 Minuten am Stück. Ziel ist es, innerhalb der 12 Minuten eine größtmögliche Strecke zurückzulegen.

Der Cooper-Test wird sowohl im Schul- und Breitensport als auch im Profisport häufig eingesetzt, wenn es gilt, die allgemeine Ausdauer einer großen Population zu erfassen. In einigen Bundesländern (Berlin, Baden-Württemberg) dient er nicht nur zur Erfassung der Ausdauer der SchülerInnen, sondern spielt auch eine Rolle bei der Notenvergabe für Sport-Abiturienten.

Folgende Bedingungen sollten zur Vergleichbarkeit und Reproduzierbarkeit erfüllt sein:

- *400 m Tartanbahn*
- *Außentemperatur 20–25 °C*
- *Luftfeuchtigkeit bei maximal 70 %*

Anhand festgelegter Tabellen [30] (▸ Tab. 2.2, ▸ Tab. 2.3) lässt sich aus der gelaufenen Gesamtstrecke die Leistungsfähigkeit ablesen.

Tab. 2.2 Übersicht über die im Rahmen des Cooper-Tests geforderte Laufstrecke von Jungen und Mädchen. Diese Tabelle ist in einigen Bundesländern Grundlage für die Notenvergabe im Schulsport [30].

Leistungsfähigkeit	Laufstrecke [m], männlich/weiblich							
	11 Jahre	12 Jahre	13 Jahre	14 Jahre	15 Jahre	16 Jahre	17 Jahre	18 Jahre
ausgezeichnet	2800	2850	2900	2950	3000	3050	3100	3150
	2500	2550	2600	2650	2700	2750	2800	2850
sehr gut	2600	2650	2700	2750	2800	2850	2900	2950
	2300	2350	2400	2450	2500	2550	2600	2650
gut	2200	2250	2300	2350	2400	2450	2500	2550
	1900	1950	2000	2050	2100	2150	2200	2250
befriedigend	1800	1850	1900	1950	2000	2050	2100	2150
	1500	1550	1600	1650	1700	1750	1800	1850
ausreichend	1500	1550	1600	1650	1700	1750	1800	1850
	1200	1250	1300	1350	1400	1450	1500	1550
mangelhaft	1200	1250	1300	1350	1400	1450	1500	1550
	900	950	1000	1050	1100	1150	1200	1250

Tab. 2.3 Übersicht über die im Rahmen des Cooper-Tests geforderte Laufstrecke von Männern und Frauen [30].

Alter	Laufstrecke [m], Männer/Frauen			
	sehr gut	gut	genügend	ungenügend
15–19	2650	2250–2650	1850–2240	< 1850
	> 2350	1950–2350	1550–1940	< 1550
20–29	> 2800	2400–2800	2000–2390	< 2000
	> 2500	2100–2500	1710–2090	< 1700
30–39	> 2650	2250–2650	1850–2240	< 1850
	> 2350	1950–2350	1550–1940	< 1550
40–49	> 2500	2100–2500	1700–2090	< 1700
	> 2200	1800–2200	1400–1790	< 1400
50–59	> 2350	1950–2350	1550–1940	< 1550
	> 2050	1650–2050	1250–1640	< 1250
60–64	> 2100	1700–2100	1300–1690	< 1300
	> 1800	1400–1800	1000–1390	< 1000
65 +	> 2000	1600–2000	1200–1590	< 1200
	> 1700	1300–1700	900–1290	< 900

Frage 60

? Ist der Cooper-Test gut geeignet, um die (aerobe) Ausdauerleistungsfähigkeit valide abzuschätzen?

! **Nein, die Ergebnisse sind nicht nur von der tatsächlichen Ausdauerleistungsfähigkeit abhängig, sondern in hohem Maße auch von der Motivation und der Lauftaktik.**

i *Der Cooper-Test ist in den letzten Jahren aus vielerlei Gründen in die Kritik geraten:*

- *Standardisierte Bedingungen sind formal unabdingbar.*
- *Die zurückgelegte Strecke liegt zwischen einer Mittel- und Langstrecke, das Ergebnis erfasst also aerobe und anaerobe Komponenten der Ausdauerleistungsfähigkeit.*

- *Das Ergebnis ist abhängig von taktisch geschickter Zeit- und Kräfteeinteilung, auch weil keine Zwischenzeiten angesagt werden.*
- *Die Ergebnisse liefern keine Basis für eine Trainingsempfehlung.*

2.4.2 Laktattest

Frage 61

Welches sind die 3 zentralen Stoffwechselschritte jeder Zelle zur Energiegewinnung?

- **Glykolyse**
- **Citratzyklus**
- **Atmungskette (an der Lipiddoppelmembran der Mitochondrien)**

In allen Zellen des Körpers wird Glukose zur Energiegewinnung umgesetzt. Der erste Schritt hierbei ist die Glykolyse, bei der in der Gesamtbilanz pro Molekül Glukose 2 Moleküle Pyruvat gebildet werden sowie 2 Moleküle Adenosintriphosphat (ATP) und 2 Atome Wasserstoff (NADH + H^+) freigesetzt werden. Hierbei wird kein Sauerstoff verbraucht (anaerober Stoffwechsel).

Unter ruhigen Bedingungen oder allenfalls geringer Belastung wird nahezu das gesamte anfallende Pyruvat in den Citratzyklus eingeschleust. Hier entstehen neben 2 weiteren Molekülen ATP 8 Wasserstoffatome. Die anfallenden Wasserstoffatome können dann in der Atmungskette zu größeren Mengen ATP verstoffwechselt werden, sodass bei optimaler Sauerstoffversorgung (aerober Stoffwechsellage) aus einem Moleküle Glukose insgesamt 38 Moleküle ATP gebildet werden können.

Frage 62

In welchen Belastungssituationen beobachtet man eine vermehrte Laktatbildung?

Eine Laktatbildung lässt sich bei allen Belastungssituationen nachweisen, bei denen mehr Pyruvat anfällt, als im Citratzyklus verstoffwechselt werden kann.

Bei intensiver körperlicher Belastung und gesteigerter Glykolyse fällt mehr Pyruvat an, als im Citratzyklus verstoffwechselt werden kann. Dieses wird durch die Laktatdehydrogenase (LDH) in Laktat überführt. Mit steigender Belastung wächst somit auch die Blutlaktatkonzentration als Ausdruck der anaeroben Energiebereitstellung. Das anfallende Laktat tritt bei steigender Konzentration aus den Muskelzellen ins Blut über und wird im Verlauf vor allem in Herz, Niere und Leber durch Oxidation und Glukoneogenese wieder abgebaut. Bis zu einer gewissen Belastungsintensität („Dauerleistungsfähigkeit") stellt sich im Blut ein Gleichgewicht zwischen Laktatbildung und -abbau ein (maxLaSS: maximaler Laktat-Steady-State). Wird diese Schwelle überschritten, bricht das Gleichgewicht zusammen und der Laktatspiegel steigt an.

Frage 63

Wie wird ein Laktatleistungstest prinzipiell durchgeführt?

Als Stufentest mit aufsteigender Belastungsintensität und sportartspezifischer Belastungsform.

Allgemeine Prinzipien:
- *Streckenlänge oder Belastungsdauer auf jeder Stufe konstant*
- *maxLaSS unpraktikabel, daher:*
  - *Testprotokoll mit stufenförmiger Belastung*
  - *Laktatspiegel haben nach 5 min ca. 90 % des maxLaSS erreicht*
  - *daher meist 3–4 min Belastung, dann 30 s Laktatkontrollpause*
- *Steigerungsrate der Stufen orientiert an Leistungsfähigkeit des Athleten*
  - *Volkssport 1,5–2,0 km/h*
  - *Leistungssport 1,0 km/h*
- *Aussagekraft des Tests steigt bei zunehmender Stufenzahl*
  - *Optimum 6 Stufen*
- *je länger die Wettkampfstrecke, desto länger ist die Stufendauer zu wählen*
- *sportartspezifischer Test (Laufen, Rudern, Schwimmen, Radfahren/Ergometer) essenziell*
- *Erfassung von erbrachter Leistung (Watt, Geschwindigkeit), Laktatwerten aus kapillärem Blut, HF und subjektivem Belastungsempfinden (z. B. mittels Borg-Skala)*
- *grafische Auftragung und Extrapolation der individuellen aeroben Schwelle (IAS)*
- *Entwicklung von Schwellenkonzepten mit einem individuellen Schwellenwert (siehe auch [8])*
  - *Problem: multiple Rechenmodelle mit hoher Variabilität ihrer Aussagen*

Frage 64

Wie sollte man sich vor einem Laktattest sinnvollerweise ernähren?

Die Probanden sollten sich in den 48 Stunden vor dem Test kohlenhydratreich ernähren. Sie sollten zudem 2–3 Stunden vor Untersuchungsbeginn eine gut verdauliche, kohlenhydratreiche Mahlzeit zu sich nehmen.

Weitere Rahmenbedingungen zur Laktatdiagnostik:

- *2 Tage vor dem Test sollten keine lang anhaltenden Dauerbelastungen oder erschöpfenden Trainingseinheiten absolviert werden.*
- *Idealerweise wird ein Ruhetag vor dem Testtag eingelegt.*
- *Unmittelbar vor dem Test sollten die Probanden keine koffeinhaltigen Getränke oder Alkohol zu sich nehmen (hemmen die Glukoneogenese).*
- *Die Probanden sollten auf genügend Schlaf und ausreichende Flüssigkeitszufuhr vor dem Test achten.*
- *Unabdingbar (auch für eine spätere Vergleichbarkeit) sind standardisierte Untersuchungsbedingungen (Temperatur, Luftfeuchtigkeit, Tageszeit, Belastungsprotokoll).*

2.4.3 Laktatkurveninterpretation

Frage 65

In ▶ Abb. 2.4 sind die Laktatwerte sowie die Herzfrequenzwerte eines Sportlers **vor** (blaue Punkte) und 6 Monate **nach** (grüne Punkte) einer strukturierten Vorbereitung auf einen Marathon dargestellt. Wie interpretieren Sie den Verlauf?

Auffallend sind die deutlich niedrigeren Herzfrequenzen und Laktatwerte auf den gleichen Belastungsstufen nach 6 Monaten Training. Auch die IAS hat sich trainingsbedingt in einen Bereich höherer Belastung verschoben.

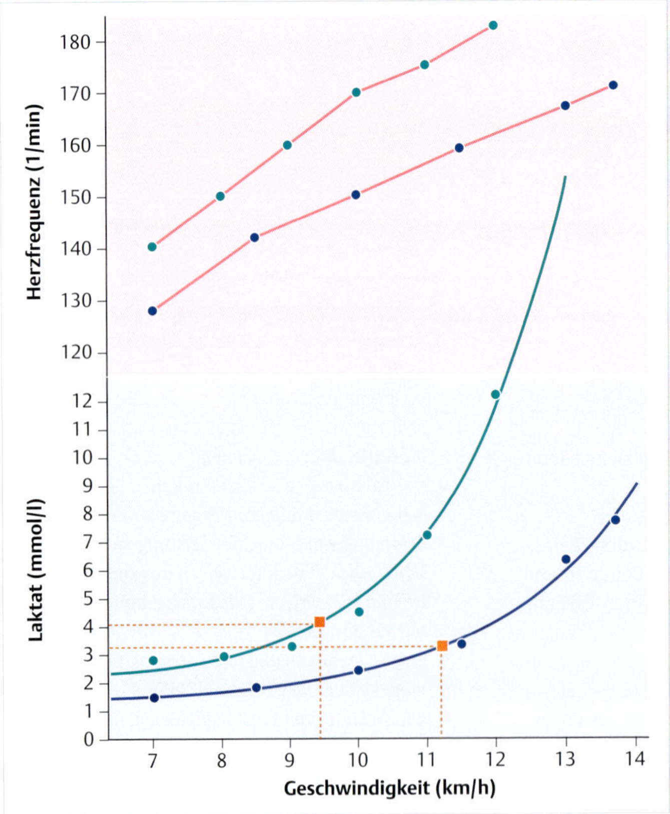

Abb. 2.4 Laktatkurve nach Optimierung des Trainingszustands. Dargestellt ist die Entwicklung der Herzfrequenz (Kurven im rot unterlegten Bereich, oben) und der Laktatwerte (Kurven im türkis unterlegten Bereich, unten, Werte in mmol/l) nach Optimierung des Trainingszustands, die grünen Punkte sind die Werte vor Beginn des Trainings, die blauen Punkte die Werte 6 Monate später. Die individuelle aerobe Schwelle (IAS, oranges Viereck) wurde nach dem Dickhuth Modell berechnet. (Quelle: Krüll M. Ausdauerleistungsdiagnostik. In: Raschka C, Nitsche L, Hrsg. Praktische Sportmedizin. Stuttgart: Thieme; 2016)

Je höher die Leistung beim maxLaSS ist, desto besser ist das Dauerleistungsvermögen, d. h., mit zunehmender Ausdauer zeigen sich abnehmende Laktatwerte an der IAS. Dies ist durch eine optimierte/intensivierte Pyruvatverstoffwechslung über den Citratzyklus und die Atmungskette sowie eine verbesserte Laktatelimination bedingt. Maßgeblich für die Verbesserung der aeroben Leistungsfähigkeit ist zudem eine erhöhte Anzahl an Mitochondrien in den Muskelzellen, hier – an der Lipiddoppelmembran der Mitochondrien – laufen die Stoffwechselwege der Atemketten.

Frage 66

Was versteht man unter einem Training an der IAS?

Die „individuelle aerobe Schwelle" (IAS) beschreibt das Level an Ausdauerbelastung, an dem sich unter Belastung ein Gleichgewicht aus Laktatproduktion und -elimination einstellt.

Das Prinzip der Laktatdiagnostik beruht auf einer belastungsabhängigen Höhe der Laktatkonzentration im Blut als Ausdruck einer metabolischen Aktivität des Muskels. Als genauestes Kriterium hierfür gilt die Leistung beim sog. „maximalen Laktat-Steady-State" (maxLaSS), dies ist die höchste Belastung, bei der die Laktatproduktion und die Laktatelimination gerade noch im Gleichgewicht sind. Die Blutlaktatkonzentration steigt hierbei über einen Zeitraum von 20 Minuten um nicht mehr als 1 mmol/l an. Die Leistung beim maxLaSS wird auch als anaerobe Schwelle/Threshold (AS bzw. AT) bezeichnet. Je höher die Leistung beim maxLaSS ist, desto besser ist das Dauerleistungsvermögen [3], [17], [13]. Das Verhältnis der Blutlaktatwerte zur jeweiligen Belastungsstufe lässt sich dann grafisch in einer Laktatleistungskurve darstellen. Aus dieser Kurve kann mittels unterschiedlicher Rechenmodelle die individuelle anaerobe Schwelle (ianS) extrapoliert werden. Hierfür gibt es mittlerweile über 60 verschiedenen Rechenmodelle [8].

Frage 67

Wie hoch sind die Laktatwerte typischerweise an der AS?

Die Werte variieren in Abhängigkeit verschiedener Faktoren, vor allem in Abhängigkeit des Trainingszustands, liegen aber meist zwischen 3 und 5 mmol/l.

Klassische Trainings- und Laktatbereiche:

- *Kompensationsbereich:*
  - *bis 2,0 mmol/l Laktat*
  - *regeneratives Training, Grundlagenausdauer, Ökonomisierung von Herz-Kreislauf*
- *Stabilisierungsbereich:*
  - *2,0–3,0 mmol/l Laktat*
  - *Grundlagenausdauer, Stabilisierung der aeroben Ausdauerfähigkeit*
- *Entwicklungsbereich:*
  - *3,0–5,0 mmol/l Laktat*
  - *entwickelndes Training, Entwicklung der aeroben Ausdauerfähigkeit*
- *Grenzbereich:*
  - *5,0–8,0 mmol/l Laktat*
  - *wettkampfspezifisches Ausdauertraining*

2.4.4 Spiroergometrie

Frage 68

Eine junge Läuferin (15 Jahre) mit langjährigem Asthma bronchiale kann trotz guter medikamentöser Einstellung nicht mehr an ihre Leistungen der Vorsaison anknüpfen. Was schlagen Sie ihr vor?

Nach umfangreichem Anamnesegespräch und Ausschluss potenzieller Kontraindikationen empfehlen Sie die Durchführung einer Spiroergometrie/Leistungsdiagnostik.

Indikationen für die Durchführung einer Spiroergometrie:

- *Abklärung unklarer Dyspnoe (Atemnot): Differenzierung in durch Herz, Lunge und Stoffwechsel bedingte Ursachen*
- *Beurteilung von Therapieeffekten (Medikament bei Herz- und Lungenkrankheiten) und Trainingseffekten*
- *Beurteilung der kardiopulmonalen Leistungsfähigkeit*

- *Prognoseeinschätzung bei Herzinsuffizienz (Herzmuskelschwäche)*
- *Einschätzung des Operationsrisikos (Herz- und Lungenoperationen, Herz- und Lungentransplantationen, große Operationen im Bauchraum)*
- *Beurteilung der maximalen und Ausdauerleistungsfähigkeit (auch unter beruflichen Aspekten, z. B. Feuerwehr)*
- *Sportmedizin: Beurteilung der Ausdauerleistungsfähigkeit, Trainingssteuerung durch Bestimmung der ventilatorischen anaeroben Schwelle*
- *Begutachtung/Rentenwesen*

Frage 69

? Warum ist die Spiroergometrie das beste diagnostische Verfahren zur Erfassung der kardiopulmonalen Leistungsfähigkeit?

! **Die Spiroergometrie (CPX, „Leistungsdiagnostik") ist die einzige Untersuchungstechnik, die eine qualitative und quantitative Abschätzung der kardiopulmonalen (Ausdauer-)Leistungsfähigkeit ermöglicht und einen guten Überblick über das Zusammenspiel von Lunge/Atmung, kardiovaskulärem System, Muskulatur und Stoffwechsel unter Belastung gibt.**

i *In der Sportmedizin und Trainingswissenschaft wird die Spiroergometrie in erster Linie zur Abschätzung der Ausdauerleistungsfähigkeit und zur Trainingssteuerung durch Bestimmung der verschiedenen ventilatorischen Schwellen eingesetzt. Ergänzt werden die Daten in der Regel durch eine Bestimmung der Laktatwerte auf den einzelnen Belastungsstufen. Die medizinischen Indikationen für eine Spiroergometrie sind vielfältig (siehe auch Frage 68).*

Frage 70

? Wer gilt als der Begründer der modernen Spiroergometrie?

! **Die Spiroergometrie in der heutigen Form, vor allem die Methoden der Auswertung und der grafischen Darstellung als „9-Felder-Grafik" (9-FG), geht maßgeblich auf die Arbeit von Karlman Wasserman zurück [36] (▸ Abb. 2.5).**

i *Erste Versuche, den menschlichen Gasstoffwechsel bei körperlicher Arbeit zu messen, wurden bereits 1789 von Marie und Antoine Laurent de Lavoisier und Armand-Jean-François Seguin durchgeführt. 1929 wurde von Knipping erstmalig ein Handkurbelergometer zusammen mit einem Spirografen zur klinischen Erfassung des Gasstoffwechsels in Ruhe und unter Belastung eingeführt. 1959 entwickelten Hollmann und Kollegen bei stufenförmig ansteigender Belastung den sog. Punkt des optimalen Wirkungsgrads der Atmung (POW) (entspricht der heutigen aerob-anaeroben Schwelle [AT]). Dank der modernen Mess- und Analysetechnik ist mittlerweile eine Erfassung der Daten Atemzug für Atemzug („Breath by Breath", ca. 20-mal/Sekunde!) sowie eine übersichtliche grafische Aufbereitung in Echtzeit möglich [18].*

Frage 71

? Welche Parameter werden bei der Spiroergometrie direkt gemessen?

!
- **HF, Blutdruck (Ergometrie)**
- **Atemfluss (mittels Turbine an der Maske)**
- **endtidale Partialdrücke für O_2 und CO_2 (PET O_2/PET CO_2, „Breath by Breath", d. h. mehrfach bei jedem Atemzug)**
- **Sauerstoffsättigung (SO_2)**

i *Darüber hinaus wird aus den gemessenen Parametern eine Vielzahl weiterer Marker abgeleitet und berechnet:*
- *Sauerstoffaufnahme ($V'O_2$)*
- *CO_2-Abgabe ($V'CO_2$)*
- *Tidalvolumen (V'T), Atemminutenvolumen (AMV) (V'E)*
- *respiratorischer Quotient ($RQ = V'CO_2/V'O_2$)*
- *ventilatorisches Äquivalent für O_2 ($EQO_2 = V'E/V'O_2$)*
- *ventilatorisches Äquivalent für CO_2 ($EQCO_2 = V'E/V'CO_2$)*
- *Sauerstoffpuls ($V'O_2$/HF)*
- *Atemeffizienz ($V'CO_2$/V'E)*

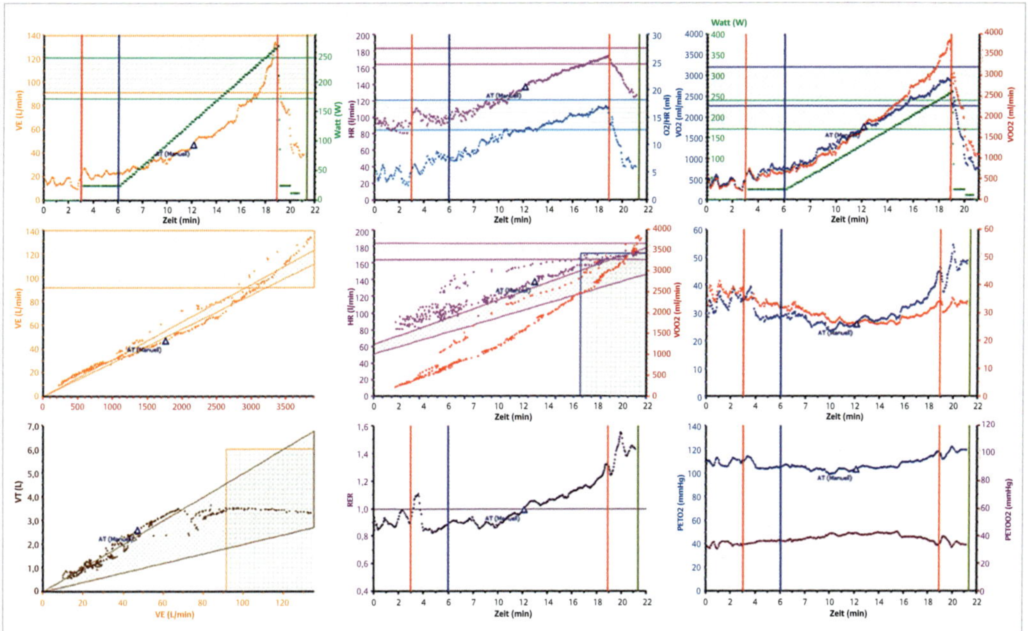

Abb. 2.5 9-Felder-Grafik. Dargestellt ist die 9-Felder-Grafik einer unauffälligen Untersuchung eines gesunden 46-jährigen Mannes. Durchgeführt wurde eine Rampenbelastung mit einer Steigerung von 20 W/min, erreicht wurden maximal 262 W (grün); die Felder werden von oben links nach unten rechts durchnummeriert. In den Feldern 2, 3 und 5 werden die kardiovaskulären Belastungsdaten abgebildet, in den Feldern 1 und 7 die ventilatorischen, in Feld 4 Aspekte aus beiden Systemen. In den Feldern 6 und 9 werden die Daten des Gasaustauschs unter Belastung erfasst (V'E: Ventilation; HR: Herzfrequenz; O_2/HR: Sauerstoffpuls; V'O_2: Sauerstoffaufnahme; V'CO_2: Kohlendioxidabgabe; EqO_2: Atemäquivalent für Sauerstoff [V'E/V'O_2]; EqCO_2: Atemäquivalent für Kohlendioxid [V'E/V'CO_2]; VTex: exspiratorisches Atemzugvolumen; RER: respiratorischer Quotient; PETO_2: endtidaler Sauerstoffpartialdruck; PETCO_2: endtidaler Kohlendioxidpartialdruck). (Quelle: Krüll M. Ausdauerleistungsdiagnostik. In: Raschka C, Nitsche L, Hrsg. Praktische Sportmedizin. Stuttgart: Thieme; 2016)

Frage 72

Einer Ihrer älteren Sportler (Läufer) berichtet über rapid progrediente (Belastungs-)Dyspnoe und deutliche Brustschmerzen beim Laufen. Er wünscht eine Leistungsdiagnostik zur Ursachenforschung. Ist dies die diagnostische Maßnahme Ihrer Wahl?

Nein, das klinische Bild spricht auf den ersten Blick (anamnestisch) für das Vorliegen einer (sub)akuten, formal klinisch instabilen kardialen Situation. Dies ist eine potenzielle, relative Kontraindikation für eine Leistungsdiagnostik/Spiroergometrie.

Kontraindikationen für die Durchführung einer Spiroergometrie [35]:

- *Absolute Kontraindikation:*
  - *floride systemische oder kardiale Infektion*
  - *instabile Angina pectoris oder Myokardinfarkt*
  - *schwere Aorten(klappen)stenose*
  - *schwere Herzinsuffizienz*
  - *akute respiratorische Insuffizienz*
  - *akute pulmonale Infektion*
  - *akute Thrombose der unteren Extremitäten +/– Lungenembolie*
- *Relative Kontraindikation:*
  - *Angina pectoris*
  - *Ischämiezeichen im EKG*
  - *Arrhythmien (komplexe ES [Extrasystolen], AV-Block II oder III)*
  - *Blutdruckabfall systolisch > 10 mmHg gegenüber Ausgangswert*

Tab. 2.4 Normwertetabelle mit den perzentilen Werten für eine altersgruppierte maximale Sauerstoffaufnahme (V'O$_2$max in ml/min/kg Körpergewicht) [1].

Perzentile	Altersgruppen				
	20–29	30–39	40–49	50–59	60 +
Männer					
90	51,4	50,4	48,2	45,3	42,5
80	48,2	46,8	44,1	41,0	38,1
70	46,8	44,6	41,8	38,5	35,3
60	44,2	42,4	39,9	36,7	33,6
50	42,5	41,0	38,1	35,2	31,8
40	41,0	38,9	36,7	33,8	30,2
30	39,5	37,4	35,1	32,3	28,7
20	37,1	35,4	33,0	30,2	26,5
10	34,5	32,5	30,9	28,0	23,1
Frauen					
90	44,2	41,0	39,5	35,2	33,4
80	41,0	38,6	36,3	32,3	31,2
70	38,1	36,7	33,8	30,9	29,4
60	36,7	34,6	32,3	29,4	27,2
50	35,2	33,8	30,9	28,2	25,8
40	33,8	32,3	29,5	26,9	24,5
30	32,3	30,5	28,3	25,5	23,8
20	30,6	28,7	26,5	24,3	22,8
10	28,4	26,5	25,1	22,3	20,8

- *Abfall des Sauerstoffpulses*
- *Zeichen einer Durchblutungsstörung: Zyanose, Blässe*
- *respiratorische Insuffizienz*
- *Koordinationsstörung, Verwirrung, Schwindel*
- *hypertensive Blutdruckwerte (> 250 mmHg syst. und/oder 115 mmHg diast.)*

2.4.5 V'O$_2$max

Frage 73

Welches ist wichtigste Kenngröße zur Beurteilung der Ausdauerleistungsfähigkeit?

Die maximale Sauerstoffaufnahme (V'O$_2$max).

Die testspezifische höchste Sauerstoffaufnahme (V'O$_2$max) entspricht der höchsten gemessenen Sauerstoffaufnahme im Belastungstest. Sie wird definiert als der höchste Wert, der während des Tests im Mittel über eine Minute aufgenommen wurde. Die V'O$_2$max kann bei einem hoch trainierten Ausdauersportler bis zu 90 ml/min/kg Körpergewicht betragen, bei einem 30-jährigen gesunden untrainierten Mann liegt sie zwischen 35 und 45 ml/min/kg, bei Frauen sind die Werte aufgrund der geringeren Muskelmasse meist 10–15 % niedriger (▶ Tab. 2.4) [1].

Frage 74

▶ Abb. 2.6 zeigt die Sauerstoffaufnahme von 2 Sportlern im Verlauf einer Fahrrad-Spiroergometrie bei Belastungsabbruch aufgrund von subjektiver Ausbelastung (Grafik „Wasserman 3"). Welcher der beiden Sportler (A oder B) ist tatsächlich an seiner Leistungsgrenze?

Sportler B hat im Verlauf der Spiroergometrie seine maximale kardiopulmonale Leistungsgrenze erreicht. Man erkennt dies daran, dass nicht nur das Level der altersgemäßen Sauerstoffaufnahme (V'O$_2$, blauer ansteigender Graph) über-

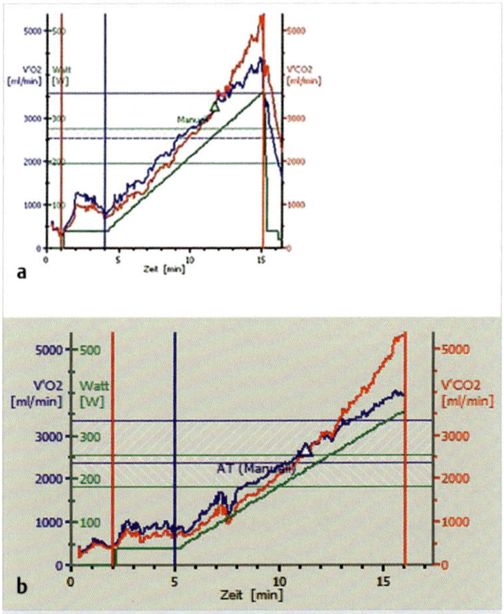

Abb. 2.6 Verlauf der Sauerstoffaufnahme zweier unterschiedlich trainierter Sportler. (AT: Aerobic Threshold; V'O_2: Sauerstoffaufnahme; V'CO_2: Kohlendioxidabgabe).
a Sportler A.
b Sportler B.

schritten wurde (obere horizontale blaue Linie), sondern vor allem daran, dass die Sauerstoffaufnahme gegen Ende der Belastung in eine Plateauphase übergeht, man spricht hier von einer V'O_2max. Dies ist nicht der Fall bei Sportler A. Bei Belastungsabbruch zeigt sich noch keine Plateaubildung der V'O_2, man spricht hier daher von einer V'O_2peak.

Wesentliche Kenngröße für die Leistungsfähigkeit ist die maximale Sauerstoffaufnahme (V'O_2max), diese gilt nach wie vor als sog. „Bruttokriterium" der kardiopulmonal-metabolischen Kapazität [15]. Wird diese erreicht, beobachtet man ein Plateaurieren der Sauerstoffaufnahme-Kurve V'O_2. Dieser Zeitpunkt ist eben vereinbar mit einer maximalen körperlichen Leistungsfähigkeit.

Wichtig bei der Wahl der Belastungstests ist es, ein sportartspezifisches Testverfahren zu wählen, d. h., ein Langstreckenläufer sollte nach Möglichkeit immer auf einem Laufband, ein Radsportler auf seinem eigenen Fahrrad untersucht werden. Hält man sich nicht an diese Empfehlungen und untersucht z. B. einen Läufer mittels Fahrrad-Spiroergometrie, kann es durchaus passieren, dass der Untersuchungsabbruch nicht aufgrund einer kardiopulmonalen Limitierung, sondern deutlich früher aufgrund einer muskulären Erschöpfung durch die ungewohnte Belastungsform erfolgt. Dies führt meist zu falsch-niedrigen Werten für die maximale Sauerstoffaufnahme.

2.4.6 GA1/2, LTP1/2, ventilatorische Schwellenbestimmung

Frage 75

Welche Schwellenkonzepte gibt es, um den Übergang vom aeroben in den anaeroben Belastungsbereich zu ermitteln?

Die Schwelle, d. h. der Übergang vom aeroben zum anaeroben Trainingsbereich, kann über metabolische Marker, vor allem den Anstieg der Blutlaktatwerte, oder über ventilatorische Marker (V'O_2, V'CO_2) ermittelt werden.

Mit Blick auf den Anstieg der Laktatwerte unter Belastung werden historisch 2 in der Literatur mit einer Vielzahl unterschiedlicher Begriffe belegte „Laktatschwellen" („Lactat Threshold" [LT] bzw. „Lactat Turn Point" [LTP] 1 und 2) beschrieben. Mittlerweile finden sich mehr als 60 Konzepte zu den Laktatschwellen, die Beginn und Ende des aerob-anaeroben Übergangs beschreiben. Als ventilatorische Antwort auf die Stoffwechselvorgänge lassen sich 2 ventilatorische Schwellen definieren, die den Beginn und das Ende des aerob-anaeroben Übergangsbereichs kennzeichnen: die ventilatorischen Schwellen 1 (VT 1) und 2 (VT 2) (zur Übersicht siehe auch [37]).

Frage 76

Durch welche pathophysiologischen Veränderungen ist die VT 1 gekennzeichnet?

Im Verlauf der Belastung beobachtet man einen zunehmenden Laktatanstieg sowie eine nachfolgende Laktatpufferung. Dies führt zu einer Steigerung der Ventilation sowie CO_2-Abgabe, jeweils im Verhältnis zur Sauerstoffaufnahme.

Tab. 2.5 Pathophysiologische Veränderungen an den ventilatorischen Schwellen VT 1 und VT 2 [37].

VT 1	VT 2
Laktatanstieg mit Laktatpufferung	Überschreiten des Laktat-Steady-State
Steigerung der Ventilation	Laktatexzess
Steigerung der CO_2-Abgabe	metabolische Azidose
Steigerung im Verhältnis zu $V'O_2$	überproportionale Steigerung der Ventilation ($Ve/V'CO_2$)

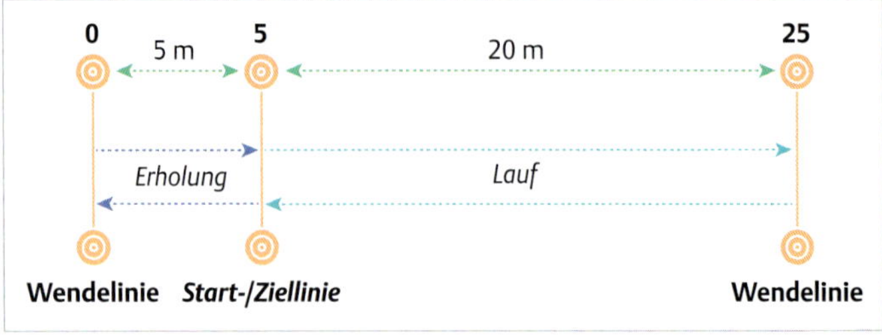

Abb. 2.7 YoYo-Test. Streckenaufbau.

Die wichtigsten pathophysiologischen Veränderungen an VT 1 und VT 2 sind in ▶ Tab. 2.5 zusammengefasst [37].

Frage 77

Was versteht man unter Grundlagentraining?

Eine Trainingsintensität, bei der ein Sportler – sportartbezogen – unterhalb seiner anaeroben Schwelle trainiert. Dieses Training findet in der Regel bei niedrigen Trainingsintensitäten statt. Dadurch steht dem Körper genug Sauerstoff zur Verfügung, um Fett zu verstoffwechseln.

Die Grundlagenausdauer setzt sich aus 2 Säulen zusammen:

- *Grundlagenausdauer 1 (GA1)*
- *Grundlagenausdauer 2 (GA2)*

Bei GA1-Training steigt der Laktatspiegel allenfalls gering an, die HF sollte im Bereich von 60–70 % des Maximalpulses liegen.

GA2-Training findet bei höheren Intensitäten statt. Die HF sollte im Bereich von 70–80 % des Maximalpulses liegen. Da der Sportler unterhalb der anaeroben Schwelle trainiert, steigt der Laktatspiegel nicht oder nur kaum an. Typischerweise liegt die Trainingsintensität in einem Bereich des maxLaSS [24].

2.4.7 Weitere Testverfahren

Frage 78

Welches Testverfahren ist am ehesten geeignet, mehrere Sportler oder ganze Mannschaften gleichzeitig zu testen („Feldtest")?

Es gibt neben der Laktattestung eine Reihe weiterer Testverfahren, die sich dafür eignen, ganze Mannschaften im Sinne hinsichtlich ihrer Ausdauerleistungsfähigkeit zu testen. Der vor allem im Fußball am weitesten verbreitete Test ist der YoYo-Test („Yo-Yo Intermittent Recovery Test Level 1" [YYIRT 1]).

Der YYIRT 1 wurde in den 1990er-Jahren von dem dänischen Wissenschaftler Jens Bangsbo entwickelt [12]. Die Belastungsform des Tests ist durch ansteigende Intensität, kurze Strecken und geringe Erholungspausen sehr spielnah und erzielt dadurch Ergebnisse, die eine hohe Korrelation mit der tatsächlichen Laufleistung in einem Spiel erreichen. Der Aufbau des Testfelds ist standardisiert (▶ Abb. 2.7). Die Sportler starten nach dem Signal vom mittleren (Start) zum zweiten Hütchen. Dieses muss spätestens mit dem zweiten Signal zumindest mit einem Fuß erreicht werden. Danach laufen sie wieder zurück zum mittleren Hütchen (2 × 20 m). Auch dieses muss bis zum nächsten Signal wieder erreicht werden. Von dort läuft er locker um das dritte Hütchen

(2 × 5 m) bis zum Beginn der nächsten Runde. Die Signale erfolgen in immer kürzer werdenden Abständen, sodass das Lauftempo immer weiter gesteigert werden muss. Der Test ist beendet, sobald der Sportler die Signalintervalle 2 × in Folge nicht mehr einhalten kann. Unmittelbar mit Abbruch wird die HF dokumentiert. Über eine Auswertung der absolvierten Gesamtlaufdistanz (Anzahl der Läufe × 40 m) und der HFmax lassen sich Trainingsziele formulieren und Pulsbereiche für verschiedene Trainingsschwerpunkte festlegen. Untersuchungen zeigen zudem eine hohe Korrelation der erzielten Laufwerte mit der maximalen Sauerstoffaufnahmefähigkeit eines Sportlers [29].

2.4.8 Herzfrequenzvariabilität

Frage 79

? Was versteht man unter Herzfrequenzvariabilität (HRV)?

! **Die Veränderung des zeitlichen Abstands aufeinanderfolgender Herzschläge. Selbst bei einer stabilen HF von z. B. 60 Schlägen/Minute ist die Dauer von Herzschlag zu Herzschlag unterschiedlich lang, vor allem unter Ruhebedingungen und in entspannten Situationen.**

i *Beim gesunden Menschen wird der Herzschlag durch einen elektrischen Impuls aus dem Sinusknoten als zentralem Taktgeber des autonomen Erregungsbildungssystems des Herzens ausgelöst. Dieser wiederum unterliegt dem Einfluss des übergeordneten vegetativen Nervensystems mit aktivierenden (Sympathikus) und dämpfenden Komponenten (Parasympathikus) [5]. Hierdurch variiert nicht nur die HF selbst, sondern auch der Abstand zwischen 2 aufeinanderfolgenden Herzschlägen. Bei einer Ruheherzfrequenz von 60 Schlägen/Minute erfolgt somit nicht jeder Schlag nach genau einer Sekunde bzw. 1000 Millisekunden, sondern nach unterschiedlichen Zeiten, wobei Schwankungen von mehr als 100 Millisekunden nicht ungewöhnlich sind [19] (▸ Abb. 2.8).*

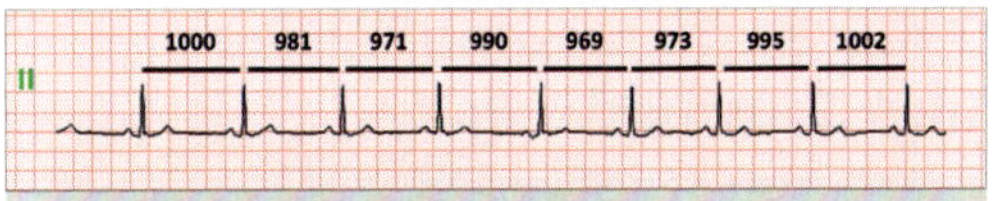

Abb. 2.8 Herzfrequenzvariabilität. Dargestellt ist der Rhythmusstreifen aus dem Ruhe-EKG eines Ausdauersportlers, der kurze Zeit die Luft angehalten hat, um respiratorische Arrhythmien auszuschließen (Ableitung II, HF: 60/min). Auffallend ist die Variabilität der Abstände aufeinanderfolgender Herzaktionen (sog. NN-Intervalle, Abstände in ms). (Quelle: Krüll M. Ausdauerleistungsdiagnostik. In: Raschka C, Nitsche L, Hrsg. Praktische Sportmedizin. Stuttgart: Thieme; 2016)

Frage 80

? Inwiefern eignet sich die HRV-Messung zur Trainingssteuerung?

! **In verschiedenen Studien konnte gezeigt werden, dass sich die HRV möglicherweise als leistungsdiagnostisches Kriterium eignet, da durch diesen Marker des vegetativen Nervensystems am Übergang zwischen einer aeroben zu einer anaeroben Belastung Anpassungsvorgänge des Körpers an eine neue Stoffwechsellage sichtbar gemacht werden können [25].**

i *In der Ruhesituation und bei nur geringer Belastung überwiegt die vagale, parasympathische Steuerung der HF die sympathischen Einflüsse. Der vagale Ruhetonus ist umso höher, je besser das Herz an die Bewältigung hoher physischer Belastungen angepasst ist, weshalb Trainierte (z B. Ausdauersportler) neben einer geringeren Ruhefrequenz auch eine höhere HRV haben. Eine hohe HRV deutet also auf einen entspannten Zustand des Körpers hin, in dem sehr sensibel auf unterschiedliche Anforderungen reagiert werden kann [25].*

I

2.4.9 Kraftmessung/Muskelfunktionsmessung des Bewegungsapparats

Frage 81

Welches Verfahren zur (manuellen) Muskelfunktionsprüfung hat sich im klinischen Alltag durchgesetzt?

Die Technik der Muskelfunktionstestung nach Janda zur Kraftmessung einzelner Muskeln oder Muskelgruppen.

Die Ergebnisse der manuellen Muskelfunktionsdiagnostik nach Janda werden im Rahmen der klinischen Untersuchung in 6 Stufen eingeteilt [16]:

- *Stufe 0 (zero): Bei dem Versuch einer Bewegung ist nicht die geringste Muskelkontraktion erkennbar.*
- *Stufe 1 (trace): Die Spur einer Anspannung ist erkennbar. Der Muskel spannt sich zwar an, diese Anspannung reicht jedoch nicht aus, um den zu testenden Körperbereich zu bewegen (10 % der Muskelkraft).*
- *Stufe 2 (poor): Sehr schwache Muskelkraft. Die Bewegung kann im vollen Umfang ausgeführt werden, jedoch reicht die Kraft nicht aus, um einen Widerstand zu bewegen, der dem Eigengewicht des Körperteils entspricht, das getestet werden soll (25 % der Muskelkraft).*
- *Stufe 3 (fair): Schwache Muskelkraft. Die Kraft reicht aus, um die Bewegung in vollem Umfang durchzuführen und die Schwerkraft zu überwinden, mehr aber auch nicht (50 % der Muskelkraft).*
- *Stufe 4 (good): Die Kraft des Muskels reicht aus, um die Bewegung in vollem Umfang durchzuführen und einen mittelgroßen Widerstand überwinden zu können (75 % der Muskelkraft).*
- *Stufe 5 (normal): Der zu testende Muskel oder die Muskelgruppe ist in der Lage, einen großen Widerstand bei voller Bewegungsfreiheit zu überwinden (100 % der Muskelkraft).*

Literatur

[1] **American** College of Sports Medicine. ACSM's Guidelines for Excersise Testing and Prescription. 6th ed. Philadelphia: Lippincott Williams & Wilkins; 2000: 77

[2] **Bellinger** P. Functional overreaching in endurance athletes: a necessity or cause for concern? Sports Med 2020: 1–15. doi:10.1007/s40 279-020-01269-w

[3] **Billat** L. Use of Blood Lactate Measurements for Prediction of Exercise Performance and for Control of Training. Sports Med 1996; 22: 157–175

[4] **Corrado** D, Pelliccia A, Heidbuchel H et al. Recommendations for interpretation of 12-lead electrocardiogram in the athlete. Eur Heart J 2010; 31: 243–259. doi:10.1093/eurheartj/ehp473

[5] **Domniak** P. Pharmakologische Beeinflussung des sympathischen und parasympathischen Nervensystems bei Herzrhythmusstörungen. In: Griebenow R, Gülker H, Hrsg. Autonomes Nervensystem und Herzrhythmusstörungen. Stuttgart: Thieme; 1990: 71

[6] **Drezner** JA, Ackerman MJ, Anderson J et al. Electrocardiographic interpretation in athletes: the „Seattle criteria". Br J Sports Med 2013; 47: 122–124. doi:10.1136/bjsports-2012-092067

[7] **Drezner** JA, Ackerman MJ, Cannon BC et al. Abnormal electrocardiographic findings in athletes: recognising changes suggestive of primary electrical disease. Br J Sports Med 2013; 47: 153–167. doi:10.1136/bjsports-2012-092070

[8] **Faude** O, Kindermann W, Meyer T. Lactate Threshold Concepts. Sports Med 2009; 39(6): 469–490. doi:10.2165/00007256-200939060-00003

[9] **Furman** J. When exercise causes exertional rhabdomyolysis. JAAPA 2015; 28: 38–43. doi:10.1097/01.JAA.0000458861.78559.3b

[10] **Gabriel** H, Kindermann W. The acute immune response to exercise: what does it mean? Int J Sports Med 1997; 18 (Suppl. 1): S 28–45. doi:10.1055/s-2007-972698

[11] **Glaab** T, Taube C. Practical guide to cardiopulmonary exercise testing in adults. Practical guide to cardiopulmonary exercise testing in adults. Respir Res.: 2022 Jan 12; 23(1):9

[12] **Grgic** J, Oppici L, Mikulic P et al. Test-Retest Reliability of the Yo-Yo Test: A Systematic Review. Sports Med 2019; 49(10): 1547–1557. doi:10.1007/s40279-019-01 143-4

[13] **Heck** H, Hess G, Mader A. Vergleichende Untersuchung zu verschiedenen Laktat-Schwellenkonzepten. Deut Z Sportmed 1985; 36: 19–25, 40–52

[14] **Hoffman** MD. Proper hydration during ultra-endurance activities. Sports Med Arthrosc Rev 2019; 27: 8–14. doi:10.1097/JSA.0000000000000229

[15] **Hollmann** W. Vor 40 Jahren: ventilatorische und Laktatschwelle – Wie es dazu kam. Deut Z Sportmed 1999; 50: 323–326

[16] Janda V. Manuelle Muskelfunktionsdiagnostik. 4. Aufl. München: Urban & Fischer; 2000

[17] **Kindermann** W, Simon G, Keul J. The significance of the aerobic-anaerobic transition for the determination of work load intensities during endurance training. Eur J Appl Physiol 1979; 42: 25–34

[18] **Kroidl** RF, Schwarz S, Lehnigk B. Kursbuch Spiroergometrie. 3. Aufl. Stuttgart: Thieme; 2014

[19] **Meesmann** MJB. Vergleich der Methoden zur Bestimmung der Herzfrequenzvariabilität. Herzschr Elektrophysiol 1995; 5: 25–29

[20] **Noakes** TD, Goodwin N, Rayner BL et al. Water intoxication: a possible complication during endurance exercise. Med Sci Sports Exerc 1985; 17: 370–375

[21] **Paulsen** G, Benestad HB. Muskelstølhet og rabdomyolyse. Tidsskr Nor Laegeforen 2019; 139. doi:10.4045/tidsskr.18.0727

[22] **Pedersen** BK, Tvede N, Hansen FR et al. Modulation of natural killer cell activity in peripheral blood by physical exercise. Scand J Immunol 1988; 27: 673–678. doi:10.1111/j.1365-30831988.tb02400.x

[23] **Poortmans** JR, Engels MF, Sellier M, et al. Urine protein excretion and swimming events. Med Sci Sports Exerc 1991; 23: 831–835

[24] **Raschka** C, Nitsche L, Hrsg. Praktische Sportmedizin. Stuttgart: Thieme; 2016. doi:10.1055/b-003-127001

[25] **Sammito** S, Thielmann B, Seibt R et al. S2k-Leitlinie: Nutzung der Herzschlagfrequenz und der Herzfrequenzvariabilität in der Arbeitsmedizin und Arbeitswissenschaft. AWMF Online 06/2014. Im Internet: https://register.awmf.org/assets/guidelines/002-042l_S2k_Nutzung-Herzschlagfrequenz-Herzfrequenzvariabilitaet-Arbeitsmedizin-Arbeitswissenschaft_2022-03_1.pdf; Stand: 24.08.2021

[26] **Scharhag** J, Meyer T, Gabriel HHW et al. Mobilization and oxidative burst of neutrophils are influenced by carbohydrate supplementation during prolonged cycling in humans. Eur J Appl Physiol 2002; 87: 584–587. doi:10.1007/s00421-002-0642-0

[27] **Scharhag** J, Meyer T, Gabriel HHW et al. Does prolonged cycling of moderate intensity affect immune cell function? Br J Sports Med 2005; 39: 171–7; discussion 171–7. doi:10.1136/bjsm.2004013060

[28] **Scharhag** J, Burgstahler C. Das Sportler-EKG: Aktuelle Interpretationen und Empfehlungen. Dtsch Z Sportmed 2013; 64: 352–356. doi:10.5960/dzsm.2013097

[29] **Schmitz** B, Pfeifer C, Kreitz K et al. The Yo-Yo Intermittent Tests: A Systematic Review and Structured Compendium of Test Results. Front Physiol 2018; 9: 870. doi:10.3389/fphys.01800870

[30] **Schneider** FJ. Revision des Cooper-Tests. Sportunterricht 2011; 5: 141–147

[31] **Schulz** H, Karrasch S, Bölke G et al. Atmen: Luftschadstoffe und Gesundheit – Teil I. Pneumologie 2019; 73: 288–305. doi:10.1055/a-0882-9366

[32] **Siegel** AJ. Fatal water intoxication and cardiac arrest in runners during marathons: prevention and treatment based on validated clinical paradigms. Am J Med 2015; 128: 1070–1075. doi:10.1016/j.amjmed.2015.03.031

[33] **Sunder** A, Mohanty B. Rhabdomyolysis – Exercise induced nightmare. J Assoc Physicians India 2020; 68: 77

[34] **Thompson** PD, Arena R, Riebe D et al. ACSM's new preparticipation health screening recommendations from ACSM's guidelines for exercise testing and prescription, ninth edition. Curr Sports Med Rep 2013; 12: 215–217. doi:10.1249/JSR.0b013e31829a68cf

[35] **Trappe** HJ, Löllgen H, Hrsg. Deutsche Gesellschaft für Kardiologie. Leitlinien Ergometrie. Z Kardiol 2000; 89: 821–837

[36] **Wasserman** K, McIlroy MB. Detecting the threshold of anaerobic metabolism in cardiac patients during exercise. Am J Cardiol 1964; 14: 844–852

[37] **Westhoff** M, Rühle KH, Greiwing A et al. Ventilatorische und metabolische (Laktat-)Schwellen. Positionspapier der Arbeitsgemeinschaft Spiroergometrie. Deut Med Wochenschrift 2013; 138(6): 275–280. doi:10.1055/s-0032-1332843

[38] **Wirnitzer** K, Motevalli M, Tanous D et al. Training and racing behaviors of omnivorous, vegetarian, and vegan endurance runners-results from the NURMI study (Step 1). Nutrients 2021; 13. doi:10.3390/nu13103521

[39] **Wołyniec** W, Ratkowski W, Renke J et al. Changes in novel AKI biomarkers after exercise. A systematic review. Int J Mol Sci 2020; 21. doi:10.3390/ijms21165673

Spezieller Teil

II

3 Sport bei internen Erkrankungen

3.1 Kardiologie

Katharina Blume

3.1.1 Sportkardiologische Grundlagen

Frage 82

Was unterscheidet Leistungssport von Freizeitsport?

Leistungssportler*innen trainieren systematisch wettkampf- und leistungsorientiert, üblicherweise bei einem Trainingsvolumen von mindestens 10 Stunden pro Woche.

*Nicht selten trainieren Freizeitsportler*innen, insbesondere aus den Sportarten Triathlon und Rennrad, deutlich mehr als 10 Stunden pro Woche, zugleich trainieren Leistungs-/Kadersportler*innen bestimmter Sportarten unter 10 Stunden. Daher können sportkardiologische Anpassungserscheinungen auch bei Freizeitsportler*innen detektiert werden. Wichtig ist dabei die Korrelation der Befunde mit der individuellen Trainingsanamnese. Eine einheitliche und validierte Unterscheidung anhand leistungsphysiologischer Parameter (z. B. Schwellenwerte in km/h oder Watt/kg) bleibt bis dato aus (inhomogene und kleine Studienkollektive, verschiedene Belastungsprotokolle).*

Frage 83

Worin liegt der Unterschied zwischen Bewegung, körperlicher Aktivität und Training?

Als körperliche Aktivität wird jede Bewegung des Körpers verstanden, die einen Einsatz der Skelettmuskulatur mit konsekutivem Energieverbrauch bedingt. Darüber hinaus stellt Training eine systematische bzw. strukturierte Maßnahme dar, mit dem Ziel, die individuelle Leistungsfähigkeit aufrechtzuerhalten bzw. zu verbessern.

*Insbesondere bei älteren Patient*innen ist eine bewusst gewählte Nomenklatur obligat, um dieses Kollektiv nicht durch „Training“ bzw. „Sport“ zu überfordern. Primäres Ziel ist es, die alltägliche Bewegung (z. B. die tägliche Schrittanzahl) zu steigern.*

Frage 84

Charakterisieren Sie aerobes Training.

- **Ausdauertraining mit vorwiegend aerobem Metabolismus**
- **Energiebereitstellung durch β-Oxidation (Fette) und Glykolyse (Kohlenhydrate)**
- **dynamische Aktivität unter Einbeziehung großer Muskelgruppen**
- **erhöhter Energieumsatz**
- **Anstieg der Herzfrequenz (HF)**

Zu den aeroben Sportarten gehören bspw. Laufen, Radfahren, Rudern, schnelles Gehen (Nordic Walking) und Schwimmen. In Abhängigkeit von der Belastungsintensität dominiert eine der Energiebereitstellungsformen (z. B. Fettstoffwechsel [β-Oxidation] während aeroben Trainings, Glykolyse bei anaeroben Belastungen), dennoch finden alle parallel statt.

Frage 85

Definieren Sie 1 MET (metabolisches Äquivalent).

1 MET umfasst den Sauerstoffbedarf des menschlichen Organismus in Ruhe. Dieser beträgt 3,5 ml/kg KG/min bei Männern (bei 70 kg KG: 245 ml/min) und 3,15 ml/kg KG/min bei Frauen.

Im sportmedizinischen Kontext können mithilfe der MET-Angabe verschiedene körperliche Aktivitäten hinsichtlich ihres Energieverbrauchs verglichen werden. Mit ansteigender MET-Anzahl erhöht sich die Intensität und somit der Energieverbrauch der Aktivität. Dadurch können Belastungen in die Intensitätsbereiche gering, moderat, intensiv und hoch intensiv kategorisiert werden (▶ Abb. 3.1).

sitzende Aktivität	< 1,6 MET
geringe Aktivität	1,6–3 MET
moderate Aktivität	3–6 MET
intensive Aktivität	6–9 MET
hoch intensive Aktivität	> 9 MET

1 MET	*Lesen*
2 MET	*Computerarbeit*
4 MET	*Gartenarbeit*
5 MET	*Radfahren*
6 MET	*Treppensteigen*
7 MET	*Seilspringen*
8 MET	*Laufen*

Abb. 3.1 Körperliche Aktivität und metabolisches Äquivalent (MET).

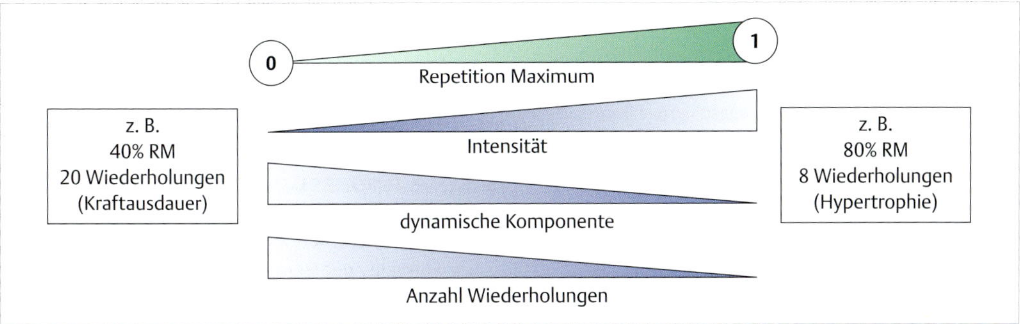

Abb. 3.2 Trainingsintensität und Repetition Maximum (RM).

Frage 86

Wie viel körperliche Aktivität pro Woche wird mindestens empfohlen?

Mindestens 150 Minuten moderates Training (verteilt auf 5 Tage) bzw. 75 Minuten intensives Training (verteilt auf 3 Tage) pro Woche.

Diese Empfehlung entspricht ca. 10 MET/h pro Woche bzw. 1000 kcal. Zudem wird ein moderates Krafttraining an 2–3 Tagen die Woche empfohlen.

Frage 87

Trainingsempfehlungen werden oft als prozentualer Anteil, bezogen auf die maximale Herzfrequenz (HFmax), ausgegeben. Ihnen steht keine Belastungsuntersuchung zur Verfügung. Wie berechnen Sie die maximale Herzfrequenz?

HFmax = 220 minus Lebensalter.

Noch immer findet diese Formel Anwendung in der Praxis. Trotz Ungenauigkeit (die auf der fehlenden Berücksichtigung beeinflussender Faktoren basiert) kann die kalkulierte HFmax als Richtwert genutzt werden.

Beispiel: Zielvorgabe Training = 50 % HF_{max}. Bei einem 40-jährigen Patienten entspricht dies einer HF von 90 Schlägen pro Minute (50 % [220 minus 40]).

Frage 88

Was ist ein „Repetition Maximum“ (RM)?

1 RM (= maximale Kraft) entspricht dem maximalen Gewicht, das eine bestimmte Person einmalig heben kann.

Die Trainingsintensität (das zu hebende Gewicht) geht gegen 1 bei Hypertrophietraining (z. B. 50–70 % 1 RM mit 8–15 Wiederholungen) (▶ Abb. 3.2). Mit zunehmender dynamischer Komponente nimmt die Intensität ab und somit auch der prozentuale RM-Anteil (z. B. 30–50 % 1 RM mit 15–30 Wiederholungen).

II

Frage 89

Welche funktionelle Kapazität berücksichtigt die Karvonen-Formel?

Die Herzfrequenzreserve (HFR).

Mithilfe der Karvonen-Formel können Schwellenwerte bzw. Intensitätsbereiche berechnet werden (HFtrain: Trainings-Herzfrequenz; HFRuhe: Ruhe-Herzfrequenz; HFmax: maximale Herzfrequenz):

$$HFtrain = HF_{Ruhe} + (HF_{max} - HF_{Ruhe}) \times Faktor$$

Beispiel: Extensives Ausdauertraining = Faktor 0,6. Bei einem 40-jährigen Patienten (mit einer Ruhe-Herzfrequenz von 60 Schlägen pro Minute) entspricht dies einer Herzfrequenz von 132 Schlägen pro Minute (= 60 + [180 – 60] × 0,6).

Frage 90

Definieren Sie den Terminus „maximale Sauerstoffaufnahme" ($V'O_2max$).

Es handelt sich um die maximale Sauerstoffmenge (= Milliliter Sauerstoff), die während einer maximalen Belastung vom Körper pro Minute aufgenommen bzw. verwertet werden kann. Einheit: ml/kg KG/min.

Die maximale Sauerstoffaufnahme gilt als Kriterium der Ausdauerleistungsfähigkeit. Je höher der Wert der maximalen Sauerstoffaufnahme, desto besser die Ausdauerleistungsfähigkeit. Ein in der Praxis angewandter Cut-off von 50 ml/kg KG/min differenziert zwischen Freizeit- und Leistungssport. Männliche Läufer im Leistungssport erreichen Werte bis zu 85 ml/kg KG/min. Durchschnittlich liegt die $V'O_2max$ bei untrainierten Männern zwischen 35–40, die der Frauen zwischen 27–30 ml/kg KG/min (Werte variieren in der Literatur).

Frage 91

Worin liegt der Unterschied zwischen $V'O_2max$ und $V'O_2peak$?

Die maximale Sauerstoffaufnahme ist der höchste gemessene Wert, wenn ein Abflachen der Sauerstoffaufnahme erkennbar ist. Bei Nichterreichen eines Plateaus wird der maximal detektierte Wert als $V'O_2peak$ bezeichnet.

Die $V'O_2peak$ ist gleich hoch oder niedriger als die $V'O_2max$. Beide Werte werden mittels Spiroergometrie ermittelt.

3.1.2 Anpassungsreaktionen

Akute Anpassungsreaktionen

Frage 92

Wie reguliert der menschliche Organismus das Herzzeitvolumen?

Über Herzfrequenz (HF) und Schlagvolumen (SV).

Mit zunehmender Belastung steigt, durch Aktivierung des Sympathikus, die HF und, in geringerem Ausmaß, das SV an. Das Herzzeitvolumen wird meist pro Minute (Herzminutenvolumen [HMV]) angegeben.

Frage 93

Unterscheiden Sie inotrop, chronotrop, dromotrop, bathmotrop und lusitrop am Beispiel des Sympathikus.

- **Positiv inotrop: Herzkraft ↑**
- **Positiv chronotrop: HF ↑**
- **Positiv dromotrop: Überleitungsgeschwindigkeit im AV-Knoten ↑**
- **Positiv bathmotrop: Erregbarkeit des Herzens ↑**
- **Positiv lusitrop: schnellere Entspannung**

Der Parasympathikus wirkt dagegen negativ inotrop, negativ chronotrop, negativ dromotrop und negativ bathmotrop. Als Transmitter dient Acetylcholin (Sympathikus: Noradrenalin).

Frage 94

Die HF wird cholinerg und adrenerg gesteuert. Erläutern Sie die Bedeutung.

- **cholinerge Wirkung über den Parasympathikus**
- **adrenerge Wirkung über den Sympathikus**

Durch parasympathischen Einfluss kommt es zu einer Abnahme der HF (negativ chronotrop), dagegen steigt die HF unter Belastung durch Sympathikuseinfluss an (positiv chronotrop).

Frage 95

Wie wird der Einfluss des Sympathikus auf das SV genannt?

Positiv inotrop.

Neben dem Sympathikus spielen bei der Regulation des SV noch der arterielle Blutdruck (Nachlast) und das enddiastolische Volumen (Vorlast) eine entscheidende Rolle.

Frage 96

Bis zu welchem Ausmaß kann das Herzzeitvolumen gesteigert werden?

Um etwa das Fünffache.

In Ruhe liegt das HMV bei ca. 6000 ml, unter maximaler Belastung kann es auf 30 000 ml ansteigen. Während unter Belastung der relative Anteil der Durchblutung von Gehirn, Nieren, Leber und Haut sinken, erhöht sich die Durchblutung der Skelettmuskulatur um das Vierfache (von 21 % auf 88 %). Die Versorgung des Myokards wird dabei konstant aufrechterhalten (4 %).

Frage 97

In welchem Organ nimmt, neben der Skelettmuskulatur, bei leichtgradiger Belastung die Durchblutung zunächst zu?

In der Haut.

Zur Wärmeregulation nimmt bei mäßiger körperlicher Belastung die Durchblutung zu, um eine adäquate Wärmeabgabe zu gewährleisten. Erst bei hoher Anstrengung wird auch in der Haut durch einen erhöhten Sympathikotonus die Durchblutung gedrosselt.

Frage 98

Nennen Sie Trigger, die die lokale Durchblutung durch Vasodilatation steigern.

Chemische Atemreize:

- **Abnahme des O_2-Partialdrucks (pO_2)**
- **Anstieg des CO_2-Partialdrucks (pCO_2)**
- **Abfall des pH-Werts**

Durch Vasodilatation sinkt der Gefäßwiderstand, was zu einer verbesserten Durchblutung führt. Während das Herzzeitvolumen insbesondere vegetativ (Sympathikus und Parasympathikus) reguliert wird, steuern metabolische Mechanismen die periphere Durchblutung. Aber auch der Sympathikus wirkt positiv auf den peripheren Widerstand, was zu einer Erhöhung des arteriellen Blutdrucks führt.

Frage 99

Wo im menschlichen Organismus befinden sich Chemo- und Pressorezeptoren (Messfühler), die im Regelkreis der Blutdruckregulation und der Ventilation involviert sind?

- **Aortenbogen**
- **Karotissinus**

Mittels Presso- (Blutdruck) und Chemorezeptoren (CO_2-Partialdruck) werden über das vegetative Nervensystem (Parasympathikus und Sympathikus) HF, Kontraktionskraft des Herzens, Gefäßwiderstand, Blutvolumen und Atmung reguliert. Beispielsweise führt eine Erhöhung des CO_2-Partialdrucks zu einer vermehrten Ventilation, um dieses „abzuatmen".

Chronische Anpassungsreaktionen

Frage 100

Nennen Sie häufige physiologische kardiale Anpassungsmechanismen, die insbesondere durch einen erhöhten Vagotonus bedingt sind.

- **Sinusbradykardie** (**negativ chronotrop**)
- **Sinusarrhythmie**
- **AV-Block I°** (**negativ dromotrop**)

Diese EKG-Veränderungen normalisieren sich unter Belastung und werden in der klinischen Praxis als physiologische Normvarianten beschrieben. Bei Auftreten ist eine detaillierte Trainingsanamnese zur Korrelation der auftretenden Veränderungen obligat. Bei Symptomfreiheit und unauffälliger Familienanamnese ist eine weitere Abklärung dieser Adaptationen nicht nötig.

Frage 101

Welche kardiale strukturelle Anpassung ist am häufigsten vorzufinden?

Linksventrikuläre Hypertrophie.

Bei nachweislicher linksventrikulärer Hypertrophie sind Differenzialdiagnosen auszuschließen, wie u. a. eine arterielle Hypertonie. Auch Klappenerkrankungen (z. B. Aortenklappenstenose) und/oder angeborene Kardiomyopathien (hypertrophe [obstruktive] Kardiomyopathie) können eine linksventrikuläre Hypertrophie aufzeigen.

Eine weitere Abklärung ist u. a. in folgenden Fällen erforderlich:

- *kein bzw. unregelmäßiges Training*
- *Beschwerdesymptomatik*
- *positive Familienanamnese (bzgl. Kardiomyopathien)*
- *auffällige körperliche Untersuchung (z. B. Herzgeräusche, arterielle Hypertonie)*
- *auffällige Belastungsuntersuchung (Symptomatik, Arrhythmie, Blutdruckabfall unter Belastung)*

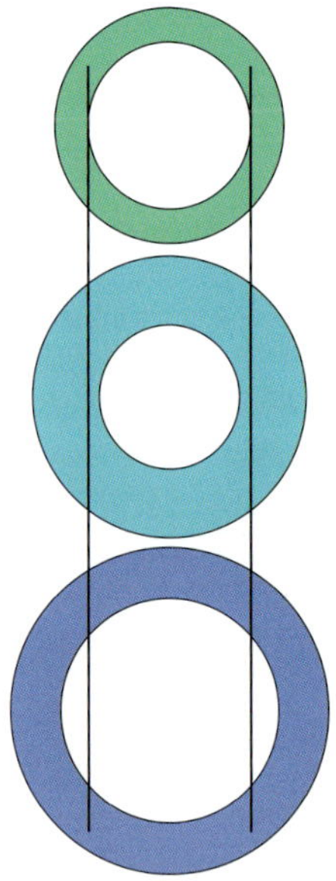

Abb. 3.3 Konzentrische und exzentrische Hypertrophie.

Frage 102

Wie unterscheidet sich eine exzentrische von einer konzentrischen Hypertrophie?

Bei der exzentrischen Hypertrophie korreliert die Wanddickenzunahme mit der Vergrößerung der Innenvolumina. Dadurch weist der Ventrikel eine Dickenzunahme nach außen auf. Im Gegensatz zur konzentrischen Hypertrophie, bei welcher eine Dickenzunahmen nach innen vorzufinden ist und sich dadurch das Ventrikelvolumen verkleinert darstellt.

Durch die synergistische Vergrößerung bleibt die maximale systolische Wandspannung annähernd gleich (▸ Abb. 3.3).

Frage 103

Nennen Sie 5 EKG-Befunde, die trotz Leistungssport weiterführend abgeklärt werden sollten.

- **vollständiger Linksschenkelblock**
- **AV-Block 2. Grades Typ Mobitz**
- **AV-Block 3. Grades**

- pathologische Q-Zacken
- T-Negativierungen über V2 (V4) hinaus
- Zeichen der ventrikulären Präexzitation (verkürzte PQ-Dauer + Delta-Wellen)
- ST-Streckensenkungen

Ein kompletter Rechtsschenkelblock wird als grenzwertiger Befund kategorisiert. Bei isoliertem Auftreten, Korrelation zur Trainingsanamnese, Beschwerdefreiheit und unauffälliger Familienanamnese kann von einer weiterführenden Abklärung abgesehen werden.

3.1.3 Effekte von Sport auf das kardiovaskuläre Risiko

Frage 104

Nennen Sie die wichtigsten kardiovaskulären Risikofaktoren.

- **Alter**
- **männliches Geschlecht**
- **genetische Faktoren**
- **Rauchen**
- **arterielle Hypertonie**
- **Dyslipidämie**
- **Diabetes mellitus**
- **Adipositas**
- **Bewegungsmangel**

Rauchen, arterielle Hypertonie, Dyslipidämie, Diabetes mellitus, Adipositas und Bewegungsmangel gehören zu den modifizierbaren Risikofaktoren, die zu insgesamt 90 % Einfluss auf die Entwicklung einer kardiovaskulären Erkrankung durch Atherosklerose haben.

Frage 105

Welcher kardiovaskuläre Risikofaktor tritt am häufigsten auf?

Bluthochdruck.

Eine Dyslipidämie tritt zwar nicht am häufigsten auf, besitzt jedoch die engste Assoziation zur Kausalität der Erkrankung.

Frage 106

Ab wann sollten sich Patient*innen kardiovaskulär untersuchen lassen, bevor sie mit sportlicher Aktivität beginnen?

- **bei Symptomatik**
- **bei erhöhtem Risikoprofil**

*Die Untersuchung sollte eine Anamnese, die körperliche Untersuchung und ein Ruhe-EKG umfassen. Im Gegensatz dazu sollten alle Leistungssportler*innen diese Untersuchungen erhalten. Ein Belastungs-EKG bzw. eine Belastungsuntersuchung wird bei körperlich inaktiven Patient*innen empfohlen, die ein mindestens hohes Risikoprofil aufweisen und sich intensiv belasten möchten.*

Zur Einschätzung des individuellen kardiovaskulären Risikos dient z. B. der SCORE2 (40–69 Jahre) bzw. SCORE2-OP (70–89 Jahre).

Frage 107

Einen 28-jährigen Mann mit einem Body Mass Index (BMI) von 31 kg/m² möchten Sie für ein regelmäßiges Trainingsprogramm überzeugen. Er gibt keine kardiopulmonalen Beschwerden an, es liegen keine Vorerkrankungen vor und es zeigen sich zudem keine anderen kardiovaskulären Risikofaktoren. Was für Effekte erwarten Sie sich?

- **Gewichtsreduktion**
- **Blutdruckoptimierung**
- **verbesserter Glukosemetabolismus**
- **verbessertes Lipidprofil**
- **verringerte chronische Inflammation**
- **verbesserter Knochenstoffwechsel**

Ein regelmäßiges körperliches Training kann zu einer Abnahme des abdominellen Fettgewebes und einer Zunahme des Grundumsatzes durch Erhöhung der Muskelmasse führen. Zugleich wird der Glukosemetabolismus durch eine verbesserte Insulinsensitivität und Glukosetoleranz positiv beeinflusst.

Neben den kardiopulmonalen und metabolischen Effekten wirkt sich ein regelmäßiges Training auch positiv auf die Psyche (Angst, Depression, Selbstvertrauen) und auf neuromuskuläre Parameter aus.

Frage 108

Wie schätzen Sie den Effekt von Sport bei Dyslipidämie ein?

Im Vergleich zur medikamentösen Therapie als gering.

Untersuchungen zeigten eine Senkung des LDL-Cholesterins (LDL: Low Density Lipoprotein) um 5 % bei regelmäßiger körperlicher Aktivität. Daher ist zur Senkung des Cholesterinspiegels die medikamentöse Therapie der Lifestyle-Modifikation überlegen. Dennoch sollte diese simultan angestrebt werden, insbesondere zur Verbesserung des kardiovaskulären Risikoprofils (Gewichtsmanagement, Blutdrucksenkung, verbesserte Glukosetoleranz).

Bei bekannter koronarer Herzerkrankung sollte der LDL-Spiegel bei unter 55 mg/dl liegen. Weist ein Patient/eine Patientin ein LDL-Cholesterin von bspw. 140 mg/dl auf, ist eine alleinige Senkung durch regelmäßiges Training nicht ausreichend.

Frage 109

Kann durch körperliche Aktivität das Risiko gesenkt werden, an Diabetes mellitus Typ 2 zu erkranken?

Ja, im Vergleich zu Aktiven besteht bei Inaktiven eine Risikoerhöhung um 50–80 %.

Zudem zeigten Studien verminderte Mortalitätsraten sowohl bei Typ-2- als auch Typ-1-Diabetikern auf.

Frage 110

Diabetiker weisen oft ein erhöhtes kardiovaskuläres Risiko auf. Würden Sie diesem Patientenkollektiv dennoch intensive Belastungen empfehlen?

Ja, wenn alle 3 folgenden Faktoren vorliegen:

- **Beschwerdefreiheit**
- **unauffällige Untersuchung bzgl. einer subklinischen koronaren Herzkrankheit (KHK)**
- **unauffällige Belastungsuntersuchung**

Studien zeigten einen positiven Effekt intensiver Belastungen auf den Glukosemetabolismus. Dennoch ist zunächst eine erhöhte Belastbarkeit durch ein regelmäßiges aerobes Training anzustreben. Besondere Vorsicht ist bei autonomer Neuropathie (subjektive Beschwerdeschwelle) und rezidivierenden Hypoglykämien (durch erhöhte muskuläre Glukoseaufnahme nach körperlicher Aktivität) geboten.

3.1.4 Arterielle Hypertonie und Sport

Frage 111

Ab welchem Blutdruckwert wird die Diagnose „arterielle Hypertonie" gestellt?

Blutdruck systolisch 140 mmHg und/oder diastolisch 90 mmHg.

Nach der WHO (World Health Organization) lassen sich verschiedene Schweregrade klassifizieren (▶ Abb. 3.4). Es gilt der jeweils höchste systolische bzw. diastolische Blutdruckwert.

WHO-Klassifikation	Blutdruck systolisch	Blutdruck diastolisch
optimaler Blutdruck	< 120 mmHg	< 80 mmHg
normaler Blutdruck	120–129 mmHg	80–84 mmHg
hoch normaler Blutdruck	130–139 mmHg	85–89 mmHg
milde Hypertonie (Stufe 1)	140–159 mmHg	90–99 mmHg
mittlere Hypertonie (Stufe 2)	160–179 mmHg	100–109 mmHg
schwere Hypertonie (Stufe 3)	≥ 180 mmHg	≥ 110 mmHg
isolierte systolische Hypertonie	≥ 140 mmHg	< 90 mmHg

Abb. 3.4 Einteilung der Blutdruckwerte in Schweregrade nach WHO (World Health Organization).

Beispiel: Ein Blutdruck von 150/105 mmHg entspricht einer mittleren Hypertonie (Stufe 2).

Zugleich sollte auf eine adäquate Blutdruckerfassung geachtet werden:

- *5 Minuten sitzende Position (leises Umfeld)*
- *richtige Manschettenauswahl (Oberarmumfang)*
- *Blutdruck-Evaluation an beiden Armen*
- *3 (!) Messungen (∅ 2/3)*
- *keine sportspezifischen (!) Grenzwerte*

Frage 112

Welche Diagnostiken sind bei auffälligen Blutdruckwerten zu erwägen?

- **24-Stunden-Blutdruckmessung**
- **Belastungsuntersuchung**
- **transthorakale Echokardiografie (TTE)**

Mittels Langzeit-Blutdruckuntersuchung können ein Weißkittel-Syndrom umgangen, in der Ergometrie eine Belastungshypertonie detektiert und echokardiografisch ggf. Endorganschäden dargestellt werden. Daneben sind eine ausführliche Eigen- (ggf. Symptome während Belastung) und Familienanamnese durchzuführen.

Frage 113

Nennen Sie 3 Ursachen sekundärer Hypertonieformen.

- **renale Erkrankungen (z. B. Nierenarterienstenose)**
- **endokrinologische Erkrankungen (z. B. Phäochromozytom)**
- **Schlafapnoesyndrom**
- **Medikamente**

*Insbesondere bei jungen Patient*innen sollten sekundäre Ursachen einer neu diagnostizierten arteriellen Hypertonie weiterführend abgeklärt werden. Dafür stehen auch spezialisierte Hypertonie-Ambulanzen zur Verfügung.*

Frage 114

Von welchen Faktoren ist das Blutdruckverhalten unter Belastung abhängig?

- **Herzzeitvolumen**
- **peripherer Gefäßwiderstand**

Während des Ausdauersports steigt das Herzzeitvolumen an, der periphere Gefäßwiderstand nimmt ab. Dadurch bleibt der diastolische Blutdruck annähernd gleich oder ist gar vermindert im Vergleich zum Ausgangswert.

Frage 115

Nennen Sie durch Bluthochdruck bedingte Endorganschäden.

- **Herz: z. B. linksventrikuläre Hypertrophie (konzentrisch), diastolische Dysfunktion**
- **Gefäße: z. B. Arteriosklerose, Aortenektasie, -aneurysma**
- **Auge: z. B. hypertensive Retinopathie**
- **Niere: z. B. Nierenfunktionsstörung (erhöhtes Kreatinin, Mikroalbuminurie)**
- **Urogenitaltrakt: z. B. Erektionsstörungen**

Arterielle Hypertonie kann zu mikro- und makroangiopathischen Veränderungen führen. Daher sollte kurz- und langfristig eine konsequente Blutdruckeinstellung angestrebt werden, um das Risiko für Langzeitfolgen und Komplikationen zu vermeiden bzw. zu minimieren.

Frage 116

Bis zu welchem Ausmaß kann der Blutdruck durch ein regelmäßiges moderates Training reduziert werden?

- **systolisch minus 10 mmHg**
- **diastolisch minus 6–8 mmHg**
- **unter Belastung minus 10–20 mmHg**

Um diese nachweisbaren Effekte zu erreichen, ist ein wöchentliches Training (z. B. Walking, Laufen, Radfahren, Schwimmen) von 5–7 Trainingseinheiten von je 30 Minuten Dauer notwendig. Dabei gilt festzuhalten, dass bereits jedes Training einen positiven Effekt erzielt. Jede Verbesserung des systolischen Blutdrucks um 2 mmHg reduziert die KHK-Mortalität um 7 % und die Schlaganfall-Mortalität um 10 % (▶ Abb. 3.5).

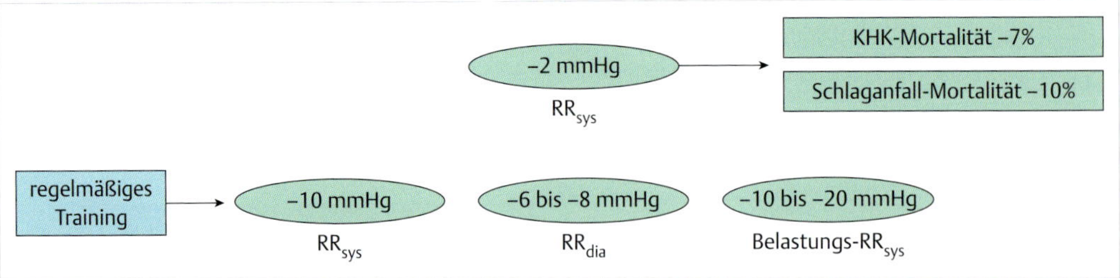

Abb. 3.5 Effekte eines regelmäßigen Trainings auf den Blutdruck. (KHK: koronare Herzkrankheit; RR_{dia}: Blutdruck diastolisch; RR_{sys}: Blutdruck systolisch).

Frage 117

Sollten Patient*innen mit arterieller Hypertonie Krafttraining ausüben?

Ja!

An 2–3 Tagen pro Woche sollte zudem ein Kraft- und isometrisches Training absolviert werden. Dadurch ist eine weitere Blutdrucksenkung zu erwarten. Studien wiesen einen mindestens gleichwertigen Effekt im Vergleich zum aeroben Training nach. Kontraindikationen sind zu beachten.

Frage 118

Ein Patient stellt sich bei Ihnen in der Praxis zum Belastungs-EKG zzgl. Leistungsdiagnostik vor. In Ruhe messen Sie einen Blutdruck von 165/95 mmHg. Wie gehen Sie bezüglich der Belastungsuntersuchung vor?

Keine maximale Ausbelastung.

Bei systolischen Blutdruckwerten ≥ 160 mmHg sollte keine Maximalbelastung erfolgen. Zuvor ist eine ggf. medikamentöse Blutdruckeinstellung vorzunehmen.

Frage 119

Ab wann wird von „Belastungshypertonie“ gesprochen?

Bei einem systolischen Blutdruck > 200 mmHg während standardisierter Belastung bei 100 Watt.

Erhöhte Blutdruckwerte unter Belastung stellen einen Surrogatparameter für eine sich später entwickelnde arterielle Hypertonie (in Ruhe) dar (▶ Abb. 3.6). Es sind weiterführende Diagnostiken mittels EKG (Hypertrophiezeichen?) und Echokardiografie (linksventrikuläre Hypertrophie? diastolische Dysfunktion?) indiziert.

Zugleich sind ein inadäquater Blutdruckanstieg (< 20 mmHg) unter Belastung und abfallende systolische Blutdruckwerte als auffällig zu werten, die unbedingt weiterführend abgeklärt werden sollten.

Frage 120

In der 24-Stunden-Blutdruckmessung stellt sich bei dem zuvor beschriebenen Patienten ein mittlerer Blutdruckwert von 148/94 mmHg dar. Welche therapeutische Empfehlung geben Sie im ersten Schritt?

Lifestyle-Modifikation.

Folgende Maßnahmen sollten dem Patienten im ärztlichen Beratungsgespräch empfohlen werden:

- *Salzrestriktion*
- *Alkoholverzicht*
- *Gewichtsreduktion (falls notwendig)*
- *ausgewogene Ernährung (z. B. mediterrane Ernährung)*
- *Sistieren des Nikotinkonsums*
- *regelmäßige körperliche Aktivität*

Kann nach 3 Monaten trotz Lifestyle-Modifikation keine adäquate Blutdrucksenkung erlangt werden, ist eine medikamentöse Therapieeinleitung indiziert. Ob primär eine Lifestyle-Modifikation, noch vor Medikation, empfohlen werden kann, hängt von

Leistung (Watt)	rel. Leistung (Watt/kg)	Herzfrequenz (Schläge/min)	Laktat (mmol/l)	RPE (6 bis 20)	Blutdruck (mmHg)	Energiebedarf (kcal/h)
(Ruhe)	–	61	1,36	–	150/85	–
50	0,52	91	1,34	11	160/90	163
80	0,83	101	1,26	11	180/90	261
110	1,14	110	1,30	13	200/80	358
140	1,44	117	1,39	15	210/80	456
170	1,75	129	1,73	15	200/80	554
200	2,06	138	2,40	16	230/80	651
230	2,37	146	4,07	17	235/80	749
260	2,68	153	6,51	18	240/80	847
290	2,99	160	9,88	19	245/80	945
300	3,09	164	12,74	20	–	976

Abb. 3.6 Blutdruckwerte und körperliche Belastung. (RPE: Rating of Perceived Exertion).

Alter, Hypertoniegrad und vorhandenen Komorbiditäten ab.

Frage 121

Welche antihypertensiven Medikamente empfehlen Sie Leistungssportler*innen?

ACE-Hemmer oder Angiotensin-II-Rezeptor-Blocker und/oder Kalziumantagonisten.

Betablocker (partiell, z. B. Sportart Schießen) und Diuretika (immer) gehören zu den verbotenen Substanzen gemäß gängiger Anti-Doping-Richtlinien. Zudem beeinträchtigen Betablocker die Leistungsreserve negativ.

Frage 122

Würden Sie einem Speerwerfer mit arterieller Hypertonie und dadurch bedingter linksventrikulärer Hypertrophie eine Sporttauglichkeit ausstellen?

Nein!

Nach internationaler Empfehlung sind Sportarten mit ausgeprägter Kraft- und isometrischer Komponente bei nachweisbarem Endorganschaden zu vermeiden. Dies betrifft z. B. Kugelstoßen, Gewichtheben, Diskuswurf und Speerwerfen. Jede Tauglichkeit sollte dennoch individuell überprüft werden.

3.1.5 Koronare Herzerkrankung

Frage 123

In welchen Fällen veranlassen Sie ein Belastungs-EKG bzw. eine Belastungsuntersuchung auf einem Fahrradergometer?

- **(belastungsabhängige) kardiopulmonale Symptomatik**
- **Patient*innen mit hohem kardiovaskulärem Risiko (SCORE2/SCORE2-OP)**
- **Aufzeigen der hämodynamischen Regulation unter Belastung, insbesondere des Blutdruckverhaltens**
- **Verdacht auf Arrhythmien unter Belastung**
- **Objektivierung der Leistungsfähigkeit/Belastbarkeit**
- **für die Trainingsempfehlung**

*Bei asymptomatischen Patient*innen wird die Durchführung eines Belastungs-EKG zur Ischämiediagnostik nicht empfohlen. Die Untersuchung besitzt einen niedrigen positiven prädiktiven Wert und zeigt eine hohe Rate falsch-positiver Befunde an.*

Vor Aufnahme eines Trainings bei vorhandenem kardiovaskulärem Risikoprofil und/oder kardiopulmonaler Erkrankung kann eine Belastungsuntersuchung helfen, um sicheres und zugleich effektives Training zu empfehlen (Ausgabe einer Trainingsempfehlung).

Frage 124

Welche Diagnostiken kennen Sie, um eine durch Belastung induzierte Myokardischämie zu detektieren?

- **Belastungsuntersuchung (Fahrradergometer, Laufband)**
- **Stressechokardiografie**
- **Stress-Kardio-Magnetresonanztomografie mit Adenosin/Dobutamin (Stress-Kardio-MRT)**
- **Positronen-Emissions-Tomografie (PET)**
- **Single-Photon-Emissionscomputertomografie (SPECT)**

*Mithilfe dieser Stressdiagnostiken werden funktionelle Parameter ermittelt, um ggf. eine auftretende Ischämie zu detektieren, die unter Belastung induziert wird. Bei jungen Athlet*innen ist vorrangig eine Stressechokardiografie zu empfehlen (ausbleibende Strahlenbelastung, keine notwendige Verabreichung von Medikamenten). Wichtig ist es, bei vorausgesetzter ausbleibender Kontraindikation, eine kardiopulmonale Ausbelastung (Maximalbelastung) anzustreben.*

Frage 125

Sie haben sich für eine weiterführende Diagnostik mittels Fahrradergometrie entschieden. Welche Beurteilungen sind mithilfe dieser Untersuchung möglich?

- **stressinduzierte EKG-Auffälligkeiten (z. B. Ischämiezeichen)**
- **Auftreten höhergradiger Herzrhythmusstörungen**
- **Blutdruckverhalten unter Belastung**
- **individuelle Leistungsfähigkeit bzw. Belastbarkeit**

*Durch eine Belastungsuntersuchung kann eine in Ruhe subklinische Myokardischämie detektiert werden. Soweit keine Kontraindikationen vorliegen, sollte eine kardiopulmonale Ausbelastung erfolgen. Insbesondere bei asymptomatischen Patient*innen mit niedrigem Risikoprofil (z. B. Sportler*innen) besteht eine niedrige Spezifität bzgl. einer Myokardischämie. Daher sollten andere/weitere Diagnostiken diskutiert werden.*

Frage 126

Unter welcher Voraussetzung würden Sie Patient*innen keinen Sport empfehlen?

- **zu erwartende Komplikationen während Belastung**
- **Progression der zugrunde liegenden Herzerkrankung**

Bei relevanten Auffälligkeiten, z. B. Auftreten höhergradiger Herzrhythmusstörungen unter Belastung, sollte vorerst auf Sport verzichtet werden. Erst nach vollendeter Diagnostik und ggf. Therapieeinleitung ist eine individuell basierte Empfehlung auszusprechen, z. B. durch Ausgabe von Schwellenwerten. Regelmäßige Verlaufsuntersuchungen sind durchzuführen.

Frage 127

Kann ein Athlet/eine Athletin mit diagnostizierter koronarer Herzerkrankung am Leistungssport teilnehmen?

Ja, bei

- **Beschwerdefreiheit**
- **adäquater Einstellung der kardiovaskulären Risikofaktoren**
- **fehlendem Nachweis einer Myokardischämie unter Belastung**
- **nicht zu erwartender Progression der Grunderkrankung**

Bei bekannter koronarer Herzerkrankung oder hohem kardiovaskulärem Risikoprofil ist eine jährliche Belastungsuntersuchung (z. B. Fahrradergometrie, Stressechokardiografie) zu empfehlen. Hierbei ist eine belastungsinduzierte Myokardischämie auszuschließen, um eine Leistungssporttauglichkeit auszusprechen.

*Folgende Faktoren sind für die Tauglichkeitseinschätzung bei asymptomatischen Patient*innen mit chronischem Koronarsyndrom relevant:*

- *Anzahl und Ausprägung kardiovaskulärer Risikofaktoren*
- *Alter (als unabhängiger, relevanter Risikofaktor)*
- *detektierte Myokardischämie unter Belastung (mittels Stresstest)*
- *Auftreten belastungsinduzierter Arrhythmien*

- *myokardiale Dysfunktion (eingeschränkte linksventrikuläre Funktion)*
- *Status der Koronarien (Vorliegen kritischer Stenosen?)*
- *Zeitpunkt der letzten perkutanen koronaren Intervention*
- *Sportart, Sportlevel, Intensitäten*
- *individuelle Belastbarkeit*

Cave! Keine allgemeine Tauglichkeit ist bei folgenden Konstellationen auszusprechen und bedarf einer weiteren Abklärung und Evaluation der Gesamtsituation:

- *Belastungshypertonie*
- *Alter > 60 Jahre*
- *nachweisliche Myokardischämie*
- *nicht anhaltende ventrikuläre Tachykardie (nsVT), polymorphe ventrikuläre Ereignisse*
- *linksventrikuläre Ejektionsfraktion (LVEF) ≤ 50 %*
- *verbliebene > 70 %ige Stenose (R. interventricularis anterior [RIVA], R. circumflexus [RCX], rechte Herzkranzarterie [RCA])*
- *perkutane Koronarintervention (PCI) oder chirurgische Revaskularisation < 12 Monate*
- *hohe Belastungsumfänge und -intensitäten*
- *geringer Fitnesslevel*

Frage 128

? Nach bestätigter Myokardischämie mittels Stresstest wurde bei Ihrem Patienten eine Koronarangiografie mit erfolgreicher Revaskularisation durchgeführt. Ab wann ist von einer vollen Belastbarkeit auszugehen?

! **Nach ca. 3–6 Monaten.**

i *Nach 3–6 Monaten sollte ein Stresstest durchgeführt werden, um eine belastungsinduzierte Myokardischämie auszuschließen. Bei fehlenden pathologischen Befunden kann eine Wiedereingliederung in den Sport erfolgen – bei vorausgesetzter Beschwerdefreiheit und fehlenden Kontraindikationen.*

Sollten trotz adäquater Therapie und durchgeführter Revaskularisation weiterhin Zeichen einer Myokardischämie bestehen, ist keine Leistungssporttauglichkeit auszusprechen. Dennoch ist eine regelmäßige körperliche Aktivität zu empfehlen (z. B. Ziel-HF minus 10 Schläge ausgehend zur Belastungsstufe mit nachgewiesener Myokardischämie oder auftretenden anderen Auffälligkeiten).

Frage 129

? Was sollte noch während des stationären Aufenthalts nach akutem Koronarsyndrom, neben der kardiovaskulären Risikostratifikation und Einleitung einer entsprechenden Medikation, initiiert werden?

! **Die kardiologische Rehabilitation.**

i *Eine frühzeitige kardiologische Rehabilitation senkt die Mortalität und die Re-Hospitalisierungsrate.*

3.1.6 Herzinsuffizienz

Frage 130

? Welche Therapiemaßnahmen sollten Herzinsuffizienz-Patient*innen, neben einer optimalen medikamentösen Einstellung, zudem empfohlen werden?

!
- **körperliche Aktivität**
- **Gewichtsoptimierung**

i *Die Aufnahme einer regelmäßigen körperlichen Aktivität verbessert den oxidativen muskulären Stoffwechsel, die Gefäßregulation und wirkt muskulären Abbauprozessen und Dekonditionierung entgegen. Durch eine folglich verbesserte funktionelle Kapazität und Belastbarkeit wird die Lebensqualität positiv beeinflusst. Zugleich sollte, bei entsprechender Konstitution, eine Gewichtsreduktion angestrebt werden.*

Frage 131

? Nennen Sie Kontraindikationen eines Trainings bei bekannter Herzinsuffizienz.

!
- **medikamentös unzureichend eingestellte Herzinsuffizienz**
- **dekompensierte Herzinsuffizienz**
- **Symptomverschlechterung durch Belastung**
- **Hypo- oder Hypertension in Ruhe und/oder während Belastung**

i *Vor geplanter Aufnahme eines Trainings sollte sich der Patient/die Patientin einer kardiologischen Untersuchung unterziehen. Diese sollte eine maximale Belastungsuntersuchung umfassen, um ggf. kardiopulmonale oder hämodynamische Auffälligkeiten zu detektieren und funktionelle Parameter zu erfassen.*

Regelmäßige Verlaufskontrollen sind im Abstand von 3–6 Monaten, oder nach individueller Abwägung, zu empfehlen.

Frage 132

Woran erkennen Sie klinisch eine dekompensierte Herzinsuffizienz?

- **(Belastungs-)dyspnoe**
- **Husten**
- **periphere Ödeme**
- **Gewichtszunahme**
- **fehlende Belastbarkeit**

Vor Aufnahme eines strukturierten Trainings sollte der Patient/die Patientin mindestens 4 Wochen stabil sein.

Frage 133

Welche Outcomes werden durch ein regelmäßiges körperliches Training bei Herzinsuffizienz signifikant positiv beeinflusst?

- **individuelle Belastbarkeit (Belastungsverträglichkeit)**
- **Lebensqualität**

Die durch Herzinsuffizienz bedingte Mortalität und Gesamtmortalität werden zudem positiv beeinflusst – wenn auch in geringerem Ausmaß im Vergleich zur Lebensqualität.

Frage 134

Welche Parameter bestimmen Sie, um das Training zu steuern?

- **HF (in Ruhe und bei maximaler Belastung)**
- **ggf. maximale Sauerstoffaufnahme ($V'O_2max$) mittels Spiroergometrie**
- **Leistungsfähigkeit (z. B. in Watt/kg)**
- **subjektive Erschöpfung (RPE: Rating of Perceived Exertion)**

Mithilfe einer standardisierten Belastungsuntersuchung (Ergometrie oder Spiroergometrie) können neben den Maximal- auch Schwellenwerte bestimmt werden. Mithilfe dieser wird die Belastungsintensität gesteuert. Bei in der Mehrzahl der Fälle eingenommenen Betablockern ist eine kalkulierte Erfassung der maximalen HF nicht zielführend.

Frage 135

Welcher Parameter eignet sich zur Belastungssteuerung bei Vorhofflimmern?

Subjektive Erschöpfung (RPE, Borg Rating of Perceived Exertion Scale).

Die subjektive Erschöpfung kann mittels Borg-Skala erfasst (▶ Abb. 3.7) und das Training somit gesteuert werden. Bei empfohlenem aerobem Training sollte anhand der Borg-Skala zwischen 9–11 trainiert werden.

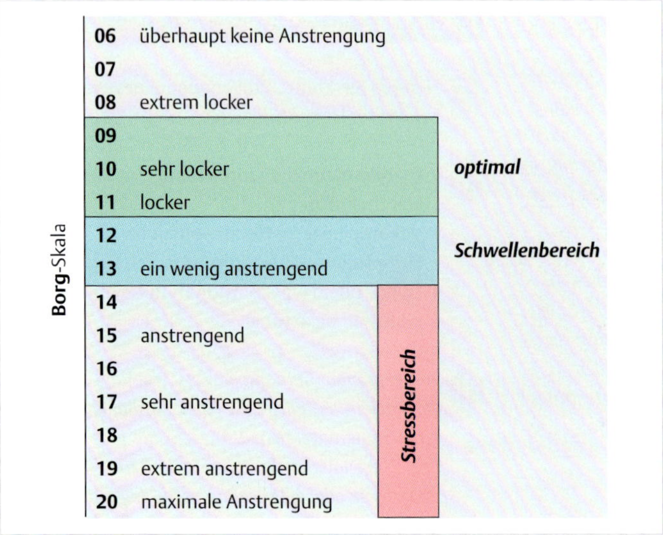

Abb. 3.7 Borg-Skala.

Frage 136

Empfehlen Sie Patient*innen mit Herzinsuffizienz Ausdauer- oder Krafttraining?

Ausdauer- plus Krafttraining.

*Sowohl Ausdauer- als auch Krafttraining haben relevante positive Effekte insbesondere auf die Lebensqualität und Belastbarkeit von Herzinsuffizienz-Patient*innen gezeigt (▶ Abb. 3.8). Bei ausbleibenden Kontraindikationen ist eine Empfehlung aus beiden Trainingsformen auszugeben. Welche davon überwiegt, hängt vom individuellen Risikoprofil ab (▶ Tab. 3.1).*

Frage 137

Unter welchen Voraussetzungen dürfen Herzinsuffizienz-Patient*innen an intensiven Trainingsmaßnahmen teilnehmen?

- **niedriges Risikoprofil**
- **kompensierte Herzinsuffizienz**
- **Beschwerdefreiheit**
- **linksventrikuläre Pumpfunktion ≥ 40 % (HFpEF: Herzinsuffizienz mit erhaltener Ejektionsfraktion; HFmrEF: Herzinsuffizienz mit mäßiggradig eingeschränkter Ejektionsfraktion)**
- **nach Leitlinien optimale Medikation**

*Jede intensive Trainingsmaßnahme ist individuell abzuwägen. Bei Intensitätssteigerungen im Rahmen eines systematischen Trainingsprogramms sind ärztliche Verlaufsuntersuchungen durchzuführen. Patient*innen mit hochgradig eingeschränkter linksventrikulärer Funktion sollten kein intensives Training absolvieren (▶ Abb. 3.9).*

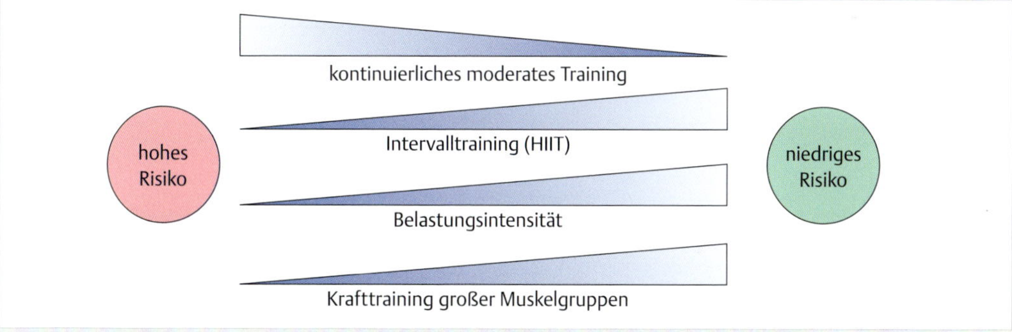

Abb. 3.8 Einfluss von Training auf das gesundheitliche Risiko. (HIIT: hoch intensives Intervalltraining).

Tab. 3.1 Ausdauer- und Krafttraining.

Parameter	Ausdauer	Kraft
Frequenz	3–5 × pro Woche	2–3 × pro Woche
Modalität	kontinuierlich, Intervalltraining (HIIT)	Kraftzirkel
Intensität	Ziel: 40–80 % $V'O_2$peak, stufenweise Intensitätserhöhung nach 1–2 Wochen	Ziel: 40–60 % 1 RM
Dauer	bis zu 60 Minuten (zu Beginn 10 Minuten)	8–10 verschiedene Übungen zu je 10–15 Wiederholungen
Belastungssteuerung	Herzfrequenz	Borg-RPE

HIIT: hoch intensives Intervalltraining; RM: Repetition Maximum; RPE: Rating of Perceived Exertion

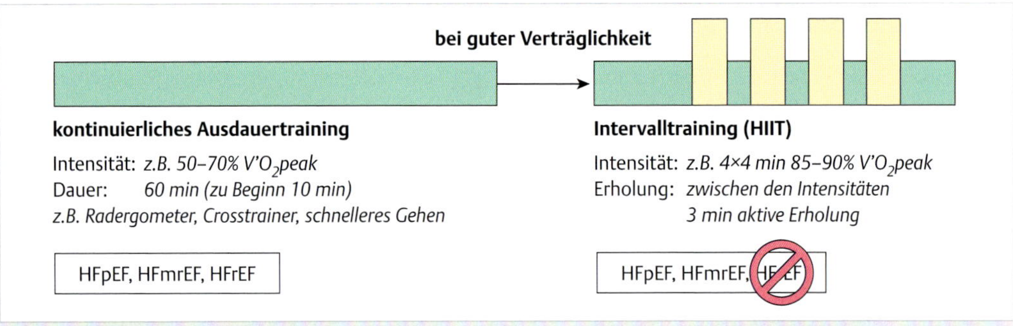

Abb. 3.9 Individuelle Trainingsmaßnahmen für Herzinsuffizienz-Patient*innen. (HFpEF: Herzinsuffizienz mit erhaltener Ejektionsfraktion; HFmrEF: Herzinsuffizienz mit mäßiggradig eingeschränkter Ejektionsfraktion; HFrEF: Herzinsuffizienz mit reduzierter Ejektionsfraktion; HIIT: hoch intensives Intervalltraining; $V'O_2peak$: ermittelte maximale Sauerstoffaufnahme, am Belastungsende).

Tab. 3.2 Jährliche Inzidenzen belastungsinduzierter SCD/100 000.

Parameter		Inzidenz
total		0,31–2,1
Alter	< 35 Jahre	0,3
	≥ 35 Jahre	3,0
Athlet*innen	Leistungssport	0,4–0,9
	Nicht-Leistungssport	0,2
Geschlecht	weiblich	0,04–0,3
	männlich	0,5–5,5

SCD: plötzlicher Herztod (Sudden cardiac Death)

3.1.7 Herzrhythmusstörungen

Frage 138

Definieren Sie den Terminus „plötzlicher Herztod“ (SCD: Sudden cardiac Death).

Tod durch einen Herzstillstand, der während oder bis zu einer Stunde nach Belastung auftritt.

Dem plötzlichen Herzstillstand (SCA: Sudden cardiac Arrest) liegt eine kardiale Ursache zugrunde, er geht mit einer kardiopulmonalen Reanimation und/oder Defibrillation einher – unabhängig vom Outcome. Das Zeitfenster zwischen SCA/SCD und der Belastung variiert in der Literatur (von 1 bis zu 24 Stunden nach Belastung). Differenziert wird zwischen SCA/SCD während des Trainings/Wettkampfs, in Ruhe oder während der Schlafphase.

Frage 139

Nennen Sie Risikofaktoren des plötzlichen Herztods.

- **hohes Alter**
- **männliches Geschlecht**
- **afrokaribische Herkunft**
- **geringes Fitnesslevel**
- **hohe Belastungsintensität**
- **kardiovaskuläre Risikofaktoren**
- **kardiopulmonale Komorbiditäten**

*Die Prävalenz des plötzlichen Herztods liegt bei unter 35-Jährigen bei 2/100 000 Personen/Jahr (zwischen 1/5 000 und 1/1 000 000). Aufgrund inhomogener Studien variieren die Prävalenzen. Es bleibt jedoch festzuhalten, dass der plötzliche Herztod bei jungen Athlet*innen ein seltenes Outcome darstellt. Mit zunehmendem Alter steigt das Risiko (▸ Tab. 3.2).*

Frage 140

Benennen Sie die häufigsten Ursachen des plötzlichen Herztods bei Sportler*innen unter 35 Jahren.

- **hypertrophe Kardiomyopathie** (HCM)
- **Koronaranomalie**
- **Myokarditis**

*Mehr als die Hälfte aller Patient*innen mit akutem myokardialem Ereignis und SCA wiesen zuvor keine Beschwerden auf und zeigten sich somit asymptomatisch. Bei ca. 45 % aller SCD im jungen Kollektiv bleibt die Ätiologie ungeklärt (= Autopsie-negativ). Bei Zustand nach kardiopulmonaler Reanimation und/oder Defibrillation wird jedoch eine zugrunde liegende kardiale Kausalität angenommen.*

Frage 141

Was ist die häufigste Ursache des plötzlichen Herztods bei über 35-Jährigen?

Die KHK.

Durch atherosklerotische Veränderungen können unter Belastung Ischämien (myokardiale Ischämie) und maligne Herzrhythmusstörungen auftreten. Die KHK bestimmt die Ätiologie bei über 35-Jährigen bis zu 80 %.

Frage 142

Welche AV-Blockierungen können bei Ausdauertrainierten physiologisch auftreten?

- **AV-Block 1. Grades**
- **AV-Block 2. Grades Typ Wenckebach** (**Mobitz I**)

Ein AV-Block 2. Grades Typ Mobitz (Mobitz II) und ein AV-Block 3. Grades sind immer als pathologisch zu werten und zählen somit nicht zu einer physiologischen Adaptation durch Training.

Frage 143

Welche Diagnostiken schlagen Sie bei Verdacht auf vorhandene Herzrhythmusstörungen vor?

- **12-Kanal-Ruhe-EKG**
- **Echokardiografie**
- **Belastungs-EKG**
- **Langzeit-EKG**

Mehr als 1 ventrikuläre Extrasystole (VES) im Ruhe-EKG (10-Sekunden-Streifen) gilt als weiter abklärungsbedürftig. Zudem gilt eine Zunahme von Herzrhythmusstörungen (z. B. das Auftreten von VES) unter Belastung als auffällig und sollte weiter abgeklärt werden. Je nach Indikation kann eine entsprechende weiterführende Diagnostik gewählt werden (z. B. Kardio-MRT, elektrophysiologische Untersuchung [EPU], Loop-Recorder).

Frage 144

In welcher Beziehung stehen körperliche Aktivität/Sport und das Auftreten von Vorhofflimmern?

Bivalenz: Ein regelmäßiges moderates Training kann dem Auftreten von Vorhofflimmern positiv entgegenwirken, zum anderen weisen ehemalige Athleten von Ausdauerdisziplinen eine erhöhte Prävalenz auf (Hochleistungssport als Trigger).

Durch ein regelmäßiges moderates Training werden für Vorhofflimmern bekannte prädisponierende Faktoren (z. B. Übergewicht) positiv beeinflusst. Dagegen wurde ein erhöhtes Auftreten der Herzrhythmusstörung bei ehemaligen männlichen Leistungssportlern aus Ausdauerdisziplinen (z. B. Marathonläufer) belegt (durch atriales Remodeling). Die Beziehung zwischen körperlicher Aktivität und der Prävalenz von Vorhofflimmern lässt sich mittels U-Kurve darstellen: Inaktivität und hohe Belastungen (über Jahre) erhöhen das Risiko.

Frage 145

Welche Parameter sind maßgeblich für die Evaluation einer fortführenden sportlichen Belastung?

- **Symptomlast**
- **ggf. zugrunde liegende Erkrankung/Prädisposition (z. B. strukturelle Herzerkrankung, Schilddrüsendysfunktion)**
- **Frequenzkontrolle**

*Mittels Anamnese sollte auch ein potenzieller Alkohol- und Drogenkonsum eruiert werden. Konnten ggf. zugrunde liegende Ursachen ausgeschlossen werden und sollte der Patient/die Patientin sowohl in Ruhe als auch unter Belastung asymptomatisch sein, ist prinzipiell eine uneingeschränkte Sporttauglichkeit gegeben. Prinzipiell ist eine Belastungsuntersuchung sportlich aktiver Patient*innen zu empfehlen, um die Frequenzen unter Belastung zu evaluieren.*

Frage 146

Was müssen Sie bei der Verschreibung von Betablockern zur Frequenzkontrolle beachten?

- **Sinusbradykardie in Ruhe**
- **chronotrope Inkompetenz unter Belastung**
- **Beeinträchtigung der Leistungsfähigkeit/Belastbarkeit**
- **sportartspezifische Anti-Doping-Regularien bzgl. verbotener Substanzen**
- **Nebenwirkungsprofil (z. B. Erektionsstörungen bei jungen Männern)**

Insbesondere Ausdauerathleten weisen bereits physiologisch, durch erhöhten Vagotonus, eine Sinusbradykardie auf. Diese kann durch die Einnahme von Betablockern aggraviert werden und zu Symptomen führen.

Frage 147

Zur Anfallsprophylaxe verschreiben Sie einem Athleten Flecainid. Was müssen Sie beachten?

- **zuvor Ausschluss einer strukturellen Herzerkrankung**
- **unter Monotherapie mit Flecainid ggf. auftretendes Vorhofflattern**

*Ein auftretendes Vorhofflattern unter Monotherapie mit Flecainid (Klasse-I-Antiarrhythmikum) kann sich bei 1:1-Überleitung, insbesondere unter Belastung, hämodynamisch relevant darstellen. Daher wird bei Monotherapie eine prophylaktische C(avo) T(riskuspidale)I(sthmus)-Ablation bei Athlet*innen empfohlen.*

Frage 148

Für welche Art der Anwendung sind Antiarrhythmika (bspw. Flecainid) im Alltag außerdem geeignet?

Als „Pill-in-the-Pocket".

Bei sporadischem Vorhofflimmern kann bspw. Flecainid zur akuten Kardioversion eingesetzt werden. Dabei sollte während der Vorhofflimmerepisode und bis zu 2 Halbwertszeiten danach sportliche Aktivität unterlassen werden. Die Halbwertszeit von Flecainid liegt bei ca. 20 Stunden.

Frage 149

Ist bei Sportler*innen mit Vorhofflimmern eine orale Antikoagulation (OAK) notwendig?

Das hängt vom Risikoprofil, vom CHA_2DS_2-VASc-Score, ab.

Junge männliche Athleten weisen in der Mehrzahl der Fälle einen niedrigen Risikoscore (≤ 1) auf, sodass (vorerst) keine OAK notwendig ist. Sollte die Indikation gestellt werden, sind Kontaktsportarten (z. B. Boxen) und Disziplinen mit erhöhtem Sturzrisiko (z. B. Skispringen, Ski Alpin, Motorsport) zu meiden.

Frage 150

Ab welchem Zeitpunkt kann nach Pulmonalvenenisolation (PVI) sportliche Aktivität erneut aufgenommen werden?

Nach ca. 1 Monat.

Bis dato fehlen diesbezüglich valide Daten, sodass individuelle Handlungsempfehlungen gegeben werden sollten. Diese hängen insbesondere vom allgemeinen

Fitnesslevel des Patienten/der Patientin ab. Prinzipiell sollten in den ersten Wochen intensive Belastungen vermieden werden.

Im Leistungssport kann ein niedrig intensives, moderates Training nach ca. 1 Woche anvisiert werden. Eine uneingeschränkte Wiedereingliederung in ein systematisches Training ist nach 1–3 Monaten möglich – abhängig vom individuellen Verlauf. Follow-Up-Untersuchungen (Anamnese, EKG) sollten nach 6 Monaten und 1 Jahr erfolgen.

Frage 151

? Nennen Sie Beispiele supraventrikulärer Tachykardien.

!
- **Sinustachykardie**
- **AVNRT (Atrioventricular Nodal Re-entrant Tachycardia)**
- **AVRT (Atrioventricular Re-entrant Tachycardia)**
- **Vorhofflimmern**
- **Vorhofflattern**
- **fokale atriale Tachykardie**

i *Die aufgelisteten supraventrikulären Tachykardien sind in der Regel als nicht lebensbedrohend einzustufen. Typische Symptome sind Schwindel, Unruhe und eine verminderte Belastbarkeit. Synkopen treten dabei selten auf.*

Frage 152

? Eine 26-jährige Skispringerin stellt sich bei Ihnen aufgrund von Herzrasen und innerer Unruhe vor. Sie schreiben ein Ruhe-EKG und erheben den Verdacht auf eine AVNRT. Wie gehen Sie therapeutisch vor?

!
- **vagale Manöver initiieren (Karotis-Sinus-Massage, Valsava-Manöver)**
- **medikamentöse Verabreichung von Adenosin**

i *Eine zukünftige Anfallsprophylaxe kann ggf. mit Betablockern oder Kalziumantagonisten erfolgen. Im Leistungssport ist eine Therapie mittels Ablation zu empfehlen.*

Frage 153

? Welche Merkmale entscheiden über die Sporttauglichkeit bei vorhandener supraventrikulärer Tachykardie?

!
- **Symptomatik mit oder ohne hämodynamische Relevanz**
- **paroxysmale supraventrikuläre Tachykardie mit oder ohne ventrikuläre Präexzitation**

i *In der Mehrzahl der Fälle weisen supraventrikuläre Tachykardien keine hämodynamische Relevanz auf, die zu synkopalen Episoden führt. Daher besteht in der Regel eine volle Sporttauglichkeit – unter Berücksichtigung der Symptomatik während des Auftretens. Sollten in der Anamnese Prä-/Synkopen eruiert werden, sind Risikosportarten zu meiden (z. B. Motorsport, Fallschirmspringen, Tauchen).*

Frage 154

? Beschreiben Sie das Valsava-Manöver.

! **Der Patient/die Patientin wird angehalten, eine Pressatmung durchzuführen, wodurch der intrathorakale Druck ansteigt. Dies führt zu einer Behinderung des venösen Rückstroms und zu einem Anstieg der HF. Bei zu langer Pressatmung fällt der Blutdruck ab, was eine zerebrale Minderperfusion bewirken kann.**

i *In der klinischen Praxis findet das Valsava-Manöver Anwendung zur Terminierung supraventrikulärer Tachykardien (z. B. AVNRT).*

Beispielsweise wird im Gewichtheben während muskulärer Anspannung eine Pressatmung vorgenommen. Dadurch kann der Blutdruck, sowohl systolisch als auch diastolisch, übermäßig ansteigen, weshalb diese Art von Sport bei Hypertonikern vermieden werden sollte.

Frage 155

? Welche supraventrikuläre Tachykardie ist mit einem erhöhten Risiko für einen plötzlichen Herztod assoziiert?

! **Das Wolff-Parkinson-White-Syndrom (WPW-Syndrom).**

Beim WPW-Syndrom besteht eine zusätzliche Erregungsleistungsbahn zwischen den Vorhöfen und den Ventrikeln. Dadurch kann ohne Passage des AV-Knotens eine paroxysmale supraventrikuläre Tachykardie 1:1 in die Kammern übergeleitet werden, was zu einem lebensbedrohlichen Zustand führen kann (Kammerflimmern → plötzlicher Herztod).

Frage 156

Welche sonst benigne supraventrikuläre Tachykardie stellt ein hohes Risiko bei Patient*innen mit WPW-Syndrom dar?

Vorhofflimmern.

*Etwa ⅓ aller Patient*innen mit WPW-Syndrom können im Verlauf der Jahre ein Vorhofflimmern entwickeln. Bei auftretender Tachykardie kann jede einzelne Vorhoferregung über die akzessorische Leitungsbahn 1:1 auf die Kammern übertragen werden, was zu Kammerflimmern führt. Athleten*innen weisen daher ein Risiko durch das bekannte erhöhte Auftreten von Vorhofflimmern auf.*

Frage 157

Was wird in der Rhythmologie unter dem Terminus „ventrikuläre Präexzitation" verstanden?

Das Vorhandensein einer akzessorischen Leitungsbahn mit antegrader Überleitung.

Im Ruhe-EKG können eine verkürzte PQ-Dauer (< 120 ms) und ersichtliche Delta-Wellen auf eine ventrikuläre Präexzitation hinweisen. In der Bevölkerung liegt das Risiko für einen plötzlichen Herztod durch eine zugrunde liegende ventrikuläre Präexzitation bei 0,15–0,20 %.

Frage 158

Ein Athlet mit asymptomatischer ventrikulärer Präexzitation stellt sich bei Ihnen zu einem Beratungsgespräch vor. Welche Diagnostik(en) veranlassen Sie zur Einschätzung der Sporttauglichkeit?

- **maximaler (!) Belastungstest**
- **elektrophysiologische Untersuchung (EPU)**

Eine Erregungsleitung über die akzessorische Bahn kann durch Adrenalin getriggert sein, weshalb eine maximale Belastungsuntersuchung durchgeführt werden sollte. Anders als beim Freizeitsportler wird eine invasive Diagnostik mittels EPU zur Einschätzung der individuellen Tauglichkeit empfohlen. Bei detektierten Auffälligkeiten ist vor erneuter Aufnahme von Sport eine Ablation anzuraten (nach Abwägen von Risiken).

Frage 159

Während der sportmedizinischen Grunduntersuchung zeigen sich im Ruhe-EKG eines Langstreckenläufers 2 VES. Welche Diagnostiken veranlassen Sie?

- **Familienanamnese**
- **12-Kanal-EKG**
- **Langzeit-EKG**
- **Belastungs-EKG**

Mithilfe der Diagnostiken sollen Anzahl, Morphologie, höhergradige Herzrhythmusstörungen und das Verhalten unter Belastung quantifiziert und objektiviert werden. In Abhängigkeit von den Befunden werden weiterführende Untersuchungen festgelegt (z. B. TTE, Kardio-MRT). Eine Last der VES von > 10–15 % (bei 60 Schlägen/Minute: ca. > 10 000 VES/24 Stunden) kann langfristig zu einer eingeschränkten linksventrikulären Funktion führen.

„Red Flags" der VES:

- *≥ 2 im Ruhe-EKG*
- *> 2000/24 Stunden*
- *Auftreten als Couplets, Triplets und nsVT*
- *Ursprung außerhalb des rechtsventrikulären/linksventrikulären Ausflusstrakts (RVOT/LVOT)*
- *multifokaler Ursprung (polymorphe VES)*
- *Zunahme der Anzahl und/oder Komplexität unter Belastung*

Frage 160

Der o. g. Langstreckenläufer unterzieht sich einer Belastungsuntersuchung. Bei welchem Kriterium gehen Sie von benignen VES aus?

Bei Abnahme unter Belastung.

Eine zunehmende Anzahl von VES unter Belastung kann Hinweise auf eine zugrunde liegende elektrische, strukturelle oder ischämische Herzerkrankung geben und sollte daher weiterführend abgeklärt werden.

Nehmen die Extrasystolen unter Belastung ab und zeigen sich die veranlassten Diagnostiken unauffällig, werden Reevaluationen – bei vorausgesetzter Beschwerdefreiheit – nach 6 Monaten bis zu 2 Jahren empfohlen.

3.1.8 Ionenkanalerkrankungen

Frage 161

Ab welcher QTc-Zeit besteht ein Long-QT-Syndrom?

- **QTc ≥ 500 ms**
- **Graubereich: Männer ≥ 470 ms, Frauen ≥ 480 ms**

Bei grenzwertiger QTc-Zeit zzgl. negativer Eigen- und Familienanamnese sind weiterführende Diagnostiken mittels Stresstest und Langzeit-EKG indiziert. Die QTc-Zeit wird entweder im Ruhe-EKG oder in der Nachbelastungsphase (4 Minuten) erfasst.

Frage 162

Nennen Sie mögliche Ursachen einer verlängerten QTc-Zeit.

- **genetische Prädisposition**
- **Medikamente**
- **Dehydratation**
- **Elektrolytentgleisung** (z. B. Hypokaliämie, Hypomagnesiämie)

In ▶ Tab. 3.3 sind Beispiele für potenziell QTc-Zeit-verlängernde Medikamente aufgelistet.

Tab. 3.3 Beispiele für potenziell QTc-Zeit-verlängernde Medikamente.

Gruppe	Arzneistoff (Beispiele)
Antiarrhythmika	Amiodaron, Sotalol
Antibiotika	Makrolide, Fluorchinolone
Antimykotika	Fluconazol, Ketoconazol
Antihistaminika	Clemastin, Diphenhydramin
Antidepressiva	Tri-/Tetrazyklika, SSRI/SNRI
Antipsychotika	Haloperidol, Melperon

SNRI: Serotonin-Noradrenalin-Wiederaufnahmehemmer; SSRI: selektiver Serotonin-Wiederaufnahmehemmer

Frage 163

Wann wird beim Long-QT-Syndrom die Indikation zur ICD-Implantation (ICD: implantierbarer Kardioverter-Defibrillator) erwogen?

- **überlebter SCA**
- **plötzliche Synkope trotz Betablocker-Therapie**

Die ICD-Implantation ist nicht mit einer Freigabe für intensives Training und/oder Leistungssport gleichzusetzen. Bei einer QTc-Zeit ≥ 500 ms (oder ≥ 470/480 ms zzgl. genetische Prädisposition) ist keine Tauglichkeit für den Leistungssport gegeben, zudem sollten intensive Belastungen vermieden werden – unabhängig von einer ICD-Implantation.

Frage 164

Erläutern Sie das Brugada-Syndrom.

Es handelt sich um eine vererbbare Ionenkanalerkrankung, die ein erhöhtes Risiko für ventrikuläre Tachykardien und den plötzlichen Herztod aufweist.

Im Gegensatz zum Long-QT-Syndrom treten die Arrhythmien meist im Ruhezustand und im Schlaf auf.

Frage 165

Was sollten Patient*innen mit diagnostiziertem Brugada-Syndrom meiden?

- **Elektrolytentgleisungen**
- **erhöhte Körpertemperatur > 39 °C**

Fieber stellt einen relevanten Risikofaktor für Arrhythmien beim Brugada-Syndrom dar. Daher sollten Fieberepisoden aggressiv behandelt und Training bei Hitze unterlassen werden. Von Triathlon- und Marathonteilnahmen sollte zudem abgesehen werden.

Frage 166

Wie gehen Sie beim Brugada-Syndrom therapeutisch vor?

Gegebenenfalls ICD-Implantation.

*Bei Patient*innen mit überlebtem Herzstillstand und/oder arrhythmiebedingter Synkope ist eine ICD-Implantation indiziert. Sollten anschließend Arrhythmien (subjektiv und/oder objektiv) für mindestens 3 Monate ausbleiben, kann eine Sporttauglichkeit – in Abhängigkeit vom individuellen Verlauf – erneut diskutiert werden.*

3.1.9 Sport mit Device

Frage 167

Was ist ein „Device"?

Eine Device-Therapie umfasst, nach entsprechender Indikationsstellung, die Implantation von Herzschrittmachern, kardialen Stimulationssystemen (CRT: kardiale Resynchronisationstherapie), Defibrillatoren (ICD) und Ereignisrekordern.

*Patient*innen mit implantierten Defibrillatoren sind meist „kränker" und weisen mehr relevante Komorbiditäten auf.*

Frage 168

Nennen Sie 2 Indikationen für die Implantation eines Herzschrittmachers.

- **symptomatische Bradykardie (mit Synkopen)**
- **AV-Blockierungen (AV-Block 2. Grades Typ Mobitz, AV-Block 3. Grades)**

Bei entsprechender Symptomatik (z. B. rezidivierende präsynkopale Episoden) empfiehlt sich eine weitere Abklärung mittels Langzeit-EKG (DD Sinusarrest) und ggf. Belastungs-EKG (DD chronotrope Inkompetenz).

Frage 169

Ein Patient mit ICD stellt sich in Ihrer Sprechstunde vor. Auf Basis welchen Kriteriums entscheiden Sie über die Sporttauglichkeit des Patienten?

Anhand der zugrunde liegenden Herzerkrankung.

Intensive Belastungen können als Trigger wirken und eine Progression des arrhythmogenen Substrats fördern (z. B. bei arrhythmogener Kardiomyopathie).

Frage 170

Welche Sportarten sollten bei vorhandenem Device-System mit Bedacht betrieben werden?

- **Sportarten mit Körperkontakt (Gefahr eines Thoraxtraumas)**
- **Reiten (stetige Vibrationen)**
- **Fechten (durch elektronisches Equipment ggf. elektromagnetische Interferenz)**
- **Sportarten mit ausgeprägter Armbewegung: Volleyball, Basketball, Golf, Tennis, Klettern (Gefahr einer Sondenbeschädigung)**

Vor Device-Therapie ist bei jedem Patienten eine Sportanamnese zu erheben, um ggf. eine Implantation auf der nicht dominanten Seite zu veranlassen. Insbesondere in den ersten Wochen nach Implantation sollte aufgrund der Gefahr einer Sondendislokation auf ausgedehnte Armbewegungen verzichtet werden. Für die Ausübung bestimmter Sportarten sind Polsterungen verfügbar, die das Risiko einer möglichen Aggregratbeschädigung durch Trauma vermindern, jedoch nicht vollständig beseitigen.

Frage 171

Welche Gefahr besteht seitens des implantierten Defibrillators?

Die Gefahr einer fehlerhaften Schockabgabe.

Insbesondere im Athletenkollektiv konnte eine erhöhte Schockabgabe, ob nun adäquat oder fehlerhaft, während einer Belastung aufgezeigt werden. Dies unterstreicht die Eigenschaft intensiver körperlicher Belastung als möglichen Trigger. Auch bei fehlerhaften Schockabgaben kann es zu einem kurzzeitigen Fokusverlust oder zur Bewusstlosigkeit kommen. Daher sind bestimmte Sportarten (Motorsport, Tauchen, Skispringen, Ski Alpin, Bergklettern) bzgl. einer Tauglichkeit kritisch zu hinterfragen.

3.1.10 Entzündliche Erkrankungen des Herzens

Frage 172

Nennen Sie entzündliche Erkrankungen des Herzens.

- **Endokarditis**
- **Myokarditis**
- **Perikarditis**

Die Myoperikarditis ist primär eine Perikarditis mit myokardialer Begleitinflammation.

Frage 173

Welche Ätiologie bedingt am häufigsten eine Myokarditis?

Virale Infektionen.

Virale Erreger einer Myokarditis:

- *Adenoviren*
- *Coxsackie-Virus B/A*
- *Epstein-Barr-Virus (EBV)*
- *Humanes Herpesvirus 6*
- *Parvovirus B19*

Neben viralen Infektionen können Toxine (Kokain, Amphetamine), Bakterien, Pilze, Parasiten, Autoimmunmechanismen und Medikamente für eine Myokarditis ursächlich sein.

Frage 174

Nennen Sie spezifische Symptome einer Myokarditis.

Die Myokarditis weist keine spezifischen Symptome auf, sondern es zeigt sich eine höchst variable klinische Präsentation.

Eine Myokarditis kann asymptomatisch verlaufen, eine Leistungseinschränkung bewirken, sich aber auch in ventrikulären Arrhythmien und kardiogenem Schock darstellen.

Frage 175

Welche Diagnostik gilt als Goldstandard in der Abklärung einer potenziellen Myokarditis?

Die endomyokardiale Biopsie.

Mithilfe einer Biopsie kann die Ätiologie der Myokarditis bestimmt werden. Die am häufigsten genutzte Diagnostik ist die Kardio-MRT, mit der eine Myokarditis detektiert, aber nicht deren Ätiologie differenziert werden kann. Die Diagnose wird anhand der Lake-Louise-Kriterien gestellt.

Frage 176

Zählen Sie spezifische EKG-Veränderungen für eine Myokarditis auf.

Es gibt keine Myokarditis-spezifischen EKG-Veränderungen.

Eine Myokarditis kann mit fehlenden oder unspezifischen EKG-Veränderungen einhergehen. Bei Auffälligkeiten im EKG sollte, falls vorhanden, ein Vergleich mit einem Vor-EKG erfolgen und ggf. sollten weiterführende Diagnostiken eingeleitet werden.

Frage 177

Bei welchen klinischen Symptomen/Befunden, unabhängig von der Myokarditis, raten Sie Patient*innen zu einer konsequenten Trainingspause?

- **Fieber**
- **Gliederschmerzen**
- **erhöhte Entzündungsparameter im Labor**

Die Dauer der Trainingspause richtet sich insbesondere nach der Symptomatik. Laborkontrollen sind zu empfehlen. Bei Nachweis einer Myokarditis sollte für insgesamt 3–6 Monate keine moderate oder hoch intensive Belastung erfolgen – unabhängig vom Ausmaß der linksventrikulären Funktion.

II

Frage 178

Ein belastbarer Athlet erhielt die Diagnose einer akuten Myokarditis. Er hat kaum Symptome. Darf er 3 × pro Woche locker laufen gehen (max. 30 Minuten)?

Nein!

Während der Phase der akuten Inflammation sollte keine sportliche Aktivität erfolgen, auch wenn wenig Symptome bestehen und/oder der Athlet/die Athletin belastbar ist. Zu empfehlen sind regelmäßige ärztliche Wiedervorstellungen, insbesondere um die Compliance zu erhöhen.

Frage 179

Wie gehen Sie klinisch und diagnostisch vor Wiedereingliederung in den Sport vor?

- **Anamnese bzgl. Symptomlast**
- **Labor: u. a. kardiale (Troponin) und inflammatorische (C-reaktives Protein [CRP]) Biomarker**
- **TTE: LVEF, Perikarderguss**
- **Langzeit- und Belastungs-EKG: Ausschluss von Arrhythmien (▸ Abb. 3.10)**
- **ggf. Kontroll-MRT (bei zu Beginn auffälligem Befund: myokardiales Ödem, Late-Gadolinium-Enhancement [LGE])**

*Etwa 50 % aller Patient*innen mit Myokarditis zeigen nach 30 Tagen eine vollständige Rekonvaleszenz der linksventrikulären Funktion. Dagegen ist bei 25 % eine persistierende kardiale Dysfunktion nachweisbar, 12–25 % entwickeln überdies eine fulminante Herzinsuffizienz.*

Bei persistierender linksventrikulärer Dysfunktion (LVEF < 45 %) und/oder Nachweis myokardialer Narben sind langfristig hohe Belastungsintensitäten zu vermeiden.

Frage 180

Bei klinischem Verdacht auf eine Perikarditis veranlassen Sie eine TTE. Was erwarten Sie?

Einen Perikarderguss.

Wichtig ist die Differenzierung zwischen subklinischem und hämodynamisch relevantem Perikarderguss. EKG-Veränderungen können auf eine Perikarditis hinweisen, sind jedoch unspezifisch.

Frage 181

Im Rahmen der jährlichen sportmedizinischen Grunduntersuchung zeigt sich bei einem Skilangläufer ein minimaler Perikarderguss. Wonach richten Sie Ihre Entscheidung zur sportlichen Freigabe?

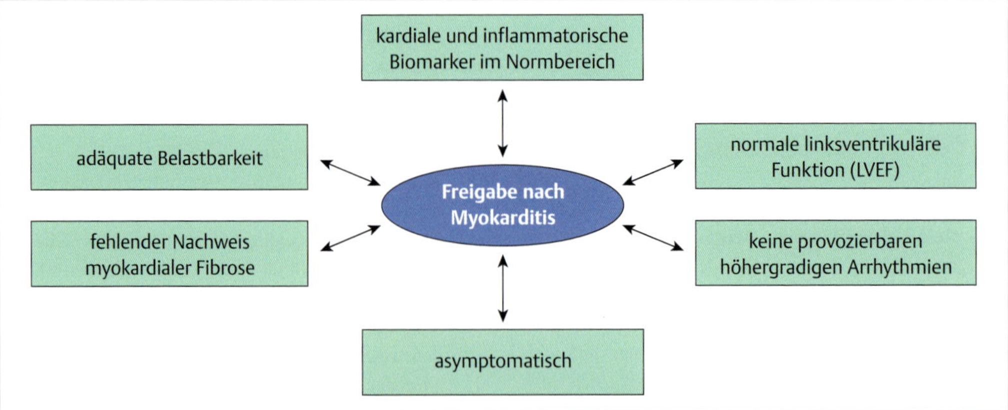

Abb. 3.10 Voraussetzungen für eine Wiedereingliederung in den Sport nach Myokarditis.

- **Perikarderguss mit hämodynamischer Relevanz?**
- **Auffällige kardiale und/oder inflammatorische Biomarker?**
- **Symptomatik in Ruhe oder bei Belastung?**
- **Klinische/diagnostische Hinweise auf eine begleitende Myokarditis?**
- **Evaluation der Entwicklung mittels Verlaufsuntersuchung**

Bei positiven Zeichen eines akuten Entzündungsprozesses (z. B. erhöhter CRP-Wert) und/oder auffälligem Troponin ist von jeglicher sportlichen Betätigung abzusehen. In Abhängigkeit von der klinischen Symptomatik kann das Training – bei vorausgesetzter unauffälliger Umfelddiagnostik – wieder aufgenommen werden. Nach Perikarditis ohne myokardiale Beteiligung ist eine Wiedereingliederung nach 30 Tagen bis zu 3 Monaten möglich.

Frage 182

Nennen Sie 2 Komplikationen der Perikarditis.

- **myokardiale Beteiligung (Myokarditis)**
- **konstriktive Perikarditis**

Die konstriktive Perikarditis geht mit einer Verdickung des Perikards, durch inflammatorische Umbauprozesse, einher („Panzerherz“). Als Komplikation kann durch einen bestehenden Perikarderguss eine Perikardtamponade auftreten, die eine Notfallsituation darstellt.

3.1.11 Kardiomyopathien

Frage 183

Nennen Sie die häufigsten Vertreter primärer Kardiomyopathien.

- **hypertrophe Kardiomyopathie (HCM)**
- **dilatative Kardiomyopathie**
- **arrhythmogene rechtsventrikuläre Kardiomyopathie**
- **isolierte Non-Compaction-Kardiomyopathie**

Die HCM ist eine erbliche Erkrankung und stellt die häufigste Ursache des plötzlichen Herztods bei unter 35-Jährigen dar (in Abhängigkeit von der Region).

Frage 184

Ab welcher Wandstärke ist von einer HCM die Rede?

Ab einer Wandstärke von ≥ 15 mm enddiastolisch.

Durch ein langjähriges Training kann eine linksventrikuläre Hypertrophie (als physiologische kardiale Adaptation) auftreten. Mithilfe einer detaillierten Anamnese, insbesondere bzgl. Training, Symptomatik und Familienanamnese, und einer kardiologischen Basisdiagnostik sind pathologische Veränderungen abzugrenzen.

Frage 185

Was sollte die Basisdiagnostik bei Verdacht auf eine HCM beinhalten?

- **Anamnese (Symptomlast) zzgl. Familienanamnese (SCD?)**
- **Evaluation kardiovaskulärer Risikofaktoren**
- **TTE**
- **Eruierung von Komorbiditäten**
- **Kardio-MRT**

Insbesondere ein hohes Alter, Hypertonie und eine zugrunde liegende ischämische koronare Herzerkrankung sind mit einer schlechteren Prognose assoziiert. Im Rahmen der TTE wird als entscheidender Parameter der Gradient über dem LVOT erfasst: in Ruhe, während eines Valsava-Manövers, direkt nach dem Aufstehen und nach leichter Belastung (z. B. Kniebeugen).

Frage 186

Was versteht man unter der Abkürzung „LGE“ in Kardio-MRT-Befunden?

Late-Gadolinium-Enhancement.

Eine in der kardialen MRT detektierte späte Kontrastmittelanreicherung ist hinweisend auf das Vorliegen von Myokardfibrosen, die mit einem erhöhten Risiko für ventrikuläre Arrhythmien assoziiert sind. In der Mehrzahl der Patienten mit HCM sind Myokardfibrosen vorzufinden.

Ein positives LGE ist zudem mit einer Myokarditis vereinbar. Jährliche Reevaluationen sind zu empfehlen.

Frage 187

Benennen Sie „Red Flags", bei denen nur niedrig intensive Belastungen erwogen werden sollten.

- **jegliche Symptomatik**
- **auftretende Beschwerden unter Belastung**
- **Synkope in der Anamnese**
- **Zustand nach Herzstillstand** (SCA)

Vor Jahren wurden bzgl. körperlicher Aktivität bei HCM sehr konservative Empfehlungen ausgesprochen. Diese haben sich liberaler entwickelt und basieren auf einer individuellen Entscheidungsfindung – insbesondere in Abhängigkeit von der Symptomatik, der zugrunde liegenden Grunderkrankung und begleitenden Risikofaktoren bzw. Komorbiditäten.

Die European Society of Cardiology (ESC) hat einen Score entwickelt, um das Risiko für einen plötzlichen Herztod (SCD) bei vorliegender HCM abzuschätzen. Bei erhöhtem Risiko ist eine prophylaktische ICD-Implantation zu diskutieren.

Risikofaktoren eines SCD bei HCM:

- *Alter*
- *Synkope*
- *Familienanamnese bzgl. SCD*
- *maximale linksventrikuläre Wanddicke*
- *Diameter des linken Vorhofs*
- *Obstruktion des LVOT*
- *nachgewiesene nsVT*

Frage 188

Bei Ihnen stellt sich ein Patient mit HCM vor. Die Diagnose wurde als Zufallsbefund gestellt. Er zeigt sich asymptomatisch, die kardiologische Basisdiagnostik ergab sonst keine Auffälligkeiten. Welche zusätzlichen Diagnostiken empfehlen Sie vor Wiederaufnahme eines Trainings?

- **Langzeit-EKG zur Detektion supraventrikulärer und ventrikulärer Arrhythmien**
- **Belastungsuntersuchung**

Die Dauer des Langzeit-EKG sollte mehr als 24 Stunden und eine Belastungseinheit umfassen. Vor Trainingsaufnahme sind wesentliche Kriterien zu überprüfen:

- *Symptomatik*
- *hämodynamische Reaktion auf Belastung*
- *ESC-Risikoscore*
- *Arrhythmien in Ruhe/unter Belastung*
- *Obstruktion des LVOT*

Frage 189

Dürfen Genotyp-positive Familienangehörige uneingeschränkt Sport treiben?

Ja, wenn keine Symptome oder andere Auffälligkeiten (Phänotyp-negativ) vorliegen.

Genotyp-positive Familienangehörige sollten sich zugleich einer kardiologischen Basisdiagnostik unterziehen. Bei Fehlen von Auffälligkeiten sind auch intensive Belastungen möglich – unter vorausgesetzter jährlicher Reevaluation.

Frage 190

Gilt dies auch für Genotyp-Positive der arrhythmogenen ventrikulären Kardiomyopathie (AVC)?

Nein, intensive Belastungen sollten strikt vermieden werden.

Intensive Belastungen können zu einer Progression der Kardiomyopathie führen und als Trigger für ventrikuläre Arrhythmien wirken. Daher sollte, unabhängig von der Symptomatik, maximal ein niedrig intensives Training ausgeübt werden (z. B. 150 Minuten pro Woche).

Frage 191

Nennen Sie strukturelle und klinische Charakteristika einer AVC.

- **myokardiale Einlagerung von Fett- und Bindegewebe**
- **Synkope**
- **ventrikuläre Arrhythmien**
- **eingeschränkte rechts- und/oder linksventrikuläre Funktion**
- **Herzstillstand/plötzlicher Herztod**

Bis vor wenigen Jahren wurde angenommen, dass die Pathologie nur rechtsventrikulär vorzufinden ist. Jedoch zeigten Untersuchungen der letzten Jahre auch Einlagerungen im linken Ventrikel. Daher ist der Terminus „arrhythmogene rechtsventrikuläre Kardiomyopathie" (ARVC) nicht mehr zeitgemäß.

Frage 192

Zählen Sie potenzielle Ätiologien einer dilatativen Kardiomyopathie auf.

- **Myokarditis**
- **Toxine: Alkohol-/Drogenabusus**
- **Schwangerschaft (peripartale Kardiomyopathie)**
- **genetische Ursachen**

Das jährliche Risiko eines plötzlichen Herztods bei diagnostizierter dilatativer Kardiomyopathie beträgt 2–3 % – in Abhängigkeit von der linksventrikulären Funktion und der Symptomschwere (New York Heart Association [NYHA]).

Frage 193

In Ihrer Sprechstunde stellt sich ein 28-jähriger sportlicher Mann zur sportmedizinischen Grunduntersuchung vor. Echokardiografisch zeigt sich ein vergrößerter Diameter des linken Ventrikels. Welche weiteren Diagnostiken veranlassen Sie, um zwischen physiologischer Adaptation und pathologischer Veränderung zu differenzieren?

- **Anamnese bzgl. kardiopulmonaler Beschwerden**
- **detaillierte Trainingsanamnese (Korrelation der Auffälligkeit mit Trainingsvolumen?)**
- **Familienanamnese (plötzlicher Herztod?)**
- **Alkohol-/Drogenabusus**
- **Bestimmung der linksventrikulären Funktion (TTE)**
- **Berücksichtigung konstitutioneller Parameter („großes" Herz mit Körpergröße vereinbar?)**

Bei unklarer Differenzierung und geringgradig eingeschränkter linksventrikulärer Funktion kann eine Stressechokardiografie behilflich sein. Sollte unter Maximalbelastung die linksventrikuläre Funktion um weniger als 10 % im Vergleich zum Ausgangswert ansteigen, sind weiterführende Diagnostiken zu veranlassen.

Frage 194

Echokardiografisch stellt sich bei dem jungen Mann eine linksventrikuläre Funktion zwischen 45 und 50 % dar. Er läuft Marathon in einer Zeit von unter 3 Stunden. Darf er weiter trainieren?

Ja, unter bestimmten Voraussetzungen:

- **Symptomatik:**
  - **vollkommene Beschwerdefreiheit**
  - **fehlender Hinweis auf genetische Prädisposition**
- **Langzeit-/Belastungs-EKG:**
  - **fehlender Nachweis höhergradiger Arrhythmien**
- **Kardio-MRT:**
  - **ausbleibendes LGE**
- **Stressechokardiografie:**
  - **Anstieg der LVEF > 10 % unter Maximalbelastung**

Bei einer LVEF unter 45 % sollte kein Leistungssport empfohlen werden.

Frage 195

Koronaranomalien weisen ein erhöhtes Risiko für den plötzlichen Herztod auf. Wie hoch ist die Prävalenz in der Allgemeinbevölkerung einzuschätzen?

Sehr geringe Prävalenz (< 1 %).

Der plötzliche Herztod stellt nicht selten die symptomatische Erstmanifestation einer Koronaranomalie dar. Zudem können belastungsinduzierte Brustschmerzen und Synkopen auf eine Koronaranomalie hinweisen. Pathophysiologisch kann durch Kompression des Koronargefäßes eine Myokardischämie auftreten, die in Abhängigkeit von Frequenz und Dauer zu proarrythmogenen Myokardfibrosen führen kann.

Frage 196

Wonach richten Sie Ihre Empfehlung zur Belastungsart und -intensität bei bekannter Koronaranomalie?

- **Symptomatik**
- **objektiv induzierbare Myokardischämie**

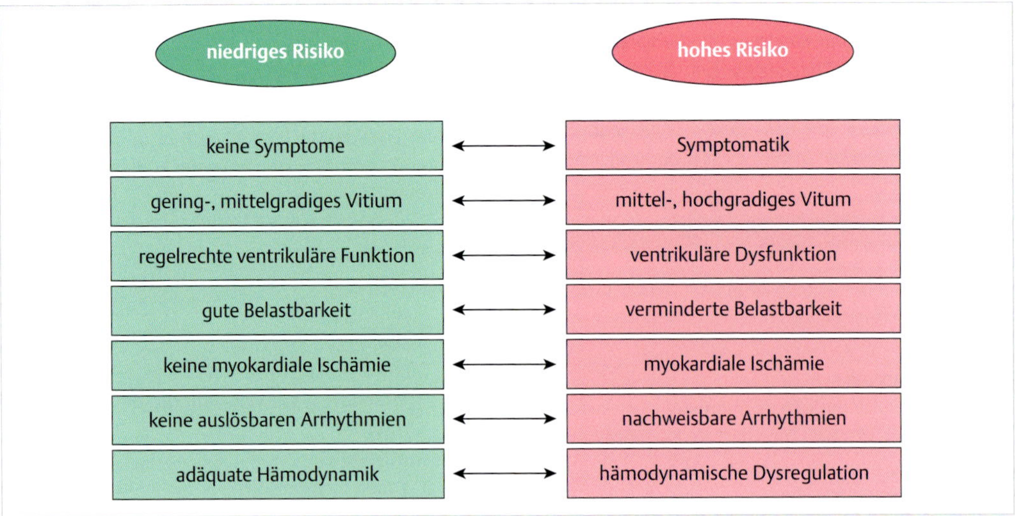

Abb. 3.11 Risikobewertung bei Herzklappenerkrankung.

*Alle Patient*innen mit Koronaranomalie sollten einen Stresstest absolvieren, um ggf. eine belastungsinduzierte Myokardischämie zu detektieren. Diese stellt eine Kontraindikation für intensive Belastungen und/oder Leistungssport dar.*

Frage 197

Ein Patient stellt sich mit belastungsinduzierter Angina und Synkope bei Ihnen vor. Sowohl eine koronare Herzerkrankung als auch eine Koronaranomalie konnten ausgeschlossen werden. Dennoch zeigen sich im Stresstest Zeichen einer Myokardischämie. Was kommt differenzialdiagnostisch noch in Betracht?

Eine Myokardbrücke.

Die Prävalenz einer vorhandenen Myokardbrücke variiert in der Literatur. Durch myokardiales „Bridging" kann es während einer Belastung zur Kompression der Koronararterie mit konsekutiver Myokardischämie kommen. Bei Nachweis ist eine zugrunde liegende Kardiomyopathie auszuschließen (z. B. HCM).

3.1.12 Herzklappenerkrankungen

Frage 198

Zu welchen Komplikationen können Herzklappenerkrankungen führen?

- **kardiale Hypertrophie**
- **eingeschränkte rechts- oder linksventrikuläre Funktion**
- **hämodynamische Dysregulation**
- **myokardiale Ischämie**
- **Arrhythmien**
- **Herzstillstand/plötzlicher Herztod**

Bezüglich des Auftretens negativer Outcomes können Risikogruppen kategorisiert werden (▸ Abb. 3.11).

Frage 199

Welche Diagnostiken sind zur Abklärung der Verdachtsdiagnose einer Herzklappenerkrankung zu veranlassen?

- **Anamnese (Symptomatik in Ruhe/bei Belastung, [Prä-]Synkopen)**
- **körperliche Untersuchung (Auskultation)**
- **Ruhe-EKG (Hypertrophiezeichen, Endstreckenveränderungen)**

- TTE (Graduierung)
- Belastungsuntersuchung (hämodynamische Beurteilung, Arrhythmien)

Mithilfe standardisierter Diagnostiken gilt es, die Herzklappenerkrankung in Struktur und Funktion zu evaluieren. Dabei ist die auftretende Symptomatik des Patienten/der Patientin entscheidend. Zugleich sollten potenzielle zugrunde liegende Ätiologien, die zu sekundären Vitien führen können, ausgeschlossen werden.

Frage 200

Wonach richtet sich der zeitliche Abstand regelmäßiger ärztlicher Reevaluationen?

- **Symptomatik**
- **Schweregrad der Herzklappenerkrankung**

*Patient*innen mit ausgeprägter Symptomatik (bspw. Dyspnoe in Ruhe) und/oder hochgradige Vitien sollten spätestens nach 6 Monaten reevaluiert werden. Dagegen reicht es aus, geringgradige Herzklappenerkrankungen (z. B. geringe Mitralklappeninsuffizienz) – bei vorausgesetzter Beschwerdefreiheit – nach 2 Jahren zu kontrollieren.*

Frage 201

Welches Vitium kann mit einer linksventrikulären Hypertrophie einhergehen?

Eine Aortenklappenstenose.

Eine linksventrikuläre Hypertrophie kann durch eine Aortenklappenstenose bedingt sein. Bei ersichtlichen EKG-Veränderungen (z. B. positiver Sokolow-Lyon-Index), auffälliger Auskultation (Systolikum 2. ICR [Interkostalraum] rechts) und entsprechender Anamnese (verminderte Belastbarkeit, Dyspnoe in Ruhe und/oder bei Belastung) ist eine TTE wegweisend.

Frage 202

Welche Auffälligkeiten erwarten Sie während einer Belastungsuntersuchung bei Patient*innen mit relevanter Aortenklappenstenose?

- **Dyspnoe**
- **eingeschränkte Belastbarkeit/Leistungsfähigkeit**
- **inadäquater Anstieg (< 20 mmHg) oder Abfall des systolischen Blutdrucks**
- **Arrhythmien**

Durch die mechanische valvuläre Obstruktion reduziert sich unter Belastung die Auswurffraktion, die zu einer koronaren Hypoperfusion führen kann. Diese resultiert wiederum in eine myokardiale Ischämie mit erhöhtem Risiko des Auftretens höhergradiger Arrhythmien.

Frage 203

Empfehlen Sie Patient*innen mit mittelgradiger Aortenklappenstenose sportliche Aktivität?

Ja, bei Beschwerdefreiheit, erhaltener linksventrikulärer Funktion und unauffälliger Belastungsuntersuchung.

*Die empfohlene Trainingsintensität hängt von der Symptomatik, dem Schweregrad des Vitiums, der linksventrikulären Funktion und der hämodynamischen Regulation unter Belastung ab. Patient*innen mit hochgradiger Aortenklappenstenose sollten keine hoch intensiven Belastungen wählen, zudem bei nachweislich eingeschränkter linksventrikulärer Funktion (LVEF < 50 %) und anderen relevanten Auffälligkeiten. Ein niedrig intensives Training kann die individuelle Belastbarkeit erhöhen bzw. aufrechterhalten und die Lebensqualität verbessern.*

Zu berücksichtigende Risikofaktoren bzgl. der Empfehlung zur körperlichen Aktivität bei Aortenklappenstenose:

- *Symptomatik*
- *mittel-/hochgradige Aortenklappenstenose*
- *LVEF < 50 %*
- *hämodynamische Dysregulation (z. B. Blutdruckabfall unter Belastung)*
- *Zeichen myokardialer Ischämie*
- *nachweisbare Arrhythmien*

Frage 204

Welches Vitium geht am häufigsten mit einer bikuspiden Aortenklappe einher?

Aortenklappeninsuffizienz.

Bei nachweisbarer Aortenklappeninsuffizienz sollten zudem andere potenzielle Ätiologien berücksichtigt werden:

- *degenerative Veränderungen*
- *Endokarditis*
- *erweiterte Aortenwurzel*
- *Dissektion der Aorta (ascendens)*

Frage 205

Welche Risiken sind mit einer bikuspiden Aortenklappe assoziiert?

- **Aneurysma der Aorta ascendens**
- **Dissektion der Aorta**
- **plötzlicher Herztod**

1–2% der Allgemeinbevölkerung weisen eine bikuspide Aortenklappe auf. Im Vergleich zu einer trikuspiden Aortenklappe ist das Risiko für eine Aortendissektion um das 8-Fache erhöht. Bei diagnostizierter bikuspider Aortenklappe ist die Evaluation aortaler Parameter obligat. Zudem sollten regelmäßige ärztliche Reevaluationen erfolgen.

Frage 206

Eine relevante Aortenklappeninsuffizienz kann eine linksventrikuläre Dilatation mit Hypertrophie bedingen. Durch welchen pathophysiologischen Mechanismus sind diese strukturellen Veränderungen zu erklären?

Durch die Volumen- und Druckbelastung des linken Ventrikels.

Bei männlichen Ausdauerathleten kann bei linksventrikulärer Dilatation/Hypertrophie eine Differenzierung zwischen physiologischer Adaptation (durch langjähriges Training) und pathologischer Veränderung erschwert sein. Das Hinzuziehen von Indizes (z. B. mm/m²) und einer ausführlichen Trainingsanamnese (Veränderungen mit sportlicher Historie vereinbar?) kann die Entscheidungsfindung unterstützen.

Frage 207

Empfehlen Sie Sportler*innen mit geringgradiger Aortenklappeninsuffizienz leistungssportliche Aktivität?

Ja, bei Beschwerdefreiheit und sonst unauffälliger Umfelddiagnostik.

Bis zu einer mittelgradigen Aortenklappeninsuffizienz kann Leistungssport empfohlen werden, wenn folgende Voraussetzungen erfüllt werden:

- *Beschwerdefreiheit in Ruhe und unter Belastung*
- *gering- oder mittelgradige Aortenklappeninsuffizienz*
- *LVEF ≥ 50%*
- *nicht dilatierter linker Ventrikel*
- *unauffällige Belastungsuntersuchung*

Frage 208

Ab welchem Schweregrad der Mitralklappeninsuffizienz sollte auf intensive Belastungen verzichtet werden?

Ab einer hochgradigen Mitralklappeninsuffizienz.

Zur Entscheidungsfindung empfohlener körperlicher Aktivität werden neben strukturellen (linksventrikulärer Diameter) und funktionellen Parametern (linksventrikuläre Funktion) zudem dynamische Kenngrößen (sysPAP: systolischer pulmonal-arterieller Druck) herangezogen. Bei eingeschränkter linksventrikulärer Funktion ist auf Leistungssport zu verzichten.

Frage 209

Charakterisieren Sie einen Mitralklappenprolaps.

Vorwölbung (> 2 mm) eines oder beider Klappensegel in den linken Vorhof endsystolisch.

Ein Mitralklappenprolaps kann eine schwere Mitralklappeninsuffizienz bedingen (5–10%).

Frage 210

Ein Mitralklappenprolaps ist mit einem erhöhten Risiko für einen plötzlichen Herztod assoziiert. Welche Pathophysiologie(n) können hierbei zugrunde liegen?

- **Herzinsuffizienz bei schwerer Mitralklappeninsuffizienz**
- **pulmonale Hypertonie**
- **myokardiales Narbengewebe infero-basal**

Durch chronischen mechanischen Zug am Papillarmuskel und dem assoziierten Myokard, bei Prolaps des Klappensegels, kann myokardiales Narbengewebe/Fibrose entstehen. Dies kann zu Störungen in der elektrischen Reizleitung und hochgradigen Arrhythmien führen. Nach nachweisbarem Vitium sollten ein Ruhe-, Belastungs- und Langzeit-EKG veranlasst werden.

Frage 211

Welche Erkrankung ist mit einer Mitralklappenstenose assoziiert?

Rheumatisches Fieber.

Rheumatisches Fieber ist eine Komplikation eines durch Streptokokken bedingten pharyngealen Infekts. Aufgrund der guten medizinischen Versorgung in Europa tritt diese Erkrankung nur noch selten auf.

Frage 212

Eine geringe Trikuspidalklappeninsuffizienz ist häufiger bei Hochleistungssportlern (Ausdauer) vorzufinden. Auf welche physiologische strukturelle Veränderung wird dies zurückgeführt?

Auf eine Dilatation der V. cava inferior.

Bei Diagnose sollten dennoch sekundäre Ursachen differenzialdiagnostisch berücksichtigt werden (z. B. pulmonale Hypertonie, Erkrankung des linken Herzens, rechtsventrikuläre Dysfunktion, rechtskardiale Vergrößerung).

3.1.13 Sport bei Aortopathie

Frage 213

Im Rahmen einer physiologischen Sportherzadaptation können strukturelle Veränderungen nachgewiesen werden (z. B. linksventrikuläre Hypertrophie und/oder linksventrikuläre Dilatation). Welche Anpassung ist bzgl. der Aortenwurzel zu erwarten?

Es ist keine relevante Veränderung zu erwarten.

Eine dilatierte Aortenwurzel (> 40 mm) zählt nicht zu einer physiologischen Anpassung bei Hochleistungssportlern und sollte immer weiterführend abgeklärt werden.

Frage 214

Welcher kardiovaskuläre Risikofaktor sollte bei nachgewiesener Aortopathie eindringlich untersucht werden?

Der Blutdruck.

Eine arterielle Hypertonie gilt als wesentlicher Risikofaktor für die Entstehung und Progression einer Aortopathie. Erhöhte Blutdruckwerte bedingen eine vergrößerte Wandspannung, die zu Aneurysmen und Dissektion führen können. Daneben gelten hohes Alter und männliches Geschlecht als relevante Risikofaktoren.

Frage 215

Welche genetischen Erkrankungen sind mit einem erhöhten Risiko für eine Aortopathie assoziiert?

- **Marfan-Syndrom**
- **Ehlers-Danlos-Syndrom**
- **Turner-Syndrom**
- **bikuspide Aortenklappe**

Bei positiver Familienanamnese bzgl. Aortopathie und plötzlichem Herztod sollten Hinweise auf eine zugrunde liegende genetische Erkrankung evaluiert werden.

Frage 216

Körperliche Belastung geht mit einer Erhöhung des Blutdrucks einher. Empfehlen Sie dennoch Patient*innen mit Aortopathie körperliche Aktivität?

Ja, unter bestimmten Bedingungen.

Hoch intensive Belastungen mit Blutdruckspitzen sollten konsequent vermieden werden. Dagegen werden die Erkrankung und die kardiovaskulären Risikofaktoren durch ein regelmäßiges Training positiv beeinflusst.

Frage 217

Welches Training empfehlen Sie Patient*innen mit einem Diameter von 40 mm?

Ausdauertraining bei einer Intensität von 55–65 % V'O_2max.

Krafttraining mit einer hohen statischen Komponente (z. B. Gewichtheben) sollte vermieden werden. Zudem ist von intensiven Kontaktsportarten abzusehen. Auf eine konsequente Blutdruckeinstellung sollte geachtet werden. Je fortgeschrittener sich die Aortopathie darstellt, desto niedrig intensiver ist die Belastung zu wählen.

Frage 218

Veranlassen Sie weiterführende Diagnostiken vor Aufnahme eines Trainingsprogramms?

Ja, mindestens eine Belastungsuntersuchung.

Vor Beginn eines systematischen Trainings sollte eine kardiovaskuläre Risikostratifikation erfolgen. Die Belastungsuntersuchung dient insbesondere der Evaluation des Blutdruckverhaltens unter Belastung.

3.2 Pulmologie

Paul Schmidt-Hellinger

3.2.1 Asthma bronchiale

Frage 219

Welche Hauptformen des Asthma bronchiale kennen Sie?

Entsprechend der Nationalen VersorgungsLeitlinie (NVL) Asthma (4. Auflage September 2020) [2] kann Asthma bronchiale grundlegend in die 2 Phänotypen allergisches und nicht allergisches Asthma eingeteilt werden.

Die Einteilung der Asthmaformen in Phänotypen folgt der Annahme, dass die Erkrankung bestimmter Patientengruppen sowohl durch eine ähnliche Pathophysiologie als auch durch ähnliche klinische Merkmale gekennzeichnet ist [2]:

- *Allergisches Asthma:*
  - *häufig gemeinsames Auftreten anderer allergischer Erkrankungen und/oder mit Erkrankungen des atopischen Formenkreises*
  - *im Sputum häufig Zeichen einer eosinophilen Entzündung*
  - *saisonale und perenniale Verlaufsformen*
- *Nicht allergisches Asthma:*
  - *mögliche Auslösung durch Infektionen der Atemwege*
  - *Intoleranz gegen Acetylsalicylsäure (ASS) oder nicht steroidale Antirheumatika*
  - *möglicherweise eigentlich ein allergisches Asthma, aber das Allergen ist bisher nicht identifiziert*

Die grobe Zweiteilung wurde in den letzten Jahren um weitere Phänotypen ergänzt:

- *eosinophiles Asthma*
- *Type-2-High-Asthma*
- *Cough-Variant-Asthma*

Frage 220

Welche apparative Diagnostik würden Sie beim Verdacht auf Asthma bronchiale durchführen?

Es sollte unbedingt eine Lungenfunktionsprüfung (Spirometrie) durchgeführt werden. Dabei ist die Darstellung der vollständigen Fluss-Volumen-Kurve wichtig.

Bei der Spirometrie sollen die besten Werte aus mindestens 3 reproduzierbaren Fluss-Volumen-Kurven verwendet werden. Wenn vorhanden, empfiehlt die NVL auch weniger von Mitarbeit abhängige Verfahren, z. B. die Bodyplethysmografie.

*Die Spirometrie ist auch Inhalt der sportmedizinischen Vorsorgeuntersuchung. Manchmal erfolgt die Erstdiagnose Asthma bronchiale bei der Vorsorgeuntersuchung, da insbesondere Sportler*innen typische Symptome lange unbehandelt tolerieren.*

Frage 221

Welchen Befund erwarten Sie beim Verdacht auf Asthma bronchiale?

Eine (exspiratorische) Atemwegsobstruktion.

Die Atemwegsobstruktion ist durch eine Reduktion des altersabhängigen Quotienten aus FEV_1 und FVC (Tiffeneau-Index), der absoluten Einsekundenkapazität und der maximalen endexspiratorischen Atemstromstärke unter das LLN (Lower Limit of Normal) bzw. unterhalb der 5. Perzentile gekennzeichnet.

Frage 222

Wie sichern Sie die Diagnose Asthma bronchiale?

Durch den Nachweis der Reversibilität der exspiratorischen Atemwegsobstruktion.

Die Reversibilität wird mittels kurz wirkender Beta-2-Sympathomimetika (SABA: Short Acting Beta-2-Agonist) (bspw. 2 bis maximal 4 Hub Salbutamol) getestet. Bei Zunahme der FEV_1 um > 12 % bzw. um > 200 ml ist die Diagnose eines Asthmas wahrscheinlich.

Frage 223

In welche 3 Grade wird die Asthmakontrolle eingeteilt?

Einteilung nach der Symptomkontrolle:
- **kontrolliertes Asthma (0 Kriterien erfüllt)**
- **teilweise kontrolliertes Asthma (1–2 Kriterien erfüllt)**
- **unkontrolliertes Asthma (3–4 Kriterien erfüllt)**

Zur Einteilung der Asthmakontrolle wird zunächst die Symptomkontrolle in den letzten 4 Wochen anhand von 4 Kriterien abgefragt:
1. *Häufiger als 2 × in der Woche tagsüber Symptome*
2. *Nächtliches Erwachen durch Asthma*
3. *Gebrauch von Bedarfsmedikation für Symptome 1 und 2 häufiger als 2 × in der Woche (ausgenommen ist die Bedarfsmedikation vor sportlicher Aktivität)*
4. *Aktivitätseinschränkung durch Asthma*

Des Weiteren erfolgte eine Beurteilung des Risikos für eine zukünftige Verschlechterung des Asthmas durch die Erhebung von:
- *Lungenfunktion (Vorliegen einer Atemwegsobstruktion)*
- *Anzahl stattgehabter Exazerbationen (keine, ≥ 1 × im Jahr, in der aktuellen Woche)*

Frage 224

Nach welchen Kriterien und Überprüfungen sollte die pharmakologische Asthmatherapie intensiviert werden?

Entsprechend der Asthmakontrolle nach Prüfung folgender Aspekte im Stufenschema:
- **Überprüfung der Inhalationstechnik (Vorführung durch den Patienten)**
- **Überprüfung des Schulungsbedarfs**
- **Kontrolle der Therapieadhärenz**
- **Allergie- und Umweltkontrolle**
- **Beachtung von Komorbiditäten**
- **Beachtung aggravierender Faktoren**
- **Überprüfung der Diagnose Asthma**

Zum Monitoring betont die NVL insbesondere die Überprüfung der Therapieadhärenz und Inhalationstechnik. Bezüglich der Inhalationssysteme beschreibt die NVL folgende Hinweise: Dosieraerosole und Vernebler erfordern eine möglichst langsame Inspiration, weil eine zu hohe Atemstromstärke die flussabhängigen oropharyngealen Impaktionsverluste verstärkt. Pulverinhalatoren erfordern in den meisten Fällen eine forcierte Inhalation mit möglichst hoher Atemstromstärke. Ein starker Inhalationsfluss ist für die Dispergierung in lungengängige Partikel erforderlich.

Bei Pulverinhalatoren würde ein Atemmanöver wie bei Dosieraerosolen zu einer massiven Mund-Rachen-Abscheidung und mäßiger endobronchialer Verfügbarkeit führen. Nicht jeder Patient hat eine ausreichend kräftige Atmung. Daher ist ein Pulverinhalator für kleinere Kinder oder bei einem Asthmaanfall nicht geeignet [2].

Frage 225

? In wie viele Stufen wird die pharmakologische Asthmatherapie eingeteilt?

!
- **Erwachsene: 5 Stufen**
- **Kinder und Jugendliche: 6 Stufen**

i *Die Basis der Langzeittherapie in allen Stufen soll bei Erwachsenen der Einsatz von inhalativen Kortikosteroiden (ICS) darstellen. Bei Kindern und Jugendlichen gilt diese für die Stufen 2–6. Die ICS behandeln dabei die zugrunde liegende Entzündung. Ziel und Erfolgskriterium für die Therapie ist der geringe Bedarf an SABA. Lang wirksame Beta-2-Sympathomimetika (LABA: Long Acting Beta-2-Agonist) sollen nicht mehr als Monotherapie eingesetzt werden, da die Gefahr besteht, dass so die Asthmasymptome bei erhaltener Entzündung kaschiert werden. Ab Stufe 2 können in begründeten Fällen Leukotrienrezeptor-Antagonisten (LTRA) eingesetzt werden. Erst ab Stufe 4 sind lang wirksame Anticholinergika ggf. indiziert. Spätestens in Stufe 5 (schweres Asthma) sollte die Vorstellung bei einem mit schwerem Asthma erfahrenen Pneumologen erfolgen und ggf. eine Antikörpertherapie erwogen werden. Orale Kortikosteroide haben nur bei schwerem Asthma in begründeten Fällen eine Indikation.*

Frage 226

? Welche klassischen Asthmamedikamente in welcher Applikationsform sind im Sinne der internationalen Anti-Doping-Regularien erlaubt und nicht TUE-pflichtig (TUE: Therapeutic Use Exemption)?

! **Folgende Asthmamedikamente in den genannten Applikationsformen:**
- **Antihistaminika**
- **Glukokortikoide (nicht systemisch als Asthmaspray, Augentropfen, Nasensprays und Hautcremes)**
- **4 verschiedene Beta-2-Agonisten, jeweils mit Tageshöchstdosen. Inhalativ eingesetzt werden:**
  - **Salbutamol bis zu 600 µg über 8 Stunden und maximal 1600 µg über 24 Stunden**
  - **Salmeterol bis zu 200 µg über 24 Stunden**
  - **Formoterol bis zu 54 µg über 24 Stunden**
  - **Vilanterol bis zu 25 µg über 24 Stunden**

i *Für andere SABA oder LABA sowie systemische Glukokortikoide sind TUE, meist mit fachärztlich pneumologischen Gutachten, notwendig. Für Clenbuterol ist keine TUE möglich.*

Bei genauer Einsicht in die WADA-Verbotsliste (WADA: World Anti-Doping Agency) sind LTRA und Asthma-spezifische Antikörper erlaubt, sollten aber, wie jedes Medikament, bei Doping-Kontrollen angegeben werden. Durch die Nationale Anti-Doping Agentur werden die Regularien, insbesondere bezüglich der Asthmamedikation, jährlich entsprechend der WADA-Verbotsliste [40] angepasst. Die o. g. Antwort ist gültig für das Jahr 2022 [31] und für das Jahr 2023 [32].

Frage 227

? Was sind die Therapiesäulen bei der Behandlung des Asthmaanfalls?

!
- **atemerleichternde Körperstellung (bspw. Kutschersitz)/dosierte Lippenbremse**
- **Sauerstoffgabe**
- **SABA-Inhalation**
- **systemische Prednisolon-Therapie (wichtig im Leistungssport: Retro-TUE beantragen!)**
- **Ipratropiumbromid (falls vorhanden)**

i *Bei Verdacht auf einen Asthmaanfall in der Praxis oder im Sportbetrieb erfolgt nach Ausschluss anderer Ursachen für die Atemnot bei allen Schweregraden eine atemerleichternde Körperstellung sowie die Gabe von 2–4 Hüben eines SABA. Beim leichten bis mittelschweren Asthmaanfall (Sprechen noch möglich, AF < 25/min, HF < 110/min, PEF ≥ 50 % d. Persönlichen Bestwertes (PBW)) erfolgt die orale Gabe von 20–50 mg Prednisolonäquivalent. Der schwere*

Asthmaanfall (Sprechdyspnoe, Sauerstoffsättigung < 92 %, AF ≥ 25/min, HF ≥ 110/min, PEF < 50 % PBW) wird bereits initial mit Sauerstoff, 40–50 mg Prednisolonäquivalent (oral oder i. v.) sowie falls vorhanden mit 0,5 mg Ipratropiumbromid inhalativ behandelt. Eine Krankenhauseinweisung ist zu erwägen. Der lebensbedrohliche Asthmaanfall (zusätzlich: kein Atemgeräusch, Zyanose, paO_2 < 60 mmHg, flache Atmung, Hypotension, ggf. Bradykardie und Hyperkapnie) wird neben den anderen Therapien mit erhöhtem Prednisolonäquivalent von 50–100 mg i. v. behandelt und in Notarztbegleitung umgehend ins Krankenhaus transportiert. Der klinische Zustand wird alle 30–60 Minuten überprüft.

Frage 228

Ist Sport mit Asthma bronchiale möglich?

Ja, bei entsprechender Asthmakontrolle. Einschränkungen beim Sport können eine mangelnde Asthmakontrolle anzeigen.

Laut NVL soll die Behandlung des Asthmas sicherstellen, dass Patienten mit Asthma auf körperliche und sportliche Aktivität langfristig nicht verzichten müssen.

Passend zu dieser Frage ist das Statement der NVL zu zitieren: „Bei vielen Patienten sind anstrengungsinduzierte Symptome Ausdruck einer unzureichenden Asthmakontrolle. Durch Intensivierung der Langzeittherapie, den Stufenschemata folgend, können in der Regel die anstrengungsinduzierten Symptome beseitigt werden" [2].

Bei anstrengungsinduzierten Symptomen bei ansonsten gut kontrolliertem Asthma soll unmittelbar vor der körperlichen Belastung ein SABA inhaliert werden, wenn diese so selten sind, dass die Kriterien eines teilweise kontrollierten Asthmas nicht erfüllt werden.

Bei starker Dekonditionierung sollte Lungensport als Rehabilitationssport verordnet werden. Ansonsten gelten auch bei Asthma bronchiale die allgemeinen Empfehlungen für körperliche Aktivität der WHO [41].

3.2.2 EIB und EIA

Frage 229

Was sind die Gemeinsamkeiten und Unterschiede zwischen „Exercise induced Asthma" (EIA) und „Exercise induced Bronchoconstriction" (EIB)?

EIA und EIB äußern sich klinisch beide in einer vorübergehenden Bronchokonstriktion nach kurzer und anstrengender Belastung [37].

Die EIA wird als durch körperliche Anstrengung ausgelöste obstruktive Ventilationsstörung bei bekanntem Asthma bronchiale beschrieben. Die EIA gilt als das klassische Anstrengungsasthma.

Die belastungsinduzierte Bronchokonstriktion ohne ursächliches Asthma bronchiale wird im internationalen Sprachgebrauch als EIB beschrieben.

Die EIB tritt insbesondere bei Ausdauersport im Hochleistungsbereich auf. Bei der EIA treten entsprechend durch Belastung induzierte klassische Asthmasymptome wie Atemnot, Giemen, Husten und thorakale Enge auf. Die EIB beschreibt lediglich die signifikante Reduktion der Lungenfunktion in den Obstruktionsparametern der Exspiration unter entsprechender Belastung.

Frage 230

Welche externen Faktoren beeinflussen EIB und EIA?

- **hohes Trainingsvolumen**
- **Umweltfaktoren (Kälte, Trockenheit)**
- **sportartspezifische Reizstoffe (Chloramine, Eiskristalle)**
- **ggf. individuelle Allergene**

Gesichert ist eine Verstärkung von EIA und EIB durch ein hohes Trainingsvolumen und eine entsprechende hyperventilationsbedingte Ausschöpfung der Befeuchtungskapazität der Lunge (> 15 Wochentrainingsstunden) [8]. Trockene und kalte Luft verstärken diesen Effekt. Hinzu kommen besondere sportartbedingte Reizfaktoren wie Chloramine (Chlor und Harnstoff im Schwimmbad) oder Eiskristalle im Eissport. Bei allergischem Asthma wird EIB entsprechend auch durch die individuellen Allergene (insbesondere Pollen) verstärkt.

Frage 231

Wie erfolgte die Diagnosestellung von EIB und EIA?

Die Diagnosestellung von EIB und EIA umfasst:
- **symptomspezifische Anamnese**
- **klinische Untersuchung**
- **apparative Untersuchung inklusive Lungenfunktion und Belastungsuntersuchung**

Bei EIA treten die typischen Symptome typischerweise im Anschluss nach kurzen, hochintensiven Belastungen, selten auch schon während der Belastung auf. Die Symptome sind im Verlauf regredient. Die Regredienz wird durch inhalative Beta-2-Mimetika beschleunigt. Die Symptome müssen mit objektivem Nachweis einer reversiblen Atemwegsobstruktion in der Lungenfunktion bestätigt werden.

*Die Provokation der reversiblen Atemwegsobstruktion kann mittels Histamin- oder Methacholintestung erfolgen. Ggf. sind spezifische Reize wie ein Belastungstest (Lungenfunktion direkt nach 8 Minuten > 80 % $V'O_2max$ bzw. 85-90 % der Hfmax auf dem Laufband) oder eukapnische Hyperventilation (Zielventilation: 30 × FEV_1 (~85 % MVV) über 6 min, Gasgemisch: trocken, 21 % O_2, 5 % CO_2, 74 % N_2) nötig. Manches EIA kann nur mittels on-field Belastungstest am Trainingsort (Pollen, Chloramine, Eiskristalle) bestätigt werden. Folgende gelten als Positivkriterien: FEV_1-Abfall > 10 % und/oder R_{eff}-Anstieg > 150 % und R_{eff} > 0,3 kPa*s/L.*

Frage 232

Was sind häufige Differentialdiagnosen von EIB und EIA?

- **EILO (exercise induced laryngeal obstruction)**
- **Nicht adäquate körperliche Leistungsfähigkeit (trainings- oder krankheitsbedingt)**

*Von der belastungsbedingten exspiratorischen Obstruktion der EIB und des EIA ist insbesondere die EILO (engl. „exercise induced laryngeal obstruction“, früher VCD „vocal cord dysfunction“), für Patient*innen erklärt als Stimmlippenkrampf, abzugrenzen [6]. An diese ist bei eher inspiratorischem Stridor sowie sehr schnellem Abklingen nach Belastung zu denken. Des Weiteren lässt ein Nicht-Ansprechen auf Beta-2-Sympathomimetika an EILO denken, wobei ggf. ein Placebo-Effekt bei Ansprechen sowie ein gleichzeitiges Bestehen von EILO und EIA/EIB vorliegen kann. Eine ganz banale Differentialdiagnose von Belastungsdyspnoe ist häufig die nicht adäquate körperliche Leistungsfähigkeit. Dabei sollten auch seltene pneumologische (bspw. Infektionen, interstitielle Lungenerkrankungen, solitäre bronchiale Raumforderungen) sowie nicht-pneumologische Ursachen von Dyspnoe dieser ausgeschlossen werden. Die Abklärung von Dyspnoe umfasst teilweise das gesamte Spektrum der Medizin.*

Frage 233

Welche nicht medikamentösen und medikamentösen Therapieoptionen bestehen für EIB und EIA?

Die wichtigste nicht medikamentöse Maßnahme ist ein adäquates Aufwärmen. Sie kann nachweislich das Ausmaß und die Häufigkeit von EIB reduzieren. Grundlegend sollten EIB und EIA nach der NVL für Asthma bronchiale behandelt werden. Dabei sind inhalative Steroide aufgrund der entzündlichen Genese das Mittel der 1. Wahl. Nur bei seltener Symptomatik und zur Behandlung der EIB sind Beta-2-Sympathomimetika als alleinige Therapie effektiv und indiziert [37].

Es zeigt sich eher eine nicht indizierte Übernutzung von Beta-2-Sympathomimetika. Damit erfüllt insbesondere das EIA häufig die Kriterien eines nur teilweise kontrollierten Asthma bronchiale. Hierbei ist bei alleinigem Gebrauch von Beta-2-Sympathomimetika eine rasche Toleranzentwicklung zu beobachten. Wie beim Asthma bronchiale sind im Leistungssport bei der Verwendung nur die in Frage 226 genannten erlaubten Wirkstoffe mit den entsprechenden Maximaldosierungen zu empfehlen.

3.2.3 Pneumothorax

Frage 234

Welche 2 Arten des Pneumothorax im Sport kann man nach der Genese einteilen?

- **primärer Spontanpneumothorax (PSP)**
- **sekundärer (posttraumatischer) Pneumothorax**

Das Risiko eines PSP ist durch Sport nicht erhöht [5], nur treten Symptome bei vorhandenem PSP eher beim Sport erstmals auf.

Frage 235

Welche Sonderform des Pneumothorax stellt eine besondere Dringlichkeit dar?

Der Spannungspneumothorax.

Im Primary Survey wird ein Spannungspneumothorax unter B (Breathing) detektiert. Hierbei handelt es sich um einen Notfall. Er kann zu einer Trachykardie, Blutdruckabfall und Zyanose führen. Eine schnellstmögliche Entlastung ist indiziert.

Frage 236

Wie kann die präklinische Diagnose des Pneumothorax gestellt werden?

Schmerzen (mit oder ohne Trauma) und Husten können allgemeine Zeichen eines Pneumothorax darstellen. Bei stärkerer Ausprägung treten zunehmend Luftnot und Tachypnoe auf, die in eine Schocksymptomatik mit Tachykardie und Hypotonie übergehen können. Inspektorisch kann eine Zyanose und Halsvenenstauung sowie ggf. asymmetrische Thoraxexkursion imponieren. Zur klinischen Untersuchung sollte der/die Patient*in in eine ruhige Umgebung verbracht werden. Palpatorisch fehlt im betroffenen Bereich der Stimmfremitus. Gegebenenfalls spürt man einen instabilen Thorax oder Krepitationen bei Rippenfrakturen. Auskultatorisch stellt sich eine Abschwächung oder Aufhebung des Atemgeräuschs auf der betroffenen Seite dar. Mittels Perkussion lässt sich im Seitenvergleich ein hypersonorer Klopfschall aufzeigen. Gegebenenfalls besteht zusätzlich ein Hautemphysem.

Aufgrund der meist starken Geräuschkulisse an Wettkampfstätten ist bei geübter Nutzung auch eine Diagnose des Pneumothorax mittels Ultraschall gut möglich („Barcodezeichen") [34].

Frage 237

Welche weitere bildgebende Diagnostik lassen Sie beim PSP primär durchführen?

Bei stabiler Symptomatik genügt zunächst eine konventionelle Röntgen-Thoraxaufnahme p.a. (posterior-anterior) in Inspiration im Stehen.

Beim PSP wird eine CT-Thorax laut aktueller S3-Leitlinie [19] nicht mehr empfohlen. Sie sollte nur bei unklarer Konstellation beim sekundären Spontanpneumothorax erfolgen.

Frage 238

Wie ist die Behandlungsstrategie beim primären Spontanpneumothorax?

Die Behandlung des SPT (▸ Abb. 3.12) erfolgt je nach klinischer Symptomatik und Ausdehnung im Röntgenbild. Sie reicht von Beobachtung und Röntgenkontrolle über Aspiration und Thoraxsaugdrainiage bis hin zur operativen Therapie.

*In der p. a.-Aufnahme werden die interpleuralen Abstände am Apex sowie dem oberen und unteren Drittelpunkt addiert. Bei asymptomatischen Patient*innen mit einer Abstandssumme von unter 4 cm ist ein konservatives Vorgehen möglich (Formel*

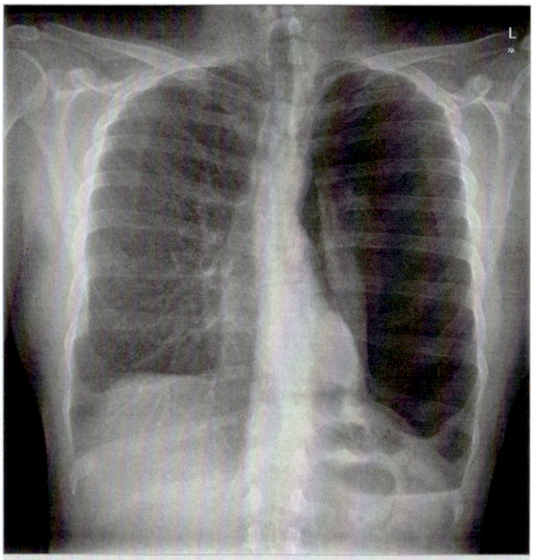

Abb. 3.12 Röntgenbild Spontanpneumothorax.

*nach Collins [10]). Hier kann zunächst eine Wiedervorstellung nach 24h erfolgen. Bei Atemnot wird eine interventionelle Behandlung empfohlen. Als primäre Behandlung wird eine Aspiration oder eine kleinlumige (≤ 14 Ch.) Thoraxdrainage empfohlen. Bei vollständiger Reexpansion wird eine Sogtherapie (im Gegensatz zum postinterventionellen Pneumothorax) nicht mehr routinemäßig empfohlen. Bei unvollständiger Reexpansion sollten Kolleg*innen der Thoraxchirurgie bzw. Pneumologie für eine erweiterte ggf. operative Therapie hinzugezogen werden.*

Frage 239

? Welche Empfehlung sprechen Sie bzgl. Flugreisen und Tauchen bei Zustand nach Spontanpneumothorax aus?

! **Nach Reexpansion eines Pneumothorax sollten Flugreisen für 2 Wochen vermieden werden. Tauchen sollte dauerhaft vermieden werden.**

i *Tauchen nach Pneumothorax ist nur nach bilateraler offen chirurgischer Pleurektomie sowie unauffälliger Lungenfunktion und unauffälliger postoperativer CT-Thorax möglich [35].*

3.2.4 Rauchen und Leistungssport

Frage 240

? Wie beeinflusst Zigarettenrauchen die körperliche Leistungsfähigkeit?

! **Vor allem langfristig wird die Leistungsfähigkeit negativ durch Zigarettenrauchen beeinflusst.**

i *Der langfristige, negative Effekt von Zigarettenrauchen ist unbestritten. Neben den desaströsen Langzeiteffekten von erhöhter Mortalität und Morbidität insbesondere durch kardiovaskuläre und Krebserkrankungen sowie COPD bewirkt Rauchen bereits in der Adoleszenz eine milde Obstruktion und verschlechterte Entwicklung der Lungenfunktion in der Pubertät [12]. Bei den Leistungsparametern steigt am ehesten die Erholungsherzfrequenz nach maximaler Belastung [13], bevor eine weitere Leistungsentwicklung bei Ausbelastungsparametern verhindert wird. Dies sollte insbesondere Trainer*innen bewusst sein. Epidemiologisch haben rauchende Athlet*innen einen geringeren Muskel- und höheren Körperfettanteil [14], [15].*

Frage 241

? Was wissen Sie über den Tabakkonsum im Leistungssport?

! **Insbesondere in Spielsportarten ist die Prävalenz von Tabakkonsum erhöht, wobei häufig Kautabak eingesetzt wird.**

i *Nikotin steht auf der Beobachtungsliste der WADA und dessen Metabolite werden entsprechend in Dopingkontrollen gemessen. Die Prävalenzen aus diesen Daten aus dem Hochleistungssport sind teilweise höher als in der Normalbevölkerung und reichen von ca. 20–50 % in Risikosportarten. Insbesondere der Profi-Eishockey ist hier zu nennen [16]. Dabei wird zunehmend der Gebrauch alternativer Nikotinapplikationen (Kautabak, Pflaster) beobachtet. Auch von diesem ist abzuraten. Die häufig gewünschten Effekte der Leistungssteigerung durch verbesserte Erholung und Konzentration sind nicht zu erkennen. Ärztlich vom Gebrauch entschieden abzuraten [17] und stattdessen psychologische Hilfe zur Rauchentwöhnung anzubieten. Bringen Sie ihren betreuten Athlet*innen gern den Spruch „You snus you lose“ nahe!*

3.3 Kreislauf

Karsten Hollander

3.3.1 Schockformen

Frage 242

? Als betreuende*r Sportmediziner*in haben Sie eine Patientin, die auch nach Belastungsende einen deutlich erhöhten Puls bei niedrigem Blutdruck ausweist. An welche Diagnose denken Sie?

! **Schock.**

i *Als Schock wird eine Kreislaufstörung beschrieben, die durch Mikrozirkulationsstörungen zu einer Sauerstoffunterversorgung führt. Der Schock ist potenziell lebensbedrohlich und kann verschieden Ursachen haben.*

Tab. 3.4 Schockformen und ihre Relevanz für die Sportmedizin.

Schockform	distributiver Schock	hypovolämer Schock	kardiogener Schock	obstruktiver Schock
Ursache	relativer Volumenmangel	absoluter Volumenmangel	kardial	extrakardial
Ätiologie	• septisch • anaphylaktisch	• hämorrhagisch • Flüssigkeitsmangel • traumatisch	• myokardiales Pumpversagen • Herzrhythmusstörungen • Klappenvitien	• rechtsherzbedingt • nachlastbedingt • vorlastbedingt
Bedeutung für die Sportmedizin	anaphylaktischer Schock jederzeit möglich (z. B. Wespengiftallergie)	flüssigkeitsbedingt vor allem bei längeren Ausdauerbelastungen bei hoher Temperatur	Myokardinfakt, Kardiomyopathie und Myokarditis möglich und differenzialdiagnostisch einzubeziehen	Lungenembolie, Perikardtamponade, Aortendissektion, Spannungspneumothorax möglich im sportlichen Kontext

Frage 243

? Welche Schockformen kennen Sie?

!
- **distributiver Schock**
- **hypovolämer Schock**
- **kardiogener Schock**
- **obstruktiver Schock**

i *In ▶ Tab. 3.4 sind die Schockformen und ihre Relevanz für die Sportmedizin aufgelistet.*

Frage 244

? Welche therapeutischen Sofortmaßnahmen leiten Sie ein?

! **Schocklagerung, Oxygenierung, Normothermie, engmaschige Überwachung, großlumige Zugänge und Volumengabe (Ausnahme kardiogener Schock).**

i *Für die adäquate Schockbehandlung muss die Schockursache erkannt und entsprechend behandelt werden. Mit Ausnahme des kardiogenen Schocks sind eine Schocklagerung (Beine um 30–60° hochgelagert), eine Oxygenierung über Sonde, Maske oder ggf. Intubation sowie die intravenöse Volumengabe indiziert.*

Frage 245

? Wie gehen Sie zur weiteren diagnostischen Abklärung vor?

! **Abklärung nach dem ABCDE-Schema: „Treat first what kills first".**

i *Das ABCDE-Schema bietet eine standardisierte Herangehensweise zur Evaluation einer potenziell lebensbedrohlichen Kreislaufstörung:*
- *A = Airway (Atemweg)*
- *B = Breathing (Beatmung)*
- *C = Circulation (Kreislauf)*
- *D = Disability (neurologisches Defizit)*
- *E = Exposure/Environment (Exposition/Umgebung)*

Anschließend sollten eine eingehende körperliche Untersuchung, ein 12-Kanal-EKG und eine Bildgebung (Notfall-Ultraschall) folgen.

Frage 246

? Welche Therapie leiten Sie ein bei einem hypovolämischen Schock im Rahmen einer längeren sportlichen Belastung in der Wärme? Welche Differenzialdiagnose müssen Sie berücksichtigen?

! **Nach Bestimmung des Natriumgehalts im Plasma (Differenzialdiagnose Hyponatriämie) erfolgt ein großzügiger Volumenersatz unter kontinuierlicher Kreislaufkontrolle.**

Die belastungsinduzierte Hyponatriämie ist eine wichtige Differenzialdiagnose, die insbesondere im ausdauersportlichen Kontext nicht übersehen werden darf.

3.3.2 Belastungsinduzierte Hyponatriämie

Frage 247

Sie arbeiten als betreuende*r Sportmediziner*in bei einer großen Marathon-Laufveranstaltung. Auf der Zielgeraden zeigt eine Läuferin eine deutliche Gangunsicherheit, Atemnot und Übelkeit. Auf Ansprache reagiert sie agitiert und will das Rennen unbedingt noch beenden. Welche Differenzialdiagnosen kommen am ehesten infrage?

- **Hitzeerschöpfung**
- **Hypoglykämie**
- **belastungsinduzierte Hyponatriämie**

Die Symptome dieser 3 Differenzialdiagnosen können sehr ähnlich sein und sollten dringend voneinander differenziert werden.

- *Frühe Anzeichen (milde Form):*
  - *Übelkeit*
  - *Erbrechen*
  - *Schwindel*
  - *leichte Benommenheit*
  - *Müdigkeit*
  - *Völlegefühl*
  - *Gewichtszunahme*
  - *Kopfschmerzen*
  - *Oligurie*
- *Späte Anzeichen (schwere Form):*
  - *Verwirrung*
  - *Unruhe*
  - *veränderter Geisteszustand*
  - *Dyspnoe*
  - *Krampfanfälle*
  - *Koma*
  - *Tod*

Frage 248

Welche diagnostische Abklärung sollten Sie einleiten, wenn diese Läuferin kollabiert?

- **Vitalzeichen**
- **rektale Temperatur**
- **Blutzucker**
- **Blutnatrium**

Zur differenzialdiagnostischen Abklärung sollte die Möglichkeit zur Messung der rektalen Temperatur sowie des Blutzuckers und des Blutnatriums vorhanden sein. Die 3 Diagnosen sind potenziell lebensbedrohlich und sollten schnellstmöglich abgeklärt werden.

Frage 249

Welche Ursache liegt der belastungsinduzierten Hyponatriämie am wahrscheinlichsten zugrunde?

Eine übermäßige Flüssigkeitsaufnahme, insbesondere hypotoner Flüssigkeiten.

Laborchemisch findet sich bei einer belastungsinduzierten Hyponatriämie eine Natriumkonzentration von < 135 mmol/l im Plasma. Ein Absinken des Plasmanatriums unter den Grenzwert tritt im Kontext von Ausdauersportarten am ehesten bei übermäßiger Flüssigkeitszufuhr auf.

Frage 250

Welche Therapie leiten Sie bei der Läuferin ein, wenn Sie eine belastungsinduzierte Hyponatriämie diagnostiziert haben?

- **Keine Gabe von hypotonen oder isotonischen Flüssigkeiten!**
- **orale Trinkmengenrestriktion**
- **ggf. Gabe von Diuretika oder 3–5 % NaCl als Bolus (100 ml) und dann weitere 100 ml/Stunde bis zur Normalisierung**

*Die belastungsinduzierte Hyponatriämie kann aufgrund eines Hirnödems zu neurologischen Ausfällen bis hin zum Tod führen. Der Prävention durch Edukation der Sportler*innen hat einen hohen Stellenwert. Durch eine Begrenzung der Trinkmenge auf ca. 300–400 ml pro Stunde Belastung kann das Risiko deutlich gesenkt werden.*

3.4 Nephrologie

Tom Kastner

3.4.1 Akutes Nierenversagen

Frage 251

? Welche Mechanismen können für die Entwicklung eines belastungsinduzierten akuten Nierenversagens verantwortlich sein?

! **Auslösend sind neben einer oftmals unzureichenden Flüssigkeitszufuhr bzw. eines gesteigerten Flüssigkeitsbedarfs höchstwahrscheinlich eine passagere Minderperfusion der Nieren sowie der Anstieg der Körperkerntemperatur (KKT) durch intensive und prolongierte Belastung. Eine durch stärkste Muskelbeanspruchung (z. B. Krafttraining oder Trauma) hervorgerufene Rhabdomyolyse mit Obstruktion der Nierentubuli (Crush-Syndrom) ist eine seltene, aber schwerwiegende Ursache des akuten Nierenversagens.**

i *Das klinische Bild eines belastungsinduzierten akuten Nierenversagens zeigt sich in der Regel innerhalb weniger Tage vollständig regredient. Die Entwicklung eines Crush-Syndroms stellt einen lebensbedrohlichen Zustand dar und bedarf einer umgehenden stationären Therapie.*

Frage 252

? Neben einer möglichen Oligurie/Anurie mit Dunkelfärbung des Urins geben welche Laborparameter Hinweise auf das Vorliegen eines belastungsinduzierten akuten Nierenversagens?

! **Kreatinkinase (CK) und Kreatinin im Serum zeigen sich erhöht, die glomeruläre Filtrationsrate hingegen erniedrigt. Proteinurie und Hämaturie sind möglich. Bei Vorliegen einer Rhabdomyolyse als Ursache des akuten Nierenversagens sind erhöhte Myoglobin- und LDH-Werte (LDH: Laktatdehydrogenase) im Serum nachweisbar. Das ausgeschiedene Myoglobin verfärbt den Urin rotbräunlich.**

i *Zur Abschätzung der glomerulären Filtrationsrate bei akutem Nierenversagen sollte aufgrund der höheren Sensitivität Cystatin C anstatt Serumkreatinin herangezogen werden.*

Frage 253

? Welchen Einfluss hat die Einnahme von Schmerzmitteln (NSAR, Coxibe) auf die Entwicklung einer Nierenschädigung durch sportliche Aktivität?

! **NSAR und Coxibe hemmen die für die Prostaglandinsynthese verantwortlichen Cyclooxygenasen. Prostaglandine wirken protektiv im Nierengewebe, u. a. durch eine Verbesserung der Perfusion. Das Zusammenspiel einer schmerzmittelinduzierten verminderten Prostaglandinsynthese mit einer belastungsinduzierten Minderperfusion der Niere und erhöhtem Aufkommen von Stoffwechselabbauprodukten in den Nierentubuli erhöht das Risiko eines Nierenschadens.**

i *Das Ausmaß der möglichen Nierenschädigung ist maßgeblich abhängig vom Alter und von den bestehenden Vorerkrankungen sowie von der Dauer und Intensität der sportlichen Belastung.*

3.4.2 Sport bei chronischer Niereninsuffizienz

Frage 254

? Bei einem 70-jährigen Patienten wurde eine chronische Niereninsuffizienz im Stadium G3b (nach KDIGO: Kidney Disease Improving Global Outcomes) diagnostiziert. Welche Empfehlungen geben Sie hinsichtlich regelmäßiger sportlicher Betätigung?

! **Sportliche Betätigung ist unbedingt zu empfehlen, optimalerweise begleitet durch qualifiziertes Fachpersonal, bspw. in Rehabilitationssportgruppen. Zu beachten sind Einschränkungen oder Kontraindikationen für die sportliche Aktivität durch Komorbiditäten.**

i *Durch angepasste regelmäßige körperliche Aktivität lässt sich die Mortalität bei Patienten mit chronischer Niereninsuffizienz senken. Studien zeigen Hinweise auf einen positiven Effekt hinsichtlich der Erkrankungsprogression.*

Frage 255

Welche Form des Bewegungstrainings und welche Dauer und Intensität empfehlen Sie?

Ausdauertraining sollte mit Kraft- und Gleichgewichtstraining kombiniert und 2–3 × pro Woche durchgeführt werden, je nach körperlicher Leistungsfähigkeit des Patienten bis zu 60 Minuten Dauer. Dabei ist eine geringe bis moderate Intensität ausreichend.

Auf intensive Belastungen sollte verzichtet werden, da diese eine zusätzliche Belastung der vorgeschädigten Nieren darstellen. Bei krankheitsbedingt stark geschwächten Patienten haben sich auch kurze körperliche Aktivitäten als wirkungsvoll erwiesen.

3.4.3 Krankheitsauswirkung auf die körperliche Leistungsfähigkeit

Frage 256

Ab welchem dauerhaften Rückgang der Nierenfunktion unterhalb der Norm sind fortschreitende Auswirkungen auf die körperliche Leistungsfähigkeit zu erwarten?

Bei einem Rückgang der Nierenfunktion unter 50 % des Normwerts.

Die abnehmende körperliche Leistungsfähigkeit stellt meist einen erheblichen Verlust der Lebensqualität der Betroffenen dar, auch mit Auswirkungen auf die psychische Gesundheit.

Frage 257

Welche durch die chronische Niereninsuffizienz ausgelösten pathologischen Mechanismen wirken sich negativ auf die körperliche Leistungsfähigkeit aus?

- **renale Anämie durch Erythropeotinmangel oder -inhibition**
- **Polyneuropathie durch Demyelinisierung und Intoxikation (durch harnpflichtige Substanzen)**
- **renale Osteopathie durch Phosphatretention, Vitamin-D-Mangel und metabolische Azidose**
- **renale Hypertonie durch Störungen des Renin-Angiotensin-Aldosteron-Systems**

Der Abfall der Leistungsfähigkeit korreliert mit dem Hämoglobinwert, die renale Anämie ist aber nicht der einzig verantwortliche Mechanismus für den Leistungsrückgang. Bei nachgewiesener renaler Anämie profitieren Patienten von einer Erythropoetingabe.

3.5 Endokrinologie und Stoffwechsel

Cornelius Rossbach

3.5.1 Sport bei Schilddrüsenerkrankungen

Frage 258

Eine 30-jährige Sportlerin kommt zu Ihnen in die Sprechstunde und klagt über unklaren Leistungsverlust seit einigen Wochen mit erhöhter Ermüdbarkeit sowie ungewollter Gewichtszunahme. Die Regelblutung sei zuletzt sehr unregelmäßig gewesen. Bei der klinischen Untersuchung fällt Ihnen eine ausgeprägte Sinusbradykardie von 42/min und ein abgeschwächter Achillessehnenreflex auf. Welche Verdachtsdiagnose stellen Sie?

Hypothyreose.

*Die Diagnose der Hypothyreose tritt bei Frauen deutlich häufiger auf als bei Männern. Häufigste Ursache ist dabei eine autoimmune Genese in Form der Hashimoto-Thyreoiditis. Insbesondere bei familiär gehäuften Schilddrüsenerkrankungen sollte an diese Diagnose gedacht werden. Umwelteinflüsse wie gehäufte Stressreaktionen oder Vitamin-D-Mangel scheinen bei entsprechender Disposition zur Krankheitsmanifestation beizutragen. Die Symptome können vielfältig sein. Sportler*innen geben zumeist eine unklare Leistungsstagnation und Abgeschlagenheit an. Bei genauerer Nachfrage zeigen sich meist noch weitere Symptome wie Schlafstörungen, ungewollte Gewichtszunahme, Obstipation, Kälteintoleranz und Haarausfall.*

Frage 259

Welche Diagnostik leiten Sie bei der zuvor genannten Sportlerin ein?

Eine manifeste (primäre) Hypothyreose zeichnet sich durch ein erhöhtes TSH (Thyreoidea-stimulierendes Hormon) sowie erniedrigte periphere Schilddrüsenhormone aus. Bei klinischem Verdacht einer Hypothyreose sollte zunächst die Bestimmung des TSH-Spiegels erfolgen. Ist dieser erhöht, erfolgt die Bestimmung von fT 4.

Diagnostik bei (Verdacht auf) Hypothyreose:

- *Basisdiagnostik:*
  - *Anamnese*
  - *klinische Untersuchung*
  - *Ruhe-EKG*
  - *Bestimmung des TSH-Werts neben Basislabor mit u. a. Bestimmung von Blutzucker und Elektrolyten z. A. einer schweren Hypothyreose*
  - *bei Veränderungen des TSH-Werts Bestimmung von fT 4 (aufgrund verstärkter Konversion von fT 4 zu fT 3 kann fT 3 trotz Hypothyreose normwertig sein)*
- *Erweiterte Diagnostik (zumeist fachärztlich):*
  - *Bestimmung der Schilddrüsen-Autoantikörper*
  - *Schilddrüsensonografie*
  - *Echokardiografie*
  - *ggf. Schilddrüsenszintigrafie*

Frage 260

Bei genannter Sportlerin zeigt sich neben der Erhöhung des TSH-Werts eine Erniedrigung von fT 4 im Blut. Wie ist Ihr weiteres Vorgehen?

Bei manifester Hypothyreose (TSH erhöht, fT 4 erniedrigt) besteht die Indikation zur Einleitung einer Substitution mit L-Thyroxin.

*Zuvor sollte die Diagnostik vervollständigt werden (siehe Frage 259). Gerade der Therapiebeginn ist engmaschig zu kontrollieren (Gefahr der iatrogenen Hyperthyreose bzw. Überdosierung). Bei jungen Sportler*innen ohne Vorerkrankungen kann mit einer Dosis von 50 µg nüchtern am Morgen begonnen und diese bis zum Erreichen einer Euthyreose gesteigert werden.*

Frage 261

Ist bei jeder Hypothyreose eine Therapieeinleitung notwendig?

Nein, es gilt Folgendes zu beachten:

- **Bei manifester Hypothyreose gilt die eindeutige Indikation zur L-Thyroxin-Substitution.**
- **Bei Vorliegen einer latenten Hypothyreose (TSH erhöht, fT 4 normal) gelten folgende Kriterien:**
  - **Bei TSH < 10 mU/l: keine generelle Therapieempfehlung (außer Kinderwunsch/Schwangerschaft oder starke Symptomlast)**
  - **Bei TSH > 10 mU/l: Einleitung einer Therapie, ausgenommen Ältere (> 65 Jahre, keine kardiovaskulären Vorerkrankungen, asymptomatisch)**

Mehrere Studien weisen darauf hin, dass bei Personen über 65 Jahre die medikamentöse Therapie einer subklinischen (latenten) Hypothyreose keine Vorteile hinsichtlich kardiovaskulärer Endpunkte, Symptomatik und auch Lebensqualität bringt. Bei mehr als der Hälfte der Fälle normalisiert sich der TSH-Spiegel im Verlauf spontan [13].

Frage 262

Die zuvor genannte Sportlerin kommt erneut zu Ihnen in die Sprechstunde, nachdem endokrinologisch eine Hashimoto-Thyreoiditis nachgewiesen wurde. Seit 1 Woche nimmt sie 50 µg L-Thyroxin täglich ein. Sie fragt, wann sie wieder mit dem gewohnten Training anfangen kann?

Die Normalisierung des TSH-Werts dauert bis zu 2 Monate. Daher ist die erste Kontrolle der Schilddrüsenhormone frühestens nach 2 Monaten sinnvoll (siehe Frage 260). Nach Etablierung der Erhaltungsdosis reichen jährliche Kontrollen. Bis zur Einstellung einer Euthyreose sollte kein intensives Training durchgeführt werden.

*Gerade Sportler*innen haben einen erhöhten Bedarf an Schilddrüsenhormonen und an Jod. Häufiges Trinken und Schwitzen erhöhen den Jodverbrauch.*

Frage 263

Eine 23-jährige Kadersportlerin berichtet Ihnen während der sportmedizinischen Grunduntersuchung über eine erhöhte Ruhe-Herzfrequenz, Herzklopfen und subjektive Atemnot bereits bei geringen Intensitäten.

Welche weiteren Symptome einer Schilddrüsenüberfunktion kennen Sie?

- **ungewollter Gewichtsverlust**
- **Wärmeintoleranz**
- **Tremor**
- **Hyperhidrose**
- **Hyperreflexie**
- **Durchfall**
- **diffuser Haarausfall**
- **Zyklusstörungen**
- **erhöhte Reizbarkeit**
- **Myopathie**
- **Verwirrtheit**

Ursächlich kann eine genetische Prädisposition oder eine Schilddrüsenautonomie sein. Des Weiteren können die Ursachen iatrogenen, entzündlichen oder auch malignen Ursprungs sein. Frauen sind häufiger betroffen als Männer. Der Häufigkeitsgipfel liegt jenseits des 35. Lebensjahres.

Frage 264

Was verstehen Sie unter der „Merseburger Trias"?

Struma, Tachykardie, Exophthalmus.

Diese Trias kennzeichnet die spezielle Klinik des Morbus Basedow, der neben der funktionellen Schilddrüsenautonomie die häufigste Ursache einer Hyperthyreose darstellt. Die Inzidenz der funktionellen Schilddrüsenautonomie nimmt mit steigendem Lebensalter zu. Liegt neben den klassischen Symptomen einer Hyperthyreose eine endokrine Orbitopathie vor, ist dies nahezu pathognomonisch für einen Morbus Basedow.

Frage 265

Wie weisen Sie eine Hyperthyreose labordiagnostisch nach?

Bestimmung von TSH, fT 4 und fT 3:

- **TSH erniedrigt, fT 4 erhöht → manifeste Hyperthyreose**
- **TSH erniedrigt, fT 4 normal → latente Hyperthyreose**
- **TSH erniedrigt, fT 4 normal, fT 3 erhöht → T 3-Hyperthyreose**

In der weiteren Diagnostik erfolgt die Bestimmung entsprechender Autoantikörper (Thyreotropin-Rezeptor-Autoantikörper [TRAK] und Antikörper gegen Thyreoperoxidase [TPO]/Thyreoglobulin [Tg]). Im Anschluss an die Labordiagnostik sollte die Bestätigung der Diagnose mittels Schilddrüsensonografie (inkl. Duplexsonografie) erfolgen. Bei Nachweis eines Morbus Basedow muss auf Hinweise weiterer Autoimmunerkrankungen (Vitiligo, Myasthenia gravis, rheumatoide Arthritis [RA], Morbus Addison) geachtet werden (5–10 % davon betroffen). Die Konzentration der freien Schilddrüsenhormone korreliert nicht mit der klinischen Symptomatik.

Frage 266

Welche Behandlungsmöglichkeiten gibt es?

- **Thyreostatika**
- **Operation**
- **Radiojodtherapie**

*Beim Nachweis einer manifesten Hyperthyreose oder symptomatischen, latenten Hyperthyreose ist eine medikamentöse, thyreostatische Therapie indiziert. Beim Versagen der medikamentösen Variante erfolgt eine Operation oder Radiojodtherapie. Knapp 50 % der Behandelten erleben eine Remission der immunogenen Hyperthyreose. Früh- und Spätrezidive treten bei der Mehrzahl der Patient*innen auf. Wie auch bei der Hypothyreose sollte intensives Training nur im euthyreoten Zustand durchgeführt bzw. je nach Ausprägung der hormonellen Dysbalance und Symptomatik das Training auch komplett pausiert werden.*

Frage 267

Wie verändern sich die Schilddrüsenhormone durch Übertraining?

Verringerung von TSH und fT 4 und/oder fT 3.

Übertraining bewirkt, unabhängig von BMI und Körperfettanteil, eine Depression der Hypothalamus-Hypophysen-Thyreoid-Achse. Außerdem ist bekannt, dass die Hypothalamus-Hypophysen-Thyreoid-Achse an mehreren Stellen durch Cortisol, das vor allem in Stresssituationen ausgeschüttet wird, beeinträchtigt werden kann. Der Körper scheint also bei Übertraining über die Schilddrüse energiekonservierende Mechanismen einzuleiten [3], [36].

3.5.2 Sport bei Diabetes mellitus Typ I

Frage 268

Im Rahmen einer sportärztlichen Untersuchung vor Aufnahme auf eine Sportschule sollen Sie die Tauglichkeit eines 10-jährigen, sehr schlanken Mädchens beurteilen, dessen Mutter Ihnen über folgende Symptome berichtet: Verglichen mit anderen Kindern wirke ihre Tochter bereits seit Längerem tagsüber sehr müde und trinke auffällig viel. Sogar nachts würde sie regelmäßig aufstehen, um etwas zu trinken. Zudem berichtet das Mädchen, seit etwa einem halben Jahr in der Schule die Texte an der Tafel nicht mehr richtig lesen zu können. An welche Erkrankung denken Sie?

Diabetes mellitus (Typ I).

Allgemeine Symptome bei Diabetes:
- *Leistungsminderung und Müdigkeit*
- *Polyurie und Polydipsie*
- *Wadenkrämpfe und Pruritus*
- *Sehstörungen*

Frage 269

Wie unterscheiden sich Typ-I- und Typ-II-Diabetes bezüglich ihrer Symptome?

- **Typ I: rascher Beginn, akute Polyurie und Polydipsie, schwere Hyperglykämie und/oder Ketoazidose bei Diagnosestellung, Beginn im Kindes-/Erwachsenenalter, betrifft meist Normgewichtige, initial frustrane Therapie mit oralen Antidiabetika, Begleiterkrankungen oft Hashimoto-Thyreoiditis oder Zöliakie**
- **Typ II: langsamer Beginn, oft auf Grundlage eines metabolischen Syndroms; starke genetische Prädisposition, junges bis spätes Erwachsenenalter, moderate Hyperglykämie**

Abhängig von der Frage, welche der beiden möglichen Störungen – Störung der Insulinsekretion (Typ I) oder Störung der Insulinwirkung (Typ II) – zur Hyperglykämie führt, wird zwischen diesen beiden Typen unterschieden (ausgenommen „Maturity-Onset Diabetes of the Young“ [MODY]).

Frage 270

Im Routinelabor fällt ein Nüchternblutzucker von 15,2 mmol/l auf. Welche weitere Diagnostik veranlassen Sie?

Die Bestimmung des HBA1c-Werts.

Die Kombination von erhöhtem Nüchternblutzucker (über 7 mmol/l) sowie erhöhtem HBA1c-Wert (über 6,5 %) bestätigt die Verdachtsdiagnose eines Diabetes mellitus. Weitere Auffälligkeiten können im Urinbefund in Form einer Mikroalbuminurie als Frühzeichen einer diabetischen Nephropathie oder in Form einer Glukosurie auftreten. Diese tritt jedoch meist erst bei ausgeprägter Hyperglykämie ein. Zur Diagnosesicherung eines Diabetes mellitus Typ I kann die Bestimmung der spezifischen Autoantikörper erfolgen, nicht jedoch routinemäßig. Ohnehin sollte zur Therapieeinleitung mit Insulin eine Überweisung oder auch Einweisung zum Facharzt erfolgen. Typisch für den Diabetes mellitus Typ I ist außerdem eine Erniedrigung des C-Peptids.

Frage 271

Nach Besprechung der bisherigen Befunde mit der Mutter ist diese besorgt um ihre Tochter und fragt, ob Sport bzw. Leistungssport mit Diabetes überhaupt möglich sei? Was antworten Sie?

Bei korrekter Einstellung der Insulindosis, egal ob durch Insulinpumpe oder Insulinspritzen, ist Sport auf jedem Aktivitätsniveau möglich, solange große Schwankungen des Blutzuckerspiegels vermieden werden.

*Menschen mit Diabetes mellitus Typ I können und sollen körperlich aktiv sein. Die Insulintherapie ist jedoch bei körperlicher Belastung nicht einfach zu handhaben. Entscheidend ist die Beachtung der unterschiedlichen Glukoseutilisation in Abhängigkeit von der Dauer und Intensität der Belastung sowie vom Trainingszustand. Gerade zu Beginn kann es in Verbindung mit körperlicher Belastung zu Hyperglykämien, in den Nachbelastungsphasen aber auch gehäuft zu Blutzuckerabfällen kommen, bedingt durch die Glykogen-Resynthese. Daher muss der/die Sportler*in seine individuelle Blutzuckerspiegelregulation kennenlernen. Zudem sollten die Symptome einer Unterzuckerung und die entsprechenden Gegenmaßnahmen dem/der Sportler*in bekannt sein. Entsprechende Empfehlungen sind vorhanden, welche Blutzuckerspiegel vor, während und nach Belastung angestrebt werden sollten [30].*

Frage 272

Erklären Sie das Prinzip einer Insulinpumpe.

Prinzip der intensivierten Insulintherapie: externe Pumpe mit kontinuierlicher Applikation von Normalinsulin (oder schnell wirksamem Analoginsulin) und individuell einstellbaren Basal- und Bolusgaben.

*Der Vorteil einer Insulinpumpe ist, dass der/die Sportler*in isst, was und wann sie/er will, und Sport treibt, wann und so viel sie/er will. Voraussetzung hierfür ist jedoch eine gute Schulung, Compliance und häufige Blutzuckerselbstkontrollen. Die initiale Einstellung sollte stationär erfolgen. Wichtig ist es, zu erkennen, wie stark die Basalrate des Insulins im Rahmen von Sport reduziert werden muss und wie viel Kohlenhydrate zusätzlich zugeführt werden müssen. Dafür müssen Typ, Intensität, Dauer und Zeitpunkt des geplanten Trainings bekannt sein.*

Frage 273

Sind Ihnen Sportler*innen aus dem Profisport/Leistungssport mit Diabetes mellitus Typ I bekannt?

Beispiel: Das professionelle Radteam „Novo Nordisk" besteht ausschließlich aus Typ-I-Diabetikern.

Die Mannschaft ist Teil der Initiative „Changing Diabetes – Diabetes verändern" vom dänischen Pharmahersteller Novo Nordisk, der zugleich Namensgeber des Teams ist. Der Insulinproduzent wollte bewusst eine professionelle Sportmannschaft unterstützen, die nur aus Sportlern mit Diabetes besteht. Man entschied sich für den Radsport. Alle Fahrer tragen einen Continuous Glucose Monitor (CGM) – ein Device, das ständig den Blutzuckerspiegel misst. Darauf kann man sehen, ob man sich in der „Target Range" befindet. Aber nicht nur professioneller Radsport, sondern auch (andere) Extremsportarten, wie bspw. Ultramarathon, sind möglich [12].

3.5.3 Sport bei Diabetes mellitus Typ II

Frage 274

Es kommt ein 53-jähriger Mann zu Ihnen, der sich intensiver sportlich betätigen will, insbesondere aufgrund seines bereits jahrelangen Übergewichts. Im Rahmen der nun durchgeführten Check-up-Untersuchung fällt Ihnen in der Laboruntersuchung auf, dass die Blutglukose (nicht nüchtern) bei 13,2 mmol/l liegt. Der nachgeforderte HBA1c-Wert zeigt 8,5 %. Der Ruhe-Blutdruck liegt bei 155/85 mmHg. Welche Diagnose liegt vor?

Diabetes mellitus Typ II (oder Diabetes mellitus Typ I, Late Onset).

Der Typ II des Diabetes mellitus ist vorwiegend eine Erkrankung des mittleren und höheren Lebensalters und entwickelt sich zumeist auf dem Boden eines metabolischen Syndroms (Adipositas, Hypertriglyceridämie, arterielle Hypertonie, erniedrigtes HDL-Cholesterin [HDL: High Density Lipoprotein]). Es besteht eine starke erbliche Komponente. Die Erstdiagnose ist häufig ein Zufallsbefund im Rahmen einer Check-up-Untersuchung. Bedingt durch die Ätiologie, stellt der Diabetes mellitus Typ II eine eher seltene Diagnose in der Sportmedizin dar. Grundsätzlich sollte auch immer eine späte Manifestation eines Typ-I-Diabetes in Betracht gezogen werden. Um dabei eine strukturelle Pankreaserkrankung auszuschließen, ist eine bildgebende Diagnostik zu empfehlen.

Frage 275

Was sind die Stützpfeiler der Therapie des Diabetes mellitus Typ II?

- **Ernährungsumstellung und vermehrte körperliche Aktivität mit dem Ziel der**
  - **Gewichtsreduktion**
  - **Verbesserung der Insulinsensitivität**
  - **Senkung des Blutzuckerspiegels**
  - **Verbesserung des Fettstoffwechsels**
  - **Blutdrucksenkung**
- **eine zumindest vorübergehende antidiabetische Medikation**

Allein durch regelmäßige körperliche Aktivität in Form von Ausdauer- und Krafttraining und einer Ernährungsumstellung lässt sich die Blutzuckereinstellung um bis zu 58 % verbessern [24], [39] und der HBA1c-Wert um bis zu 0,6 % senken.

Frage 276

Was empfehlen Sie dem Mann bezüglich Umfang und Art seiner körperlichen Aktivität?

Pro Woche mindestens 150 Minuten strukturiertes, regelmäßiges, mäßig intensives Ausdauertraining und 2- bis 3-mal Krafttraining.

Jede Steigerung der Bewegungsdosis um ca. 20 Minuten Gehen pro Tag kann mit einer um bis zu 8–10 % niedrigeren kardiovaskulären Sterblichkeit und Gesamtsterblichkeit assoziiert sein. Die Kombination aus Ausdauer- und Krafttraining senkt den HBA1c-Wert am meisten, wobei Ausdauertraining dabei dem Krafttraining überlegen ist.

Von besonderer Bedeutung ist die Regelmäßigkeit der Trainingsmaßnahmen, da der Effekt des Trainings vor allem auf der vermehrten Glut-4-Translokation (Glukosetransportprotein) beruht, die sich bereits nach 3 Tagen wieder normalisiert. Daher sollte mindestens jeden dritten Tag trainiert werden. Gerade im Hinblick auf mögliche Folgeerkrankungen wie Polyneuropathie sollte stets auf gut passendes Schuhwerk geachtet werden. Des Weiteren sollten Blutdruckspitzen, bspw. ausgelöst durch Maximalkrafttraining, vermieden werden.

Frage 277

Welche Gefahren bestehen in der oralen medikamentösen Therapie in Verbindung mit Sport? Gibt es generelle Empfehlungen?

Gefahren:
- **Hypoglykämien auch Stunden nach dem Training**
- **Beginn des Trainings in hypo- oder hyperglykämischem Zustand**

Grundsätzlich lassen sich folgende allgemeingültige Aspekte empfehlen:
- **Vor dem Training: Blutzucker zwischen 120–180 mg/dl, ab 300 mg/dl Sportverbot**
- **Sofern Abweichung: entweder Kohlenhydrate zuführen oder Dilution mit nicht zuckerhaltiger Flüssigkeit**
- **Kohlenhydratzufuhr direkt nach dem Training zur Vermeidung später Hypoglykämien**

Allgemein lässt sich aber sagen, dass beim Typ-II-Diabetiker zunächst kaum mit Einschränkungen zu rechnen ist, da die modernen oralen Antidiabetika meist mit einem äußerst geringen Risiko einer Hypoglykämie einhergehen bzw. teilweise sogar eine Änderung des Lifestyles, der Ernährung sowie eine Gewichtsabnahme eine nicht medikamentöse Therapie ermöglichen.

3.5.4 Sport bei Osteoporose

Frage 278

Sie empfangen eine 54-jährige Sportlerin (Laufsport), die nach operativer Versorgung einer distalen Tibiafraktur vor Wiedereinstieg ins Training zu Ihnen in die Sprechstunde kommt. An welche womöglich zugrunde liegende Erkrankung denken Sie bei dieser Sportlerin?

An Osteoporose.

Wie auch der Diabetes mellitus Typ II stellt die Osteoporose eine insgesamt eher seltene Diagnose in der Sportmedizin dar. 80 % der Erkrankten sind Frauen, insbesondere in der Menopause. Durch den Schwund an Knochenmasse bzw. Zerstörung der Mikroarchitektur des Knochens kommt es zu einer erhöhten Gefahr von Spontan- oder auch Überlastungsfrakturen.

Frage 279

? Welche gezielten Fragen stellen Sie, um Ihre Verdachtsdiagnose zu erhärten?

!
- **Zeitpunkt der letzten Regelblutung?**
- **Nikotinabusus?**
- **Beruf?**
- **Osteoporose in der Familie?**
- **Ernährungsweise?**
- **Medikamente – insbesondere Glukokortikoide?**
- **Bisherige Häufigkeit/Dauer der körperlichen Betätigung pro Woche?**

i *Durch regelmäßiges körperliches Training und ausreichende Kalziumzufuhr kann der postmenopausale Verlust an Knochenmasse reduziert werden. Frauen mit Nikotinabusus, geringer (beruflicher) Sonnenlichtexposition sowie geringer körperlicher Aktivität bzw. plötzlich forcierter körperlicher Aktivität (Neu- oder Quereinsteiger) sind besonders gefährdet.*

Frage 280

? Nach Sicherung der Diagnose mittels Osteodensitometrie fragt sich die Sportlerin nun, welche Maßnahmen sie sekundärprophylaktisch ergreifen kann und was sie beim Sport/Laufsport zukünftig beachten muss?

!
- **Allgemein:**
  - **weiterhin regelmäßige körperliche Bewegung**
  - **Nahrungsergänzung um Vitamin D und Kalzium**
  - **Nikotinverzicht**
- **Medikamentös:**
  - **strenge Indikationsstellung, im sportmedizinischen Kontext eher unwahrscheinlich**
- **Trainingsspezifisch:**
  - **Einbau von statischem Krafttraining**

i *Durch regelmäßig durchgeführtes Krafttraining kann sogar ein Gewinn an Knochenmasse erzielt werden. Die mechanische Belastung des Knochens fördert dabei die Knochenneubildung. Bezogen auf die zuvor geschilderte Sportlerin sollten vor allem zu Beginn alternative Sportarten wie Aquajogging, Ergometertraining/Radfahren oder Schwimmen bevorzugt werden. Aufgrund der erhöhten Gefahr von Überlastungszuständen zusammen mit der geschwächten Knochenstruktur sollte der Sportlerin klar gemacht werden, dass der Laufsport zukünftig nicht mehr die zu bevorzugende Sportart sein sollte.*

Frage 281

? Wann würden Sie eine Vitamin-D-Substitution empfehlen?

!
- **nachgewiesene Osteoporose**
- **Mögliche Vitamin-D-Mangel-Symptome: Infektanfälligkeit, verlangsamte muskuläre Regenerationszeit, Z. n. (Überlastungs-)Fraktur, erhöhte Müdigkeit**
- **Vitamin D-Spiegel unter 75 nmol/l bzw. 30 ng/ml**

i *Eine Metanalyse aus 2008–2014 ergab bei 56 % von 2313 untersuchten Athlet*innen einen unzureichenden Vitamin-D-Spiegel (siehe Frage 902). Winter- und Indoor-Sportarten sind besonders gefährdet. Auch durch den Aufenthalt im Freien gelingt es nur südlich des 35. Breitengrads, genügend Vitamin D zu produzieren. Über die Nahrung allein kann nicht genügend Vitamin D aufgenommen werden [21].*

3.5.5 Sport mit Adipositas und metabolischem Syndrom

Frage 282

? Als Sportmediziner sollen Sie die ärztliche Absicherung eines geführten Trainingsprogramms für übergewichtige Jugendliche und junge Erwachsene leiten. Zu Beginn der Veranstaltung verdeutlichen Sie den Teilnehmer*innen die möglichen Folgen von Übergewicht und Adipositas. Was ist hierbei vor allem zu erwähnen?

!
- **Insulinresistenz bzw. gestörte Glukosetoleranz/ Diabetes mellitus Typ II**
- **Dyslipoproteinämie (erhöhtes LDL-Cholesterin, erniedrigtes HDL-Cholesterin, erhöhte Triglyceride)**
- **arterielle Hypertonie**
- **Entwicklung eines metabolischen Syndroms**
- **degenerative Gelenkerkrankungen**
- **Herz-Kreislauf-Erkrankungen (Herzinfarkt, Apoplex, periphere arterielle Verschlusskrankheit [paVK])**

Im Sinne einer „Wohlstandserkrankung" hat die Adipositas weltweit innerhalb der letzten Jahre zugenommen, auch in der jungen Bevölkerung (15–20% der erwachsenen Bevölkerung). Falsche Ernährung und mangelnde Bewegung sind die beiden Hauptursachen. Dabei ist das Übergewicht (ab einem BMI von 25 kg/m^2) bzw. die Adipositas (ab einem BMI von 30 kg/m^2) in ca. 30% der Betroffenen nicht isoliert zu betrachten, sondern im Rahmen eines metabolischen Syndroms.

Frage 283

Sie untersuchen in der sportmedizinischen Ambulanz einen 19-jährigen Hammerwerfer (▶ Abb. 3.13). Wie schätzen Sie die Körperkonstitution ein, auch im Hinblick auf die ausgeübte Sportart?

Trotz muskelbetonter Sportart (Schnellkraft) insgesamt adipöser Körperbau im Sinne einer Adipositas Grad II nach WHO mit relativ zum Muskelzellanteil zu hohem Körperfettanteil.

Gerade in den Wurfdisziplinen (insbesondere Kugelstoßen und Hammerwerfen) wird meist ein adipöser Körperbautyp „toleriert". Sofern jedoch, wie an diesem Beispiel ersichtlich, der erhöhte BMI vordergründig durch einen zu hohen Körperfettanteil und nicht durch die Muskelmasse zustande kommt, ist dies insbesondere aus präventiven Gesichtspunkten (siehe Frage 282) nicht zu unterstützen.

Größe:	189,8 cm	Alter:	19,5 J.
Gewicht:	140,8 kg	Quetelet-Index:	741,8
Sitzhöhe:	99,1 cm	BMI:	39,1
Armspannweite:	193,0 cm	Rohrer-Index:	2,06
Schulterbreite:	46,8 cm	Rel. Sitzhöhe:	52,2
Beckenbreite:	36,5 cm	Horiz.-Vert.-Index:	1,02
Thoraxbreite:	36,5 cm	Schult.-Becken-Index	1,28
Thoraxtiefe	27,0 cm	Thorax-Index:	1,35
Unterarmumfang:	35,0 cm	Plastik-Index:	105,1
Handumfang:	23,3 cm	Metrik-Index:	0,76
Oberschenkelumfang:	cm	MI/PI nach Conrad	A12++

Hautfalten:

Tragus:	14,4 mm
Hals:	11,0 mm
Achselhöhle:	8,8 mm
Brust:	32,0 mm
Abdomen:	40,0 mm
Suprailium:	40,0 mm
Subskapular:	30,2 mm
Trizeps:	25,3 mm
Bizeps:	16,1 mm
Oberschenkel:	22,0 mm
Knieschenkel:	25,0 mm
Hautfaltensumme:	248,7 mm

Körperzusammensetzung:

Körperfettanteil (10 Hautfal.):	24,5 %
Körperfettanteil:	34,5 kg
LBM (fettfreie Masse):	106,3 kg
LBM-Index:	29,5
Korrigierter Rohrer-Index:	1,56

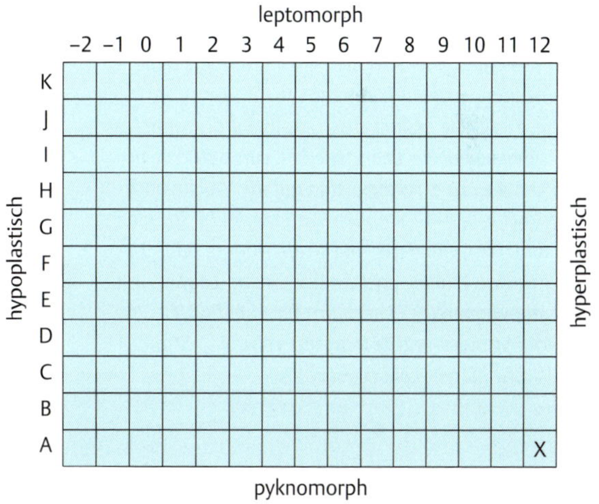

Abb. 3.13 Anthropometrie eines 19-jährigen Hammerwerfers. Oberschenkelumfang nicht gemessen (BMI: Body Mass Index; LBM: Lean Body Mass; MI: Mass Index; PI: Plastic Index).

II

Frage 284

Sie werden gefragt, mit welcher Trainingsmethode man schnellstmöglich an Gewicht verlieren kann?

Durch eine Kombination von Ausdauer- und Krafttraining sowie Ernährungsumstellung.

Insbesondere im Kindes- und Jugendalter ist der ungenügende Kalorienverbrauch für die Entwicklung von Übergewicht verantwortlich. Die während körperlicher Bewegung erreichte Erhöhung der Körpertemperatur behindert die Entwicklung des Hungergefühls. Die Kombination von Bewegung und energiebilanzierter Ernährung ist entscheidend. Die alleinige Veränderung der Ernährung bzw. vermehrte Bewegung allein führt nicht zum gewünschten Erfolg.

Frage 285

Schätzen Sie, wie lange man laufen bzw. joggen muss, um eine Tafel Schokolade zu verbrennen.

Etwa 1 Stunde.

Für einen Würfelzucker sind 500 Schritte notwendig. Die Expertenempfehlung der Deutschen Gesellschaft für Sportmedizin (DGSP) lautet: 13 000 Schritte pro Tag und 5 Stunden Bewegung in der Woche von moderater Intensität. Welche Bewegungsform in welcher Intensität und Dauer den größten Nutzen hat, kann aktuell noch nicht beantwortet werden. Hier scheinen aber besonders höhere Intensitäten vorteilhaft zu sein.

Die Deutsche Adipositas-Gesellschaft empfiehlt zum Abnehmen ein Energiedefizit von 500 kcal pro Tag. Um dies zu erreichen, sind auf die Woche hochgerechnet z. B. 9–12 Stunden Walking, 8–11 Stunden kombinierte Gymnastik und Krafttraining oder 14–19 Stunden Pilates erforderlich. Beim Laufen mit Marathontempo (5:23 min/km) für eine Endzeit von ca. 3:46 Stunden würde man nur etwa 4–5 Stunden pro Woche hierfür benötigen.

Frage 286

Nennen Sie mögliche Gründe einer ausbleibenden Gewichtsabnahme trotz mehrwöchigen Trainings, bspw. bei Teilnehmer*innen des zuvor genannten Trainingsprogramms, das Sie medizinisch begleiten.

- **zu schnell zu hohe Intensitäten**
- **zu geringer Umfang**
- **keine begleitende Ernährungsumstellung**
- **zu starke Energiereduktion in der Nahrungszufuhr**

Gerade Untrainierte sind zu Anfang bereits durch niedrige Intensitäten körperlich rasch erschöpft und erreichen somit nicht die notwendigen Umfänge für eine effektive Gewichtsabnahme. Daher ist ein progressiver Belastungsaufbau notwendig. Zu Beginn ist deshalb eine professionelle Betreuung inklusive sportmedizinischer Untersuchung (mit ggf. Laktatleistungsdiagnostik) sinnvoll.

3.5.6 Testosteron im Sport

Frage 287

Nennen Sie mögliche Ursachen eines Testosteronmangels.

- **Alter**
- **Übergewicht oder Untergewicht**
- **Medikamente**
- **Tumoren, Entzündungen, Traumata, Autoimmunerkrankungen**
- **Stress**
- **Alkohol**
- **Schlafmangel**
- **Übertraining**

Pathophysiologisch kommt es zur Störung der Hypothalamus-Hypophysen-Gonaden-Achse. Hormonelle Ausfallerscheinungen bei Männern laufen dabei meist in folgender Reihenfolge ab:

Somatotropin (GH) – Follikel-stimulierendes Hormon (FSH)/luteinisierendes Hormon (LH) – Thyreoidea-stimulierendes Hormon (TSH) – adrenokortikotropes Hormon (ACTH)

Frage 288

Welche möglichen Veränderungen (klinisch wie laborchemisch) kann man beim männlichen Sportler im Rahmen eines „Overtraining“ bzw. „Overreaching“ feststellen, in Anlehnung an die „Female Athlete Triad“ (FAT)?

- **Testosteronmangel, Anstieg Östradiol**
- **Lymphozytopenie**
- **Libidoverlust**
- **Überlastungsfrakturen und geringe Knochendichte**
- **sekundäre Schilddrüsenunterfunktion (Spätstadium)**
- **Konzentrationsstörungen, Impulsivität**
- **Schlafstörungen**
- **Leistungsstagnation oder -rückgang**
- **prolongierte Muskel- und Gliederschmerzen**
- **Fatigue**

Das bereits seit Längerem bekannte Modell der „Female Athlete Triad“ (siehe Frage 813) wurde vor einigen Jahren auch auf das männliche Geschlecht im Sinne des „Relative Energy Deficiency in Sports Syndrome“ (RED-S: Relatives Energiedefizit im Sport) erweitert. In der sportmedizinischen Praxis lassen sich Übertrainingssyndrome bei Sportlerinnen meist eindrücklicher erkennen.

Akute, intensive Belastungen führen eher zu einem Testosteronanstieg (z. B. Krafttraining und hoch intensives Intervalltraining [HIIT]). Dagegen sind vor allem Ausdauersportler von der Entwicklung eines Testosteronmangels gefährdet. Eine Studie von Hackney et al. konnte z. B. signifikant niedrigere Serum-Testosteronspiegel bei männlichen Ausdauersportlern, verglichen mit einer gleichaltrigen Kontrollgruppe, nachweisen (16,6 vs. 24,6 nmol/l) [16].

Frage 289

Wie sinnvoll sind Testosteronmessungen im sportmedizinischen Alltag?

Eine routinemäßige (Screening-)Messung ist nicht sinnvoll. Erniedrigte Testosteronlevel finden sich bei einer Reihe von Ausdauersportlern. Erst wenn diese mit Symptomen eines Hypogonadismus einhergehen, sollte eine Therapie eingeleitet werden [1], [7], [17]. Im Rahmen von Doping-Kontrollen ist die reine Messung des Testosteronspiegels im Blut zu ungenau.

Beispielsweise wurden nur bei 9 von 22 untersuchten Triathleten bei der WM auf Kona normale Testosteronkonzentrationen im Serum nachgewiesen [20]. Die Behandlung eines Sportlers mit symptomatischem Hypogonadismus gestaltet sich im Rahmen der Anti-Doping-Richtlinien schwierig. Eine TUE (siehe Frage 974) ist dann zwingend erforderlich.

Frage 290

Welche gewünschten und unerwünschten Wirkungen werden durch die (unerlaubte) Einnahme von Testosteron im Sport hervorgerufen?

- **Erwünscht (vordergründig anabole Wirkungen):**
  - **Zunahme der Skelettmuskelmasse**
  - **Zunahme der Hämoglobinkonzentration**
  - **Zunahme der roten Blutkörperchen**
  - **prozentuale Abnahme des Körperfettanteils**
  - **verstärkte Kalziumaufnahme in den Knochen**
  - **positive Stickstoffbilanz, verbesserte Regeneration**
  - **(Euphorie und Aggressivität)**
- **Unerwünscht:**
  - **Virilisierung**
  - **Steroidakne**
  - **erhöhte Verletzungsgefahr an Sehnen und Bändern**
  - **Entwicklung einer Hypercholesterinämie, arteriellen Hypertonie, Hodenatrophie, Gynäkomastie, Diabetes mellitus**
  - **kardiale Nebenwirkungen (erhöhte Atherogenität, erhöhte Thrombogenität, linksventrikuläre Hypertrophie, erhöhtes Risiko für Herzrhythmusstörungen)**
  - **diverse lebertoxische Nebenwirkungen**
  - **Prostatahyperplasie**
  - **psychische Abhängigkeit**
  - **Abnahme kognitiver Leistungen**

Die Verwendung von anabolen Steroiden und Testosteron führt über eine Stimulation der Proteinsynthese zu einem vermehrten Muskelaufbau, der in der Regel mit einem Kraftzuwachs verbunden ist. Parallel dazu wird die Regenerationszeit verkürzt und somit ein höheres Trainingspensum realisierbar. Die Applikation erfolgt über eine langsame, intramuskuläre Injektion.

Der Nachweis gelingt über die GC/MS-Bestimmung (GC: Gaschromatografie; MS: Massenspektrometrie). Diese kann aber nur zeigen, dass die isolierte Verbindung tatsächlich Testosteron ist. Sie kann nicht unterscheiden, ob Testosteron vom Körper selbst synthetisiert bzw. von außen zugeführt wurde.

Frage 291

? Was besagt die Testosteronregel im Sport (seit November 2018)?

! **Sportlerinnen können bei zu viel Testosteron im Blut von Wettkämpfen ausgeschlossen werden.**

i *Die Rechtfertigung für diese Regelung wird in der Annahme gesehen, dass Männer einen physischen Vorteil in Kraft, Geschwindigkeit und Ausdauer besitzen, was bedeutet, dass die weibliche Kategorie mit einem objektivierbaren Kriterium geschützt werden muss. Das heißt, Leichtathletinnen mit natürlich erhöhten Testosteron-Werten (ab 5 nmol/l) dürfen bei internationalen Wettkämpfen nur dann starten, wenn sie ihren Testosteronspiegel künstlich durch Medikamente senken (mindestens 6 Monate vor dem Wettkampf).*

Leicht vereinfacht zielt die Regel auf Athletinnen, die ein X- und ein Y-Chromosom besitzen, also genetisch männlich sind und entsprechend mehr Testosteron produzieren. Durch fehlende Enzyme oder eine veränderte Hormonaufnahme ihrer Zellen verläuft deren Geschlechtsentwicklung aber nicht typisch männlich – sie sind also intersexuell. Die Regel gilt jedoch nur für Laufwettkämpfe von 400 m bis zu einer Meile.

*Grundsätzlich ist diese Regel medizinisch und ethisch höchst umstritten, u. a. bei der Möglichkeit des Vorliegens eines Androgenrezeptor-Defekts oder eines 5α-Reduktasemangels. Zur Feststellung, ob Athlet*innen mit Testosteron gedopt haben, werden individuelle Referenzwerte erstellt. Die Einführung von Verlaufskontrollen sowie die Bestimmung individueller Steroidprofildaten ist zurzeit die Methode der Wahl, um Doping mit Testosteron effektiv zu kontrollieren.*

Frage 292

? Lässt sich das Geschlecht anhand des Testosteronspiegels und der sportlichen Leistungsfähigkeit erkennen?

! **Nein. Die aktuelle Literatur weist darauf hin, dass die geschlechtsspezifischen Unterschiede des im Körper zirkulierenden Testosterons auch die unterschiedliche Leistungsfähigkeit beider Geschlechter zu einem Großteil erklären können. Eine Geschlechtertrennung per se ist jedoch durch die alleinige Bestimmung des Testosteronspiegels nicht möglich.**

i *Diese Thematik beschäftigt nach wie vor das Internationale Olympische Komitee (IOC) sowie andere Sportverbände. Berühmtestes Beispiel ist die zweimalige südafrikanische Olympiasiegerin Caster Semenya, die aufgrund der neuen Testosteron-Regelung von 2018 weiterhin gerichtlich klagt. Zudem bezieht sich genannte Regel ausschließlich auf den Laufsport bis zu einer Streckenlänge von einer Meile. Alle anderen Sportarten werden nicht berücksichtigt, wobei bereits ein Wettbewerbsvorteil, bspw. im Hammerwurf und Stabhochsprung, bei erhöhten Testosteronwerten von Frauen nachgewiesen werden konnte [6]. Im Rahmen der Abgrenzung von Intersexualität, Transsexualität und Transgender bleiben viele Fragen in diesem Kontext offen.*

3.5.7 Wachstumshormone und ILGF

Frage 293

? Mit welchen Nebenwirkungen ist bei der Einnahme von hGH (Human Growth Hormone) und ILGF-1 (Insulin-like Growth Factor 1) zu rechnen?

!
- **Gewünschte Wirkungen:**
  - **Muskel- und Skelettwachstum**
  - **Fettabbau**
- **Unerwünschte Wirkungen:**
  - **Akromegalie**
  - **Myogelosen**
  - **Verschlechterung der Glukoseutilisation → Entwicklung eines Diabetes mellitus (hGH)**
  - **Hypoglykämien (ILGF-1)**
  - **Entwicklung einer Kardiomyopathie mit Herzinsuffizienz**
  - **erhöhtes Risiko für Herzrhythmusstörungen**

hGH wirkt direkt bzw. über sog. Somatomedine (ILGF-1 und ILGF-2), die in der Leber gebildet werden. Betroffene Sportarten sind u. a. die Sprintdisziplinen in der Leichtathletik, da eine Leistungssteigerung der Schnellkraft zu erwarten ist. Bisher bekannt gewordene Nachweise gibt es im Radsport, im Skilanglauf sowie im paralympischen Gewichtheben. Weit verbreitet ist die Verwendung auch im Profi-Bodybuilding. Durch den einfachen Bezug über das Internet ist das Vorkommen auch im Breitensport nicht selten.

Für die therapeutische Anwendung von hGH kommen derzeit nur 2 wesentliche Krankheitsbilder infrage: Kleinwuchs bei Kindern und hGH-Mangel beim Erwachsenen.

Frage 294

Wie lange hält die leistungssteigernde Wirkung bei der Einnahme von hGH an?

Maximal 6 Wochen.

In einer australischen Studie aus dem Jahr 2010 konnte die 8-wöchige Einnahme von Wachstumshormon signifikant die Sprintfähigkeit verbessern. Nach 6 Wochen war dieser Effekt jedoch nicht mehr nachweisbar [29].

Frage 295

Zu Ihnen in die sportmedizinische Ambulanz kommt ein 10-jähriger Sportler zur Tauglichkeitsuntersuchung vor Aufnahme auf ein Sportgymnasium. Sie erheben folgende anthropometrische Daten: Größe: 128 cm, Gewicht: 32 kg. Was fällt Ihnen auf?

Es liegt per definitionem ein Kleinwuchs vor. Die Körpergröße liegt unterhalb der 3. Perzentile nach RKI (Robert Koch-Institut).

Die Zielgröße bei Kindern kann folgendermaßen berechnet werden:

$$\text{Zielgröße Mädchen} = \text{mittlere Elterngröße} - 6,5\ \text{cm}$$

$$\text{Zielgröße Jungen} = \text{mittlere Elterngröße} + 6,5\ \text{cm}$$

$$\text{mittlere Elterngröße} = \frac{\text{Körpergröße Mutter} + \text{Körpergröße Vater}}{2}$$

hinzu kommt noch ein 95 %-Konfidenzbereich von +/−10 cm für Jungen und +/− 8,5 cm für Mädchen.

Kleinwuchs kann verschiedene Ursachen haben (familiär, konstitutionell, hormonell [u. a. Schilddrüsenunterfunktion], chronische Erkrankungen, hereditär). Daher sollte primär die Ursache des Kleinwuchses herausgefunden werden, insbesondere, ob eine Normvariante, eine pathologische Variante und eine kausale Therapiemöglichkeit vorliegt. Hiernach richtet sich die Entscheidung über die Sporttauglichkeit.

Frage 296

Bei zuvor genanntem Sportler stellte sich heraus, dass ein Mangel an Wachstumshormon vorliegt und daher eine Substitutionstherapie begonnen werden muss. Was ist bei der Gabe von Wachstumshormon, auch im Rahmen des (Leistungs-) Sports, zu bedenken?

- **Notwendigkeit einer TUE**
- **tägliche subkutane Injektionen**
- **Nebenwirkungspotenzial (siehe Frage 293)**

Grundsätzlich ist in diesem Fall die Wachstumsretardierung relativ spät aufgefallen bzw. diagnostiziert worden. Eine medikamentöse Intervention besitzt dann eine deutlich geringere Erfolgsaussicht (abhängig vom Schluss der Wachstumsfugen). Im Gegensatz zu allen anderen Formen des Kleinwuchses kann ein Wachstumshormonmangel aber ursächlich behandelt werden. Die Dauer der Behandlung richtet sich nach dem Ausmaß des Längendefizits, dem Alter und dem Stand der Knochenreifung.

3.6 Immunsystem und Infektionen im HNO-Gebiet

Katharina Blume

3.6.1 Immunsystem und Immunschwäche

Frage 297

Benennen Sie die Funktionen des Immunsystems des Menschen.

Körpereigene Abwehr gegen:

- **Mikroorganismen (Bakterien, Viren, Pilze, Parasiten)**

- **fremde Substanzen (Schadstoffe)**
- **pathologisch veränderte körpereigene Zellen (Krebszellen)**

Durch komplexe Abwehrmechanismen werden Mikroorganismen unschädlich gemacht und aus dem Körper eliminiert, fremde Substanzen erkannt und neutralisiert und pathologisch veränderte Zellen bekämpft. Angeborene und/oder erworbene Störungen des Immunsystems können zu einer Immunschwäche führen, die sich klinisch z. B. in einer erhöhten Infektanfälligkeit zeigt.

Frage 298

Erläutern Sie den Aufbau des Immunsystems des Menschen.

Als Abwehrmechanismen dienen ein angeborenes und ein adaptives (erworbenes) Immunsystem (▶ Tab. 3.5), deren gegenseitige Wechselwirkung eine komplexe Immunreaktion und somit Abwehr ermöglicht.

Tab. 3.5 Angeborenes und adaptives (erworbenes) Immunsystem.

angeborenes Immunsystem	adaptives Immunsystem
schnell	langsam
unspezifisch	spezifisch
Makrophagen, Monozyten, Neutrophile, Mastzellen, Eosinophile	T-Zellen, B-Zellen

Das angeborene Immunsystem wird als unspezifisch deklariert, das adaptive als spezifisch (▶ Abb. 3.14). 90 % aller Infektionen werden durch das angeborene Immunsystem bekämpft. Als wichtigste Bestandteile dienen Abwehrzellen, Schutzbarrieren (z. B. Haut und Schleimhäute) und das lymphatische System.

Frage 299

Über welche Barrieren verfügt der menschliche Körper, um ein Eindringen von Krankheitserregern zu verhindern?

- **Haut**
- **Schleimhäute**
- **Flüssigkeiten**
- **biochemische Substanzen**

Haut und Schleimhäute fungieren als mechanische Barrierefunktion. Zudem können Pathogene mithilfe von Flimmerhärchen aus dem Respirationstrakt, durch Tränenflüssigkeit aus dem Auge oder mit dem Harn im Urogenitaltrakt abtransportiert werden. Als biochemische Substanzen dienen Lysozym im Speichel, Magensäure und die natürliche Darmflora. Diese wirken antimikrobiell enzymatisch und können somit Eindringlinge bekämpfen.

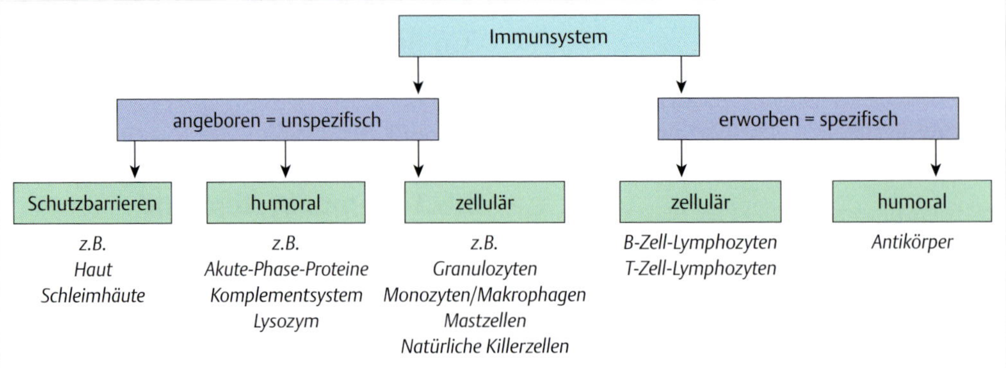

Abb. 3.14 Immunsystem des Menschen.

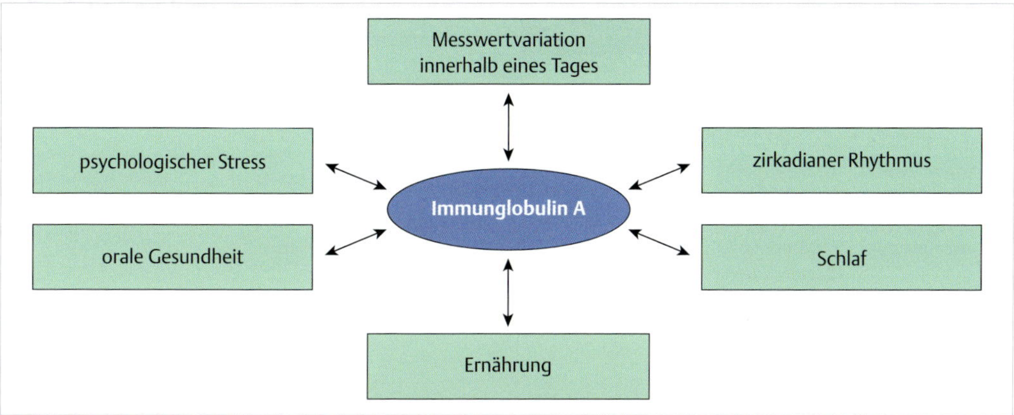

Abb. 3.15 Beeinflussende Faktoren von Immunglobulin A (IgA).

Frage 300

Welcher wichtige Bestandteil im Speichel dient, neben Lysozym, ebenfalls als Abwehrmechanismus?

Immunglobulin A (IgA).

Studien belegten einen Zusammenhang zwischen niedrigen IgA-Konzentrationen und dem Auftreten von Atemwegsbeschwerden. Dabei induzierten intensive Belastungen verminderte IgA-Sekretionsraten, moderates Training dagegen erhöhte. Insgesamt bleiben die Ergebnisse bis dato kontrovers, da insbesondere die inter- und intraindividuelle Variation (▸ Abb. 3.15) der IgA-Basisspiegel die Interpretation und somit Bedeutung der klinischen Relevanz erschwert.

Frage 301

Passieren Erreger die körpereigenen Barrieren, z. B. infolge einer Hautabschürfung nach einem Sturz, folgen Abwehrmechanismen des angeborenen Immunsystems auf zellulärer Ebene. Nennen Sie Beispiele.

- **Granulozyten**
- **Mastzellen**
- **Monozyten/Makrophagen**
- **Natürliche Killerzellen (NK-Zellen)**

Das angeborene Immunsystem arbeitet schnell (innerhalb weniger Minuten) und effizient mithilfe dieser Zelltypen, die in den Blutgefäßen zirkulieren oder im Gewebe vorhanden sind. Leukozyten, die sog. weißen Blutkörperchen, nehmen dabei eine zentrale Rolle ein. Diese werden unterteilt in Granulozyten, Monozyten und Lymphozyten.

Frage 302

Welcher Zelltyp deckt die größte Gruppe der Leukozyten ab und in welche Subgruppen kann diese differenziert werden?

Granulozyten – unterschieden werden basophile, eosinophile und neutrophile Granulozyten.

Mit einem Anteil von 50–70 % bilden die Granulozyten (▸ Abb. 3.16) den größten Anteil der Leukozyten. Die ausschließlich im Knochenmark gebildeten Granulozyten beinhalten, in Abhängigkeit von ihrer Funktion, spezifische Bestandteile, Enzyme und bakterienabtötende (bakterizide) Stoffe.

Frage 303

Für welche wichtigen Abwehrzellen stellen die Monozyten die Vorläuferzellen dar?

Für die Makrophagen, die sog. Fresszellen.

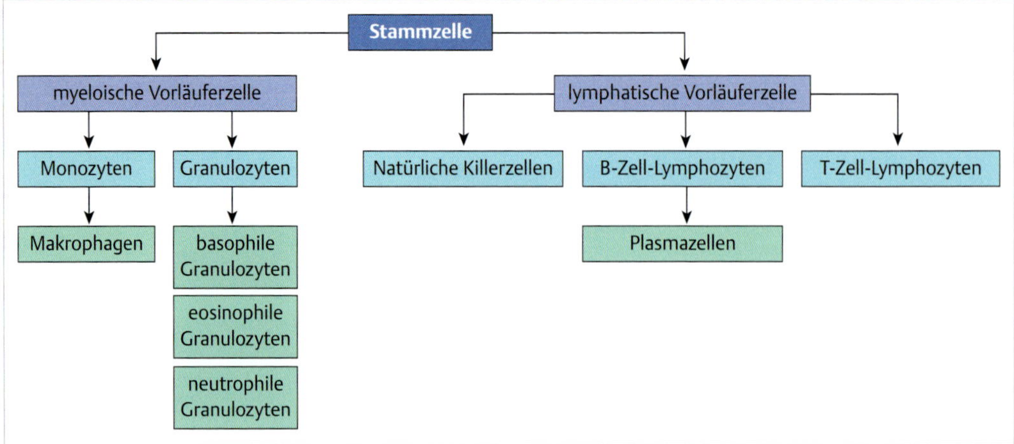

Abb. 3.16 Zelltypen.

Monozyten werden im Knochenmark gebildet und zirkulieren im Blutkreislauf. Werden Fremdkörper erkannt, wandern die Monozyten ins Gewebe aus und wandeln sich zu Makrophagen um. Durch im Zytoplasma der Makrophagen enthaltene lytische Enzyme werden Abwehrmechanismen initiiert und phagozytierte Erreger getötet.

Frage 304

Nennen Sie die Bestandteile des lymphatischen Systems.

- **lymphatische Organe**
  - **Knochenmark**
  - **Thymus**
  - **Lymphknoten**
  - **Milz**
  - **Tonsillen**
- **Lymphgefäßsystem**

Die lymphatischen Organe fungieren als Entwicklungs- (Knochenmark) und Reifungsort (Knochenmark, Thymus), zudem sammeln sich in ihnen Abwehrzellen an (Lymphknoten) und können gespeichert werden (Milz). Beim Blinddarm (Appendix), analog zu den Tonsillen, handelt es sich um lymphatisches Gewebe mit der Funktion der lokalen Immunabwehr.

Frage 305

Was bedeuten die Begriffe Phagozytose und Chemotaxis?

- **Phagozytose = Verdauung**
- **Chemotaxis = Anlocken**

Erkannte Fremdkörper werden in die Abwehrzellen aufgenommen und mittels Phagozytose verdaut und somit unschädlich gemacht. Durch die Bildung von Immunmodulatoren und Zytokinen (z. B. Tumornekrosefaktor α [TNF-α]) werden weitere Abwehrmechanismen stimuliert und an den Entzündungsort gelockt (durch Chemotaxis), die weitere Immunreaktionen auslösen.

Frage 306

Welche Zellen gehören dem spezifischen Immunsystem an und wo werden diese gebildet?

Lymphozyten, sie werden in Knochenmark, Lymphknoten und Milz gebildet.

Während Granulozyten, als Bestandteil des unspezifischen Immunsystems, ausschließlich im Knochenmark gebildet werden, stellen die Lymphknoten und die Milz weitere Bildungsorte für die Lymphozyten dar. Unterschieden werden B- und T-Lymphozyten.

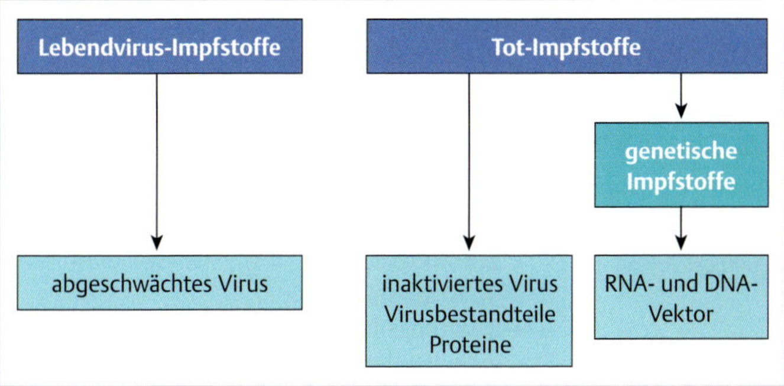

Abb. 3.17 Impfstoffklassen.

Frage 307

Nach welchem Prinzip funktionieren T-Zell-Lymphozyten?

Nach dem Schlüssel-Schloss-Prinzip.

T-Zell-Lymphozyten wandern nach Bildung im Knochenmark zur Reifung in den Thymus. Als Funktionsträger für die spezifische zelluläre Abwehr befindet sich auf der Oberfläche der T-Zellen ein T-Zell-Rezeptor zur Erkennung jeweils eines spezifischen Antigens (Schlüssel-Schloss-Prinzip). Durch diese direkte Reaktion können Eindringlinge bekämpft werden.

Frage 308

Erläutern Sie den in der Immunologie verwendeten Begriff der Antigen-Antikörper-Reaktion.

B-Zell-Lymphozyten fungieren für die spezifische humorale Abwehr. Dabei binden B-Zellen körperfremde Strukturen, sog. Antigene, und produzieren, nach Differenzierung in Plasmazellen und Gedächtniszellen, Proteine, sog. Antikörper (= Immunglobuline), die in die Körperflüssigkeiten abgegeben werden. Beim Sekundärkontakt mit dem Antigen wird eine Abwehrreaktion durch eine gezielte Antigen-Antikörper-Reaktion initiiert, die nun effizienter und schneller arbeitet.

Wurden einmal Antikörper vom spezifischen Immunsystem gebildet, können diese bei erneuter Infektion mit dem gleichen Erreger abgerufen und spezifische Abwehrreaktionen ausgelöst werden. Das Prinzip der Antigen-Antikörper-Reaktion findet Anwendung bei Impfungen. Unterschieden werden verschiedene Impfstoffklassen in Abhängigkeit von der applizierten Virusart bzw. vom Virusbestandteil (▶ Abb. 3.17).

Frage 309

Was sind Zytokine?

Botenstoffe, die durch Immunreaktionen gebildet werden und eine wichtige Rolle bei Entzündungsprozessen (Akute-Phase-Reaktionen) sowie in der Regulation und Steuerung von Abwehrreaktionen spielen.

Unter dem Begriff der Zytokine werden u. a. Interleukine (z. B. IL-1, IL-6, IL-10), Tumornekrosefaktoren (z. B. TNF-α), Chemokine und Interferone (z. B. INF-γ) zusammengefasst. Jeder Belastungsreiz führt zu einem transienten Anstieg diverser Zytokine.

Frage 310

Was sind Akute-Phase-Proteine?

Proteine, die durch Aktivierung des unspezifischen Immunsystems (z. B. durch akute Entzündungen oder Gewebeschädigungen bei Verletzungen) in das Blut ausgeschüttet werden. Beispiele:
- **Coeruloplasmin**
- **C-reaktives Protein (CRP)**
- **Ferritin**
- **Haptoglobin**
- **Hepcidin**
- **Procalcitonin**

II

Das CRP ist ein unspezifischer Entzündungsparameter. Im Vergleich zu den Zytokinen tritt es nach akuten Belastungen verzögert erhöht auf. Trainierte Individuen mit einem hohen Fitnesslevel weisen niedrigere CRP-Basislevel im Vergleich zu Untrainierten und Übergewichtigen auf.

Frage 311

Was wird in der Immunologie unter dem Begriff „Immunoseneszenz" verstanden?

Eine durch das Alter bedingte quantitative und qualitative Veränderung des Immunsystems.

Durch altersinduzierte Veränderungen des Immunsystems steigt das Infektionsrisiko an, es treten vermehrt virale Reaktivierungen auf und ein vermindertes Impfansprechen wird beobachtet.

3.6.2 Open-Window-Effekt

Frage 312

Erläutern Sie den sog. „Open-Window-Effekt".

Infolge von Belastungsreizen liegt für mehrere Stunden ein „Open Window" (offenes Fenster) vor, in dessen Zeitraum eine erhöhte Anfälligkeit gegenüber Krankheitserregern besteht.

Diese transiente Immunsuppression (▶ Abb. 3.18) basiert auf einer veränderten Zahl und Funktion von am Immunsystem beteiligten Bestandteilen. Insbesondere lang andauernde und intensive Belastungen gehen mit Stressreaktionen einher, die zu einer verminderten Immunkompetenz führen können.

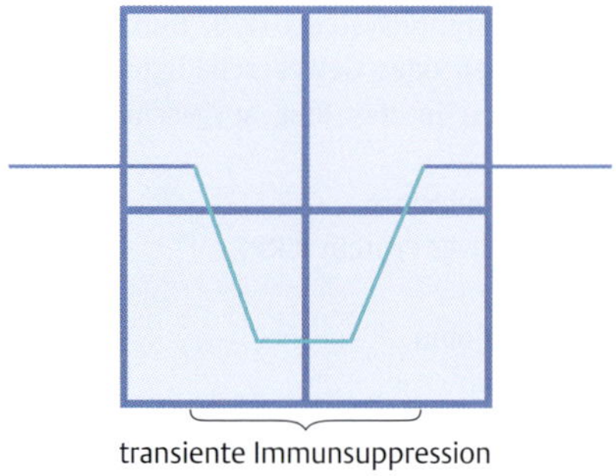

Abb. 3.18 Open-Window-Effekt.

Frage 313

Welche leistungsphysiologischen Faktoren beeinflussen das Ausmaß einer immunologischen Antwort?

- **Belastungsart**
- **Belastungsdauer**
- **Belastungsintensität**
- **Belastungshäufigkeit**
- **individueller Trainingszustand**

Es sind unterschiedliche Immunreaktionen nach einem Marathonrennen im Vergleich zu einem 5-km-Lauf zu erwarten. Zudem wird in der Sportimmunologie zwischen akuten und chronischen Veränderungen unterschieden. Akute Veränderungen umfassen Immunreaktionen, die während oder direkt nach einer Belastung auftreten. Dagegen umschreiben chronische Modifikationen den Einfluss eines regelmäßigen Trainings, ob moderat oder auf Leistungssportniveau, auf das Immunsystem.

Frage 314

Welche Veränderung im Labor kann nach einem wettkampforientierten 10-km-Lauf erwartet werden?

Leukozytose (= Anstieg der weißen Blutkörperchen).

Ein intensiver Belastungsreiz aktiviert immens das unspezifische Immunsystem. Das Ausmaß hängt von der Belastung (je höher der Belastungsreiz, desto ausgeprägter) und vom Trainingslevel (verringerte Amplitude bei Trainierten) ab. Diese laborchemische Veränderung hält für etwa 24 Stunden an. Zugleich führen prolongierte und intensive Trainingsmodalitäten (> 1–2 Stunden Dauer) zu einer verminderten Zytotoxizität, die mit einer erhöhten Anfälligkeit gegenüber Infekten assoziiert ist. Somit werden die Zahl und die Funktion der Abwehrzellen beeinflusst.

Frage 315

Nennen Sie die wichtigste Differenzialdiagnose einer Leukozytose.

Bakterielle Infektion.

Die durch eine Belastung auftretende Leukozytose kann eine bakterielle Infektion vortäuschen. Daher gilt es, diese durch eine sorgfältige Anamnese davon zu differenzieren.

Frage 316

Wie reagieren Lymphozyten auf einen akuten Belastungsreiz?

Während einer Belastung steigt die Zahl der Lymphozyten proportional zur Intensität und Dauer der Belastung an und fällt während der ersten Stunden der Regeneration auf Werte unterhalb des Ausgangszustands ab (▶ Abb. 3.19). Nach einer gewissen Regenerationszeit erreicht die Zahl der Lymphozyten den Ausgangswert.

Das Ausmaß der Veränderung hängt von der Dauer und Intensität der Belastung (je höher der Belastungsreiz, desto ausgeprägter) sowie dem Trainingslevel (verringerte Amplitude bei Trainierten) ab. Somit kann auch die individuelle Immunkompetenz „trainiert" werden.

Frage 317

Welche Bestandteile des Immunsystems werden vorwiegend durch chronische Belastungen beeinflusst?

- **B-Zell-Lymphozyten**
- **T-Zell-Lymphozyten**

Durch chronische Belastungsreize zeigt sich u. a. eine verminderte, durch B-Zellen stimulierte Immunglobulin-Syntheserate. Eine zudem eingeschränkte T-Zell-Funktion kann eine erhöhte Anfälligkeit gegenüber Infekten bedingen.

Studien zeigten niedrigere Antikörpertiter bei LeistungssportlerInnen im Vergleich zu einem Kontrollkollektiv auf. Eine daraus resultierende klinische Relevanz bleibt bis dato unklar.

Frage 318

Wie wirken Zytokine in Abhängigkeit von der Belastung?

Proinflammatorisch (= entzündungsfördernd) oder antiinflammatorisch (= entzündungshemmend).

Eine regelmäßige körperliche Aktivität moderater Intensität führt z. B. zu einem Anstieg von IL-6, das antiinflammatorisch wirkt und folglich langfristig einen positiven Effekt auf den Blutzucker- und Fettstoffwechsel ausübt.

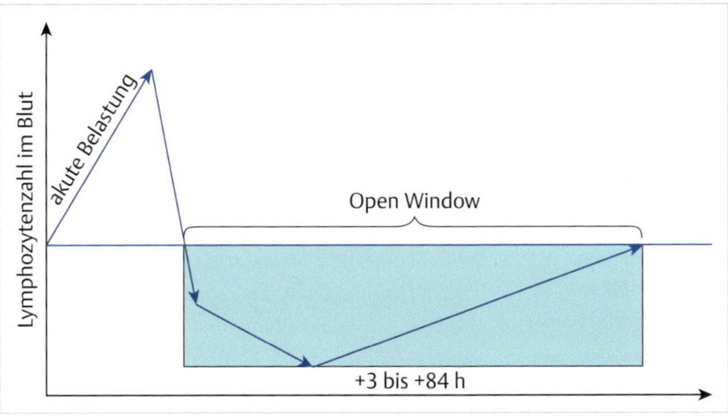

Abb. 3.19 Reaktion der Lymphozyten auf einen akuten Belastungsreiz.

Dagegen gehen wiederholte intensive Belastungen, ohne Berücksichtigung adäquater Regenerationszeiten, infolge einer vermehrten Ausschüttung proinflammatorischer Zytokine mit einer chronischen Inflammation einher. Diese beeinträchtigt das Immunsystem durch verminderte Zellzahlen und Funktionseinschränkungen.

3.6.3 Erhöhte Infektanfälligkeit

Frage 319

Wie beeinflusst sportliche Aktivität das Auftreten von Infekten?

Ein regelmäßiges, moderates Training kann im Vergleich zur körperlichen Inaktivität die Immunabwehr stärken und somit das Auftreten von Infekten reduzieren. Im Gegensatz dazu sind hoch intensive und lang anhaltende Belastungen, bedingt durch eine passagere Verminderung der Immunkompetenz, mit einem erhöhten Infektrisiko verbunden.

In Abhängigkeit von der Belastung (Art, Dauer, Intensität, Häufigkeit) können immunologische Veränderungen die Gesundheit positiv oder negativ beeinflussen. Bis heute wird kontrovers diskutiert, ob, wie, und ab welchem Grad sportliche Aktivität mit einem erhöhten Infektrisiko assoziiert ist und somit zu einer reduzierten Belastbarkeit führen kann.

Frage 320

Mit welchem Modell wird das Infektrisiko in Abhängigkeit von einer geringen, moderaten und einer hohen Belastungsintensität aufgezeigt?

Mit dem Modell der „J-Kurve".

Im Modell der „J-Kurve" wird der Einfluss der Belastungsmodalität auf das Gesundheitsrisiko bzw. das Auftreten von Infekten beschrieben (▸ Abb. 3.20). Die J-Kurve zeigt eine inverse Beziehung zwischen moderater Belastung und dem Auftreten von Infekten der oberen Atemwege (URTI: Upper Respiratory Tract Infection) auf. Bei Überschreiten eines moderaten Aktivitätslevels und Auftreten zusätzlicher Risikofaktoren steigt das Infektrisiko an.

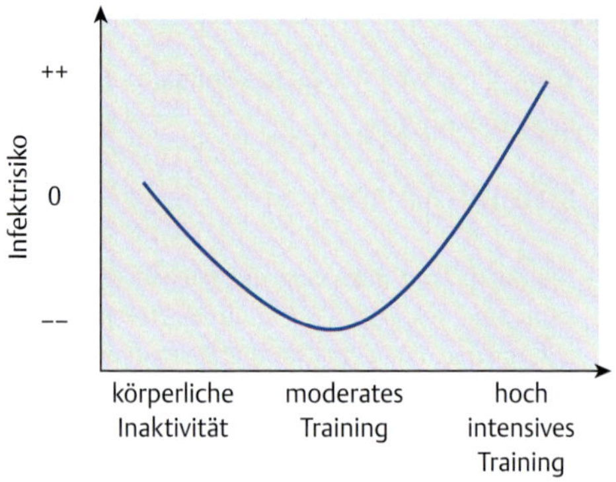

Abb. 3.20 Modell der „J-Kurve".

Frage 321

Somit weisen SportlerInnen, insbesondere im Spitzensportbereich, ein erhöhtes Infektrisiko auf?

Nein! Im Vergleich zur Allgemeinbevölkerung treten bei SportlerInnen Infektionskrankheiten im Verlauf eines Jahres nicht häufiger auf. Der Sport stellt hierbei nur einen zeitlich begrenzten Stress dar, der das Gesamtsystem beansprucht und zugleich für das Immunsystem ein Training ist. Dadurch werden die körpereigenen Abwehrsysteme optimiert und auf neue Anforderungen des Körpers eingestellt.

Entgegen gängiger Annahmen zeigten neueste Untersuchungen, dass bei erfolgreichen, auf internationalem Niveau agierenden SpitzensportlerInnen weniger Infektepisoden zu beobachten waren (S-förmige Kurve) (▸ Abb. 3.21). Trotz höherer Trainingsbelastungen wies diese Gruppe deutlich weniger Atemwegsinfekte auf. Dies wird mit einer verbesserten Immunkompetenz begründet, deren Ursache ggf. auf einer positiven genetischen Veranlagung beruht, mit einem besseren Lebensstil (Hygienemaßnahmen, Ernährungsstrategien, Stressbewältigung, Schlafverhalten) einhergeht und/oder durch Selektionsmechanismen (Durchsetzung der „Starken") bedingt ist.

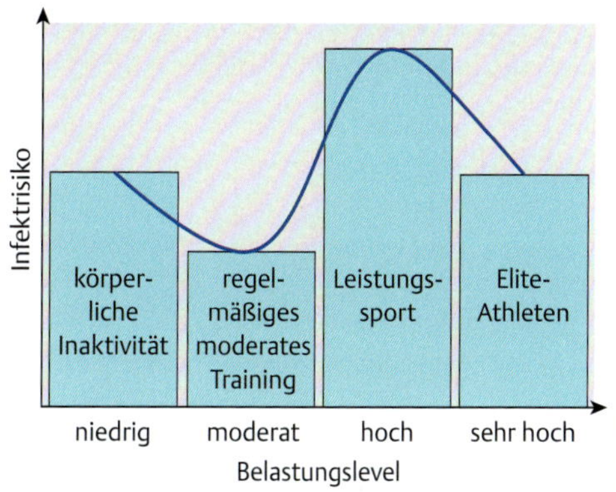

Abb. 3.21 Auswirkung des Trainingslevels auf das Infektrisiko.

Frage 322

Ab wann wird von einer Infektanfälligkeit gesprochen?

Bei einem Auftreten von mindestens 6 Infektepisoden/Jahr.

Das jährliche Infektauftreten liegt bei 2,3–4,8 Episoden. Diese Häufigkeit ist bei Allgemeinbevölkerung und AthletInnen vergleichbar. Die Symptome sind meist unspezifisch und mild. Fieber tritt selten auf, die durchschnittliche Infektdauer beträgt 5–9 Tage. Die Rate Infektanfälliger beträgt 5–7 Prozent.

Frage 323

Welche Infekte treten am häufigsten auf?

Infekte der oberen Atemwege (URTI).

Erkrankungen der oberen Atemwege sind der häufigste nicht verletzungsbedingte Vorstellungsgrund in der sportmedizinischen Praxis.

Durch ein regelmäßiges, moderates Training (≥ 5 × pro Woche für die Dauer von mindestens 20 Minuten) konnten kürzere Infektepisoden (Verminderung um 43 %) im Vergleich zu einer inaktiven Kontrollgruppe beobachtet werden. Zugleich korrelierte ein hoher Fitnesslevel mit einem positiven Outcome (Verminderung um 46 %). Dagegen zeigte sich ein erhöhtes Infektauftreten (13 % vs. 2,2 %) in der ersten Woche nach dem Los-Angeles-Marathon im Vergleich zu einer Kontrollgruppe.

Frage 324

Worin besteht der Unterschied zwischen durch Training bedingten „akuten“ und „chronischen“ Veränderungen des Immunsystems?

- **Akute Veränderungen umfassen Immunreaktionen, die während oder direkt nach einer Belastung auftreten.**
- **Chronische Effekte umschreiben den Einfluss eines regelmäßigen Trainings auf das Immunsystem.**

Das Ausmaß der Immunantwort und insbesondere die klinische Relevanz hängen von zahlreichen Faktoren (Schutz- vs. Risikofaktoren) ab. Zur Prävention sollten diese bekannt sein und stets berücksichtigt werden.

Frage 325

Welche Faktoren beeinflussen das Immunsystem? Nennen Sie Beispiele.

- **Training**
- **Physis**
- **Gesundheit**
- **Schlaf**
- **Reisen**
- **Umwelt**
- **Ernährung**

Das Auftreten einer klinischen Symptomatik hängt von der Wechselbeziehung multifaktorieller Merkmale ab, die dementsprechend stets berücksichtigt werden sollten (▶ Abb. 3.22). Ziel ist ein ausgeglichenes Belastungs-Erholungs-System. Eine ausgewogene Ernährung, ausreichend Schlaf und die Berücksichtigung entsprechender Regenerationszeiten gelten als wesentliche Schutzfaktoren.

Frage 326

Wann spricht man von einem „klinisch inapparenten“ Infekt?

In der Diagnostik sind immunologische Auffälligkeiten ersichtlich (z. B. erhöhtes CRP und/oder Leukozytose), es liegen jedoch keine klinischen Beschwerden vor.

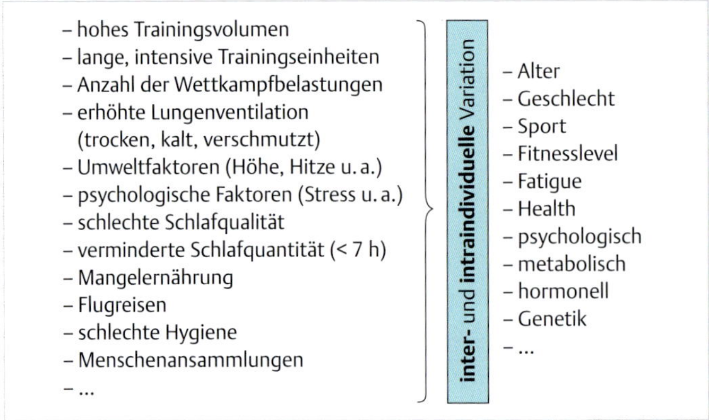

Abb. 3.22 Faktoren, die das Immunsystem beeinflussen.

Durch Belastungsreize verursachte immunologische Veränderungen führen nicht zwangsläufig zur Ausprägung von Symptomen. Daher bleibt die klinische Relevanz von Abwehrreaktionen auf zellulärer und humoraler Ebene und somit ein direkter Zusammenhang zwischen immunologischen Veränderungen und Klinik bzw. Leistungsfähigkeit gegenwärtig umstritten.

3.6.4 Homing der Lymphozyten

Frage 327

Welche 2 wesentlichen Hormone steigen bei Belastung an?

- **Adrenalin**
- **Cortisol**

Adrenalin bewirkt eine Mobilisierung der Immunzellen. Dadurch steigt die Anzahl der Leukozyten (neutrophile Granulozyten, Lymphozyten) im Blut an. Das Ausmaß der Leukozytose ist von der Adrenalinkonzentration und somit vom Belastungsreiz abhängig.

Frage 328

Wie stellt sich die Lymphozytenkonzentration im Blut direkt nach dem Training dar?

Abfall der Konzentration meist unterhalb des Ausgangswerts.

Durch die Beendigung der Belastung sinkt die Sympathikusaktivität und somit die Adrenalinkonzentration. Folglich besteht eine verminderte Mobilisation der Immunzellen. Darüber hinaus wandern die im Blut zirkulierenden Abwehrzellen in geschädigtes Gewebe (z. B. Muskulatur) ein, was wiederum eine erniedrigte Konzentration im Blutkreislauf bedingt.

Frage 329

Was wird in der Immunologie unter dem „Homing" der Lymphozyten verstanden?

Die „Rückkehr" der Lymphozyten in die Lymphknoten bzw. in die Milz.

Nach der Belastung wandern die Lymphozyten in die Organe und Lymphknoten. Dadurch sinkt die Anzahl der zirkulierenden Lymphozyten in der Blutbahn. In dieser Phase besteht eine verminderte Immunabwehr und somit Immunkompetenz.

Frage 330

Wie gelangen die Lymphozyten in Organe und Lymphknoten?

- **über Lymphbahnen in Lymphknoten**
- **über die Blutbahn in Organe** (z. B. die Milz)

Dort angekommen, aktivieren die Immunzellen selbst oder durch die Bildung spezifischer Antikörper spezifische Abwehrmechanismen.

Frage 331

Nach der Belastung sinkt die Konzentration der Lymphozyten im Blut ab. Wodurch erklärt sich dennoch die zu beobachtende Leukozytose?

Durch den Anstieg der neutrophilen Granulozyten.

Die vermehrte Cortisolausschüttung führt zu einer gesteigerten Mobilisierung der neutrophilen Granulozyten aus dem Knochenmark. Zugleich verweilen diese länger, durch den Einfluss von Adrenalin, in der Blutzirkulation.

Frage 332

Kann angenommen werden, dass das Ausmaß der Konzentrationen der Immun-/Abwehrzellen in der Blutzirkulation die Immunkompetenz widerspiegelt?

Nein! Intensive Belastungen können neben der Anzahl auch die Funktionen der Immunzellen negativ beeinträchtigen.

Insbesondere hoch intensive Intervallbelastungen (z. B. High Intensity Training [HIT]) und lang andauernde Ausdauereinheiten (z. B. Ultramarathon) beeinflussen die Funktionen der Immunzellen negativ. Trotz Konzentrationsanstieg der neutrophilen Granulozyten, getriggert durch eine erhöhte Cortisolausschüttung, ist deren Funktion als ineffektiv zu bewerten.

3.6.5 Prävention

Frage 333

Differenzen Sie die Begriffe Maldigestion, Malabsorption und Malnutrition.

- **Maldigestion: fehlende oder unzureichende Verdauung (Aufspaltung) der Nahrung**
- **Malabsorption: verminderte Substrataufnahme**
- **Malnutrition: Mangelernährung**

Unter dem Terminus Malassimilation werden die Begriffe Maldigestion und Malabsorption zusammengefasst. Eine inadäquate Ernährung führt zu einer verminderten Energieaufnahme, die wiederum das Risiko auftretender Infekte erhöhen kann (4- bis 8-fach erhöhtes Risiko des Auftretens respiratorischer Infekte).

Frage 334

Benennen Sie Faktoren, die das Immunsystem regulieren und beeinflussen.

- **Genetik (▸ Abb. 3.23)**
- **Ernährung (Malnutrition)**
- **psychologischer Stress, Angst, Depression**
- **Schlafstörungen, zirkadianer Rhythmus**
- **Reisen**
- **Umweltfaktoren (Temperatur, Luftfeuchtigkeit, Allergene)**
- **zugrunde liegende chronische Erkrankungen**

Aminosäuren sind wesentlich an der DNA-/RNA- und Proteinsynthese beteiligt. Zum anderen werden sie zur Bildung von immunmodulierenden Proteinen (z. B. Immunglobuline, Zytokine, Akute-Phase-Proteine) benötigt. Daher begünstigt eine proteinarme Diät (weniger als 0,8–0,9 g/kg/Tag) das Auftreten von Infekten. Die allgemeine Empfehlung zur Proteinzufuhr beträgt 1,3–1,8 g/kg/Tag.

Frage 335

Welcher wesentliche Risikofaktor lässt sich in einem Hochleistungssportkollektiv vermuten?

Internationale Flugreisen.

AthletInnen, die über mehr als 5 Zeitzonen reisen (z. B. Deutschland → USA), weisen ein 2- bis 3-fach erhöhtes Erkrankungsrisiko auf.

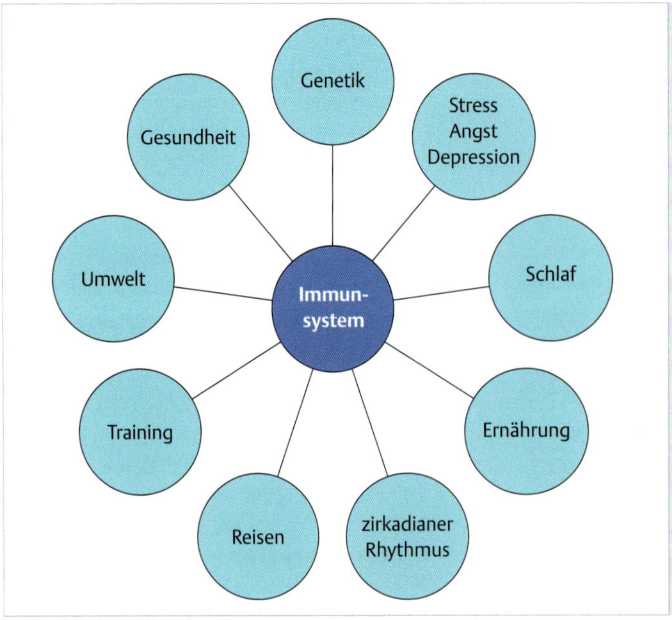

Abb. 3.23 Faktoren, die das Immunsystem regulieren und beeinflussen.

Frage 336

Welche Risikofaktoren sind insbesondere im Athletenkollektiv zu vermuten?

- **akute und chronische Trainingsbelastung**
- **vermehrte Reiseaktivität (lange Flugreisen über mehrere Zeitzonen)**
- **Menschenansammlungen**
- **Umweltfaktoren (Temperatur, Luftfeuchtigkeit, UV-Strahlung)**
- **Kontaktsportarten**

Im Vergleich zur Allgemeinbevölkerung sind AthletInnen weiteren Risikofaktoren ausgesetzt, die das Infektauftreten negativ beeinflussen bzw. zu transienten Veränderungen des Immunsystems führen können. Dabei spielen neben einem erhöhten Ventilationsvolumen, insbesondere bei AusdauersportlerInnen, auch soziale Faktoren (Kleinkinder im Haushalt, vermehrte soziale Kontakte im Sport) eine entscheidende Rolle.

Frage 337

Nennen Sie nutritive immunprotektive Maßnahmen.

- **antioxidative Vitamine (z. B. Vitamin C)**
- **antiinflammatorische Vitamine (z. B. Vitamin D)**
- **Zink**
- **Kohlenhydrate (vor/während/nach Belastung in Abhängigkeit von Dauer und Intensität)**
- **Probiotika**
- **Kolostrum**
- **Echinacea**
- **Polyphenole**

Eine adäquate Zufuhr von Kohlenhydraten, insbesondere während lang andauernder sowie nach intensiven Belastungen, reduziert die Ausschüttung von Stresshormonen und proinflammatorischen Zytokinen. Antioxidative Substanzen binden freie Radikale, die muskuläre Verletzungen, Fatigue und Leistungseinschränkungen bedingen.

Frage 338

Wie wirkt Zink immunoprotektiv?

Zink hat eine antivirale Wirkung.

Die orale Gabe von Zink (z. B. in Form von Lutschtabletten) wirkt direkt antiviral im oropharyngealen Bereich. Wenn der Symptombeginn unter 24 Stunden liegt, beeinflusst die tägliche Gabe von 75 mg Zink die Dauer des Infekts positiv (minus 33 %).

Frage 339

Was ist Kolostrum?

Vormilch, Erstmilch.

In der Sportimmunologie wird die Erstmilch der Kuh, die in den ersten 48–72 Stunden nach der Geburt produziert wird, als immunoprotektiv beschrieben. Sie ist reich an bioaktiven Substanzen, z. B. Immunglobulinen (IgG, IgA, IgM), Wachstumsfaktoren, Zytokinen, Vitaminen (A, B, C, D, E, K) und antimikrobiellen Faktoren bzw. antioxidativen Enzymen.

Cave! Kolostrum enthält undefinierte Mengen verbotener Wachstumsfaktoren (z. B. Insulin-like Growth Factor 1 [IGF-1]). Daher warnt die NADA (Nationale Anti-Doping Agentur) vor der Einnahme dieses Nahrungsergänzungsmittels (NEM).

Frage 340

Welche Ernährungsstrategien sollten empfohlen werden?

- **ausgewogene Ernährung**
- **adäquate Energiezufuhr**
- **stabiles Gewichtsmanagement**
- **Vermeiden von Alkohol**
- **ausreichende Kohlenhydratzufuhr**
- **ggf. Zufuhr von Supplementen, insbesondere bei Mangelzuständen**

Neben allgemeinen Hygienemaßnahmen sollten weitere immunmodulatorische Faktoren berücksichtigt und bestimmt werden. Insbesondere im Leistungssport können Phasen einer inadäquaten Energiezufuhr auftreten, die das Immunsystem negativ beeinflussen können. Dementsprechend sollte die Ernährung stets an die vorhandene Belastung angepasst werden, um Mangelzustände zu vermeiden.

Frage 341

Benennen Sie eine der wichtigsten Schutzmaßnahmen, um die Infektionsausbreitung innerhalb einer Sportmannschaft einzugrenzen.

Die Isolation infizierter/symptomatischer AthletInnen.

Insbesondere durch Luftpartikel und Kontaktoberflächen werden Infektionen übertragen. Daher gelten vermehrte verbale Interaktionen, enger Körperkontakt während Reisen (langes Sitzen in Reihen während Flugreisen) und bei Kontaktsportarten, Wohngemeinschaften (sog. Sportler-WGs) sowie geschlossene Trainingsräume als wesentliche Risikofaktoren möglicher Übertragungswege im Sport.

Frage 342

Nennen Sie Beispiele eines adäquaten Belastungsmanagements.

- **langfristige Planung des Mikro-, Meso- und Makrozyklus unter Einhaltung eines ausreichenden Belastungs-Erholungs-Gleichgewichts**
- **Anpassung der Belastung an die Symptomatik bzw. das Befinden**
- **Reiseplanung**

Eine gezielte Belastungssteuerung unter Berücksichtigung individueller Verläufe vermindert das Auftreten von Erkrankungen bzw. das Infektrisiko. Dies wirkt sich wiederum positiv auf die Leistungsfähigkeit und somit Leistungsentwicklung aus, da sich die Anzahl von Trainingsausfällen reduziert. Überdies bleiben potenziell entstehende langfristige medizinische Komplikationen aus, die durch ein Ungleichgewicht zwischen Belastung und Erholung entstehen können.

Frage 343

Zählen Sie Hygienemaßnahmen auf.

- **Vermeiden multipler Hand-Gesichts-Expositionen**
- **regelmäßiges Händewaschen**
- **Tragen einer Schutzmaske**
- **Husten/Niesen in die Ellenbeuge**
- **Sanierung von Entzündungsherden** (z. B. Zahnstatus)

II

Seit der Corona-Pandemie ist die AHA-Regel in der Allgemeinbevölkerung geläufig: Abstand (1,5 m) – Hygiene (gründliches Händewaschen ca. 30 Sekunden mit Seife) – Alltag mit Maske (Mund und Nase bedecken). Zudem wurde die Nutzung der Corona-App und ein regelmäßiges (Stoß-)Lüften von Innenräumen empfohlen.

3.6.6 Grippaler Infekt versus Grippe

Frage 344

Wie werden die Atemwege des Menschen anatomisch unterteilt?

- **Obere Atemwege:**
  - **Nasenhöhle**
  - **Nasennebenhöhlen**
  - **Mundhöhle**
  - **Rachen (Pharynx)**
- **Untere Atemwege:**
  - **Kehlkopf (Larynx)**
  - **Luftröhre (Trachea)**
  - **Bronchien**
  - **Bronchiolen**
  - **Alveolen**

Die unteren Atemwege, mit Ausnahme der Alveolen, sind mit Flimmerepithel ausgekleidet. Dadurch werden Fremdkörper (u. a. Krankheitserreger) zurück in den Rachen transportiert. Diese Selbstreinigungsfunktion des Bronchialsystems wird als mukoziliäre Clearance bezeichnet und stellt einen wesentlichen Abwehrmechanismus dar.

Frage 345

Nennen Sie die Funktionen der Nasenhöhle und der Nasennebenhöhlen.

- **Erwärmung der Atemluft**
- **Anfeuchtung der Atemluft (Drüsensekret, Tränenflüssigkeit)**
- **Säuberung der Atemluft (Flimmerepithel)**
- **Riechfunktion (Regio olfactoria)**
- **Resonanzorgan (Klangfarbe der Stimme)**

Nasennebenhöhlen sind luftgefüllte Hohlräume, die über schmale Öffnungen mit der Nase verbunden sind. Durch verlegte Öffnungen, z. B. aufgrund vergrößerter Nasenmuscheln (Nasenmuschelhyperplasie), kann eine Nasennebenhöhlenentzündung (Sinusitis) entstehen. Diese äußert sich insbesondere durch vermehrtes Nasensekret (nicht eitrig oder eitrig), Kopf- sowie Gesichtsschmerzen.

Frage 346

Wie ist der Terminus „Grippe“ definiert?

Eine Grippe ist eine Atemwegserkrankung, die durch Influenzaviren verursacht wird.

Dagegen kann ein grippaler Infekt (= Erkältung) durch 200 verschiedene Viren (z. B. Rhinoviren, Adenoviren) ausgelöst werden.

Frage 347

Nennen Sie typische klinische Merkmale, die eine Grippe von einem grippalen Infekt unterscheiden.

- **schneller Beginn mit ausgeprägtem Krankheitsgefühl**
- **hohes Fieber**
- **Kopf-, Muskel- und Gliederschmerzen**
- **trockener Reizhusten**

Im Unterschied zu einem grippalen Infekt (= Erkältung) treten während einer Grippe (= Influenza) neben Symptomen der oberen Atemwege zumeist systemische, den gesamten Körper betreffende Beschwerden (z. B. Fieber, Abgeschlagenheit, Gliederschmerzen) auf. Die wesentlichen Unterscheidungsmerkmale zwischen einer Grippe und einer Erkältung sind in ▸ Tab. 3.6 dargestellt.

Frage 348

Nennen Sie neben Infektionen andere Ätiologien, die das Auftreten respiratorischer Beschwerden begünstigen.

- **Allergien**
- **Asthma bronchiale**
- **nicht spezifische Inflammation der Schleimhäute**

Tab. 3.6 Unterscheidungsmerkmale zwischen Grippe und Erkältung.

Merkmal	Grippe (= Influenza)	grippaler Infekt (= Erkältung)
Erreger	Influenzaviren	> 200 verschiedene Viren (z. B. Rhino-, Adenoviren)
Inkubationszeit	1–2 Tage	2–8 Tage
Erkrankungsbeginn	plötzlich	schleichend
Verlauf	rasche Verschlechterung	allmähliche Verschlechterung
Erkrankungsdauer	2–4 Wochen	7–10 Tage
typische Symptomatik	• Schluckbeschwerden • Halsschmerzen • trockener Reizhusten • Kopf- und Gliederschmerzen	• Schnupfen • Halskratzen • Hustenreiz
Fieber	meist hoch	selten, mäßig
Abgeschlagenheit	stark ausgeprägt	mild
Impfung	möglich	nicht möglich

Der Anteil zugrunde liegender Infektionen bei vorhandenen respiratorischen Symptomen variiert in der Literatur zwischen einem Drittel und 75 %. Dagegen zeigen sich 25–35 % aller viral Infizierten asymptomatisch. Unabhängig von der Ätiologie beeinträchtigen Symptome das subjektive Befinden und die Leistungsfähigkeit.

Frage 349

Ein Athlet berichtet, dass ein Familienmitglied an einer Grippe erkrankt sei. Wie antworten Sie auf seine Frage nach möglichen Übertragungswegen?

Eine Infektion ist möglich über:
- **Aerosole**
- **Tröpfchen**
- **direkte Kontaktübertragung**

Influenzaviren werden beim Niesen, Husten und während des Sprechens übertragen. Je näher der Abstand zwischen 2 Menschen ist, desto größer ist die Ansteckungsgefahr. Zudem kann eine Infizierung durch Kontamination (Händeschütteln, kontaminierte Gegenstände [z. B. Türklinken]) erfolgen. Daher gilt auch hier die AHA-Formel: Abstand – Hygiene – Alltagsmaske.

Frage 350

Selbiger Athlet fragt Sie nach allgemeinen Schutzmaßnahmen, um nicht an einer Grippe zu erkranken. Welche Ratschläge geben Sie?

- **Beachtung allgemeiner Basishygienemaßnahmen**
- **Tragen adäquater Kleidung zzgl. Wechselkleidung nach Belastung**
- **Planen einer belastungsgerechten Ernährung**
- **Gleichgewicht zwischen Belastung und Erholung**
- **ausreichend Schlaf**
- **Isolation Erkrankter**
- **Impfung**

Die jährliche Impfung bietet den besten Schutz und wird für den Sportler/die Sportlerin national und international empfohlen. Die Grippeschutzimpfung sollte ab Oktober durchgeführt werden. Direkt nach der Impfung ist für 2 Tage eine Trainingsanpassung vorzunehmen.

Insgesamt sollte auf einen ausreichenden Impfstatus geachtet und dieser regelmäßig kontrolliert werden. Folgende Impfungen werden empfohlen:
- *Tetanus*
- *Diphtherie*
- *Pertussis*
- *H. influenzae Typ b (Hib)*
- *Poliomyelitis*
- *Hepatitis B*
- *Rotaviren*

II

- *Pneumokokken*
- *Meningokokken C*
- *Masern*
- *Mumps, Röteln*
- *Varizellen*
- *Humane Papillomviren (HPV)*
- *Influenza*
- *Covid-19*

Frage 351

Ein Sportler/eine Sportlerin stellt sich in Ihrer Sprechstunde mit Erkältungsbeschwerden vor und fragt, welche Aktivität er/sie ausüben darf. Welches klinische Tool hilft Ihnen bei der Entscheidungsfindung?

Der Neck-Check.

Werden Symptome den Hals aufwärts (z. B. laufende Nase, Halskratzen) berichtet (▶ Abb. 3.24), ist eine moderate körperliche Aktivität möglich (z. B. 30 Minuten lockeres Laufen). Liegen jedoch systemische Beschwerden (Fieber, Kopf-, Glieder-, Muskelschmerzen, geschwollene Lymphknoten) vor, sollte eine konsequente Trainingspause eingehalten werden. Jede Empfehlung obliegt dennoch einer individuellen Entscheidungsfindung.

Frage 352

Wie gehen Sie diagnostisch (Basisdiagnostik) bei auftretenden Erkältungsbeschwerden vor?

- **Anamnese**
- **Trainingsanamnese**
- **körperliche Untersuchung**
- **Erfassung der Vitalparameter**
- **ggf. Labor**

Die Vitalparameter umfassen HF, Atemfrequenz, Blutdruck, Körpertemperatur und ggf. die Sauerstoffsättigung.

Das Labor sollte insbesondere ein Differenzialblutbild, den CRP-Wert und die Leberenzyme umfassen. Bei anamnestisch berichteter Abgeschlagenheit ist ein Ausschluss von Mangelzuständen zu empfehlen (u. a. Eisenstatus, Vitamin B_{12}, Folsäure, ggf. Vitamin-D-Spiegel). Bei entsprechender Klinik ist eine weiterführende Labordiagnostik zu erwägen (z. B. PCR-Diagnostik [Covid-19, Influenza], Abnahme von Blutkulturen). Dadurch können die Erreger spezifisch identifiziert und eine gezielte Therapie geplant werden.

Frage 353

Nennen Sie absolute Kontraindikationen für die Ausübung sportlicher Aktivitäten bzw. Kriterien, bei denen eine weiterführende medizinische Abklärung obligat ist.

- **Lymphknotenschwellung (Lymphadenopathie), z. B. zervikal, supraklavikulär, axillär, inguinal**
- **Fieber (> 38 °C)**
- **erhöhte Ruhe-Herzfrequenz (> 10 Schläge im Vergleich zur Norm)**
- **Gliederschmerzen**
- **Schwindel bei Belastung**
- **vorangegangene Bewusstlosigkeit (in Ruhe und/oder bei Belastung) in der Anamnese**

Eine konsequente Trainingspause sollte bis zur subjektiven Beschwerdebesserung und Normalisierung der Entzündungsparameter eingehalten werden. Die Einschätzung bedarf einer engmaschigen klinischen Kontrolle. Ein sportartspezifisches Training sollte erst nach einer adäquaten Wiederaufnahmezeit körperlicher Aktivität – ohne Beschwerdesymptomatik – begonnen werden.

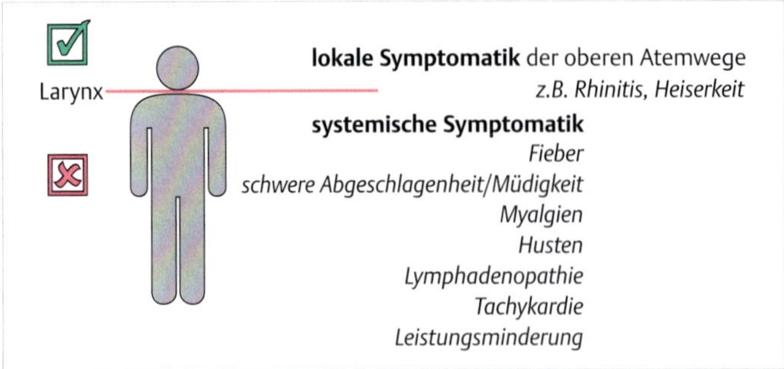

Abb. 3.24 Neck-Check.

Frage 354

Nennen Sie mögliche Komplikationen von symptomatischen Infektionskrankheiten bei Nichteinhalten empfohlener Trainingspausen.

- **prolongiertes Infektgeschehen**
- **bakterielle Superinfektion**
- **chronische Bronchitis**
- **Pneumonie**
- **Perimyokarditis**
- **postinfektiöses Müdigkeitssyndrom (Fatigue)**
- **Milzruptur**

Eine gefürchtete Komplikation des Pfeiffer'schen Drüsenfiebers, ausgelöst durch das EBV, ist eine Milzruptur. Bei nachgewiesener Infektion sind eine Labordiagnostik und sonografische Untersuchung von Leber und Milz indiziert. Bei detektierter Hepatosplenomegalie ist eine konsequente Trainingspause einzuhalten. Obwohl die EBV-Infektion oft im Zusammenhang mit dem Leistungssport erwähnt wird, haben Studien gezeigt, dass sich die Durchseuchungsrate mit dem EBV nicht zwischen Athletenkollektiv und Nicht-LeistungssportlerInnen unterscheidet.

3.6.7 Die laufende Nase

Frage 355

Was wird in der Medizin unter „Rhinitis“ verstanden?

Eine Entzündung der Nasenschleimhaut.

Eine Entzündung der Nasenschleimhaut geht klinisch meist mit einer übermäßigen Sekretabsonderung und einer Schleimhautschwellung einher. Der Patient/die Patientin berichtet daher in der Regel eine laufende und verstopfte Nase. Andere Beschwerden können brennende Schmerzen, Niesen und Juckreiz sein.

Frage 356

Nennen Sie mögliche Ursachen einer Rhinitis.

- **virale Infektion** (z. B. **Rhino-, Adeno-, Influenza-, Coronaviren**)
- **bakterielle Infektion** (z. B. **Pneumokokken, Staphylokokken, Streptokokken**)
- **Allergene** (= **allergische Rhinitis**)
- **Septumdeviation** (**schiefe Nasenscheidewand**)
- **Adenoide** (**vergrößerte Rachenmandeln**)
- **Polyposis nasi** (**Nasenpolypen**)
- **vasomotorische Rhinitis**

Allergien können ähnliche Beschwerden wie durch Viren oder Bakterien verursachte Infektionen hervorrufen. Daher ist eine sorgfältige Anamnese obligat (Andere Symptome? Saisonales Auftreten?). Zugleich sollte die Diagnostik bedacht gewählt werden.

Erhöhte Ventilationsvolumina (z. B. bei AusdauersportlerInnen) können zu einer nasalen Hyperreaktivität durch physikalische Reize führen. Die Folge ist eine chronisch wässrig-laufende und/oder verstopfte Nase. Chronische Beschwerden (anhaltende Symptomatik > 2 Wochen) bedingen eine HNO-ärztliche Vorstellung, um Differenzialdiagnosen auszuschließen (z. B. chronische Sinusitis).

Frage 357

AthletInnen mit positiver Allergieanamnese (z. B. Pollenallergie) berichten meist eine laufende Nase. Zählen Sie weitere Symptome aus dem allergischen Formenkreis auf.

- **verstopfte Nase durch Schwellung der Nasenschleimhaut**
- **Juckreiz**
- **Niesreiz/Niesen**
- **juckende, tränende Augen**
- **geschwollene Augen**
- **Husten**
- **Atembeschwerden**
- **Exanthem**

Die allergische Rhinitis (Rhinokonjunktivitis) zählt neben dem allergischen Asthma und der Neurodermitis (atopisches Ekzem) zu den atopischen Erkrankungen. Unter Atopie wird eine Überempfindlichkeitsreaktion vom Soforttyp (Typ-I-Allergie) verstanden. Die Prävalenz liegt bei ca. 15–20 % der Bevölkerung.

Frage 358

Nennen Sie potenziell auslösende Allergene.

- **Pollen** (z. B. **Hasel, Erle, Esche, Birke, Gräser, Roggen, Beifuß, Ambrosia**)
- **Hausstaubmilben**

II

Tab. 3.7 Prävalenz von Asthma bronchiale und anderen atopischen und allergischen Erkankungen [25].

Erkrankung	Prävalenz
Heuschnupfen	12,0 %
Asthma bronchiale	5,0 %
Kontaktekzem	2,8 %
Nahrungsmittelallergie	2,5 %
Neurodermitis	2,2 %
Urtikaria	1,2 %
Insektengiftallergie	0,5 %

- **Tierepithelien (Katze, Hunde, Nagetiere)**
- **Schimmelpilze**
- **glutenhaltiges Getreide**
- **Erdnüsse**

Um das verursachende Allergen zu detektieren, ist eine sorgfältige Anamnese obligat. Symptome bei Allergie gegen Gräser treten typischerweise in den Monaten Mai und Juni auf. Dagegen berichten Betroffene bei Allergien gegen Hausstaubmilben- oder Tierepithelien keine saisonalen Beschwerden.

▸ Tab. 3.7 zeigt die Prävalenz von Asthma bronichale sowie anderen atopischen und allergischen Erkrankungen.

Frage 359

Welche wesentlichen Aspekte sollte die Anamnese bei klinischem Verdacht auf eine Allergie beinhalten?

- **Art der Symptome**
- **Zeitpunkts des Auftretens (Saisonalität? Tageszeit?)**
- **Expositionszusammenhänge**
- **Familienanamnese**
- **Berufsanamnese**

Neben einer sorgfältigen und detaillierten Anamnese werden weitere Diagnostiken empfohlen: Hauttest (Prick-Test), Messung spezifischer IgE-Antikörper (IgE: Immunglobulin E), ggf. Provokationstestung.

Frage 360

Welche Therapiemöglichkeiten zur Behandlung einer allergischen Rhinitis stehen zur Verfügung?

- **befeuchtendes Nasenspray**
- **abschwellende Nasentropfen**
- **topische Antihistaminika**
- **orale Antihistaminika**
- **topische Kortikosteroide**
- **spezifische Immuntherapie**

Mit Ausnahme der spezifischen Immuntherapie handelt es sich um symptomatische Therapiemaßnahmen. In Abhängigkeit vom Ausmaß des Beschwerdebilds (behinderte Nasenatmung, Hypersekretion, Juckreiz) wird die passende Therapieoption gewählt. Dabei sollten potenzielle Nebenwirkungen beachtet (Rebound-Effekt bei abschwellenden Nasentropfen, Müdigkeit bei oralen Antihistaminika) und die Liste verbotener Substanzen der NADA berücksichtigt werden.

Frage 361

Was wird in der Medizin unter dem Terminus „Postnasal-Drip-Syndrom" zusammengefasst?

Eine vermehrte Sekretion von Schleim im Bereich der Nase und der Nasennebenhöhlen, der in den hinteren Rachen fließt.

Aufgrund des in den hinteren Rachenraum fließenden Sekrets können multiple Symptome entstehen: vermehrtes Reizgefühl im Rachen, Heiserkeit, Räuspern, Globusgefühl, Husten, Atemstörungen. Das Risiko für Entzündungen der unteren Atemwege ist dadurch erhöht.

3.7 Magen-Darm-Trakt

Tom Kastner

3.7.1 Akute Gastroenteritis

Frage 362

Welche Symptome kennzeichnen eine Gastroenteritis?

- **Appetitlosigkeit**
- **Übelkeit**
- **Erbrechen**
- **abdominelle Krämpfe und Schmerzen**
- **Diarrhoe**
- **Allgemeinsymptomatik wie Abgeschlagenheit und Fieber**

Begleitende Dehydratation und Elektrolytverlust verschlimmern zusätzlich das Krankheitsbild.

Frage 363

Was können Ursachen einer akuten Gastroenteritis sein?

- **Infektion**
- **Toxine**
- **Allergene**
- **Strahlung**

Am häufigsten liegen Infektionen als Ursache der akuten Gastroenteritis zugrunde.

Frage 364

Welches sind häufige Erreger der akuten infektiösen Gastroenteritis?

- **Noroviren**
- **Rotaviren**
- **Salmonellen**
- **Yersinien**
- **Campylobacter**
- **Escherichia coli**
- **Shigellen**
- **Astroviren**
- **Adenoviren**

In Deutschland sind unter den meldepflichtigen Erregern Noroviren, Campylobacter, Rotaviren und Salmonellen (in absteigender Reihenfolge) am häufigsten vertreten [33].

Frage 365

Wie ist die akute Diarrhoe definiert?

Mindestens eines der folgenden Kriterien muss erfüllt sein:

- **3 oder mehr ungeformte Stühle innerhalb von 24 Stunden**
- **Wassergehalt des Stuhls > 75 %**
- **tägliches Stuhlgewicht > 250 g**

Die Dauer der Symptomatik ist auf maximal 2 Wochen begrenzt.

Im Falle einer akuten infektiösen Gastroenteritis kommt es, in Abhängigkeit des Erregers, in der Regel zu einer Stuhlnormalisierung innerhalb weniger Tage.

Frage 366

Sie begleiten eine Sportmannschaft in den subtropischen Raum. Bei einem Athleten bestehen schon seit ca. 7 Tagen Symptome einer Gastroenteritis. An welche Pathogengruppe sollten Sie differenzialdiagnostisch denken?

An Parasiten.

Auch in gemäßigten Klimazonen sind durch Parasiten ausgelöste akute Gastroenteritiden möglich, jedoch seltener.

Frage 367

Wie therapieren Sie die akute Gastroenteritis?

Die ersten und wichtigsten Maßnahmen bestehen in Volumenzufuhr und Elektrolytausgleich – primär peroral. Eine intravenöse Zufuhr ist bei schwerer Dehydratation indiziert. Bei Bedarf ist eine symptomatische Therapie mit Analgetika (Paracetamol, Metamizol), Antiemetika (Metoclopramid, Ondansetron) und Spasmolytika (Buthylscopolamin) möglich. Eine antiinfektive Therapie sollte nur bei schwerem Verlauf und gezielt mit Erregernachweis erfolgen.

Eine geeignete orale Rehydratationslösung lässt sich einfach nach Vorgaben der WHO herstellen [42]. Da akute Gastroenteritiden häufig viraler Genese sind und zumeist unkompliziert verlaufen, ist eine empirische antiinfektive Therapie in der Regel nicht indiziert.

Frage 368

Wann erwägen Sie den Einsatz eines Motilitätshemmers, wie z. B. Loperamid?

Loperamid kann bei unkompliziertem Krankheitsverlauf kurzzeitig eingesetzt werden.

Liegen schwere Krankheitssymptome vor, z. B. Fieber oder blutige Diarrhoe, ist der Einsatz von Loperamid kontraindiziert, vor allem aufgrund der Entstehungsgefahr eines toxischen Megakolons [18].

Frage 369

Während eines Trainingslagers stellen sich bei Ihnen, als betreuenden Mediziner, mehrere Athleten innerhalb eines kurzen Zeitraums mit Symptomen einer akuten Gastroenteritis vor. Welche Maßnahmen ergreifen Sie umgehend, neben der Behandlung der Sportler?

Sie separieren die Erkrankten von den gesunden Sportlern, um eine weitere Erregerverbreitung bei vermuteter infektiöser Genese zu verhindern. Bei gegebenem Verdacht auf eine Lebensmittelkontamination ist die Lebensmittelversorgung zu prüfen.

Wichtig ist eine gründliche Anamnese, um Infektionsketten oder den Infektionsursprung zu identifizieren.

Frage 370

Welche Bedingungen sollten vor einem „Return-to-Sports" (RTS) erfüllt sein?

- **Normothermie**
- **vollständige Regredienz gastrointestinaler Symptome**
- **Euhydratation**
- **Verträglichkeit fester Nahrung**

Der Wiedereinstieg in das Training erfolgt mit niedrig intensiven Aktivitäten. Bei weiterhin bestehendem Wohlbefinden kann zunächst die Belastungsdauer und anschließend die Belastungsintensität gesteigert werden.

Frage 371

Welche prophylaktischen Maßnahmen empfehlen Sie in Regionen mit niedrigen Hygienestandards bzw. entsprechendem Erregervorkommen?

- **gründliche Händehygiene, insbesondere nach dem Toilettengang sowie vor und nach dem Umgang mit Lebensmitteln**
- **nur abgefülltes Trinkwasser oder abgekochtes Wasser verwenden**
- **Lebensmittel ausreichend erhitzen bzw. kochen**
- **frische oder angebrochene Lebensmittel kühlen**
- **Obst schälen**
- **Buffets und Verkaufsstände nach Möglichkeit meiden**

Für den Umgang mit Lebensmitteln in Ländern mit niedrigen Hygienestandards gilt die generelle Empfehlung „cook it, peel it or leave it".

Um ggf. die Ausbreitung eines Erregers zu verhindern, sollte die gemeinsame Nutzung von Utensilien (z. B. Trinkgefäße oder Handtücher) zu jeder Zeit vermieden werden.

3.7.2 Refluxerkrankung/ Ösophagitis

Frage 372

Wie wirkt sich intensive Belastung auf die Ösophagusfunktion aus und welches Beschwerdebild kann die Folge sein?

Die Ösophagusperistaltik und der Druck des unteren Ösophagussphinkters sind herabgesetzt. Dies begünstigt das Auftreten eines gastroösophagealen Refluxes.

Die Wahrscheinlichkeit des Auftretens erhöht sich durch einen kurzen Abstand zur letzten Mahlzeit. Die Blutumverteilung aus dem Gastrointestinaltrakt in die arbeitende Muskulatur während der körperlichen Belastung verlängert zudem die Magenpassage der Nahrung.

Frage 373

Welche weiteren Einflussfaktoren der körperlichen Betätigung begünstigen das Auftreten von gastroösophagealem Reflux?

Eine starke Erschütterung des Magens (bspw. durch Laufbewegung) und eine Druckerhöhung im Bauchraum durch eine Oberkörpervorneigung (z. B. auf dem Fahrrad) oder durch starke Bauchmuskelanspannung (z. B. im Krafttraining) können einen Reflux begünstigen.

Zugrunde liegt die Erhöhung des intrabdominellen Drucks auf Werte oberhalb des Verschlussdrucks des unteren Ösophagussphinkters.

Frage 374

Welche Beschwerdesymptomatik kann bei der zuvor genannten Funktionsstörung auftreten und welche Differenzialdiagnose sollte unbedingt in Betracht gezogen werden?

Häufige Symptome sind: Sodbrennen/Säurereflux, Brennen im Hals, Globusgefühl, Luftaufstoßen, epigastrische Schmerzen, retrosternale(s) Schmerzen/Druckgefühl. Insbesondere bei letztgenannter Symptomatik ist, vor allem bei gleichzeitigem Vorliegen von Dyspnoe, differenzialdiagnostisch eine kardiale Genese in Betracht zu ziehen.

Die Symptome des gastroösophagealen Refluxes und des akuten Koronarsyndroms weisen Überschneidungen auf. Bei nicht eindeutiger Differenzierung und insbesondere bei vorhandenen kardiovaskulären Risikofaktoren ist umgehend eine weiterführende kardiologische Diagnostik indiziert.

Frage 375

Welche apparative Diagnostik ist die Methode der Wahl zum Nachweis eines gastroösophagealen Refluxes?

Die kombinierte Impedanz-pH-Metrie.

Die pH-Metrie erfasst den Reflux von Mageninhalt mit einem pH < 4. Die Ösophagus-Impedanzmessung erfasst den Reflux von Mageninhalt unabhängig vom pH-Wert. Zum Nachweis einer erosiven Refluxerkrankung ist eine Ösophagogastroduodenoskopie notwendig.

Frage 376

Welche hilfreichen Hinweise können Sie einem von Refluxbeschwerden betroffenen Athleten geben?

Es sollte ein möglichst großer Abstand zur letzten Mahlzeit eingehalten werden (Richtwert ca. 2 Stunden) bzw. vor Belastung sollten nur noch kleinere Nahrungsportionen zu sich genommen werden. Fettige, stark zuckerhaltige und gewürzte Speisen, alkoholische und kohlensäurehaltige Getränke sollten gemieden werden. Bei ausbleibender Symptomlinderung trotz Beachtung der Ernährungsempfehlungen sollte ggf. eine Anpassung des Trainings hinsichtlich Bewegungsart und -intensität erfolgen.

Weiterhin kann eine unzureichende orale Nahrungsmittelzerkleinerung durch hastiges Essen die Magenpassage verlängern und somit das Refluxrisiko erhöhen.

Frage 377

Welche medikamentöse Therapie empfehlen Sie bei intermittierenden Refluxbeschwerden ohne wesentliche Symptomlinderung nach den o. g. Empfehlungen?

Eine temporäre Therapie mit einem Protonenpumpeninhibitor.

In Abhängigkeit von der Ausprägung der Beschwerdesymptomatik ist die Therapie zunächst für ca. 4 Wochen in einfacher Standarddosierung durchzuführen. Anschließend kann bei deutlichem Beschwerderückgang auf eine Bedarfstherapie mit halber Standarddosis reduziert werden.

Frage 378

Eine 40-jährige Patientin mit einem BMI von 35 kg/m^2 klagt über regelmäßige Refluxsymptomatik, insbesondere auch bei körperlicher Belastung. Welchen Hinweis können Sie ihr, abgesehen von den bereits genannten Empfehlungen, geben?

Sie empfehlen eine Gewichtsreduktion.

Je höher der BMI, desto größer ist die Prävalenz, die Häufigkeit und die Symptomschwere des gastroösophagealen Refluxes. Neben vielen anderen positiven gesundheitlichen Effekten kann durch eine Gewichtsreduktion das Risiko des Auftretens gesenkt werden.

3.7.3 Belastungsinduzierte funktionelle gastrointestinale Beschwerden

Frage 379

Wie können sich belastungsinduzierte funktionelle gastrointestinale Beschwerden äußern?

- **abdomineller Schmerz/Krämpfe**
- **Übelkeit**
- **Erbrechen**
- **Blähungen/Meteorismus**
- **vermehrter Stuhldrang/Diarrhoe**
- **Obstipation**
- **Blutbeimengungen im Stuhl**

Die Symptomatik kann individuell und in Abhängigkeit von der Belastung variieren.

Frage 380

Welche 3 wesentlichen Faktoren spielen in der Ätiopathogenese belastungsinduzierter funktioneller gastrointestinaler Beschwerden eine Rolle?

- **splanchnische Hypoperfusion durch erhöhten Sympathikotonus und Einfluss der gastrointestinalen Hormone**
- **mechanische Belastung durch Bewegung und Körperposition**
- **Ernährung: osmotische Effekte durch kohlenhydrat- und ballaststoffreiche Kost, verlängerte Passagezeit durch fettreiche Kost, hohes Nahrungsvolumen**

Die Perfusion des Magen-Darm-Trakts kann belastungsinduziert durch Blutumverteilung auf bis zu 20 % der normalen Durchblutung absinken.

Frage 381

Welche Faktoren erhöhen das Risiko des Auftretens belastungsinduzierter gastrointestinaler Beschwerden?

- **Dauer und Intensität der Belastung (je länger und intensiver, desto wahrscheinlicher)**
- **Bewegungsform (Laufen ist aufgrund der Erschütterungen mit dem größten Risiko verbunden)**
- **Umgebungstemperatur (je höher, desto wahrscheinlicher)**
- **Geschlecht (Frauen haben ein höheres Risiko)**
- **belastungsinduzierte gastrointestinale Beschwerden in der Vorgeschichte**
- **erhöhte Kohlenhydrataufnahme während der Belastung**
- **Dehydratation**
- **NSAR-Einnahme vor Belastung**

Eine regelmäßige Kohlenhydratzufuhr während der Belastung kann die Entstehung belastungsinduzierter gastrointestinaler Beschwerden verhindern bzw. die Ausprägung abmildern. Eine (zu) hohe punktuelle Kohlenhydratzufuhr jedoch kann das Auftreten der Beschwerdesymptomatik begünstigen.

Frage 382

Welche Empfehlungen geben Sie bei belastungsinduzierten Blähbeschwerden?

- **Meidung von blähenden Lebensmitteln (z. B. Kohl, Hülsenfrüchte, Hefeprodukte, fettreiche Produkte)**
- **FODMAP-arme Diät**
- **Reduktion der Belastungsintensität und -dauer**
- **alternative Sportarten/Bewegungsformen**
- **Therapieversuch mit entschäumenden Substanzen (z. B. Simethicon)**

FODMAPs (Fermentable Oligo-, Di-, Monosaccharides and Polyols) sind eine Gruppe von Kohlenhydraten und Zuckeralkoholen, die im Dünndarm nur unzureichend resorbiert werden. Die Fermentation der FODMAPs im nachfolgenden Dickdarm kann bei entsprechender Gasentwicklung zu abdominellen Beschwerden führen.

Frage 383

Eine Sportlerin mit Diarrhoesymptomatik, vorwiegend unter Belastung und teilweise mit dezenter makroskopischer Blutbeimengung nach langen und intensiven Trainingseinheiten, stellt sich bei Ihnen zur Abklärung vor. Welche Differenzialdiagnosen sollten Sie, trotz augenscheinlichem Zusammenhang der Symptomatik mit der Sportausübung, im Blick haben?

- **Malabsorption**
- **infektiöse Diarrhoen**
- **hormonell induzierte Diarrhoen**
- **Divertikulose**
- **chronisch-entzündliche Darmerkrankung**
- **malignes Geschehen**

Die belastungsinduzierte Diarrhoe ist eine Ausschlussdiagnose.

Frage 384

Durch welchen reversiblen Pathomechanismus sind Blutbeimengungen im Stuhl nach langen und intensiven Belastungen zu erklären?

Durch Hypoperfusion ausgelöste lokale Ischämien der Darmschleimhaut führen zu Dysfunktion der Darmbarriere und epithelialen Erosionen mit nachfolgenden Blutungen.

Zumeist handelt es sich um Mikroblutungen (okkulte Blutungen), sie werden somit nur durch chemische Tests nachweisbar. Insbesondere bei makroskopischem Nachweis von Blut im Stuhl ist eine weitere Diagnostik zum Ausschluss anderer Ursachen erforderlich.

Frage 385

Inwieweit kann die Einnahme von NSAR im Rahmen der Sportausübung den o. g. Pathomechanismus beeinflussen?

NSAR können den negativen Effekt von langen und intensiven Belastungen auf die Integrität der gastrointestinalen Barriere verstärken.

Der Einsatz von NSAR im Sport ist weit verbreitet.

Frage 386

Ein gesunder ambitionierter Freizeitläufer hat von der positiven Wirkung auf die Leistung und der Verringerung belastungsbedingter gastrointestinaler Beschwerden durch eine glutenfreie Ernährung erfahren. Er bittet um Ihre Einschätzung. Welche Antwort können Sie ihm geben?

Eine glutenfreie Diät führt weder zu einer nachweislichen Leistungsverbesserung noch zu einer Reduktion belastungsinduzierter Beschwerden.

Eine FODMAP-arme Diät kann hingegen belastungsinduzierte gastrointestinale Beschwerden signifikant reduzieren.

3.7.4 Akute Pankreatitis unter Belastung

Frage 387

Welche auslösenden Faktoren werden in der Entstehung einer belastungsinduzierten akuten Pankreatitis diskutiert?

- **mechanisches Pankreastrauma**
- **ischämische Genese**
- **Dehydratationszustand**

Eine belastungsinduzierte Pankreatitis ist ein seltenes Krankheitsbild mit nur wenigen veröffentlichten Fallberichten. Ob es eine eigene klinische Entität darstellt, ist bislang umstritten. Die Ätiologie ist bisher nicht sicher geklärt.

Frage 388

Welche Belastungs- und Bewegungsformen können ein erhöhtes Risiko für das Auftreten einer belastungsinduzierten Pankreatitis darstellen?

Lange, intensive Ausdauerbelastungen mit repetitiver Erschütterung der Bauchorgane können zu diesem Krankheitsbild führen. Dazu zählt insbesondere die Laufbewegung.

Die bislang veröffentlichten Fallberichte der belastungsinduzierten Pankreatitis sind im Rahmen von Marathonläufen entstanden.

Frage 389

Ein 30-jähriger Sportler ohne Vorerkrankungen oder Medikamenteneinnahme und mit unauffälliger Genussmittelanamnese stellt sich bei Ihnen nach einem Langstreckenlauf-Wettkampf vor und berichtet über Oberbauchschmerzen mit Ausstrahlung in den Rücken, Übelkeit mit Erbrechen und Meteorismus. In der Laboruntersuchung zeigt sich die Lipase deutlich erhöht. Sie stellen den hochgradigen Verdacht auf eine akute Pankreatitis und vermuten einen Zusammenhang des Krankheitsbilds mit der zuvor erfolgten Belastung. Was müssen Sie hinsichtlich der weiteren Diagnostik beachten?

Trotz des vermuteten Zusammenhangs mit der vorangegangenen Belastung ist eine weiterführende Diagnostik zur Klärung möglicher (anderer) Ursachen der Pankreatitis notwendig!

Die belastungsinduzierte Pankreatitis ist eine Ausschlussdiagnose.

3.8 Tumorerkrankungen

Nora Zoth, Freerk T. Baumann

3.8.1 Primärprävention

Frage 390

Es ist wissenschaftlich gesichert, dass regelmäßige körperliche Aktivität das Erkrankungsrisiko für Krebs senken kann. Eine starke Evidenz liegt inzwischen für 7 verschiedene Krebsentitäten vor. Nennen Sie diese.

- **Kolon**
- **Mamma**
- **Niere**
- **Endometrium**
- **Blase**
- **Magen**
- **Ösophagus (Adenokarzinom)**

Es wird davon ausgegangen, dass regelmäßige körperliche Aktivität einen großen Einfluss auf die Prävention weiterer Entitäten nimmt. Für Lungenkarzinome zeigt sich bereits eine moderate Effektstärke, für hämatologische Krebserkrankungen, Tumoren im Kopf- und Halsbereich, in Pankreas, Prostata und den Ovarien zeigen sich begrenzte präventive Effekte durch regelmäßige Bewegung.

Frage 391

Ein Patient bittet Sie um Bewegungsempfehlungen, weil er u. a. sein Risiko, an Krebs zu erkranken, minimieren möchte. Welche Form der Bewegung, welche Umfänge und Intensitäten empfehlen Sie ihm?

Die präventiven Effekte von Bewegung sind am stärksten, wenn ein aktiver Alltag (Beruf, Haushalt und aktive Fortbewegung) durch gezielten, regelmäßigen Freizeitsport ergänzt wird. Aktuelle Leitlinien empfehlen hierzu Trainingsumfänge von 150–300 Minuten pro Woche für moderates und 75–150 Minuten pro Woche für intensives Training. Bewegungseinheiten, die als moderat oder leicht anstrengend empfunden werden, erweisen sich für die meisten Entitäten am effektivsten. Ideal ist eine Kombination aus Kraft- und Ausdauertraining.

Insgesamt sollte man sich etwa 18–25 MET (Metabolic Equivalent of Task) pro Woche sportlich betätigen. Mittels der MET wird die Stoffwechselaktivität während körperlicher Aktivität beschrieben. 1 MET entspricht dem Energieverbrauch von 1 kcal pro Kilogramm Körpergewicht pro Stunde. Moderate sportliche Aktivitäten entsprechen einem Energieverbrauch von 3–6 MET, intensive Belastungen einem Verbrauch von über 6 MET.

Frage 392

Die tägliche Dauer sitzender Tätigkeiten ist, unabhängig von den Umfängen moderater bis anstrengender Sportaktivitäten, als isolierter Risikofaktor für die Krebsentstehung anzusehen. Für welche Entitäten erhöht sich das Erkrankungsrisiko durch übermäßig langes Sitzen?

Durch besonders lange Sitzzeiten (≥ 6 Stunden/Tag) ist das Risiko für die Ausprägung endometrialer Tumoren um 36 % erhöht, für kolorektale Tumoren um 30 % sowie für Lungenkarzinome um ca. 25 %.

Akzelerometer-Auswertungen weisen darauf hin, dass durch übermäßig lange Sitzzeiten (≥ 6 Stunden/Tag) leichte, aber in der Summe länger andauernde körperliche Aktivitäten aus dem Tagesablauf verdrängt werden. Hierdurch steigt das Inzidenzrisiko für Krebserkrankungen, auch wenn regelmäßig ein moderates oder anstrengendes körperliches Training durchgeführt wird. Pro 2 Stunden längerem Sitzen pro Tag erhöht sich das Risiko z. B. für ein Kolonkarzinom um ca. 8 %. Eine Erhöhung der täglichen Bewegungszeit, ungeachtet der Intensität, sollte daher Ziel präventiver Bestrebungen sein.

3.8.2 Tertiäreffekte

Frage 393

Der Einfluss regelmäßiger körperlicher Aktivität auf die Mortalität von Krebspatienten bestätigt sich zunehmend, gilt aber abschließend noch nicht als wissenschaftlich belegt. Erläutern Sie, welche Entitäten besonders davon profitieren können und welchen Einfluss die verschiedenen Bewegungsumfänge hierbei haben.

Nahezu alle Krebspatienten, insbesondere aber Patienten mit Mamma-, Kolon- und Prostatakarzinomen, profitieren von gezielter körperlicher Aktivität. Das krebsspezifische Mortalitätsrisiko kann sich beim Mammakarzinom um ca. 37 %, beim Kolonkarzinom um ca. 38 % und beim Prostatakarzinom um ca. 30 % reduzieren, je nach Umfang und Intensität der sportlichen Gesamtaktivität. Mit etwa 5 MET/Woche sinkt das Sterberisiko um ca. 20 %, bei 20 MET/Woche um 50 % und bei 30 MET/Woche sogar um ca. 70 %.

Sowohl das prädiagnostische als auch das postdiagnostische Aktivitätsverhalten der Patienten beeinflusst dessen Mortalitätsrisiko, variierend je nach Dauer, Umfang und Intensität der Aktivitäten. Ein sportlich geprägter Lebensstil vor der Krebsdiagnose kann das Rezidiv- und Mortalitätsrisiko bereits um ca. 18–23 % reduzieren. Der Effekt des postdiagnostischen Aktivitätsverhalten scheint jedoch einen deutlich stärkeren Effekt zu erzielen. Dies untermauert die Notwendigkeit, onkologische Patienten zu Sport und körperlicher Aktivität zu motivieren.

Frage 394

Nennen Sie potenzielle biologische Mechanismen von körperlicher Aktivität auf das Rezidiv- und Mortalitätsrisiko nach einer Krebserkrankung.

- **Reduktion der oxidativen Stressstoffwechsellage**
- **gesteigerte Immunfunktion** (z. B. NK-Zellen)
- **Hormonlevel und Wachstumsfaktoren** (z. B. IGF-1)
- **Körperzusammensetzung** (Fettgewebe/Muskulatur)
- **Zytokine/inflammatorische Prozesse** (z. B. CRP)

Die Wirkmechanismen körperlicher Aktivität variieren je nach Krebsart. Zum einen kann Bewegung direkten Einfluss auf krebsfördernde Faktoren, wie z. B. das reduzierte oxidative Stresslevel, nehmen. Zum anderen beeinflusst Sport die Krebsprognose indirekt, z. B. durch Veränderungen der Körperzusammensetzung und des Körpergewichts, infolgedessen können positive Auswirkungen auf die Hormonlevel sowie inflammatorische Prozesse erzielt werden.

Frage 395

Bewegungstherapie ist im Nebenwirkungsmanagement einer Krebstherapie kaum mehr wegzudenken. Vor allem subjektive Begleiterscheinungen sind durch gezielte Bewegungsinterventionen nachweislich positiv beeinflussbar. Nennen Sie die wesentlichen Nebenwirkungen einer onkologischen Systemtherapie, die Bewegungstherapie positiv beeinflussen kann.

- **Übelkeit/Appetitlosigkeit**
- **Fatigue**
- **Angst und Depressionen**
- **Kachexie**
- **körperliche Schwäche**
- **durch Chemotherapie induzierte Polyneuropathie (CIPN)**
- **Lebensqualität**
- **kardiotoxisch bedingte Herz-Kreislauf-Beschwerden**
- **Knochendichte/Osteoporose**

II

Die Wirkungsweise der Bewegungstherapie auf bestimmte krebsspezifische Outcomes ist vielfach wissenschaftlich gesichert. Um im Rahmen der Bewegungstherapie einen größtmöglichen Effekt zu erzielen, sind sowohl therapiespezifische als auch individuelle Aspekte in die Trainingsplanung einzubeziehen. Besondere Beachtung muss den krebsspezifischen Kontraindikationen geschenkt werden, die ein Training zeitweise untersagen oder stark einschränken.

3.8.3 Erkenntnisse aus Studien zum Sport bei Krebserkrankung

Frage 396

Die meisten Krebspatienten leiden während oder nach der Krebserkrankung an individuell ausgeprägter Fatigue. Diese beeinträchtigt die Lebensqualität erheblich. Inzwischen ist wissenschaftlich gesichert, dass Bewegungstherapie einen positiven Einfluss auf das chronische Fatigue-Syndrom nehmen kann. Was ist dabei im Rahmen der Trainingsplanung zu beachten?

Grundsätzlich gilt: Während der medizinischen Therapie (Bestrahlung/Chemotherapie) sollte der Trainingsumfang pro Woche maximal bei 12–15 MET liegen. Ein Übertraining und starke Erschöpfung müssen unbedingt vermieden werden. Sowohl das Kraft- als auch das Ausdauertraining sollte dem Ausmaß der Fatigue-Symptomatik entsprechen und stets tagesaktuell angepasst werden. Hierzu sind regelmäßige Abfragen und Kontrollen mittels der visuellen Analogskala (VAS) notwendig, um therapierelevante Veränderungen wahrzunehmen.

Mittels der numerischen Analogskala (NAS) zur Einschätzung der Fatigue kann der Patient anhand einer Skala von 0 (gar nicht erschöpft) bis 10 (sehr erschöpft) seine individuelle Ermüdungs- und Erschöpfungssituation einschätzen. Ab einem NAS-Wert von 3 und höher ist das Training entsprechend der Fatigue-Symptomatik zu gestalten.

Frage 397

Die CIPN ist eine der häufigsten Nebenwirkungen einer Krebstherapie. Nicht selten führt sie zum Therapieabbruch, derzeit gibt es keine zuverlässigen medikamentösen Behandlungsstrategien. Welche bewegungstherapeutischen Ansätze empfehlen Sie betroffenen Patienten?

Sensomotorik- und Vibrationstraining stellen eine vielversprechende Therapie zur Vorbeugung und Reduktion einer CIPN dar. Idealerweise sollte das Training bereits vor Beginn der Chemotherapie einsetzen.

Sensomotoriktraining fördert die neuronale Anpassung der Strukturen im zentralen Nervensystem (ZNS), was zu einer Verbesserung der Propriozeption, der intramuskulären Koordination sowie der Gleichgewichtskontrolle führt. Vibrationstraining hingegen führt zu einer Zunahme der isometrischen Kraft und somit zu einer Verbesserung des Gleichgewichts und des Gangbilds und in der Folge zu einem reduzierten Sturzrisiko.

Frage 398

Kardiovaskuläre Begleiterkrankungen, ausgelöst durch kardiotoxisch wirkende Therapieregimes, führen häufig zum Therapieabbruch bzw. zu schwerwiegenden Komplikationen. Der Einfluss körperlicher Aktivität im Rahmen der Therapie kardialer Nebenwirkungen gewinnt zunehmend an Bedeutung. Welche kardioprotektiven Mechanismen könnten durch körperliche Aktivität positiv beeinflusst werden?

- **Kardiale Mechanismen:**
  - **Erhöhung des Schlagvolumens**
  - **Senkung der HF**
  - **Erhöhung des Herzzeitvolumens**
- **Arterielle/endotheliale Funktion:**
  - **Erhöhung des Stickstoffmonoxids**
  - **Erhöhung der Angiogenese**
- **Skelettmuskel:**
  - **Erhöhung der Anzahl und Größe der Mitochondrien**
  - **Kapillarisierung**
- **Erhöhung der kardiovaskulären Fitness**
- **Reduktion kardiovaskulärer Risikofaktoren (Körperzusammensetzung, tägliche Sitzzeit)**

In der Praxis unterscheidet man zwischen akut auftretender Toxizität, 24–48 Stunden nach Therapiebeginn, und chronischer Toxizität, ca. 3 Monate bis 1 Jahr nach Therapieende. Die akute Toxizität ist nicht dosisabhängig, reversibel und äußert sich u. a. in Arrhythmien und ventrikulären Dysfunktionen. Daher ist ein anstrengendes körperliches Training in den ersten 24–48 Stunden nach Chemotherapiegabe kontraindiziert. Die chronische Toxizität ist dosisabhängig, irreversibel und manifestiert sich durch eine dilatative Kardiomyopathie mit einer Reduktion der linksventrikulären Pumpfunktion. Potenziell letale Komplikationen sind noch 40 Jahre nach einer Tumortherapie beschrieben worden.

3.9 Übertrainingssyndrom

Markus de Marées

3.9.1 Haupthypothesen

Frage 399

In Ihrer Praxis stellt sich ein ambitionierter Hobbyläufer vor. Er berichtet darüber, seit mehreren Jahren 1–2 Langstreckenläufe pro Jahr zu absolvieren. In der letzten Zeit leide er unter Schlafstörungen, Appetitlosigkeit und Leistungsabfall. Welche Diagnose sollten Sie u. a. in Betracht ziehen?

Bei dem Sportler kann ein Übertrainingssyndrom vorliegen – ein unerwarteter sportartspezifischer Leistungseinbruch mit verzögerter Regeneration und schnellerer Ermüdung. Dies kann im Rahmen von intensivem, monotonem Training und einer hohen Wettkampfdichte auftreten. Eine organische Ursache (u. a. kardiovaskuläre Erkrankung) für den Befund liegt nicht vor. Dieser Zustand kann auch nach einer längeren Trainingspause von mehreren Wochen oder Monaten noch belegbar sein.

Das Übertrainingssyndrom ist differenzialdiagnostisch u. a. von folgenden Krankheitsbildern abzugrenzen:

- *postvirales Fatigue-Syndrom (z. B. Post- oder Long-COVID-19-Syndrom)*
- *Depression*
- *Burn-out-Syndrom innerhalb des Berufslebens*

Frage 400

Welche physiologischen Erklärungsansätze als Grundlage für die Entwicklung eines Übertrainingssyndroms kennen Sie?

Letztlich ist die pathophysiologische Ursache des Übertrainingssyndroms nicht eindeutig geklärt. Vier Erklärungsansätze werden aktuell diskutiert: die Hypothalamus-, die BCAA- (Branched-Chain Amino Acid), die Glykogen- und die Zytokin-Hypothese.

- *Hypothalamus-Hypothese:*
  - *Es wird von einer Störung des Regelkreises zwischen Hypothalamus, Hypophyse und Nebennierenrinde einerseits und Gonaden andererseits innerhalb chronischer Belastung ausgegangen. So kann eine beeinträchtigte Hormon- und Cortisolproduktion für die im Rahmen des Übertrainingssyndroms beobachtete, gesteigerte Infektanfälligkeit und die verringerte Motivation verantwortlich gemacht werden. Letztlich wird das Übertrainingssyndrom als ein Schutzmechanismus des Körpers vor einer sich vergrößernden stressbedingen Überlastung verstanden.*
- *BCAA-Hypothese:*
  - *Diese Hypothese besagt, dass durch einen verringerten BCAA-Spiegel, wie er im Rahmen des Trainings auftreten kann, letztlich mehr Tryptophan in das Gehirn gelangt (BCAA und Tryptophan, die Vorstufe des Serotonins, konkurrieren um den gleichen Transporter in der Blut-Hirn-Schranke). So kann es zu einem Anstieg der zentralen Serotoninkonzentration und somit zu Stimmungs- und Schlafstörungen sowie Müdigkeit kommen.*
- *Glykogen-Hypothese:*
  - *Verringerte Glykogenspeicher erschweren ein Training in hoch intensiven Bereichen. Somit wurde angenommen, dass sich auf der Grundlage verringerter Glykogenspiegel ein Übertrainingssyndrom entwickeln kann. Allerdings kann sich auch bei suffizienten Glykogenspeichern ein Übertrainingssyndrom ausbilden und verringerte Glykogenspeicher führen nicht zwangsläufig zu einem Übertrainingssyndrom.*

II

Tab. 3.8 Phasen des Übertrainings [28].

Begriff	Trainingsreiz	Leistungsfähigkeit	Erholungsdauer
Ermüdung	Trainingseinheit	Anstieg	Stunden bis Tage
funktionelle Überlastung	Trainingslager	kurzfristiger Rückgang	Tage bis Wochen
nicht funktionelle Überlastung	erhöhte Trainingsbelastung über Wochen	Stagnation oder Rückgang	Wochen bis Monate
Übertrainingssyndrom	hohe Wettkampffrequenz, eintöniges ausgedehntes Training	Rückgang	mehrere Monate

- *Zytokin-Hypothese:*
  - *Im Rahmen des Trainings werden Mikrotraumata in verschiedenen Geweben erzeugt. Diese wiederum induzieren die Freisetzung von Zytokinen (u. a. IL-6, IL-1β, TNF-α), welche die Grundlage für eine anfangs lokale und später evtl. chronische Entzündung darstellen können. Zudem können sie unterschiedliche Symptome auslösen, die im Rahmen des Übertrainingssyndroms auftreten:*
    - *IL-1β und TNF-α können u. a. den Schlaf und die Stimmungslage beeinträchtigen.*
    - *TNF-α kann durch eine Reduktion der GLUT-4-Transporter den zellulären Glukosetransport beeinträchtigen [9].*

3.9.2 Differenzialdiagnosen

Frage 401

Was unterscheidet das Übertrainingssyndrom von einer funktionellen Überlastung?

Es werden 4 Begriffe unterschieden:
- **Ermüdung im Anschluss an eine einzelne Trainingseinheit**
- **funktionelle Überlastung**
- **nicht funktionelle Überlastung, wie sie im Rahmen eines Trainingslagers auftreten kann**
- **Übertrainingssyndrom; es kann sich auf der Grundlage einer mehrere Monate andauernden überhöhten Trainingsbelastung entwickeln**

Besonderes Unterscheidungsmerkmal dieser Überlastungen ist die Regeneration, die zur vollständigen Wiederherstellung der Leistungsfähigkeit benötigt wird. Wenn eine ausreichende Erholung im Anschluss an die Trainingsbelastung erfolgt und eine Leistungssteigerung im Sinne einer positiven Anpassung (Superkompensation) beobachtet werden kann, stellen Ermüdung und die funktionelle Überlastung einen zentralen Aspekt des Trainingsprozesses dar. Im Rahmen des Übertrainingssyndrom kann sich dieser Regenerationsprozess in extremen Fällen über Jahre erstrecken und nicht selten zur Beendigung der sportlichen Laufbahn führen.

Die Abgrenzung der Charakteristika der genannten Begriffe erläutert ▶ Tab. 3.8.

Selbst bei einem gut geplanten Trainingsaufbau können weitere Stressoren das Auftreten von Überlastungen auslösen. Zu diesen zusätzlichen Faktoren zählen u. a.:
- *Reisebelastungen*
- *Jetlag*
- *klimatische Belastungen (u. a. Hypoxie, niedrige oder hohe Temperaturen, hohe Luftfeuchtigkeit)*
- *qualitativ und quantitativ unzureichender Schlaf*
- *lang andauernde negative kalorische Bilanz*
- *unzureichende Zufuhr von Marko- und Mikronährstoffen*

Frage 402

Wie sollte das diagnostische Vorgehen im Zusammenhang mit dem Übertrainingssyndrom gestaltet werden?

Die Diagnostik des Übertrainingssyndroms stellt eine besondere Herausforderung innerhalb der Sportmedizin dar. In Ermangelung eines spezifischen Parameters, der eindeutig das Vorhandensein eines Übertrainingssyndroms anzeigt, handelt es sich hier um eine Ausschlussdiagnose. Zu Beginn des Diagnoseprozesses sollten organische Ursachen für die vorliegende Symptomatik ausgeschlossen werden.

Diagnostikschema:

- *Sind organische Ursachen zu identifizieren?*
  - *Myokarditis*
  - *Hypothyreose*
  - *Niereninsuffizienz*
  - *chronische Entzündungen (vereiterte Zahn oder Rachenmandel)*
  - *Mononukleose*
  - *Eisenmangel*
- *Sind klinische Symptome vorhanden?*
  - *längerfristige Ermüdung*
  - *nicht erklärbarer Leistungsrückgang*
  - *Beeinträchtigung des Schlafs*
  - *erhöhtes Belastungsempfinden*
- *Sind trainings- oder wettkampfbezogene Veränderungen bekannt?*
  - *extreme Steigerung des Trainingsumfangs und/oder der -intensität*
  - *kurze Regenerationsphasen*
  - *hohe Wettkampfdichte*
  - *Trainingslehrgänge in anderen Klima-, Höhen- oder Zeitzonen*
- *Sind leistungsbezogenen Parameter verändert?*
  - *Ruhe-Herzfrequenz*
  - *submaximale, maximale Leitungsfähigkeit*
  - *Laktatleistungskurve*
- *Gibt es alternative medizinische Erklärungsansätze?*
  - *Anämie*
  - *chronische Infektion (Zahnstatus)*
  - *Mononukleose, Borreliose*
  - *endokrinologische Erkrankungen (Schilddrüse, Diabetes, Nebenniere)*
  - *kardiopulmonale, onkologische, hämatologische Erkrankungen*
- *Gibt es weitere Erklärungsansätze?*
  - *Vorliegen von Stressoren in den Bereichen soziale Beziehungen, Familie, Trainer, Finanzen, Ausbildung, Job*
  - *verminderte psychische Leistungsfähigkeit, depressive Gefühlslage*

Frage 403

Welche Biomarker oder Untersuchungen können im Rahmen der Diagnosestellung des Übertrainingssyndroms eingesetzt werden?

Obgleich das Übertrainingssyndrom eine sehr schwerwiegende Erkrankung darstellt, liegt kein einheitliches Diagnostikschema vor. Untersuchungsgrößen können nur bei Vorliegen individueller Vorwerte, in Rahmen von schon mal durchführten Leistungsdiagnostiken erhobene Werte, die den gesunden unbeeinträchtigten Zustand des Athleten widerspiegeln, zu diagnostischen Zwecken herangezogen werden.

Hier ein Auszug bewährter Untersuchungen und Biomarker:

- **Herzfrequenz (HF):**
  - **Eine erhöhte Ruhe-Herzfrequenz und/oder erhöhte HF bei submaximalen Belastungen sollte weiter abgeklärt werden.**
  - **Die maximale HF ist im Rahmen standardisierter Belastungen (Stufen- oder Rampentest) im Vergleich zu Voruntersuchungen gering erniedrigt.**
  - **Die Herzfrequenzvariabilität (HRV) kann verändert sein, unterliegt allerdings einer Vielzahl kurzfristiger Einflüsse, sodass nur bei einer hohen Anzahl individueller Vergleichswerte eine gesicherte Aussage getroffen werden kann.**
- **Spiroergometrie:**
  - **Ausschluss einer kardialen oder pulmonalen Beeinträchtigung.**
  - **Im Besonderen ist die Kurzzeitausdauer erniedrigt (Belastungsdauer bei 110 % der individuellen anaeroben Schwelle im Vergleich zu Vorwerten verringert).**
  - **Bei submaximalen Belastungen kann die O_2-Aufnahme leicht erhöht sein (Beeinträchtigung der Bewegungsökonomie), verringerter RQ (verminderte Kohlenhydrate-Verstoffwechselung).**
- **Blutparameter:**
  - **Erhöhte Harnstoffwerte können eine katabole Stoffwechsellage anzeigen.**
  - **Die Kreatinphosphokinase-Aktivität spiegelt eine muskuläre Beanspruchung wider (exzentrische Belastung führen zu stark erhöhten Werten).**
  - **Hormone: reduzierte belastungsindizierte Anstiege von ACTH und Cortisol im Rahmen des Stresstests (Belastung bei 110 % der individuellen anaeroben Schwelle bis zur Ausbelastung).**
- **Psychologische Messverfahren:**
  - **Borg-Skala**
  - **Eigenzustandsskala nach Nitsch**
  - **Profile of Mood State nach Morgan**

Eine ganz wesentliche Anforderung innerhalb des Diagnoseprozesses ist die Bestimmung individueller Norm- und Grenzwerte, die bei Vorliegen eines Übertrainingssyndroms eine Unterscheidung vom Normalzustand des Athleten anzeigen können. Biomarker können sich im Trainingsprozess teils stark erhöht darstellen und erheblich von den klinischen Normwerten abweichen. Dennoch ist diese passagere Auslenkung erwünscht, kann sie doch eine Belastungsanpassung im Sinne einer Leistungssteigerung induzieren. Zudem können einzelne Parameter bei den Sportlern chronisch erhöht vorliegen, ohne die Diagnose eines Übertrainingssyndroms zu rechtfertigen. Da für die Realisierung einer optimalen Leistungsfähigkeit das Zusammenspiel aller Organsysteme notwendig ist, kann es nicht einen einzelnen Parameter oder eine einzelne Untersuchung zur Diagnose des Übertrainingssyndroms geben.

Frage 404

Welche therapeutischen Ansätze werden bei der Behandlung des Übertrainingssyndroms verfolgt?

Eine kausale medikamentöse Therapie konnte nicht beschrieben werden. Es gilt, die Ursachen auszuschalten. Einzig die signifikante Reduktion der Trainingsbelastung führt zu einer Normalisierung. Hierbei ist darauf zu achten, die Trainingspause ausreichend lang zu gestalten. Eine frühzeitige Beendigung der Saison kann hier positiv erwähnt werden.

Weitere Informationen können den Publikationen [28] und [4] entnommen werden.

3.9.3 Laktatparadoxon

Frage 405

Ihnen liegen die Daten eines Stufentests vor. Wie bewerten Sie diese im Hinblick auf einen Athleten, der im Verdacht steht, sich im Übertrainingssyndrom zu befinden (▸ Abb. 3.25)?

Bei der Betrachtung der Laktatleistungskurve fällt eine reduzierte maximale Laktatkonzentration im Blut auf. Dies kann als Ausdruck einer verminderten maximalen belastungsinduziertem Ausschüttung von Stresshormonen (Adrenalin, Noradrenalin) gewertet werden. Die submaximalen Blutlaktatkonzentrationen stellen sich, gegenüber den im unbeeinträchtigten Zustand des Athleten erhobenen Daten, kaum verändert dar. Allerdings kann die Laktatkonzentration, im Sinne einer Rechtsverschiebung der Laktatleistungskurve, verringert sein.

Die Bewertung der Laktatleistungskurve ist nur dann sinnvoll, wenn die Daten unter standardisierten Bedingungen erhoben wurden. Folgende Faktoren sind in diesem Zusammenhang zu berücksichtigen:

- *Vorbelastung*
- *Füllungszustand der Kohlenhydratspeicher*
- *Tageszeit, zu der die Leistungsdiagnostik durchgeführt wurde*
- *Belastungsschema des Tests*
- *Ergometer/Laufband (Typ, Hersteller)*
- *Umgebungsbedingungen, unter denen der Test durchgeführt wurde*
- *Laktatanalyse-Gerät*

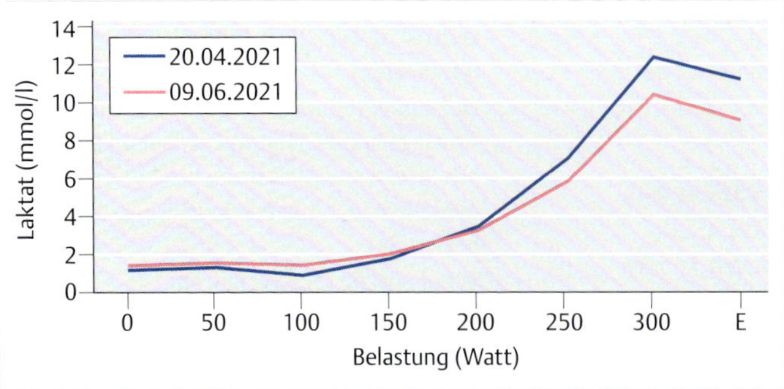

Abb. 3.25 Abbildung zu Frage 405.

Die Unterscheidung von funktionellem Übertraining und nicht funktionellem Übertraining ist mittels der o. g. Maßnahme nur eingeschränkt möglich. Das Vorliegen einer Kohlenhydratverarmung kann ebenfalls zu einer Rechtsverschiebung der Laktatleistungskurve führen. In diesem Zusammenhang konnten Le Meur et al. [26] bei einer multifaktoriellen Analyse von Daten, die im Rahmen von Stufentests erhoben wurden, feststellen, dass HF und maximale Blutlaktatkonzentration die stärksten Faktoren im Hinblick auf die Differenzierung zwischen funktionellem Übertraining und nicht funktionellem Übertraining darstellen.

Literatur

[1] **Arver** S, Lehtihet M. Current guidelines for the diagnosis of testosterone deficiency. Front Horm Res 2009; 37: 5–20

[2] **BÄK,** KBV, AWMF et al, Hrsg. Nationale VersorgungsLeitlinie Asthma, 4. Auflage 2010, Version 1, AWMF-Register-Nr. nvl-002. Im Internet: https://www.leitlinien.de/themen/asthma; Stand: 29.09.2021

[3] **Baylor** LS, Hackney AC. Resting thyroid and leptin hormone changes in women following intense, prolonged exercise training. Eur J Appl Physiol 2003; 88(4–5): 480–484

[4] **Bellinger** P. Functional overreaching in endurance athletes: a necessity or cause for concern? Sports Med 2020; 50: 1059–1073. doi:10.1007/s40279-020-01269-w

[5] **Bense** L, Wiman LG, Hedenstierna G. Onset of symptoms in spontaneous pneumothorax: correlations to physical activity. Eur J Respir Dis 1987; 71: 181–186

[6] **Bermon** S, Garnier P. Serum androgen levels and their relation to performance in track and field: mass spectrometry results from 2127 observations in male and female elite athletes. Br J Sports Med 2017; 51: 1309–1314

[7] **Bhasin** S, Cunningham GR, Hayes FJ et al. Testosterone therapy in men with androgen deficiency syndromes: an Endocrine Society clinical practice guideline. J Clin Endocrinol Metab 2010; 95(6): 2536–2559

[8] **Brennan** Jr. FH, Alent J, Ross MJ. Evaluating the athlete with suspected exercise-induced asthma or bronchospasm. Curr Sports Med Rep 2018; 17: 85–89

[9] **Carfagno** DG, Hendrix JC. Overtraining syndrome in the athlete: current clinical practice. Curr Sports Med Rep 2014; 13: 45–51. doi:10.1249/JSR.0000000000000027

[10] **Collins** CD, Lopez A, Mathie A et al. Quantification of pneumothorax size on chest radiographs using interpleural distances: regression analysis based on volume measurements from helical CT. Am J Roentgenol 1995; 165: 1127–1130

[11] **De** Nitto S, Stefanizzi P, Bianchi FP et al. Prevalence of cigarette smoking: a cross-sectional survey between individual and team sport athletes. Ann Ig Med Prev E Comunita 2020; 32: 132–140

[12] **Gawrecki** A, Zozulinska-Ziolkiewicz D, Matejko B et al. Safe Completion of a Trail Running Ultramarathon by Four Men with Type 1 Diabetes. Diabetes Technology & Therapeutics 2018; 20

[13] **Gebauer** J. 82/w mit Verwirrtheit und rezidivierenden Stürzen. In: Vorbereitung auf die Facharztprüfung: Fall 24. Internist 2021; 62: 136–140

[14] **Gold** DR, Wang X, Wypij D et al. Effects of Cigarette Smoking on Lung Function in Adolescent Boys and Girls. N Engl J Med 1996; 335: 931–937. doi:10.1056/NEJM199609263351304

[15] **Griffin** SA, Walsted ES, Hull JH. Breathless athlete: exercise-induced laryngeal obstruction. Br J Sports Med 2018; 52: 1211–1212

[16] **Hackney** AC, Sinning WE, Bruot BC. Hypothalamic-pituitary-testicular axis function in endurance-trained males. Int J Sports Med 1990; 11(4): 298–303

[17] **Hackney** AC. Effects of endurance exercise on the reproductive system of men: the „exercise-hypogonadal male condition“. J Endocrinol Invest 2008; 31(10): 932–938

[18] **Hagel** S, Epple HJ, Feurle GE et al. AWMF. S2k-Leitlinie Gastrointestinale Infektionen und Morbus Whipple. AWMF-Register-Nr. 021/024 (2015). Im Internet: https://register.awmf.org/assets/guidelines/021-024l_S2k_Infektioese_Gastritis_2015-02-abgelaufen.pdf; Stand: 16.08.2021

[19] **Hekmat** K. Diagnostik und Therapie von Spontanpneumothorax und postinterventionellem Pneumothorax – die deutsche S3-Leitlinie. Kompass Pneumol 2019; 7: 19–21

[20] **Hooper** DR, Kraemer WJ, Stearns RL et al. Evidence of the exercise hypogonadal male condition at the 2011 kona ironman world championships. Int J Sports Physiol Perform 2018: 1–22

[21] **Hutterer** C. Vitamin D-Substitution im Sport – wann sie sinnvoll ist. In: Dossier der Sportmedizin. Dtsch Z Sportmed 2021; 72: D1–D3

[22] **Jang** D-J, Kim H-C, Kim J-K et al. Effects of habitual smoking on cardiopulmonary function in taekwondo athletes. J Exerc Rehabil 2017; 13: 711

[23] **Kasper** AM, Close GL. Practitioner observations of oral nicotine use in elite sport: You snus you lose. Eur J Sport Sci 2020; 0: 1–6. doi:10.1080/17461391.20201859621

[24] **Knowler** WC, Barrett-Conner E, Fowler SE, et al. Reduction in the incidence of type 2 diabetes with lifestyle intervention or metformin. N Engl J Med. 2002; 346(6): 393–403. doi: 10.1056/NEJMoa012512

[25] **Langen** U, Schmitz R, Steppuhn H. Häufigkeit allergischer Erkrankungen in Deutschland. Bundesgesundheitsbl 2013; 56: 698–706

[26] **Le** Meur Y, Hausswirth C, Natta F et al. A multidisciplinary approach to overreaching detection in endurance trained athletes. J Appl Physiol (1985) 2013; 114: 411–20. doi:10.1152/japplphysiol.01254 2012

[27] **Marclay** F, Grata E, Perrenoud L et al. A one-year monitoring of nicotine use in sport: Frontier between potential performance enhancement and addiction issues. Forensic Sci Int 2011; 213: 73–84. doi:10.1016/j.forsciint.2011.05.026

[28] **Meeusen** R, Duclos M, Foster C et al. Prevention, diagnosis, and treatment of the overtraining syndrome: joint consensus statement of the European College of Sport Science and the American College of Sports Medicine. Med Sci Sports Exerc 2013; 45: 186–205. doi:10.1249/MSS.0b013e318279a10a

[29] **Meinhardt** U, Nelson AE, Hansen JL et al. The Effects of Growth Hormone on Body Composition and Physical Performance in Recreational Athletes: a Randomized Placebo-Controlled Trial. Annals of internal medicine 2010; 152: 568–577

[30] **Moser** O, Riddell MC, Eckstein ML et al. Glucose management for exercise using continuous glucose monitoring (CGM) and intermittently scanned CGM (isCGM) systems in type 1 diabetes: position statement of the European Association for the Study of Diabetes (EASD) and of the International Society for Pediatric and Adolescent Diabetes (ISPAD) endorsed by JDRF and supported by the American Diabetes Association (ADA). Diabetologia 2020; 63(12): 2501–2520

[31] **NADA.** Aktuelle medizinische Hinweise und Warnungen. Im Internet: https://www.nada.de/medizin/aktuelle-medizinische-hinweise; Stand: 18.10.2022

[32] **Prohibited** List Documents. World Anti-Doping Agency 2023; Im Internet: https://www.wada-ama.org/en/resources/science-medicine/prohibited-list-documents; Stand: 27.01.2023

[33] **Robert** Koch-Institut (RKI). Infektionsepidemiologisches Jahrbuch meldepflichtiger Krankheiten für 2019 (2020). Im Internet: https://www.rki.de/DE/Content/Infekt/Jahrbuch/Jahrbuch_2019.pdf?__blob=publicationFile; Stand: 16.08.2021

[34] **Sartori** S, Tobesi P, Trevisani L et al. Accuracy of transthoracic sonography in detection of pneumothorax after sonographically guided lung biopsy: prospective comparison with chest radiography. Am J Roentgenol 2007; 188: 37–41. doi:10.2214/AJR.05.1716

[35] **Schnell** J, Beer M, Eggeling S et al. Management of Spontaneous Pneumothorax and Postinterventional Pneumothorax: German S 3-Guideline. Zentralbl Chir 2018; 143: S 12–S 43. doi:10.1055/a-0588-4 444

[36] **Simsch** C, Lormes W, Petersen KG et al. Training intensity influences leptin and thyroid hormones in highly trained rowers. Int J Sports Med 2002; 23(6): 422–427

[37] **Sorichter** S. Lunge, (Sommer), Ausdauersport – Extreme in der Leichtathletik. Pneumol 2019; 16: 134–145. doi:10.1007/s10405-019-0243-9

[38] **Soule** EK, Rossheim ME, Cavazos TC et al. Cigarette, waterpipe, and electronic cigarette use among college fraternity and sorority members and athletes in the United States. J Am Coll Health 2021; 69: 463–469. doi:10.1080/07448481.20191680555

[39] **Tuomilehto** J, Lindström J, Eriksson JG, et al. Prevention of type 2 diabetes mellitus by changes in lifestyle among subjects with impaired glucose tolerance. N Engl J Med. 2001; 344(18): 1343–1350. doi: 10.1056/NEJM200105033441801

[40] **WADA.** Prohibited List Documents. World Anti-Doping Agency 2014. Im Internet: https://www.wada-ama.org/en/resources/science-medicine/prohibited-list-documents; Stand: 29.09.2021

[41] **WHO.** Global recommendations on physical activity for health. Im Internet: https://www.who.int/dietphysicalactivity/publications/9789241599979/en/; Stand: 21.02.2020

[42] **World** Health Organisation (WHO). Oral rehydration salts – Production of the new ORS (2006). Im Internet: http://apps.who.int/iris/bitstream/handle/10 665/69 227/WHO_FCH_CAH_06.1.pdf;jsessionid=85AC824089B5CCDAF664FD98417B2F49?sequence=1; Stand: 16.08.2021

4 Verletzungen und orthopädische Erkrankungen

4.1 Akute Traumata

Boris Mandryka

Frage 406

Wie werden die Begriffe Sportverletzung und Sportschaden unterschieden?

- **Eine Sportverletzung entsteht durch ein zeitlich begrenztes Ereignis und führt zu einer sofortigen Schädigung, z. B. im Rahmen eines Unfalls.**
- **Der Sportschaden entsteht im Rahmen von Über- oder Fehlbelastungen und ist Ausdruck eines mehrzeitigen Geschehens.**

Die Sportverletzung stellt eine primäre Schädigung des zuvor intakten Gewebes dar. Sie kann direkt durch Fremdeinwirkung (Unfall), aber auch indirekt ohne Fremdeinwirkung entstehen (z. B. Distorsion).

Durch repetitive Überbelastung einer Funktionseinheit entsteht hingegen ein Sportschaden. Dabei besteht ein Missverhältnis zwischen der ausgeübten Belastung (Trainingsumfang/-intensität/-frequenz) gegenüber der individuellen Belastbarkeit. Diese ändert sich im Laufe einer Sportkarriere und spiegelt die Gewebestabilität, Körperstatik, neuromuskuläre Innervationsfähigkeit, Technik der Bewegung und Modulationsfähigkeit/Trainierbarkeit des zu belastenden Gewebes wider. So sind die Ursachen meist multifaktoriell. Beispiele sind: GIRD-Syndrom (GIRD: glenohumerales Innenrotationsdefizit) der Schulter, Streckdefizit der Finger im Klettersport, Retropatellararthrose, Kardiomyopathien.

In einigen Fällen sind allerdings Mischformen in der Ursachenforschung heranzuziehen. Hierbei kommt es zu einem zeitlich begrenzten Ereignis (Unfall), jedoch muss die Verletzung als sekundär auf dem Boden einer chronischen Texturstörung/Degeneration (z. B. Achillessehnen- oder Rotatorenmanschettenruptur) betrachtet werden.

Frage 407

Nennen Sie klinische Zeichen einer Fraktur.

Klinisch werden sichere und unsichere Frakturzeichen unterschieden:

- **Als sichere Zeichen gelten Achsfehlstellung, Krepitationen, pathologische Beweglichkeit oder ein offener Bruch mit sichtbaren Frakturfragmenten.**
- **Zu den unsicheren Zeichen werden Schmerzen, Schwellung, Hämatome, Überwärmung und Functio laesa gezählt.**

Gerade bei fehlenden sicheren Frakturzeichen kann in manchen Fällen selbst eine detaillierte und umfangreiche klinische Untersuchung eine Fraktur nicht von einer schmerzhaften Prellung abgrenzen. In diesen Fällen sollte eine weiterführende Diagnostik zur Subsummierung der Gewebeschädigung herangezogen werden.

Frage 408

Was versteht man unter einer Avulsion?

Hierbei handelt es sich um den unfallbedingten Aus- oder Abriss eines Körpergewebes. In der Sporttraumatologie sind v. a. die Avulsionsfrakturen von Bedeutung, die eine knöcherne Abscherung (Abriss) einer Sehne oder eines Bandes definieren.

Bei hohen Krafteinwirkungen auf die Muskel-Sehnen-Knochen-Funktionseinheit können knöcherne Sehnenausrisse auftreten. Avulsions- oder Abrissfrakturen stellen eine Domäne der Kindertraumatologie dar. Am ausgewachsenen Skelett treten gehäuft knöcherne Strecksehnenverletzungen (z. B. beim Einhaken des Fingers am Trikot im Rahmen eines Zweikampfs) auf, jedoch häufiger knöcherne Bandläsionen, z. B. am oberen Sprunggelenk (OSG) nach Distorsion. Interessanterweise kann bei rein knöchernen Bandausrissen zeitweise keine oder nur eine geringe Schwellungsneigung beobachtet werden, da kein synoviales oder kapsuläres Gewebe verletzt wird. Dies kann zu einer Unterinterpretation und zeitverzögerten Diagnosestellung führen.

Frage 409

? Durch welchen Mechanismus kann eine Distorsion entstehen und welche Verletzungsfolgen können resultieren?

! **Kommt es zu einer meist unvorhergesehenen Krafteinwirkung auf ein Gelenk, kann es bei Störung des physiologischen Gelenkspiels zu einem temporären Auseinanderweichen der Gelenkpartner kommen. Wird dabei das physiologische Stabilitätsmaß des Gewebes überschritten, entstehen Verletzungen des Kapsel-Band-Apparats und des umgebenden Gewebes.**

i *Je nach Ausmaß, Art und Weise der Distorsionsbewegung und Gelenkstellung zum Zeitpunkt der Krafteinwirkung resultieren strukturelle Verletzungen unterschiedlichen Schweregrads. Die Stabilität der Gelenkstrukturen wird dabei vom Trainingszustand, von der Ermüdung zum Zeitpunkt der Krafteinwirkung (Propriozeption, Reaktionsfähigkeit), der Elastizität/Stabilität der passiven und aktiven Gelenkanteile (Kapsel, Bänder, Sehnen) sowie von etwaig genutzten Stabilitäts-Tools (Orthesen, Protektoren, Spezialsocken etc.) wegweisend beeinflusst.*

Zunächst entsteht eine Zerrung durch Überdehnung, die bei Überschreitung der Reißfestigkeit in eine Läsion übergeht. Hierbei können die Gelenkkapsel oder Bandstrukturen geschädigt werden. Bei geeignetem Mechanismus und gehöriger Krafteinwirkung entstehen auch höhergradige Kombinationsverletzungen (z. B. Unhappy Triad des Kniegelenks). Bei bestehender konstitutioneller Hypermobilität oder posttraumatischen Bandinsuffizienzen können Verdrehtraumata auch ohne Verletzungsfolge beobachtet werden.

Frage 410

? Was versteht man unter einer Läsion des Außenbandapparats am Sprunggelenk?

! **Von einer Läsion wird immer dann gesprochen, wenn es zu einer strukturellen Verletzung einer anatomischen Struktur kommt.**

Der Außenbandapparat des OSG gerät bei Supinationsbewegungen unter Stress. Es entsteht zunächst eine Überdehnung der Kollagenfasern des Kapselbandapparats im Sinne einer Zerrung, die bei Überschreiten der Stabilitätsgrenze der Gewebefestigkeit in eine Partialruptur mit subtotaler Zerreißung einer Bandstruktur oder zu einer Ruptur mit kompletter Zerreißung der Struktur führen kann. Häufig entsteht eine Kombinationsverletzung mit Beteiligung der Gelenkkapsel, also eine Kapsel-Band-Läsion.

i *Der Außenbandapparat wird durch die 3 Außenbänder LFTA (Lig. fibulotalare anterius), LFC (Lig. fibulocalcaneare) und LFTP (Lig. fibulotalare posterius) gebildet. Im funktionellen Zusammenhang sollten jedoch auch die anterolaterale obere Sprunggelenkkapsel und das Lig. talocalcaneum interosseum aufgezählt werden.*

Frage 411

? Ein Hockeytorwart wird von einem Hartgummiball mit erheblicher Spitzengeschwindigkeit am nicht geschützten Oberschenkel getroffen. Welches Verletzungsbild liegt vor?

! **Es ist von einer stumpfen Gewalteinwirkung auszugehen, die zu einer Prellung (Kontusion) des Gewebes führt.**

i *Prellungen können sowohl das Weichteilgewebe (u. a. Haut/Unterhaut, Fettgewebe, Muskulatur) als auch den vom gut innervierten Periost umgebenden Knochen betreffen. Leitsymptom ist zunächst der Schmerz. Leichte Prellungen können ohne sichtbare Verletzungszeichen eine zeitlich begrenzte, schmerzbedingte Funktionsminderung darstellen. Kommt es zu einer schweren Prellung, entstehen reaktive Schwellungen/Ödeme. Bei Verletzungen der Blutkapillaren mit Extravasation von Blut entstehen Hämatome/Prellmarken/Suffusionen (▸ Abb. 4.1).*

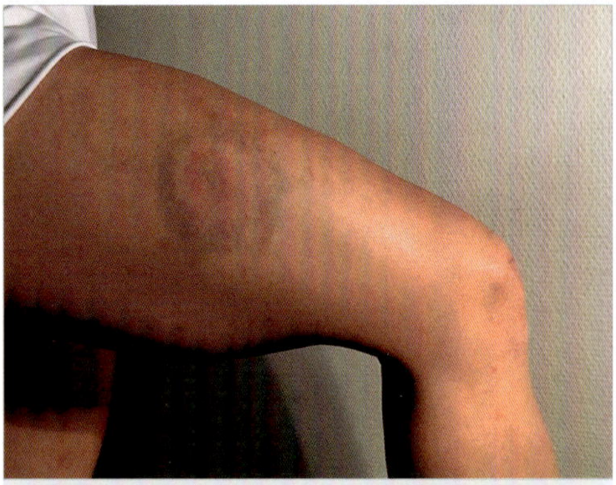

Abb. 4.1 4 Tage altes Hämatom am Oberschenkel nach Primärtherapie mit Kompressionskühlung.

In der Ereignisdiagnostik ist der Unfallhergang zu bewerten, um höhergradige Verletzungen im Rahmen einer erweiterten Diagnostik auszuschließen (z. B. Contusio cordis, Kompartmentsyndrom, Knochenbrüche).

Frage 412

Wie würden Sie bei der beobachteten Prellung weiter vorgehen und nach welchem Prinzip initial therapieren?

Untersuchung des verletzten Gewebes durch Inspektion, Palpation und Funktionsprüfung. Initiale Therapieeinleitung nach dem z. B. PECH-Schema:

- **Pausierung der Aktivität (P)**
- **Kühlung (Eis) (E)**
- **Kompression (C)**
- **Hochlagerung der verletzten Region (H)**

(nach Abwandlung auch RICE [rest, ice, compression, elevation)] oder PRICE [protection, rest, ice, compression, elevation])

Ziel sollte eine zeitnahe Eindämmung der primären Entzündungsphase (Exsudation, Schwellung, Ödem) und Reduktion der Blutungsneigung sein, um das Ausmaß der sekundären Verletzungsfolgen zu mindern.

Frage 413

Wie würden Sie das PECH-Schema aktiv am Athleten anwenden?

- **Der Athlet beendet die Aktivität und wird beim Gehen unterstützt.**
- **Initial sollte ein Hot-Ice-Verband angelegt werden. Bereits vor dem Training/Wettkampf wird in einem Gefäß (z. B. Eisbox) Wasser mit Eiswürfeln auf eine Temperatur von 1–4 °C heruntergekühlt. Im Eiswasser werden Schwämme und Binden eingelegt und kühl vorgelagert. Im Falle einer Verletzung kann nun die vorgekühlte Binde um die verletzte Region mit mäßigem Kompressionsdruck angelegt werden. Bei Bedarf können punktuell vorbereitete Kompressionskissen (z. B. Leukofoampyramiden/-kegel) direkt auf das Verletzungszentrum gelegt und somit eine zielgerichtete Kraftkompression ausgebildet werden. Der Verband kann im Verlauf regelmäßig mit gekühltem Wasser benetzt werden (z. B. durch Schwämme oder großvolumige Spritzen).**
- **Zuletzt sollte die verletzte Extremität zum verbesserten Drainagemoment und zur Reduktion von vermehrter und reaktiver Durchblutung hochgelagert werden.**

Alternativ können Kühlpacks/Eisbeutel, Kühleisen (Boxsport) oder Eis-/Kühlsprays zur Anwendung kommen. Medikamentöse und pflanzliche Substanzen zur Eindämmung der inflammatorischen Phase (z. B. Arnika, NSAR, Traumeel etc.) sind möglich. Zu entscheiden gilt, ob eine Belastungswiederaufnahme möglich ist oder ob diese die Gewebeschädigung negativ beeinflussen würde.

Frage 414

Können Sie sich auch Nebenwirkungen oder unerwünschte Effekte der Anwendung des PECH-Schemas vorstellen?

- **Durchblutungsstörungen**
- **Erfrierungen**
- **insuffiziente Anlage mit Stauungsphänomenen**
- **insuffiziente Anlage mit erheblicher Hämatomentstehung bei unzureichender Kompression**

Vermieden werden sollte der direkte Kontakt von Eis oder sehr kalten Kühlmodulen auf der Haut. Die Anwendung von Eissprays auf der Haut sollte in diesem Zusammenhang kritisch überdacht werden.

Frage 415

Welche Maßnahmen kommen nach der Erstversorgung zur Anwendung, um die hier entstandene Prellung zu behandeln?

- **reevaluierende Untersuchung**
- **apparative Diagnostik**
- **physiotherapeutische Anwendungen**
- **ggf. antiphlogistische Maßnahmen**

Eine zweite, gründliche Untersuchung sollte in der ersten halben Stunde nach Verletzung und Primärversorgung erfolgen. Durch mobile Ultraschalldiagnostik können Differenzialdiagnosen unterschieden werden (Hämatom, Serom, Gelenkerguss, diffuse

Veränderungen, strukturelle Verletzungen). Zeitnah sollte eine physiotherapeutische Behandlung beginnen, um v. a. den lymphatischen Abfluss zu aktivieren und die umgebenden Strukturen zu detonisieren. Additiva wie Tape-/Salbenverbände sowie eine medikamentöse Therapie sollten abgewogen werden.

Frage 416

Wie gehen Sie bei einer oberflächlichen frischen Schnittwunde eines Athleten vor und welche Materialien benötigen Sie?

- **Initiale Abdeckung der Wunde mit sterilen Kompressen unter leichter Kompression.**
- **Verbringen des Athleten an einen Ort, an dem eine Wundversorgung ungestört durchführbar ist (Kabine, medizinischer Versorgungsraum).**
- **Wundexploration, Bestimmung der Wundtiefe und Erkennen verletzter tiefer Strukturen.**
- **Sofern es sich um eine oberflächliche Schnittverletzung handelt, erfolgt die Desinfektion und Wundreinigung, lokale Unterspritzung der Wundränder mit einem Lokalanästhetikum (z. B. Xylocain) und chirurgische Wundnaht (z. B. Ethylon-Faden). Eine sterile Unterlage, sterile Handschuhe und ein Nahtset (Pinzette, Nadelhalter und Schere) werden benötigt. Nach vollständigem Wundverschluss wird ein Pflasterverband mit leichter Kompression angelegt.**

Bei kleineren Wunden können selbstklebende Steri-strips oder ein Fibrinkleber ausreichen. Der Tetanusschutz sollte vorhanden sein und ggf. aufgefrischt werden. Ob die Wundversorgung durch eine chirurgische Naht oder durch die Anwendung eines Klammergeräts erfolgt, sollte im Vorfeld mit den Athleten erörtert und der aktuellen Wettkampfsituation angepasst werden.

Frage 417

Wie gehen Sie bei einer großflächigen Abschürfung der rechten Flanke eines Radsportlers vor, die im Rahmen eines Sturzes auf Asphalt während eines Straßenrennens entstand?

Nach Ausschluss tiefgreifender Verletzungen oder Beteiligung des Muskuloskelettalapparats erfolgt zunächst eine Wundsäuberung mit Spüllösung (z. B. NaCl), anschließend eine Desinfektion zur Reduktion der Keimlast (z. B. Serasept-Lösung), Wunddebridement und Anlage eines sterilen Verbandes.

Bei Abschürfungen, v. a. auf festem Untergrund (Teer, Fels) und bei hohen Geschwindigkeiten, entstehen mitunter großflächige kutane bis subkutane Verletzungen. Die spezifischen Einwirkzeiten der Desinfektionslösung reduzieren tiefe Wundinfekte (Serasept ca. 20 Minuten). Ein geeignetes Wund- und Verbandregime soll neben der Reduktion der Keimlast auch die exsudative Phase der Wundheilung des sehr gut perfundierten oberflächlichen Hautgewebes reduzieren. In seltenen Fällen kann bei erheblicher Blutungsneigung eine subkutane Unterspritzung mit verdünnter adrenerger Lösung erwogen werden, um die kapilläre Durchblutung zu reduzieren. Der Tetanusschutz ist abzuklären und ggf. aufzufrischen.

Frage 418

In welche Phasen kann man die Wundheilung einteilen?

- **1.–5. Tag: exsudative Phase (frühe Entzündungsphase, katabol)**
- **4.–14. Tag: proliferative Phase (späte Entzündungs- und Granulationsphase)**
- **10.–21. Tag: Reparationsphase/Remodulationsphase (Differenzierungsphase, anabol)**

In der initialen exsudativen Phase kommt es zum Austritt von Blutbestandteilen aus den verletzten Kapillaren. Aktivierte Thrombozyten sezernieren Wachstumsfaktoren (NSAR reduziert diesen Effekt). Die Gerinnungskaskade beginnt mit Vasokonstriktion und Koagelbildung. Die Permeabilität der Gefäße steigt und es entstehen Entzündungszeichen (Schwellung, Rötung, Überwärmung). Die frühe Entzündungsphase wird charakterisiert durch Aktivierung der Granulozyten, die proinflammatorische Zytokine und Tumornekrosefaktor α (TNF-α) ausschütten. Die Phagozytose und Reinigung des Extrazellularraums durch granulozytäre Matrix-Metalloprotease-Aktivität beginnt. Monozyten migrieren aus der Blutbahn durch chemotaktische Prozesse, die sich zu Makrophagen differenzieren und neben Phagozytose und der Stimulation anderer Zellarten (u. a. Fibroblasten) auch Antigene präsentieren. Die späte Entzündungsphase beginnt. Nach einer Woche sind Lymphozyten nachweisbar. Es wird mit der Ge-

nerierung von Granulationsgewebe begonnen. Bereits nach 3–5 Tagen beginnt die Proliferationsphase. Die vorab gebildete Initialmatrix wird durch das lokale Milieu, Angioneogenese und differenzierte Matrixsynthese (Fibroblasten) in ein kollegenhaltiges ortsständiges Gewebe umgebaut (Signalwege v. a. über IGF, Myf5 und MyoD). Makrophagen und Neutrophile nehmen in der Konzentration nach einer Woche ab. Wachstumsfaktoren sind nun vermehrt nachweisbar. Temporär sind auch Myofibroblasten nachweisbar (Signalweg über Myogenin, Myosin und MRF4), die zu einer Wundkontraktion führen. Anschließend beginnt die Differenzierungsphase. Ein Narbengewebe ist entstanden.

Frage 419

? Wie können diese Phasen positiv und negativ beeinflusst werden?

!
- **Lokale Störfaktoren wie Verunreinigung, hohe Keimlast, verbliebene Nekrosen oder größere Wundsekretansammlungen, mangelhaft angelegte Verbände oder systemische Faktoren wie mangelnde Nutrition, reduziertes/supprimiertes Immunsystem, Lifestyle-Faktoren (Rauchen und Alkohol) und Systemerkrankungen beeinflussen die Phasen negativ.**
- **Der richtige Umgang mit der Verletzung, die sterile Wundpflege und eine ausreichende flüssige und feste Nahrungsaufnahme sowie die Supplementierung von Nahrungsergänzungsmitteln beeinflussen die Phasen positiv.**

i *Kontaminierte Wunden führen zu einer Störung der Wundheilungsphasen durch Beeinflussung der Pathways, somit erscheint die Wundreinigung mit Entfernung von Nekrosen, Verschmutzung und Fremdkörpern essenziell. Des Weiteren sollten die angelegten Verbände sachdienlich sein und die Durchblutung durch z. B. zu hohe Kompressionsdrücke nicht kompromittieren.*

Positiv wird die Wundheilung durch Substitution von Vitaminen (A, C, D, E und K) und Spurenelementen beeinflusst. Vitamin C sorgt für eine Quervernetzung in der Kollagenbiosynthese. Spurenelemente (Zink, Magnesium, Kalzium, Bor, Selen und Mangan) sorgen für eine Optimierung der Bio-Katalysatoren. Eine ausreichend kalorische Zufuhr mit allen wichtigen Nahrungsbestandteilen sollte gesichert werden (Initial v. a. KH, im Verlauf v. a. Proteine).

Durchblutungslimitierende Faktoren sollten vermieden werden (Kälte, Nikotin).

Frage 420

? Welche Prozesse der Gewebeheilung werden durch den frühzeitigen Einsatz von entzündungsmodulierender/-hemmender Therapie (z. B. NSAR) beeinflusst?

! **Es wird v. a. die frühe Entzündungsphase durch Hemmung proinflammatorischer Mechanismen (z. B. eine deutliche Reduktion der Ausschüttung von Botenstoffen wie Zytokinen) beeinflusst.**

i *Der Einsatz von entzündungshemmenden Medikamenten (z. B. NSAR) stellt unweigerlich einen Eingriff in die stadienhafte Einleitung der geregelten Heilungs- und Regenerationsphasen dar. Die initial durch verschiedene Mechanismen ausgeschütteten proinflammatorischen Zytokine (v. a. IL 1/6, iNOS und TNF α) sind Grundlage der Aktivierung von M1-Makrophagen und Migration von Leukozyten. Im weiteren Verlauf erfolgt die Neubildung von Extrazellulärmatrix (EZM), Gefäßen und Zellbestandteilen. T_{reg}-Zellen (regulierenden T-Lymphozyten) stellen einen Teil der physiologischen, selbstlimitierenden Zellantwort da. Ist der initiale Entzündungsprozess unterbrochen, wird die physiologische Gewebeheilung wesentlich beeinträchtigt. Somit sollte, zur Vermeidung von Heilungsbeeinträchtigungen der Einsatz von nicht steroidalen Antiphlogistika stets abgewogen und kritisch überdacht werden.*

Frage 421

? Sollte der Entzündungsprozess an Muskeln und Sehnen nach einer hohen Trainings-/Wettkampfbelastung mit Eisbädern oder Eiskammern moduliert werden oder der physiologische, entzündungsgetriggerte Heilungsprozess abgewartet werden?

! **Hierzu kann keine allgemeingültige Antwort gegeben werden. Abgewogen werden sollte der zu erwartende Trainings-/Anpassungseffekt des Gewebes auf den Trainingsreiz, der durch die belastungsinduzierte Entzündungsreaktion hervorgerufen wird und eine temporäre Funktionsminderung einschließen kann. Dem gegenüber steht die aktuelle Lage des Athleten, der ggf. nach Ablauf eines kurzen Zeitintervalls (Stunden, wenige Tage) mit einer erneuten Trainings- oder Wettkampfbelastung konfrontiert wird.**

Die Nutzung von Eisbädern nach Belastung im Rahmen des multimodalen Regenerationsmanagements ist weit verbreitet. Beim Eintauchen der Körperpartien kommt es zu einer Vasokonstriktion und beginnenden Blutumverteilung im Sinne einer Zentralverschiebung. Nach Beendigung des Bades wird diese wieder ausgeglichen. Entzündungsprozesse werden reduziert und proinflammatorische Stoffe abtransportiert. Dieser Effekt kann zur kurzfristigen Regeneration genutzt werden.

Steht jedoch eine Anpassungsphase des Körpers auf Trainingsreize (z. B. Muskel-Sehnen-Komplexe) im Vordergrund, sollten der Nutzen eines entzündungsgetriggerten Umbauvorgangs und die Notwendigkeit der Modulation im Vordergrund stehen. Eine Entzündungsminderung durch z. B. Eisbäder wäre in diesem Falle kontraproduktiv.

Frage 422

Welche Möglichkeiten zur Ruhigstellung einer Extremitätenverletzung kennen Sie und wie können Sie den materiellen Aufwand niedrig halten und trotzdem nahezu alle Verletzungsbilder am Spielfeldrand adressieren?

Zur Ruhigstellung dienen Schienen, Orthesen, Gipsmodelle, Bandagen, Führungshülsen, Tapeverbände und Longuetten. Zur Reduktion des vorzuhaltenden Materials können universell anwendbare, formbare Schienen, wie z. B. ein Sam-Splint, an die jeweilige Region angelegt werden.

Es stehen mannigfaltige, anatomisch vorgeformte Orthesen (medizinische Hilfsmittel) auf dem Markt zur Verfügung, die an die jeweilige Gelenkstellung angepasst eine optimale Ruhigstellung, Stabilisierung und Führung generieren. Zu erwähnen sind Kletttutoren (Kniestreckschiene), Sprunggelenks- oder Handgelenkorthesen. Im Bereich der Finger werden Stack-Schienen und Crysofix-Schienen verwendet. Schlingenverbände (z. B. Gilchrist, Medi-ArmSling) kommen im Bereich des Schultergürtels zum Einsatz. Straffe Tapeverbände können Gelenke wie das Sprunggelenk in ihrer Bewegungsfähigkeit deutlich stabilisieren. Zeitweise sind individuell anzufertigende Gipsmodelle (Hand/Finger) auch bei Auswärtsfahrten schnell angefertigt.

Als sehr vorteilhaft haben sich die im Rettungsdienst häufig zur Anwendung kommenden Splintschienen herauskristallisiert. Sie haben ein niedriges Gewicht und können an die verletzte Region adressiert werden, unabhängig vom Schwellungszustand. Mit einer elastischen Binde wird die Schiene fixiert. Somit kann im Betreuerrepertoire Platz und Gewicht eingespart werden.

Frage 423

Welche unterschiedlichen Arten von Tapes kennen Sie?

- **elastisches Tape (kinesiologisches Tape, Lymphtape)**
- **unelastisches Tape (Leukotape, Sporttape)**
- **Verbandstape**

- *Elastische Tapes: Ein klassischer Vertreter ist das kinesiologische Tape; ein aus elastischen Baumwollfasern bestehendes Tape mit einer klebenden Arcylschicht. Es enthält keine Wirkstoffe und ist atmungsaktiv. Es kann aufgrund seiner plastischen Elastizität mit verschiedenen Verspannungen auf die Haut aufgebracht werden und sich der Beweglichkeit der Funktionseinheit anpassen (▶ Abb. 4.2b). Abkömmling des klassischen Kinesiotapes stellt z. B. das um Kieselgelperlen erweiterte IQ Tape dar, das einen additiven Massageeffekt des Gewebes erzeugen soll. Weitere Ableger sind:*
  - *Cross Link/Cross Tape zur Schmerztherapie und Triggerpunktbehandlung*
  - *Cure Tape zur Anwendung bei Nervenschmerzen*
  - *hypoallergene und atmungsaktive Tapes*
  - *bandagenähnliche Tapes (EasyTape), durch die Anwendung wird die Funktion der Gelenke und Funktionsketten nicht reduziert*
- *Unelastische Tapes (bspw. Leukotape, Sporttape): Sie werden zur Stabilisation von Gelenkverletzungen, Band- oder Muskelverletzungen eingesetzt. Hierbei wird jedoch nicht die komplette Beweglichkeit eingeschränkt. Bei akuten Traumata können Schwellungszustände reduziert werden. Nach erlittenen Verletzungen, z. B. einer Kapselbandläsion des OSG, kann mittels eines unelastischen Tapes (▶ Abb. 4.2a) eine sekundäre Instabilität bei Propriozeptionsdefizit verringert werden und somit das Verletzungsrisiko minimiert werden.*
- *Verbandtapes: Eine Vielzahl unterschiedlicher klebender Tapes zum Fixieren von Verbänden oder Verbandsmaterialien in unterschiedlichen Dicken und mit verschiedenen Klebeintensitäten ist vollumfänglich auf dem Markt zu erwerben.*

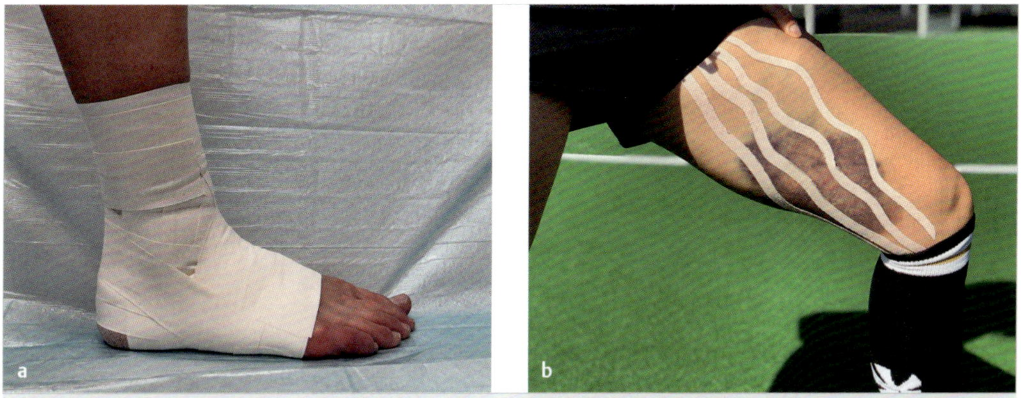

Abb. 4.2 Beispiele für Tapes.
a Stabilisierendes Tape bei Sprunggelenksinstabilität.
b Kinesiologisches Tape an der Oberschenkelinnenseite zur Verbesserung des Lymphabflusses bei ausgeprägtem traumatischem Hämatom.

Frage 424

Welche Wirkmechanismen werden dem klassischen kinesiologischen Tape zugesprochen?

- **Verbesserung der Durchblutung und des Abflusses (Lymphe, Schlacke)**
- **Regulation der Muskelspannung**
- **Schmerzlinderung**
- **Entzündungsmodulation**

Das Kinesiotape wird mit einer leichten Vordehnung auf die in gedehnter Position befindliche Körperpartie aufgeklebt. Beim Zurückführen in die Neutralstellung hebt sich die Haut durch die Retraktionskräfte leicht von der Unterhaut ab und das Tape wirft sichtbare Falten auf (Convolutions). Hierbei kommt es zur Reizung der bindegewebigen Schicht zwischen Haut und Unterhaut und die hier ansässigen Rezeptoren (Berührungsrezeptoren, Nozizeptoren, Propriozeptoren und Temperaturrezeptoren) werden gereizt und somit aktiviert. Es resultiert auch eine Mehrdurchblutung in diesem Bereich. Durch den epidermalen Reiz entsteht ein konkurrierender Schmerz zu dem ursprünglichen Schmerz, wodurch sich die afferente Reizwahrnehmung verschiebt. Schmerzpunkte, lokale Schwellungen oder muskuläre Verspannungen können hierdurch positiv beeinflusst werden. Eine umfangreiche Evidenz liegt zum aktuellen Zeitpunkt jedoch nicht vor.

Bei der Anwendung sollte beachtet werden, dass die zu beklebende Haut frei von Haaren und Flüssigkeiten sein muss. Auch sollte vor dem Anheften keine Hautpflege mit Cremes/Lotionen durchgeführt werden. Bei bereits begonnener Schweißproduktion haftet das Tape nicht mehr auf der Haut. Es hat sich eine Anlage des Tapes vor Abfahrt zur Wettkampfstätte bewährt.

Frage 425

Kennen Sie Möglichkeiten Umknicktraumata am Sprunggelenk durch externe Stabilisatoren zu reduzieren?

Zur Prävention und Reduktion eines Distorsionsrezidivs können neben den bereits erwähnten Sprunggelenkstapes auch externe Stabilisatoren verwendet werden. Wie in ▶ Abb. 4.3 gezeigt, können am Schuh befestigte Karbonschalen eine Supination oder Pronation verhindern.

Die im Feldhockeysport bereits verbreiteten Karbonschienen haben keinen Einfluss auf die Muskel- und Bandspannung. Sie ersetzen somit keine aktive Stabilisation und greifen nicht in die myotendinöse Stabilisation ein. Vielmehr verhindern sie eine Überlastung mit drohender Läsion und Überschreitung der Reißfestigkeit des biologischen Kapsel-Band-Apparats.

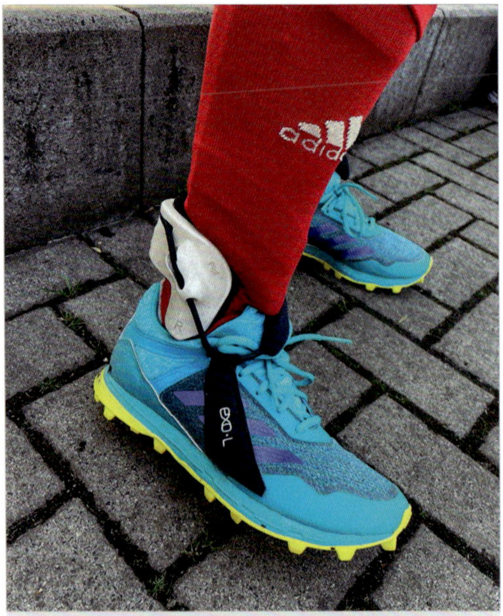

Abb. 4.3 Externe Stabilisation durch eine Karbonorthese am Sprunggelenk.

4.2 Sehnen

Hannes Degenhardt, Sebastian Torka

4.2.1 Allgemein

Frage 426

Wie sind Sehnen aufgebaut und was sind ihre Besonderheiten?

- Kollagen Typ I (parallele Anordnung in Mikrofibrillen, Fibrillen und Faszikel, wenig elastisch), Tenozyten, Proteoglykane, Glukosaminoglykane, Wasser
- umgeben von Epitendineum (lockeres Bindegewebe um gesamte Sehne)
- Peritendineum (lockere Bindegewebssepten, die vom Epitendineum ins Zentrum der Sehne strahlen und diese in Faserbündel unterteilen, darin verlaufen Nerven und Gefäße)
- Zwischen Knochenvorsprüngen und Sehnen befinden sich Schleimbeutel (druckelastische Kissen, gefüllt mit Synovia): reibungsarmes Gleiten und Polsterung
- Sehnenscheiden: röhrenförmige, bindegewebige Ummantelung von Sehnen, ähnlich einer Bursa, die Sehne umhüllen
- Hypomochlion: Änderung der Zugrichtung über ein Widerlager (Patella, Sesambeine, Retinakula)

Sehnen besitzen nur wenige Nerven und Gefäße und haben somit ein schlechtes Regenerationspotenzial. Aufgrund der wenig elastischen Kollagenfasern kann es bei Längenänderungen der Sehne von nur ca. 5–10 % bereits zu einer Ruptur kommen.

Frage 427

Wie kann man Sehnenverletzungen im Allgemeinen unterscheiden?

- akute bzw. traumatische Verletzung vs. Schäden aufgrund chronischer Veränderung
- Tendinopathie (primär nicht entzündliche Degeneration von Sehnengewebe)
- Insertionstendinopathie (Tendinopathie im Bereich von Sehnenansätzen)
- Tendinitis (Entzündung der Sehne)
- Tenosynovitis/Tenovaginitis (Entzündung der Sehnenscheide)
- Partialrupturen
- vollständige Rupturen

Histologische Veränderungen von Tendinopathien:
- *Zellaktivierung und -proliferation*
- *Kollagen-Desorganisation*
- *Neovaskularisationen*

Tendinopathien sind oft nicht schmerzhaft, sodass sie häufig erst durch einen Sehnen(ein)riss auffällig bzw. symptomatisch werden. Komplikationen von Sehnenverletzungen können heterotope Ossifikationen (Verknöcherungen) sein.

Frage 428

Nennen Sie mögliche Gründe für Verletzungen von Sehnen.

Prädisponierende Faktoren für Sehnenverletzungen kann man in extrinsische und intrinsische Faktoren unterteilen:
- Extrinsische Faktoren:
  - Sprungfrequenz (Wahl der Sportart!): chronische Belastung/Überlastung mit Mikrotraumata

  - Trainingsfrequenz/-intensität, insbesondere plötzliche Aktivitätssteigerung und repetitive Belastungen, Wettkämpfe
  - Ungewohntheit der Belastung
  - Training oder Spiel auf Asphalt/Beton
  - fehlende Regeneration
  - Einwirkungen von außen/Unfälle
  - iatrogene Ursachen, Medikamenteneinnahme
- Intrinsische Faktoren:
  - biomechanische Dysfunktion, bspw. knöcherne Auffälligkeiten (wie Patella alta, ausgeprägtes Genu varum/valgum)
  - Z. n. Verletzungen bzw. Erkrankungen im Sehnenverlauf (z. B. Morbus Osgood-Schlatter), chronische Beschwerden mit Vorschädigung der Sehne
  - funktionelle Auffälligkeiten wie eine verminderte Dehnbarkeit der Muskulatur und muskuläre Schwäche
  - systemische Vorerkrankungen (Diabetes mellitus, Hyperlipidämie, rheumatische Erkrankungen)
  - Übergewicht
  - Genetik (familiäre Häufung)
  - Wachstum

Ebenso wie die unterschiedliche Ausprägung von Sehnenverletzungen sind auch die Ursachen der Sehnenverletzung vielfältig und multifaktoriell bedingt.

Frage 429

Welche Stoffwechselerkrankungen kennen Sie, die zu Sehnenveränderungen führen können und somit das Risiko von Sehnenverletzungen erhöhen?

- **Diabetes mellitus**
- **Cushing-Syndrom**
- **chronisch-entzündliche Erkrankungen**
- **rheumatischer Formenkreis**

Degenerative Veränderungen der Sehnen entstehen durch verschiedene und komplexe Mechanismen aufgrund einer unphysiologischen Entzündungssituation und Immunreaktion sowie Veränderung der Zusammensetzung der Sehnen mit verschlechterter mechanischer Belastbarkeit und Heilungstendenz.

Frage 430

Welche Medikamente können zu Verletzungen von Sehnen führen?

Hierzu zählen insbesondere anabole Steroide, Kortison sowie Antibiotika.

- *Anabole Steroide (Anabolika): Veränderung der Kollagenzusammensetzung der Sehnen durch erhöhte Produktion von Kollagen Typ III. Die Sehnen sind nachfolgend weniger elastisch und resistent gegenüber mechanischer Belastung.*
- *Kortison: Hemmung der Durchblutung, Neovaskularisation und Glukoseaufnahme sowie Förderung des Proteinabbaus im verletzten Bereich. Darüber hinaus beeinträchtigt Kortison die natürliche Entzündungsreaktion/Heilungsprozess u. a. durch Regenerationsverhinderung des Kollagens und führt somit zu reduzierter Stabilität der Sehnenstruktur.*
- *Antibiotika: Insbesondere Fluorchinolone (bspw. Ciprofloxacin) erhöhen das Risiko für Schädigungen der Sehnen durch Stimulierung von Proteasen und anderen Enzymen zum Abbau von Kollagenstrukturen.*

Frage 431

Welche Symptome präsentiert ein Patient mit einer Tendinopathie und wie behandeln Sie ihn?

Typischerweise werden vom Patienten folgende Symptome beschrieben:

- **lokaler Druckschmerz mit ggf. Ausstrahlung**
- **Anlaufschmerz**
- **wiederkehrender Schmerz während und nach Belastung**
- **Funktionseinschränkungen, ggf. reduzierter (aktiver) Bewegungsumfang**
- **Besserung durch Sportpause oder Verminderung der Belastung**
- **ggf. Überwärmung**
- **kein akutes Trauma erinnerlich**
- **kein Instabilitätsgefühl**

Therapie der Wahl ist zunächst ein konservatives Therapieregime:

- **Kühlung**
- **Sportpause**

- lokal/oral nicht steroidale Antirheumatika (NSAR)
- Dehnungsübungen, funktionelles Training (Physiotherapie) im Anschluss mit langsamem Belastungsaufbau
- exzentrisches Training
- Iontophorese, Elektrostimulation, Kryotherapie, Ultraschalltherapie, Hyperthermie
- extrakorporale Stoßwellentherapie
- (ultraschallschallgestützte) Infiltration (z. B. PRP [Platelet-Rich Plasma], Traumeel)

Bei persistierenden Beschwerden ohne Besserung der Symptomatik nach 6–12 Monaten intensiver konservativer Therapie und funktionellen Einschränkungen kann auch ein operatives Vorgehen erwogen werden.

Eine komplette Ruhigstellung wird nicht mehr empfohlen.

Bei operativer Versorgung von intratendinösen Tendinopathien erfolgt eine Exzision des Degenerationsherdes mit Naht der umliegenden Sehne. Bei Insertionstendinopathien wird der Sehnenansatz abgelöst, ggf. teilreseziert und mittels Cerclage/Fadenanker(system) reinseriert.

Im Unterschied zu Tendinopathien gehen akute Rupturen von Sehnen mit einem plötzlichen und starken Schmerz sowie einer deutlichen Funktionseinschränkung einher. Dabei kann es auch zu vollständigen Rupturen bei vorbestehenden Tendinopathien durch Vorschädigung der Sehne kommen.

4.2.2 Sehnentransplantate

Frage 432

Sehnen bzw. Sehnenstreifen werden in der operativen Versorgung zur Stabilisierung von Gelenken häufig als Transplantate verwendet. Welche unterschiedlichen Sehnentransplantate kennen Sie?

Man unterscheidet zwischen Allografts (Spender und Empfänger nicht identisch, jedoch derselben Spezies) und Autografts (Spender und Empfänger identisch).

Im Vergleich zu Autografts weisen Allografts folgende Unterschiede auf:

- *keine Entnahmemorbidität, speziell in Revisionsfällen oder bei Multiligamentverletzungen des Kniegelenks*
- *kürzere Operationszeit*
- *variable Transplantate*
- *höhere Operationskosten*
- *unterschiedliche Prozessierung der Grafts mit ggf. verminderter biomechanischer Stabilität, verzögerter Integrität und Kollagen-Remodelling mit ggf. erhöhter Versagensrate*
- *Verwendung im deutschsprachigen Raum aufgrund gesetzlicher Regelung erschwert; jedoch können verschiedenste Spendersehnen im DiZG (Deutsches Institut für Zell- und Gewebeersatz) patientengebunden bestellt werden. Sie werden häufig im Rahmen vom Multi-Ligament-Rekonstruktionen verwendet.*
- *Dezidierte Patientenaufklärung über Vor- und Nachteile des geplanten Transplantates.*

Frage 433

Nennen Sie operative Eingriffe an der oberen und unteren Extremität, bei denen Sehnentransplantate verwendet werden, und spezifizieren Sie die analogen Sehnen, die an den jeweiligen Regionen eingesetzt werden können.

Obere Extremität:

- **Chronische Instabilität des Schultereckgelenks (ACG: Akromioklavikulargelenk), symptomatische Instabilität des Sternoklavikulargelenks, chronische Ruptur mit Retraktion der distalen Bizepssehne: Verwendung der Gracilissehne**

Untere Extremität:

- **Ersatzbandplastik des vorderen (VKB) oder hinteren (HKB) Kreuzbands: Semitendinosussehne (ggf. plus Gracilissehne), Quadrizepssehnenstreifen (mit und ohne Knochenblock), Patellarsehnenstreifen (mit Knochenblöcken)**
- **Rekonstruktion des medialen Kollateralbands (MCL): Semitendinosussehne**
- **Rekonstruktion des lateralen Kollateralbands (LCL): Gracilissehne, ggf. Semitendinosussehne**
- **Rekonstruktion des medialen patellofemoralen Ligaments (MPFL): Gracilessehne oder Quadricepssehnenstreifen**
- **Rekonstruktion der lateralen Bandstrukturen des OSG: Gracilissehne, Peroneus-brevis-Sehne**

Falls im Bereich der oberen Extremität die Verwendung von Sehnentransplanten notwendig ist, wird meist die Gracilissehne des ipsilateralen Kniegelenks verwendet.

Im Bereich der Kniegelenkschirurgie muss bei Rekonstruktionen des Innenbands insbesondere die dynamische Stabilisierung des Kniegelenks durch den Pes anserinus mitsamt der Semitendinosussehne beachtet werden. Daher wird in diesen Fällen meist auf die Semitendinosussehne des kontralateralen Beines zurückgegriffen.

Im Bereich der Kreuzbandchirurgie kommen je nach Anspruch des Patienten, Begleitverletzungen (z. B. eine konservativ therapierte Innenbandverletzung), Präferenz des Operateurs sowie eventueller Revisionssituation verschiedene Sehnentransplantate infrage.

4.2.3 Distale Bizepssehne

Frage 434

Ein 45-jähriger Kraftsportler kommt zu Ihnen in die Sprechstunde und berichtet über einen plötzlichen, reißenden Schmerz im Bereich des vorderen Ellenbogengelenks bei Anheben eines Gewichts. Seitdem sei der Muskelbauch des Oberarms „verformt“. Wie lautet Ihre Verdachtsdiagnose und wie können Sie diese bestätigen?

Verdachtsdiagnose: distale Bizepssehnenruptur mit Ablösung der Sehne von ihrem Ansatzpunkt (Tuberositas radii).

Klinische Untersuchung:

- **im Seitenvergleich mit Proximalisierung des Muskelbauchs des M. biceps brachii**
- **Kraftverlust bei Flexion und Supination des Ellenbogengelenks**
- **ggf. sichtbares Hämatom**
- **positiver Hook-Test**
- **positiver Biceps-Squeeze-Test**

Diagnostik:

- **Ultraschall**
- **MRT-Bildgebung**

Typischerweise treten distale Bizepssehnenrupturen bei Kraftsportlern im mittleren Patientenalter (ca. 45 Jahre) bei maximaler exzentrischer Belastung des gebeugten Ellenbogens auf (v. a. beim Abfangen eines schweren Gewichts). Risikofaktoren sind u. a. Steroidabusus und chronische Vorschädigungen.

Hook-Test: Beim 90° gebeugten und vollständig supinierten Ellenbogen versucht der Untersucher mit dem Zeigefinger von radial die distale Bizepssehne zu unterfahren, um sich so unter der Bizepssehne einzuhaken (engl. „hook“). Ist die Bizepssehne gerissen, kann der Finger nicht einhaken (Cave: Fehlinterpretation bei Einhaken in den Lacertus fibrosus).

Biceps-Squeeze-Test: Beim 90° gebeugten und leicht pronierten Ellenbogen wird der Muskelbauch des Oberarms mit beiden Händen durch den Untersucher komprimiert. Dadurch kommt es bei intakter distaler Bizepssehne zu einer passiven Supination des Ellenbogengelenks (Mechanismus analog zum Thompson-Test im Bereich der Achillessehne).

Frage 435

Welche Behandlung empfehlen Sie diesem Patienten?

Um einen dauerhaften Kraft- und Funktionsverlust bei vollständiger Ruptur der distalen Bizepssehne zu vermeiden, sollte zeitnah eine operative Refixation erfolgen. Dabei wird die Sehne an der Tuberositas radii mit Fadenanker oder intramedullär eingebrachtem Fixationsplättchen refixiert.

Bei chronischen Rupturen oder verzögerter operativer Versorgung kann aufgrund der Sehnenretraktion ein deutlich verlängerter Hautschnitt notwendig sein und ggf. die Verwendung eines Sehnenallografts/-autografts zur Verlängerung der Sehne notwendig machen.

4.2.4 Distale Trizepssehne

Frage 436

Was sind typische Verletzungsmechanismen bei einer Trizepssehnenruptur?

Gewichtheben oder Sturz auf den gestreckten Arm mit maximal exzentrischer Belastung des gestreckten Ellenbogens.

Risikofaktoren:

- *Anabolika*
- *Systemerkrankungen (z. B. Diabetes mellitus)*
- *chronisch-entzündliche Erkrankungen*
- *vorangegangene Beschwerden (Bursitis olecrani) oder Operationen*

Frage 437

Wie würden Sie die Diagnose einer distalen Trizepssehnenruptur stellen?

- **Anamnese**
- **Inspektion (ggf. Hämatom, Konturasymmetrien zur Gegenseite)**
- **Palpation (Delle im Sehnenverlauf)**
- **Funktionsprüfung mit Extensionstest gegen Widerstand und mod. Thompson-Test nach Viergas (Patient in Bauchlage, Arm seitlich über Liege herabhängend und 90° flektiert im Ellenbogengelenk, Kompression des Muskelbauchs, bei intakter Sehne kommt es zu einer passiven Streckung des Ellenbogengelenks)**
- **Ultraschall sowie MRT (▶ Abb. 4.4): Ausmaß der Sehnenschädigung (komplett vs. partiell), Höhe der Läsion (Avulsion, tendinös, myotendinöser Übergang), Sehnenqualität und Retraktionsgrad**

Eine geringe Restfunktion der Extensionsfähigkeit kann bei erhaltener lateraler Insertion über die Faszie des M. extensor carpi ulnaris bzw. M. anconeus vorhanden sein.

Prinzipiell wird eine operative Refixation bei kompletten Rupturen und bei Partialrupturen von > 50 % der Trizepssehne empfohlen.

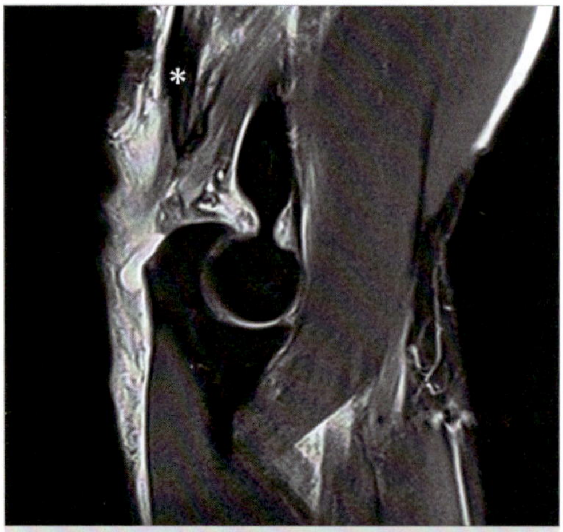

Abb. 4.4 Sagittales Bild eines MRT (PD fs) mit Ablösung und Retraktion der distalen Trizepssehne (weißer Stern) vom Processus olecrani.

4.2.5 Pectoralis major

Frage 438

Ein Patient kommt zu Ihnen in die Sprechstunde mit Schmerzen in der Brustmuskulatur nach einem Boxtraining und subjektivem Kraftverlust bei Adduktion und Innenrotation des Arms. Nachfolgend berichtet er über Bewegungseinschränkungen der Schulter sowie eine Schwellung und Einblutungen in die Brustmuskulatur mit Verlust der vorderen Achselfalte. An was denken Sie und wie würden weitere Untersuchungsschritte aussehen?

Verdachtsdiagnose: Pectoralis-major-Sehnenruptur.

Klinische Untersuchung:

- **Einziehung des Muskels bei Adduktion des Armes gegen Widerstand (positiver „Prayers-Test“)**
- **im Seitenvergleich kraftgeminderte Adduktion gegen Widerstand**
- **Druckschmerz über dem Verlauf der Pectoralissehne sowie der Insertion am proximalen Humerus**

Der M. pectoralis major ist ein kräftiger Adduktor und Innenrotator des Arms. Ultraschall- und MRT-Bildgebung helfen zur genauen Diagnosestellung.

Frage 439

In welchen Fällen würden Sie eine operative Versorgung anstreben?

Bei symptomatischen Partial- und Komplettrupturen der Pectoralis-major-Sehne aktiver Patienten.

Bei einer Operation wird eine offene Refixation mit Mobilisierung des Sehnenstumpfs und Refixation im anatomischen Insertionsareal mit Fadenankern oder intramedullären Flip-Buttons durchgeführt.

Bei älteren Patienten mit geringem funktionalem Anspruch und dem Bild einer intramuskulären Verletzung oder Partialrupturen steht ein konservatives Vorgehen im Vordergrund.

4.2.6 Rectus femoris

Frage 440

Ein 15-jähriger Fußballspieler berichtet über einen plötzlich einschießenden Schmerz im Bereich des vorderen Hüftgelenks nach einem Pressschuss. In der klinischen Untersuchung fällt Ihnen ein Schonhinken und weiterhin persistierender Schmerz sowie eine Schwellung und ein Hämatom im Bereich des vorderen Hüftgelenks auf. Eine kleine Lücke im Bereich der Spina iliaca anterior inferior ist zu ertasten, ebenso fällt Ihnen eine verminderte Kraft bei Hüftflexion im Seitenvergleich auf. Wie lautet Ihre Diagnose?

V. a. Rectus-femoris-Avulsion, Bestätigung durch Röntgenbildgebung sowie MRT-Diagnostik.

Typische Verletzungsmechanismen sind eine forcierte Kontraktion des M. quadriceps femoris gegen Widerstand, z. B. forcierter Schuss/Pressschlag beim Fußball oder bei einer Landung nach einem Sprung.

Bei jungen Patienten vor Abschluss des Knochenwachstums muss durch ein Röntgenbild eine knöcherne Apophysenlösung ausgeschlossen werden.

Frage 441

In welchen Fällen würden Sie dem Patienten eher eine konservative und in welchen Fällen eher eine operative Therapie empfehlen?

Konservatives Vorgehen:

- **partielle Ruptur**
- **fehlende Dislokation der proximalen Apophyse**
- **Ruptur des muskulotendinösen Übergangs**

Operatives Vorgehen:

- **komplette Ruptur (pars recta u. pars reflecta) mit Retraktion um mehr als 1,5–2 cm**
- **dislozierter knöcherner Ausriss bei sportlich aktiven Patienten mit hohem funktionellem Anspruch**

Konservative Therapie:

- *Schonung mit abzuwägender Ruhigstellung in der Hüfte (durch spezielle Orthesen)*
- *ggf. Infiltrationstherapie (z. B. autologes konditioniertes Plasma [ACP])*
- *schrittweiser Belastungsaufbau mit Unterstützung durch Physiotherapie und langsamer Rückkehr zum Sport unter regelmäßigen sonografischen Kontrollen der Heilung*

Operative Therapie:

- *offene Refixation mit Titanankern oder durch Schraubenosteosynthese*
- *intraoperative Schonung des N. cutaneus femoris lateralis (medial der Spina iliaca anterior superior) sowie postoperativ durch spannungsarmen Faszienverschluss; eine Reizung kann das klinische Bild einer Meralgia paraesthetica (nocturna) hervorrufen*
- *erhöhtes Risiko für heterotope Ossifikationen*
- *bei nicht anatomischer Reposition oder einer heterotopen Ossifikation ist im Verlauf die Entstehung eines Pincer-Impingements möglich*

4.2.7 Adduktoren

Frage 442

Durch welchen Verletzungsmechanismus können Sehnenverletzungen der Adduktoren im Ursprungsbereich entstehen und welche Symptome werden beschrieben?

Verletzungsmechanismus:

- **Am häufigsten führen forcierte Abduktionsbewegungen bei maximaler Anspannung der Adduktorengruppe zu strukturellen Verletzungen.**
- **Hierbei ist bevorzugt der Muskel-Sehnen-Apparat des M. adductor longus betroffen.**

Symptome:

- **Druckschmerzen im Bereich der Leiste**
- **Hämatomentstehung**
- **schmerzhafte passive Abduktion sowie aktive Adduktion des Beines (Squeez-Test)**
- **Kraftverlust, ggf. mit reduzierter Einbeinstandfähigkeit**

Selten betrifft eine Verletzung die Sehne der Adduktoren alleine, meist sind die Verletzungen im muskulären oder myotendinösen Übergangsbereich zu detektieren.

Frage 443

Welche Therapieoption empfehlen Sie Leistungssportlern?

Selbst bei Leistungssportlern sind Adduktorenläsionen in der Regel konservativ zu therapieren. In Ausnahmefälle kann bei sehr hohem sportlichem Anspruch, proximal gelegenen kompletten Rupturen mit Retraktion der Sehne eine operative Therapie diskutiert werden. Bei geringer Sehnenretraktion (< 2 cm) kann jedoch eine konservative Therapie ebenfalls zur Heilung führen.

Bei einer operativen Therapie müssen insbesondere der Verlauf des Leistenkanals sowie die neurovaskulären femoralen Strukturen beachtet werden. Postoperativ ist eine Ruhigstellung in einer Orthese notwendig.

4.2.8 Proximale Hamstringsehne

Frage 444

Eine 50-jährige Patientin berichtet über starke Schmerzen im Bereich der Gesäßfalte nach einem Wasserstart beim Wasserskifahren. Dabei ist es zu einer forcierten Dehnung der hinteren Oberschenkelmuskulatur bei gestrecktem Knie und gebeugter Hüfte gekommen. Seitdem könne sie nicht mehr beschwerdefrei sitzen. Die Patientin bringt das in ▶ Abb. 4.5 gezeigte MRT-Bild mit. Wie lautet Ihre Diagnose?

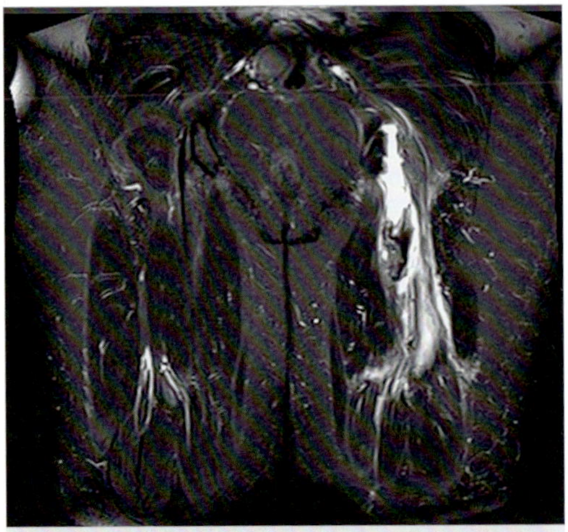

Abb. 4.5 MRT Oberschenkel/Hüfte bds. (koronar, PD fs).

Ablösung der proximalen ischiokruralen Muskulatur vom Tuber ischiadicum links. In ▶ Abb. 4.5 sieht man im Seitenvergleich die Rupturzone der proximalen Sehnenansätze mit Retraktion der Sehnen und ausgeprägter Hämatoseromhöhle.

Meist entstehen solche Verletzungen bei indirekt auftretenden Kräften wie einer forcierten exzentrischen Kontraktion der ischiokruralen Muskulatur bei gestrecktem Knie und gebeugter Hüfte, wie z. B. bei einem Spagat, beim Sprint oder während einer Absprungphase, seltener im Rahmen von Sturzereignissen.

Typische Sportarten sind Sprint, Hürdenlauf, Kitesurfen, Vollkontakt-Kampfsport, Skilanglauf, Wasserstart (Wasserski).

Frage 445

Welche Beschwerden beschreiben Patienten mit dieser Verletzung und was können Sie in solchen Fällen bei der klinischen Untersuchung finden?

Symptome:

- **hörbar reißendes Phänomen gluteal**
- **Schmerzen (v. a. beim Sitzen)**
- **Kraftminderung**
- **ggf. Instabilitäts- bzw. Schwächegefühl im ipsilateralen Kniegelenk beim Gehen**
- **häufig mit Schonhinken**

Klinische Untersuchung:

- **Schwellung und Hämatom gluteal/am proximalen dorsalen Oberschenkel**
- **palpable Lücke im Bereich des Tuber ischiadicum**
- **Kraftminderung bei Knieflexion und Hüftextension in Bauchlage gegen Widerstand im Vergleich zur Gegenseite**

An die klinische Untersuchung schließt sich eine Röntgenbildgebung an, um eine knöcherne Avulsion auszuschließen. Ebenso ist ein MRT hilfreich, um die Retraktion der Sehne beurteilen zu können.

Frage 446

In welchen Fällen ist bei der in Frage 444 beschriebenen Patientin eine operative Therapie indiziert und über welche Faktoren müssen Sie die Patientin aufklären?

OP-Indikation:

- **akute Rupturen mit Retraktion um mehr als 1,5–2 cm**
- **symptomatische chronische Komplettrupturen**

Konservative Therapie:

- **nicht reponierbare chronische Rupturen mit ausgeprägter fettiger Infiltration der Muskulatur**
- **Noncompliance**
- **geringe funktionelle Einschränkung/Beschwerden bei geringem Anspruch**
- **geringe Retraktion der Sehnen**
- **hoher Body Mass Index (BMI)**

Aufklärung:

- **bei operativer Therapie:**
  - **Nähe zum N. ischiadikus**
  - **langwierige Nachbehandlung an Unterarmgehstützen mit Bewegungslimitierung und frühfunktioneller Nachbehandlung (nur in Ausnahmefällen kommt eine Orthesenversorgung zum Einsatz)**
- **bei konservativer Therapie: chronische Ruptur ggf. nicht mehr reponierbar, ggf. Verwachsungen zum N. ischiadicus mit Schmerzen und Funktionseinschränkungen**

Eine frühzeitige und korrekte Diagnosestellung mit Durchführung eines MRT ist entscheidend für die weitere Behandlungsplanung und das funktionelle Outcome. Eine operative Therapie ist bei proximalen Hamstringsehnenrupturen mit Retraktion der Sehnen um mehr als 1,5–2 cm bezüglich Patientenzufriedenheit, Kraft bei Knieflexion sowie klinischen Scores einer konservativen Therapie überlegen.

4.2.9 Quadrizepssehne und Patellasehne

Frage 447

Ein Patient kommt zu Ihnen in die Klinik und beschreibt einen starken, plötzlichen vorderen Knieschmerz nach Anspannung des Oberschenkelmuskels. Seitdem könne er das Knie nicht mehr aktiv strecken. An welche verletzten tendinösen Strukturen müssen Sie denken und welche Auffälligkeiten ergeben sich in der klinischen Untersuchung?

Verdachtsdiagnose:

- **Quadrizepssehnenruptur**
- **Patellasehnenruptur**

Klinische Untersuchung:

- **sichtbare Delle im Relief des ventralen distalen Oberschenkels (Quadrizeps) bzw. im Verlauf der Patellasehne**
- **Weichteilschwellung**
- **Hämatom über dem ventralen distalen Oberschenkel bzw. distal der Patella**
- **Druckschmerzhaftigkeit und palpable Unterbrechung/Lücke über dem Ansatzbereich der Quadrizepssehne bzw. der Patellasehne**
- **verminderte oder aufgehobene aktive Extension im Kniegelenk**
- **Unfähigkeit, die im Kniegelenk gestreckte Extremität von der Untersuchungsunterlage anzuheben**
- **Gehunfähigkeit bei aufgehobener aktiver Streckfunktion im Kniegelenk (Begleitläsion der parapatellären Retinakula = Reservestreckapparat)**

Risikofaktoren sind vor allem Nikotinkonsum, systemische (Stoffwechsel-)Erkrankungen, Steroide, Anabolika und Antibiotika (Chinolone).

Frage 448

Sie fertigen ein Röntgenbild (▶ Abb. 4.6) sowie ein MRT-Bild (▶ Abb. 4.7) des Kniegelenks an und sehen folgende Bilder. Beschreiben Sie die Abbildungen. Wie lautet Ihre Diagnose?

Beschreibung ▶ Abb. 4.6:

- **seitliches Röntgenbild eines linken Kniegelenks**

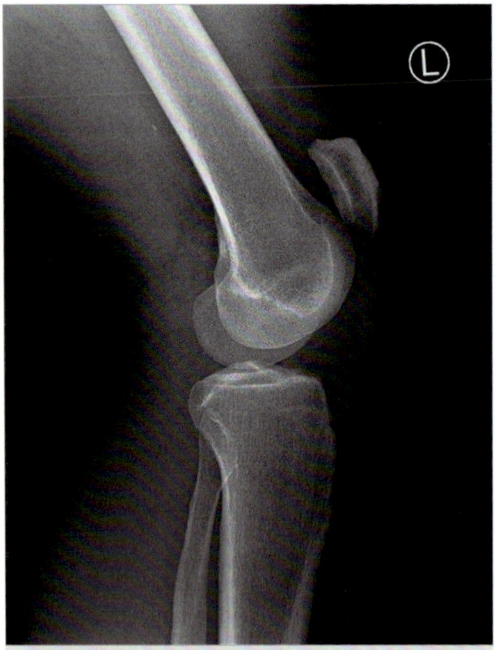

Abb. 4.6 Röntgenbild zu Frage 448.

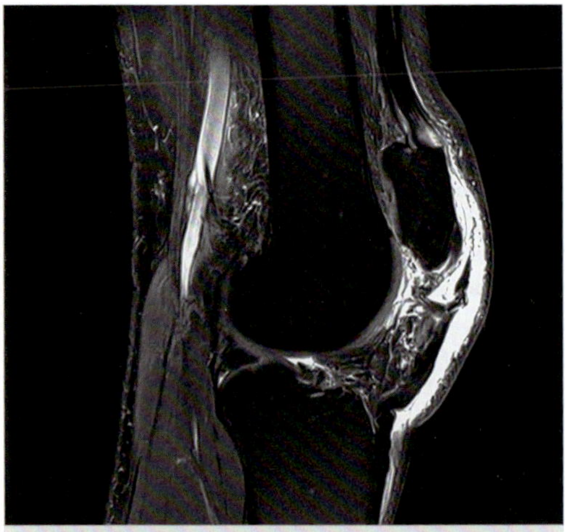

Abb. 4.7 MRT-Bild zu Frage 448.

- **keine Konturunterbrechung der kortikalen Strukturen erkennbar**
- **regelrechte Gelenkstellung, geringer Gelenkverschleiß**
- **Patella alta**
- **Insall-Salvati-Index < 0,8**
- **Diagnose: V. a. Patellarsehnenruptur**

Beschreibung ▶ Abb. 4.7:

- **sagittales MRT-Bild eines linken Kniegelenks mit regelrechten knöchernen Strukturen und Patella alta**
- **deutliche Flüssigkeitsansammlung im vorderen Gelenksabschnitt**
- **Patellasehne im proximalen Abschnitt nicht durchgängig darstellbar**
- **Diagnose: Patellasehnenruptur**

Durch Ruptur der Patellasehne und Anspannung der Quadrizepsmuskulatur wird die Patella nach kranial gezogen. Sinnvoll ist es, Röntgenbilder beider Kniegelenke durchzuführen, um die Höhe der Patella mit der gesunden kontralateralen Seite zu vergleichen (Messung nach Insall-Salvati oder Caton-Deschamps-Index). Dies ist ebenso für operative Versorgung und Einstellung der Höhe der Patella relevant.

Frage 449

Welche Indikationen kennen Sie bezüglich der operativen Versorgung von Quadrizepssehnen- und Patellasehnenrupturen?

Absolute OP-Indikation:

- **komplette akute Ruptur**
- **chronische Ruptur der Patellasehne mit aufgehobener Streckfähigkeit des Kniegelenks und bestehendem Instabilitätsgefühl**
- **Avulsion der Tuberositas tibiae (v. a. bei Jugendlichen)**

Relative Indikation:

- **partielle Sehnenruptur**

Bei einer eingeleiteten konservativen Therapie besteht ein strenges Nachbehandlungsschema mit initialer Fixierung des Kniegelenks in einer Streckorthese für ca. 4–6 Wochen und frühfunktioneller, passiver Bewegungstherapie.

Besteht eine absolute Operationsindikation oder wird eine Partialruptur einer operativen Therapie zugeführt, bestehen verschiedene Operationstechniken. Am häufigsten werden transossäre Refixationen mit z. B. PDS-Kordeln oder Fadenanker-Refixationen mit z. B. Corkscrew-Ankersystemen durchgeführt. Ist bei chronischen Rupturen eine Adaptation der Sehnenstümpfe nicht möglich, kann ein autologes Sehnentransplantat (z. B. Semitendinosussehne) als Interponat verwendet werden.

Frage 450

▶ Abb. 4.8 zeigt den MRT-Befund eines sog. „Jumper's Knee“. Was versteht man darunter?

Patellaspitzensyndrom: Überlastungsreaktion des Streckapparats des Kniegelenks durch repetitive Maximalbelastungen bei Sportarten mit häufigen Absprüngen und Landungen nach plötzlicher Leistungssteigerung. Die Patienten beschreiben häufig Schmerzen im jeweiligen Bereich während und nach der Belastung.

Therapie:
- *Belastungsreduktion bis -pause*
- *Training der Rumpfmuskulatur und Beinachse*
- *Dehnung der gesamten Oberschenkelmuskulatur*
- *Stoßwellentherapie*
- *Weichteiltechniken und Faszienbehandlung des Tractus iliotibialis*
- *Anpassung von Training und Untergrund, ggf. Schuhwechsel*
- *Ausgleich der Fußfehlstellung (Einlagenversorgung) bzw. Beinachse (prädisponierend ist ein Genu varum)*
- *Infiltration (z. B. PRP, Traumeel)*

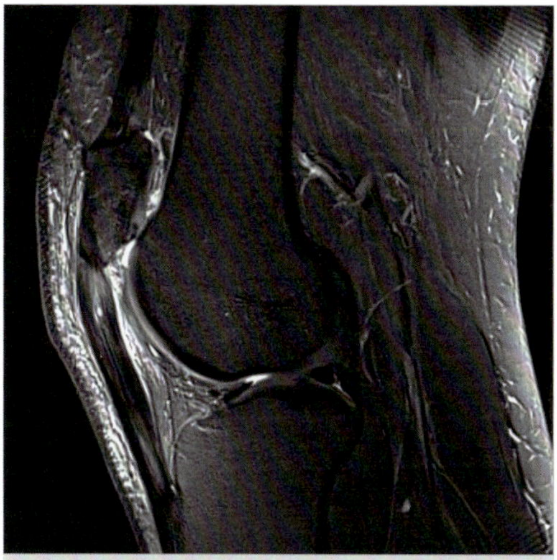

Abb. 4.8 Sagittales MRT-Bild eines Kniegelenks (PD fs). Darstellung einer Tendinose (Aufhellung) und geringfügigen Verdickung der Patellarsehne (v. a. im Bereich der distalen Patellaspitze), kleiner Substanzdefekt im Bereich der Tendinose/Partialruptur, V. a. Patella alta.

4.2.10 Tractus iliotibialis

Frage 451

Was ist das sog. „Runners Knee“ und welche Symptome beschreiben v. a. betroffene Langstreckenläufer?

- **Reizung des Tractus iliotibialis, bedingt durch Fehlbelastung oder Überlastung**
- **Schmerzen charakteristisch oberhalb des Knies an der Außenseite durch wiederholte Streck- und Beugebewegungen (die Sehnenplatte des Tractus iliotibialis reibt am Epicondylus lateralis femoris und führt so zu einer Reizung)**

Synonyme: Iliotibialband-Syndrom (ITBS), Tractus-iliotibialis-Scheuer-Syndrom

Zunächst beschreiben Patienten meist Beschwerden beim Laufen (= stärkere Belastung), später ggf. auch beim Gehen und im Alltag.

Frage 452

Welche Therapie empfehlen Sie Sportlern mit „Runners Knee“?

- **Belastungsreduktion bis -pause**
- **Training der Rumpfmuskulatur und Beinachse**
- **Dehnung der gesamten Oberschenkelmuskulatur**
- **Weichteiltechniken und Faszienbehandlung des Tractus iliotibialis**
- **Anpassung von Training und Untergrund, ggf. Schuhwechsel**
- **Ausgleich der Fußfehlstellung (Einlagenversorgung) bzw. Beinachse (prädisponierend ist ein Genu varum)**
- **Stoßwellentherapie**
- **Infiltration (z. B. PRP, Traumeel)**

Eine operative Therapie (Release, Debridement oder eine Verlängerung des Tractus) ist in den seltensten Fällen indiziert und meist nicht zielführend.

4

II

4.2.11 Achillessehne

Frage 453

Ein 35-jähriger Patient stellt sich bei Ihnen vor, nachdem er heute in einer intensiven Leichtathletik-Trainingseinheit beim Sprint einen plötzlichen starken Schmerz im Bereich der Achillessehne mit einem lauten, schnalzenden Geräusch („Peitschenhieb") verspürt hat. Danach konnte er den Fuß nicht mehr belasten. Sie gehen von einer akuten Achillessehnenruptur aus. Wie können Sie Ihre Verdachtsdiagnose bestätigen?

Klinische Untersuchung:

- **Bei kompletter Ruptur ist meist eine Delle oberhalb der Ferse palpabel.**
- **Positiver Thompson-Test: Bei Kompression der Wadenmuskulatur in Bauchlage zeigt sich eine reduzierte bis aufgeschobene passive Plantarflexion des Fußes.**
- **Unfähigkeit des einbeinigen Zehenstands**

Bildgebung:

- **sonografische Untersuchung als dynamische Bildgebung**
- **MRT-Diagnostik**

Risikofaktoren:

- *Patientenalter meist zwischen dem 30. und 50. Lebensjahr*
- *Freizeitsportler*
- *meistens in oder nach intensiven Trainingseinheiten*
- *Männer > Frauen betroffen (Verhältnis 12:1)*
- *positive Anamnese mit Fluorchinolon-Einnahme oder Steroidinfiltration*

Frage 454

Welche Therapiemöglichkeiten gibt es für Ihren Patienten?

OP-Indikation:

- **akute Rupturen bei Patienten in körperlich gutem Zustand und mit hohem funktionellem Anspruch**
- **Sehnenenden nicht adaptierbar in klinischer und sonografischer Untersuchung**

Konservative Therapie:

- **Sehnenenden durch Spitzfußstellung adaptiertbar (Kontrolle im Ultraschall)**
- **Kontraindikationen für eine operative Behandlung:**
  - **periphere arterielle Verschlusskrankheit (paVK) plus biologisch hohes Alter**
  - **schlechte Haut- und Weichteilverhältnisse**
  - **nicht bzw. schlecht eingestellter Diabetes mellitus**

Die Achillessehnennaht stellt die Standardoperation dar. Dabei sollte die Wahl der verschiedenen Operationsmöglichkeiten (offen, minimalinvasiv, perkutan) nach den Ansprüchen und dem Allgemeinzustand des Patienten sowie anhand der Fähigkeiten des Operateurs ausgewählt werden.

Das Patientenalter allein stellt keine Kontraindikation dar. Bei konservativer Therapie ist eine Behandlung mittels Unterschenkelgips/-orthese (z. B. Vakuumosthesen) in Spitzfußstellung notwendig.

Frage 455

Welche Therapiemöglichkeiten gibt es für Patienten mit einer symptomatischen chronischen Achillessehnenruptur?

- **Behandlung mittels Unterschenkelgips/Fußorthese in Spitzfußstellung**
- **Bei kleinen Defekten: direkte Achillessehnennaht**
- **Bei Substanzminderung können Verlängerungsplastiken (VY-Plastik) oder Umkippplastiken mit oder ohne Flexor-hallucis-longus-Sehnenaugmentation oder Plantarisdurchflechtung angewandt werden.**
- **In seltenen Fällen können auch Sehnenaugmentationen mit autologer Semitendinosus- oder Gracilissehne erwogen werden.**

Schmerzen haben Patienten in diesem Stadium der Verletzung selten, sie können sich jedoch meist an den genauen Zeitpunkt der primären Verletzung erinnern und beschreiben im Anschluss eine zunehmende Schwäche und Funktionseinschränkung. Eine tastbare Delle ist möglicherweise vorhanden. Eine leichte Plantarflexion des Fußes kann durch die Funktion der Tibialis posterior-, Flexor-hallucis-longus- und Flexor-digitorum-longus-Sehne möglich sein.

Frage 456

Was versteht man unter eine Achillodynie?

Eine Tendinopathie der Achillessehne mit schmerzhafter und therapieresistenter Verdickung. Diese tritt am häufigsten in der sog. Midportion ca. 3 Querfinger proximal des Ansatzes auf und ist spindelförmig konfiguriert.

Es finden sich häufig degenerative Veränderung der Sehne durch langjährige Fehl- oder Überbelastung, eine begleitende chronische Verkürzung der Unterschenkelmuskulatur sowie Fußfehlstellung (häufig Knick-Senk-Fuß).

Dabei sind Patienten um das 30. Lebensjahr betroffen, in bis zu 40 % zeigt sich ein beidseitiges Auftreten. Sportarten mit hoher Lauf- und Sprungbelastung erhöhen das Risiko.

Frage 457

Wie sieht die primäre Therapie der Wahl bei Achillodynie aus?

Konservatives Therapieregime:

- **Aktiv konservativ:**
  - **Sportreduktion bis -pause**
  - **NSAR (lokal/systemisch)**
  - **exzentrische Dehnungsübungen (an der Treppe, z. B. nach der „Berliner-Methode") über mindestens 3 Monate an 7 Tagen der Woche mit 2 × täglich 3–15 Wiederholungen. In der fortgeschrittenen Therapie kann im Rahmen der Übungen ein Flossing-Band angelegt werden.**
  - **Laufanalyse**
  - **Physiotherapie**
  - **Mobilisierung oberes und unteres Sprunggelenk**
- **Passiv konservativ:**
  - **extrakorporale Stoßwellentherapie (in Kombination mit Exzentrik sehr gut wirksam)**
  - **Fersenkissen, Schuheinlagen**
  - **Infiltration (bspw. PRP, Traumeel)**
  - **Röntgenreizbestrahlung**
  - **Gewichtsreduktion bei Übergewicht**
  - **Ernährungsumstellung mit Reduktion von zuckerhaltigen Speisen sowie ansäuernden Produkten**
  - **Bei in der sonografischen Diagnostik erkennbaren Neovaskularisationen kann eine Sklerosierungstherapie mit meist Polidocanol (Wirkstoff Aethoxysklerol) unter sonografischer Sichtkontrolle durchgeführt werden. Alternativ kann eine hochvolumige peritendinöse Injektion (HVI) mit ca. 40 ml Kochsalzlösung zur Destruktion der Neovessel und ihrer begleitenden perivaskulären Nervenfasern führen und ebenso wie die Sklerosierungstherapie eine Schmerzreduktion erwirken.**

Eine operative Therapie ist nur in Ausnahmefällen bei fehlgeschlagener konservativer Therapie über mindestens 6 Monate zu diskutieren. Dabei wird eine offene Resektion intratendinöser Nekroseareale sowie eine Verschmälerung der Achillessehne durchgeführt, um damit eine lokale Durchblutung und Heilung anzuregen.

4.2.12 Peronealsehnen

Frage 458

Eine Tennisspielerin stellt sich bei Ihnen mit Beschwerden im Bereich des Außenknöchels vor. Dabei beschreibt sie eine schmerzhafte Weichteilschwellung mit hör- und fühlbarem Schnappen bei Bewegungen und Schmerzzunahme bei Dorsalextension. An was denken Sie und welche Untersuchung führen Sie durch?

- **Verdachtsdiagnose: (Sub-)Luxation der Peronealsehnen**
- **Anamnese: explizierte Fragen nach stattgehabten Verletzungen wie Bandverletzungen oder rezidivierende Supinationstraumata**
- **Klinische Untersuchung: Ausschluss einer begleitenden Instabilität**
- **Ultraschall- und MRT-Diagnostik: Beurteilung von intratendinösen Nekrosearealen, ggf. Teilrupturen der Sehnen, Integrität des Retinaculums und Beurteilung der knöchernen Führung**

Bei chronisch rezidivierenden und schmerzhaften Peronealsehnenluxationen kann nach Ausschöpfen der konservativen Therapiemaßnahmen eine operative Versorgung mit Naht/Verstärkung des Retinaculums mit ggf. zusätzlicher Vertiefung oder Überdachung der knöchernen Gleitrinne durchgeführt werden.

II

4.2.13 Plantarfasziopathie

Frage 459

Was verstehen Sie unter einer Plantarfasziopathie und welche Symptome beschreiben betroffene Sportler?

Eine chronisch-degenerative Veränderung der Sehne an der Insertion der Plantarfaszie am Tuber calcanei, am ehesten ausgelöst durch Überbeanspruchung.

Symptome:

- **schleichende Schmerzen durch Druck und bei Belastung**
- **meist im Bereich des medialen Ansatzbereiches am Fersenbein**
- **anfangs nur bei Belastung, im Verlauf auch in Ruhe spürbar**
- **mit zunehmendem Aufwärmen initial eine Beschwerdeabnahme beobachtbar**
- **bei chronifizierten Verläufen erhebliche Belastungsschmerzhaftigkeit mit der Gefahr eines Schmerzmittelabusus**

Die Plantarfaszie ist eine Faszie/Aponeurose an der Fußsohle mit Ursprung am Calcaneus. Sie verbindet Fußwurzel- mit Mittelfußknochen und Zehengrundgelenken, formt und spannt das Fußlängsgewölbe und richtet den Rück- und Vorfuß aus. Durch das Heben der Zehen wird die Plantarfaszie um knapp 2 cm verkürzt. Dieser das Fußgewölbe formende Seilwinden-Mechanismus wird auch Windlass-Mechanismus genannt.

Die Plantarfaszie resorbiert Stoßkraft und speichert Kraft der Vordehnung im Gangzyklus in der Beschleunigungsphase.

Die Plantarfasziopathie ist eine der häufigsten Ursachen für einen chronischen Fersenschmerz. Entgegen der früheren Lehrmeinung handelt es sich nicht um eine Entzündung, sondern meist um eine chronisch-degenerative Fasziopathie. Fälschlicherweise wird häufig der Begriff „Fersensporn“ verwendet: Dieser beschreibt einen knöchernen Sporn am Calcaneus, der meist ein Zufallsbefund ist. Er ist darüber hinaus meist asymptomatisch. Häufig koexistent mit einer Plantarfasziopathie assoziiert, jedoch nicht die Ursache.

Frage 460

Welche Diagnostik und Therapiemöglichkeiten würden Sie bei einer Plantarfasziitis empfehlen?

Diagnostik:

- **Gang- und Standanalyse**
- **Röntgen (▸ Abb. 4.9), Ultraschall, MRT zur Beurteilung von knöchernen Veränderungen (bspw. Fersensporn), Verdickung der Sehnenplatte und ggf. partiellen Einrissen**

Konservative Therapie:

- **Dehnübungen für die Unterschenkel- und Sohlenmuskulatur**
- **Schuheinlagen**
- **Physiotherapie**
- **NSAR**
- **extrakorporale Stoßwellentherapie**
- **Röntgenbestrahlung**
- **Infiltration (bspw. PRP, Traumeel)**

Nach Ausschöpfen der konservativen Therapie stellt die Einkerbung der Sehnenplatte zur Heilungsförderung mit nachfolgender Ruhigstellung eine operative Maßnahme dar. Spezielle Komplikationen sind dabei persistierende oder veränderte Beschwerden.

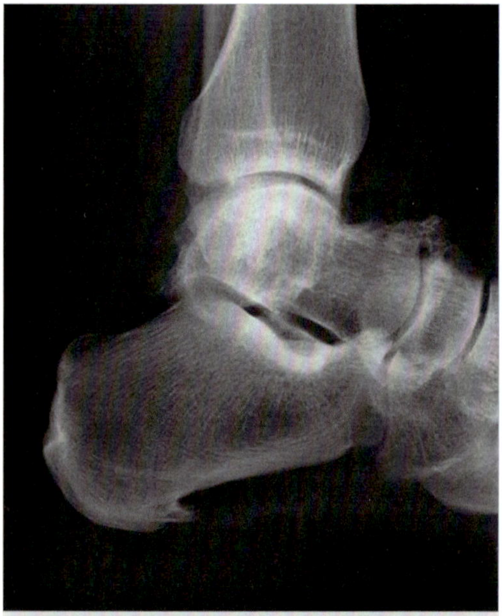

Abb. 4.9 Plantarer Fersensporn in seitlicher Röntgenbildgebung.

4.3 Muskulatur

Boris Mandryka

Frage 461

Nennen Sie die Hauptkontraktionsformen der Skelettmuskulatur.

Isometrische Kontraktion, isotonische Kontraktion und kombinierte Muskelaktionen.

Bei der isometrischen Kontraktion wird Muskelaktion ohne Längenvariabilität erzeugt (z. B. Haltemuskulatur). Die isotonische Kontraktion beschreibt eine Änderung der Muskellänge bei konstanter Kraft wie beispielsweise beim Anheben eines Gegenstandes und kann konzentrisch (Gesamtlänge der kontraktilen Einheit wird kürzer) oder exzentrisch (Gesamtlänge der kontraktilen Einheit wird länger) wirken.

Kombinierte Muskelaktionen aus exzentrischer und konzentrischer Kontraktion bezeichnet man als Dehnungsverkürzungszyklus (DVZ) und werden z. B. durch Plyometrie trainiert.

Frage 462

Was versteht man unter exzentrischer Kontraktion?

Sie beschreibt die Dehnung eines isotonisch kontrahierten Muskels.

Exzentrische Kräfte entstehen häufig bei Bremsvorgängen, Landungen nach Sprüngen, Bergabgehen oder hoher Antagonistenaktivität wie beim Sprinten. Hierbei entstehen mitunter hohe intramuskuläre Kräfte, die die Reißfestigkeit der Muskelstrukturen überschreiten können. Läsionen können entstehen.

Frage 463

Was ist unter einer motorischen Einheit zu verstehen?

Sie beschreibt das efferente Innervationsgebiet eines α-Motoneurons.

Die Anzahl der erreichbaren motorischen Endplatten pro Motoneuron und die daraus resultierende Muskelkraft variiert für Muskelgruppen mit feiner und grober Muskelkraftentfaltung zwischen 100–2000 Einheiten/Motoneuron. Die Möglichkeit der parallel rekrutierbaren Muskeleinheiten ist trainierbar.

Frage 464

Welche Kennmuskeln werden dem Segment C6 zugeordnet?

M. biceps brachii und M. brachioradialis.

Ein Kennmuskel wird von 1–2 Spinalwurzelästen/motorischen Nervenwurzeln innerviert und kann bei Funktionseinschränkung Hinweise auf eine periphere oder zentrale Pathologie darstellen. Jedem Segment von C4–S2 sind spezifische Kennmuskeln zugeordnet. Die Myotome C1–C3 werden durch die oberflächlichen und tiefen Hals- und Nackenmuskeln gebildet.

Frage 465

Beschreiben Sie die Feinstruktur der Skelettmuskelfaser.

Eine Muskelfaser (= Muskelzelle) misst 10–100 µm und enthält mehrere Satellitenzellen (ortständige Stammzellen). Sie ist durch das längs ausgerichtete sarkoplasmatische Retikulum (SR) umgeben, welches das für die Kontraktion wichtige Kalzium speichert. Die Feinstruktur der Muskelzelle wird durch die Myofibrillen gebildet.

Myofibrillen setzen sich aus aneinandergereihten Sarkomeren zusammen, die als kleinste motorische Funktionseinheiten den kontraktilen Apparat bilden.

Frage 466

Welche Strukturen bilden ein Sarkomer?

Kontraktile Mikrofilamente (Aktin und Myosion), Regulatorproteine (Tropomyosin und Troponin) sowie akzessorische Proteine (Titin und Nebulin).

Die Myosinköpfchen können durch ATP-Spaltung entlang der an den Z-Scheiben fixierten Aktinfilamente gleiten. Tropomyosin gibt den Troponinrezeptor unter Kalziumanwesenheit für die Bindungsstelle für Myosin am Aktin frei. Die Bewegungsfähigkeit wird durch die Filamentgleittheorie erläutert. Stabilisatoren sind Nebulin, das die Aktinofilamente in der Ausrichtung stabilisiert, und Titin, das die Ausrichtung von Myosin stabilisiert und in Dehnung eine elastische Rückstellkraft entwickelt. Diese Qualitäten sind durch spezifisches Training regulierbar.

Frage 467

Welche Muskelfasertypen können unterschieden werden?

- **Muskelfaser-Typ 1 (Slow-Twitch-Fasern, rote Fasern)**
- **Muskelfaser-Typ 2 (Fast-Twitch-Fasern, weiße Fasern)**

Typ-1-Muskelfasern (SF, slow fatigue) arbeiten oxidativ und sind langsam zuckende Ausdauerfasern. Sie kommen v. a. in der statischen Haltemuskulatur vor und enthalten viel Myoglobin.

Typ-2-Fasern werden in 2a (FR, fast-fatigue resistent), 2b (FF, fast-fatigue) und 2x (FF, fast- fatigue-Fasern) unterschieden. Typ 2b kommt beim Menschen nicht vor. Typ-2-Fasern sind oxidativ-glykolytisch und kommen in schnell zuckenden Muskeln vor. Sie haben eine hohe glykolytische Kapazität, eine höhere Leistung, aber eine schnellere Ermüdbarkeit.

Grundsätzlich wird der Charakter eines Muskels durch die Zusammensetzung der Fasertypen definiert.

Frage 468

Welcher Muskelfasertyp überwiegt in den wichtigsten lokomotorischen Muskeln bei einem Sprinter und bei einem Ausdauersportler?

Sprinter verfügen vermehrt über Typ-2-Muskelfasern und Ausdauersportler über Typ-1-Muskelfasern.

Setzt die Ermüdung bei leeren Glykogenspeichern bei einem Marathonläufer ein, werden über die α-Mononeurone vermehrt Typ-2-Fasern innerviert (zunächst FF, gefolgt von FR). Diese springen aufgrund ihrer anaeroben Energiegewinnung und schnellen Ermüdung nur zu einer kurzfristigen Aufrechterhaltung der Kraftgeneration ein, bevor die Muskelarbeit in der Ermüdung endet [4].

Frage 469

Kennen Sie einen alternativen Energieerzeugungsprozess, der bei geleerten Glykogenspeichern Energie zur Muskelarbeit erzeugen kann?

Oxidativer Fettsäureabbau.

Wird nicht genügend Energie von extern zugeführt, kommt es zur Entleerung der Glykogenspeicher. Trainiert werden kann im Vorfeld der oxidative Abbau von Fettsäuren in Acetyl-CoA und über den Citratzyklus die Herstellung von Adenosintriphosphat (ATP). Die oxidative Fettverbrennung kann vornehmlich im nüchternen Zustand und in den Morgenstunden trainiert werden. Hieraus resultiert eine gesteigerte enzymatische Aktivität.

Frage 470

Welcher generelle Vorteil wird durch eine aktive Aufwärmphase vor der Hauptbelastung erzielt?

Verbesserung der Gewebedurchblutung (Sauerstoff, Nährstoffe, Energiestoffwechsel), Temperaturerhöhung u. a. für die enzymatische Stoffwechselaktivität, Stabilisation der neuromuskulären Ansteuerung und dadurch Verbesserung der Koordination, Erregbarkeit und der posturalen Kontrolle.

Durch Aktivierung des aeroben Stoffwechsels wird die Amplitude der Aktionspotentiale erhöht, die Aktivität der Natrium-Kalium-ATPase gesteigert und dadurch die Ausschöpfung der Muskelleistung erhöht. Zudem wird die neuromuskuläre Achse sowie die Koordinationsfähigkeit aktiviert und die Verletzungsanfälligkeit reduziert.

Frage 471

Welchen Vorteil bietet ein hoher Fiederungswinkel der Muskelfasern bezüglich der Kontraktionsfähigkeit und Kraftentstehung?

Der gefiederte Muskel weist gegenüber dem anatomischen Querschnitt eine deutlich höhere funktionelle Querschnittsfläche auf. Somit ist das Netto-Krafterzeugnis durch Kontraktion der funktionellen Einheiten gegenüber einer parallel geschalteten Faserausrichtung erhöht.

Der Fiederungswinkel ist abhängig vom Trainingszustand. Die myotendinösen Junktionsstellen sind die anfälligsten Strukturen. Hier können strukturelle Verletzungen auftreten.

Frage 472

Wie entstehen direkte und indirekte Muskelverletzungen?

- **Direkte Muskelverletzungen entstehen durch einen Unfall mit auf das Muskelorgan einwirkender direkter Kraft (Kontusionen/Lazerationen).**
- **Indirekte Verletzungen entstehen ohne äußerliche Krafteinwirkung durch Dysfunktion der funktionellen Einheit oder Überschreitung der strukturellen Integrität.**

Es treten weit häufiger indirekte Muskelverletzungen auf. Ursächlich sind meist Veränderungen der neuromuskulären Innervation, der lokalen elektrischen Aktivität, der strukturellen Gewebequalität und der übergeordneten funktionellen Ketten.

Frage 473

Welche Muskelgruppen sind am häufigsten von Muskelverletzungen betroffen?

Je nach Sportart treten sportartspezifische Verletzungen an unterschiedlichen Muskelpartien auf. Im Allgemeinen sind die mehrgelenkigen Muskelgruppen der unteren Extremität mit ihrer hohen exzentrischen Belastung am häufigsten betroffen.

Hierbei sind folgende Muskelgruppen in absteigender Häufigkeit betroffen: ischiokrurale Muskulatur, Adduktorengruppe, Oberschenkelvorderseite (v. a. M. rectus femoris), Wadenmuskulatur und Glutäen [18].

Frage 474

Durch welche Belastungsform treten die meisten indirekten Muskelverletzungen auf?

Durch exzentrische Belastung.

Die exzentrische Belastung eines aktiv beanspruchten Muskels kann zu einer weit höheren intramuskulären Kraftentwicklung führen als die reine maximale isometrische Muskelaktivität. Es bedarf eines zusätzlichen Dehnungsmoments, der zu einer strukturellen Schädigung führen kann.

Frage 475

In welchem Bereich treten die meisten strukturellen Muskelverletzungen auf?

Im myotendinösen Übergangsbereich.

An dieser Stelle kommt es zu einem Gewebewechsel mit Änderungen der beteiligten Struktureigenschaften und somit per se zu einer Strukturschwäche.

Frage 476

Erläutern Sie den anatomischen Aufbau der Ischiokruralmuskulatur und deren hauptsächliche Funktion.

Sie wird aus einer medialen Gruppe (M. semimembranosus und M. semitendinosus) sowie dem lateral liegenden M. biceps femoris gebildet. Diese ziehen vom Tuber ossis ischii zum Unterschenkel (cruz). Der kurze Kopf des M. biceps femoris entspringt direkt am Femur. Die hauptsächliche Funktion der Ischiokruralmuskeln ist die Beugung im Kniegelenk und Streckung im Hüftgelenk.

Durch ihre Zugkraft am Tibiaplateau wirken sie protektiv gegenüber einer vermehrten vorderen Translation/Schublade und schützen somit das VKB. Sie sind über die Ansätze am Pes anserinus (SemiT, SemiM, Graziles) und am Fibulaköpfchen (M. biceps femoris) ebenso an der Rotation im Kniegelenk beteiligt.

Frage 477

Was versteht man unter dem „Lombard'schen Paradoxon“?

Es beschreibt die Tatsache, dass die Ischiokruralmuskulatur im trainierten Zustand einen Teil der Streckkräfte im Kniegelenk übernehmen kann.

Paradoxerweise kann in der mittleren Standphase bei geschlossener Kette (Fuß berührt den Boden oder ein Pedal) durch die Ischiokruralmuskulatur eine vortriebswirksame Kraft mit Beteiligung an der Streckung erreicht werden. Dies resultiert aus einem Dorsalversatz des Kniedrehzentrums bei zunehmender Streckung/Überstreckung und relativiert die myotendinöse Zugrichtung der Ischiokruralmuskulatur am Kniegelenk [59], [37].

Frage 478

Kurz nach dem Wechsel in das Hallentraining verspürt ein Sprinter ein zunehmendes Spannungsgefühl mit schmerzhafter Funktionseinschränkung im Bereich der lateralen Oberschenkelrückseite. Sie tasten eine bandartige Verhärtung im nahezu gesamten Muskelbauch der lateralen Hamstringgruppe mit zunehmender Intensität während des Trainings. Was könnte vorliegen?

Eine ermüdungsbedingte Muskelverhärtung (Typ 1a nach der Münchener-Konsensus-Klassifikation).

Die häufig schmerzhaften hypertonen Verhärtungen treten bei ungewohnten Trainingsinhalten und sehr gehäuft beim Wechsel des Trainingsbodens (z. B. Tartanbahn – Halle) auf. Sie sind eine Form der überlastungsbedingten Muskelfunktionsstörung.

Frage 479

Kann diese Verletzung in eine strukturelle Muskelverletzung übergehen?

Ja, bei manifester Energiesynthesestörung, Übersäuerung und Kontraktilitätsstörung besteht eine vulnerable und gefährliche Situation. Meist bemerkt der Athlet frühzeitig die Veränderung in der betroffenen Muskelpartie.

Durch Zunahme der Steifigkeit und Verlust der Elastizität kann der Muskel keine Energie absorbieren. Strukturelle Verletzungen treten in diesem Stadium v. a. bei exzentrischer Belastung bei Überschreiten der strukturellen Integrität auf.

Frage 480

Wie könnte eine Therapie bei frühzeitiger Belastungsbeendigung und Typ-1a-Veränderung aussehen?

Die Anwendung von physikalischen Maßnahmen und Massagen führt zu einer schnellen Symptomverbesserung.

Im weiteren Verlauf sind Belastungsgewöhnung/Trainingsreize und eine Optimierung des Muskelstoffwechsels sowie der neuromuskulären Ansteuerung vorzunehmen.

Frage 481

Der Sprinter führt sein Training fort und es kommt in der terminalen Standphase im Übergang zur Schwungphase zu einem einschießenden Schmerz in der proximalen lateralen Oberschenkelrückseite. Was ist passiert?

Es ist zu einer Überschreitung der Elastizitätsgrenze bei kraftvoller Kontraktion durch exzentrische Längsdehnung gekommen und eine strukturelle Muskelverletzung ist zu vermuten. Der Mechanismus wird als „High-Speed-Running Type“ bezeichnet.

Eine strukturelle Muskelverletzung der Ischiokruralmuskulatur tritt häufig am myotendinösen Übergang auf. Die intramuskulär verlaufenden Sehnenanteile haben einen hohen Querschnitt an myotendinösen Schnittstellen und somit ein hohes Maß an Verletzungsanfälligkeit. Häufig ist der lange Kopf des M. biceps femoris (LHBF) betroffen.

Frage 482

Im Gegensatz zum „High-Speed-Running Type“ ist der Mechanismus beim „Stretchers Type“ ein anderer. Erläutern Sie diesen.

Kommt es zu einer Beugung im Hüftgelenk und einer Kniegelenkstreckung wie beim Hürdenlaufen, ist die Hamstringmuskulatur maximal gedehnt und verletzungsanfällig für eine strukturelle Muskelverletzung. Sie tritt auch beim Kickboxen, Grätschen, Spagat oder beim Wegrutschen in einen Ausfallschritt auf.

Betroffen ist am häufigsten der proximale M. semimembranosus. Bei zusätzlicher Hyperextension im Kniegelenk kann es zu Läsionen des Tractus iliotibialis und der dorsalen Kniegelenkskapsel kommen. In seltenen Fällen entsteht eine Knochenkontusion der kniegelenksnahen Gelenkflächen. Die Rehabilitationszeit ist deutlich länger als bei Verletzungen vom „High-Speed-Running Type“ [3].

Frage 483

► Abb. 4.10 zeigt MRT-Aufnahmen vom Unterschenkel. Was ist zu erkennen?

► Abb. 4.10a zeigt eine myotendinöse Läsion im Bereich des medialen M. gastrocnemius mit Retraktion der Sehne nach proximal. Diese Verletzung wird auch als „Tennis Leg“ (Wadenmuskelriss) bezeichnet.

In ► Abb. 4.10b ist die Unterbrechung der randständigen Gastroknemiussehne deutlich abgebildet, begleitend eine Anreicherung der STIR-Sequenz im Verletzungsareal.

Die Verletzung kann auch ohne Sehnenbeteiligung als intrafaszikuläre Muskelläsion des distalen M. gastrocnemius oder M. soleus auftreten. Der mediale Anteil ist häufiger betroffen als der laterale. Auch hier finden sich die meisten Verletzungen am myotendinösen Übergang.

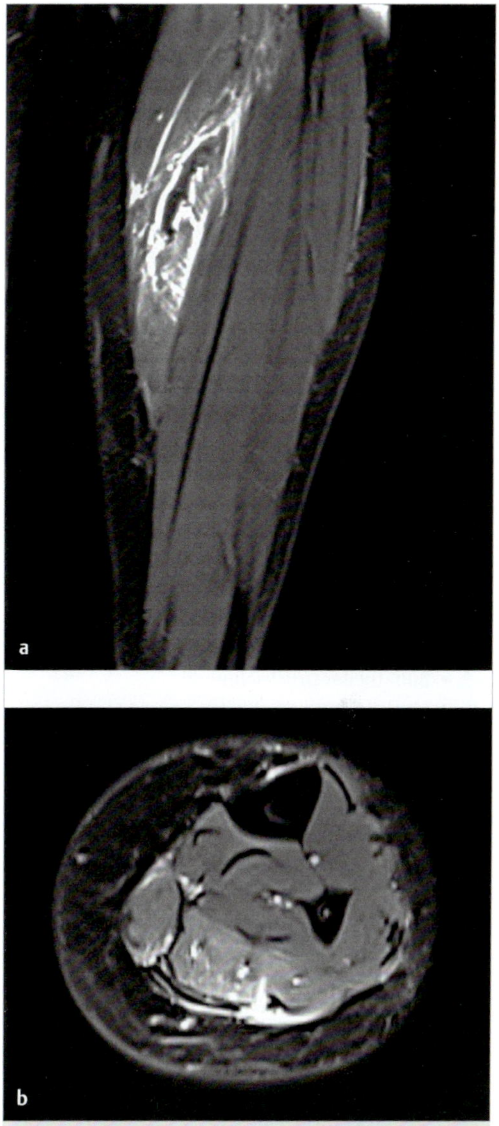

Abb. 4.10 MRT Unterschenkel, STIR-Sequenz.
a Koronarschnitt.
b Axialschnitt.

Frage 484

Welche Struktur ist neben der Verletzungsgröße ein Maß zur Unterscheidung eines Muskelfaser- und Muskelbündelrisses?

Die Beteiligung der Hüllschichten (Perimysium, Epimysium und Faszie) und hierbei hauptsächlich das Perimysium externum.

Kommt es zu einer Mitbeteiligung des Perimysium externum, ist die intramuskuläre Schutzschicht geschädigt und die Barrierefunktion aufgehoben. Hämatome können das Faserkompartiment verlassen und breiten sich intra- und ggf. intermuskulär flächig aus.

Frage 485

Wie beschreiben Sie einen klinischen Muskelbefund bei frischem Muskelbündelriss?

- **punktueller Druckschmerz**
- **Muskeldehnungsschmerz**
- **tastbare Muskellücke > 10 mm**
- **bandförmig verkürzter Muskelstrang um das verletzte Areal im Sinne eines Schutzspasmus**

Ein Bündelriss ist gekennzeichnet durch eine Größe > 10 mm und die Mitbeteiligung der umgebenden Hüllschichten. Größere Hämatome können entstehen. Nervennahe Verletzungen können zu einer Überinterpretation führen. Die primäre Klinik korreliert meist nur unzureichend mit dem tatsächlichen Ausmaß der Verletzung.

Frage 486

Wie sieht die Primärbehandlung einer frischen Muskelverletzung aus?

Noch auf dem Spielfeld sollte eine Untersuchung erfolgen und ohne zeitlichen Verzug ein Kompressionskühlverband (Hot-Ice-Verband) angelegt werden. Dieser kann mit oder ohne darunter platzierter Druckpelotte mit ausreichendem, aber nicht abflusshemmendem Kompressionsdruck angelegt werden.

Die Belastung ist zu beenden. Das PECH-Schema (oder auch RICE/PRICE-Schemata) wird angewandt und der Kompressionsverband für insgesamt 20 Minuten stetig mit kaltem Wasser versorgt. Zeitverzögerungen (Minuten) in der Anlage der Kompressionskühlung führen zu einer deutlich verlängerten Rehabilitationszeit [44].

Frage 487

Welche therapeutischen Schritte folgen nach erneuter klinischer Untersuchung und vermutetem Muskelfaserriss am Verletzungstag?

Nach Erstversorgung mit Kompressionskühlung und Hochlagerung der Extremität zur Reduktion etwaiger Hämatombildung wird ein entlastender Tapeverband angelegt. Substanzen mit vasodilatativer Wirkung (Alkohol) oder antikoagolatorischer Wirkung (Heparin) sind für mindestens 24 Stunden kontraindiziert. Bei substanziellen Hämatomen kann eine sonografisch unterstützte Punktion sinnvoll sein.

Neben den mechanischen Therapieoptionen sollte eine orale Substitution mit wichtigen Muskelstoffwechselsubstraten zur Förderung der Gewebebiosynthese sowie zur Verringerung der Schwellung begonnen werden (Vitamine, Spurenelemente, Kohlenhydrate, Curcuma, Wobenzym, Traumeel oder Reparil).

Frage 488

Sollten generell bei Muskelverletzungen Schmerzmittel wie Ibuprofen verabreicht werden?

Bei strukturellen Verletzungen kommt es in der initialen Entzündungsphase zu einer organisierten Aktivierung der primären Narbenheilung. In diesem stadienhaft ablaufenden Entzündungsprozess sollte nur in Ausnahmefällen medikamentös eingegriffen werden, um den biochemischen Heilungsprozess nicht negativ zu beeinflussen.

Die Initiierung einer primären Narbe ist die Grundlage der weiterführenden Therapie. Die Anwendung von Schmerzmitteln wie Ibuprofen sollte streng geprüft und nur in Ausnahmefällen durchgeführt werden.

Die Gefahr einer Rezidivverletzung steigt bei Schmerzfreiheit und zu früh durchgeführten Belastungssteigerungen. Die Unterbrechung der initialen Entzündungsphase kann eine gestörte Aktivierung der ortsständigen Satellitenzellen und dessen Proliferation zur Folge haben. Hieraus können Strukturschwächen in der Gewebeheilung resultieren, die somit ein erhöhtes Rezidivrisiko darstellen.

Bei höhergradigen Verletzungen ist die Gabe von NSAR zur Prophylaxe von Weichteilverkalkungen zu bedenken.

Frage 489

Welche nachgewiesenen Eigenschaften hat Actovegin bei der intramuskulären Infiltration?

Stoffwechselanregende, zellproliferative und regenerationsfördernde Eigenschaften.

Das deproteinisierte Ultrafiltrat aus Kälberblut führt zu einer verstärkten Myoblastenproliferation und zu einer verstärkten Myoblastenfusion. Es kann somit die frühe Reparationsphase positiv beeinflussen und Bestandteil einer Infiltrationstherapie nach frischer Muskelverletzung darstellen. Die Datenlage ist bisweilen jedoch nicht eindeutig und bedarf weiterer evidenzbasierter Studien. In Deutschland ist dieses Präparat nur als Import über eine Apotheke zu beziehen.

Frage 490

Welchen Effekt erwarten Sie bei Infiltration des schmerzhaft verletzten Muskels mit Lokalanästhetika?

Einen myotoxischen Effekt.

Lokalanästhetika führen nach Interaktion mit dem Ryanodinrezeptor zu einer Kalziumausschüttung und gleichzeitiger Hemmung der Kalziumwiederaufnahme (SERCA- Rezeptoren [SERCA: Sarcoplasmic/endoplasmic Reticulum Calcium ATPase]). Das intrazellulär freie Ca^{2+} *steigt und es entsteht eine Myonekrose mit Untergang der Muskelzelle [60].*

Frage 491

Erläutern Sie den Unterschied zwischen einer Myogelose und einem Muskelhartspann.

Myogelosen sind durch chronische Veränderungen der muskulären Struktur gekennzeichnet und lassen sich meist als begrenzte, schmerzhafte kleinflächige Areale palpieren.

Der Hartspann hingegen ist meist eine flächige oder strangförmige Verhärtung als Ausdruck einer Fehl- oder Überbelastung und kann eine periphere oder zentrale Muskelläsion Typ 1a, 2a oder 2b nach der Münchener-Konsensus-Klassifikation darstellen.

Unter relaxierten Bedingungen (z. B. Narkose) verbleiben die Myogelosen im Gegensatz zum Hartspann und sind morphologisch weiterhin tastbar. Ursächlich sind meist hypoxisch bedingte entzündliche Umbauvorgänge mit elektromyografisch nachweisbarer Aktivitätsreduktion. Verschiedene Therapieoptionen zur Reduktion der meist chronifizierten Schmerzen durch z. B. Triggerpunktbehandlung, Schröpfen, Akupunktur oder Dry Needling kommen zur Anwendung.

Die Ursachen des Muskelhartspanns sind mannigfaltig. Eine Bewegungsanalyse mit Funktionsprüfung der Agonisten- und Antagonisten sowie der aktuelle Trainingszustand mitsamt Trainingsmaterialien und Trainingsumgebung ist zu analysieren. Auch psychische Faktoren sind mit einzubeziehen.

Frage 492

Im Rahmen einer Hochtour auf die Tiroler Wildspitze müssen die Bergsportler nach dem Gipfelerlebnis ca. 2000 Höhenmeter absteigen. Zeitlich verzögert kommt es zu einer schmerzhaften Funktionsminderung der Muskulatur (vornehmlich im Bereich der Oberschenkelvorderseite). Wie entsteht der Muskelkater?

Eine DOMS (Delayed Onset Muscle Soreness) entsteht meist bei Trainingsrückstand und nach ungewohnter exzentrischer Belastung (Abbremsbewegungen) durch überlastungsbedingte, ultrastrukturelle Gewebeschädigung der Sarkomere.

Es kommt zu ultrastrukturellen Verletzungen der Z-Scheiben auf Sarkomerniveau, bedingt durch die sekundären Entzündungsprozesse, Schwellung durch kleinmolekulare Metaboliten mit erhöhtem Gewebedruck und Abbau der geschädigten Strukturen. Ein Gesamtproteinumsatz von bis zu 3 % kann entstehen. Es wird regelhaft ein Anstieg der Kreatinkinase (CK) im Blut gemessen.

Frage 493

Kann einem Muskelkater vorgebeugt und der Heilungsprozess reguliert werden?

Einer DOMS kann nur durch sukzessive Belastungssteigerung und damit verbundene Gewöhnung vorgebeugt werden, sofern sich die Muskelstruktur an die Belastung durch Umbauvorgänge anpasst. Muskelkater ist i. d. R. ein selbstlimitierender Prozess.

Leichte konzentrische Aktivitäten (Ergometer) führen zu einer verbesserten Durchblutung und Ödemreduktion. Dehnung wird nur leicht empfohlen, da eine ultrastrukturelle Verletzung vorliegt. Physikalische und physiotherapeutische Maßnahmen können die Symptome lindern. Die Einnahme von Carnitin kann die Schmerzspitzen reduzieren und die Muskeldurchblutung erhöhen [44], [7].

Frage 494

Welchen positiven Effekt hat ein Muskelkater?

Durch lokale Entzündungsprozesse und Hypoxie führen ungewohnte Belastungen zu einer Anpassung der Gewebe an die geforderte Belastung.

Die bei der DOMS geschädigten Z-Scheiben führen durch lokale Regenerationsprozesse zur Vermehrung der Myofibrillen und damit zur Muskelhypertrophie. Es ist zu postulieren, dass dieser Reiz einen wesentlichen Anteil zur Kraftentwicklung und Anpassung der Muskelleistung darstellt.

Frage 495

Wie wirken sich Eisbäder nach intensiver Belastung auf die Bildung von Muskelkater und Muskelfunktion aus?

Eisbäder können die Entzündungssymptome lindern und zu einer schnelleren Regeneration führen.

Die Datenlage ist weiterhin niedrig. Einige Metaanalysen zeigen einen positiven Effekt auf die Entstehung von Muskelkatergefühl, CK-Spitzen im Serum sowie auf die Regeneration der Maximalkraft. Somit kann die Anwendung von Eisbädern zur schnelleren Regeneration v. a. im Rahmen von Turnieren mit zeitlich nah aneinander liegenden Belastungsspitzen erwogen werden. Kälteexposition reduziert jedoch auch die lokalen Entzündungsprozesse, was andererseits zu einer verringerten Anpassung der Gewebe an die ausgeübte Belastung führt und den Trainingseffekt, z. B. im Aufbau- und Grundlagentraining, negativ beeinflussen kann.

Frage 496

Die Aufwärmphase eines Handballspielers verkürzt sich aufgrund einer ungeplant langen Anreise zum Auswärtsspiel. Er bemerkt eine binnen weniger Minuten entstehende, schmerzhafte Muskeltonuserhöhung im Adduktorenbereich. Was könnte vorliegen?

Eine Muskelzerrung.

Grundlage der Entstehung ist ein erhöhtes neuromuskuläres Aktivitätsniveau bei inadäquater Koordination der Agonisten und Antagonisten. Es liegt eine gestörte Inhibition der Antagonisten (reziproke Hemmung/Koordination) vor. Der zu überwindende Widerstand der Willkürbewegung kann nur noch durch Rekrutierung von weiteren motorischen Einheiten überwunden werden. Die Muskelarbeit und die intramuskuläre Kraftentwicklung steigt und es kann eine spindelförmige Muskelverhärtung folgen.

Frage 497

Wie können Sie präventiv Muskelzerrungen entgegenwirken?

Durch sportartspezifische Aufwärmprogramme und eine vorgeschaltete ausreichende Regenerationsphase.

Durch Elastizitätsmodulation und dynamische Aufwärmphasen der sportartspezifischen muskuloskelettalen Funktionseinheiten können die zu belastenden Strukturen aufgewärmt und der lokale Stoffwechsel aktiviert werden. Somit steigt die gezielt willkürliche und unwillkürliche neuromuskuläre Koordination.

Frage 498

Einige Stunden nach einem Ballspiel klagt ein Athlet über zunehmende muskelkaterähnliche Schmerzen am Oberschenkel und es ist eine erhebliche prall-elastische Umfangsvermehrung tastbar. Ein Trauma wird verneint. Was liegt vor?

Ein Belastungskompartmentsyndrom („**Exercise induced acute Compartment Syndrome**“).

Auch ohne externes Trauma kann es nach hochintensiver Beanspruchung oder Bagatellbewegung (leichtes Umknicken) zu einer Vermehrung des Kompartmentinhalts durch Einblutung oder eine Kapillarpermeabilitätsstörung kommen. Der hieraus entstehende Circulus vitiosus durch Ischämie, interstitielles Ödem, erhöhte Diffusionsstrecke für Sauerstoff mit resultierender Azidose und daraus wiederum entstehendem Ödem führt unbestritten zu einem Kompartmentsyndrom. Unter Wissen aller Komplikationen sollte stets die Kompartmententlastung abgewogen werden [53], [41].

Frage 499

Welche schwerwiegende systemische Komplikation kann sowohl bei einem Kompartmentsyndrom als auch bei intensivster Muskelbeanspruchung, z. B. im Rahmen eines Ultratrail-Wettkampfs, auftreten?

Rhabdomyolyse mit oder ohne renales Crush-Syndrom.

Hierbei kommt es entweder durch eine mechanische Schädigung zum Zelluntergang oder durch einen metabolischen Mechanismus zur Apoptose der Zelle. Resultierend ist die Erhöhung von CK, Laktatdehydrogenase (LDH) und des Myoglobins, die zu einem akutem Nierenversagen führen können.

Frage 500

Ein Mountainbiker fährt bei hochsommerlichen Temperaturen in den Julischen Alpen eine sechsstündige Tour mit 1400 Höhenmetern. Die Trinkblase ist mit 1,5 l Leitungswasser gefüllt (Trinkmenge hier 300 ml/h). Nach Beendigung der Tour zeigen sich beginnende Muskelkontraktionen im Bereich des Thenars sowie beginnende Krampfneigung im Bereich der Zehen, der unteren Rückenmuskulatur und den Adduktoren.

Wie ist das Zustandekommen dieses Phänomens zu erklären?

Durch einen erhöhten Schweißverlust zur Thermoregulation kommt es zum Verlust von Mineralien (Na^+, Ka^+, Ca^{2+}) mit derangiertem Elektrolythaushalt und somit gestörter Membranstabilität u. a. des Muskelsystems. Eine myogene Krampfneigung resultiert.

Aufgrund dieser Elektrolytstörung entsteht eine Membraninstabilität entlang der neuromuskulären Achse sowie des Sarkolemms. Hieraus resultiert eine pathologische Innervation der Muskulatur. Folge ist eine vulnerable Depolarisation, die klinisch zunächst in Muskelzuckungen in Erscheinung tritt. Es können Überlagerung von Aktionspotentialen mit Ausbildung von Superpositionen bis hin zur tetanischen Reizung folgen.

Frage 501

Wie steuern Sie entgegen?

Durch Dehnungsgriffe und Remineralisierung.

Zunächst sind Dehnungsgriffe anzuwenden, um die tetanische Muskulatur aus ihrer kontrakten Situation zu lösen. Das Hauptaugenmerk liegt jedoch auf der Regulation des Elektrolythaushalts und Normalisierung der Membranstabilität. Die Supplementierung von Flüssigkeit und Mineralstoffen (Magnesium, Natrium, Kalium und Kalzium) erscheint uner-

lässlich. Mineralhaltige isotonische Getränke oder Gele können akut symptomlindernd wirken.

Bei häufigem Auftreten ist eine laborchemische Mineralstoffanalyse zu empfehlen.

Frage 502

Wie erklären Sie sich die Tatsache, dass ein Muskel bei steigender Aktivitätsintensität mehr Energie absorbieren kann?

Die Absorptionsfähigkeit des Muskel-Sehnen-Komplexes wird durch den Trainingszustand bestimmt. Hierbei kann die einwirkende Kraft durch einen hohen Anteil von elastischen und stabilisierenden Faseranteilen der muskelumhüllenden Bindegewebe, der zugehörigen Sehnenanteile und der kontraktilen Muskelelemente aufgenommen und absorbiert werden. Die Kapazität der Kraftabsorption steigt durch neuromuskuläre Koordination mit Rekrutierung der Muskelfunktionseinheiten (Querschnittszunahme) sowie trainingsbedingter Gewebeadaptation.

Die Elastizität und Qualität des strukturellen Aufbaus der beteiligten Gewebetypen lässt eine passive (mobile) Formanpassung des Muskel-Sehnen-Komplexes zu. Die funktionellen Einheiten der kontraktilen Elemente sowie die Sehnen können wie eine Feder die Energie absorbieren und bei entsprechendem Trainingszustand und adaptierter Gewebearchitektur eine gehörige Kraftentwicklung in Arbeit/Funktion/Bewegung ausleiten.

Frage 503

Ein Athlet sprintet zu einem Wendepunkt (Isometriepunkt), dreht um und entfernt sich sprintend vom Wendepunkt in die entgegengesetzte Richtung. Welche beiden Kraftqualitäten wirken auf den Muskel und durch welche Kraftqualität kann eine Bewegungsumkehr (z. B. Richtungswechsel) optimiert werden?

In der Abbremsphase wirken exzentrische Kräfte, in der Beschleunigungsphase konzentrische Kräfte. Durch Anpassung der exzentrischen Kraft kann die Bewegungsumkehr und die nachfolgende konzentrische Gegenbewegung in ihrer Qualität, Kraftfreisetzung und Schnelligkeit optimiert werden.

Ist der Isometriepunkt in der endenden Abbremsphase erreicht (Stillstand des Bewegungsvektors) (▶ Abb. 4.11), amortisiert der Muskel-Sehnen-Komplex die entstehenden Kräfte (Amortisationsphase). Die Geschwindigkeit (Velocity) ist am Isometriepunkt negativ. Hier können höhere Kräfte auf den Muskel-Sehnen-Komplex wirken als bei einem konzentrischen ORM („One Repetition Maximum") (▶ Abb. 4.11a). In dieser Phase kann der trainierte Muskel-Sehnen-Komplex diese hohen exzentrischen Kräfte speichern. Diese exzentrische Muskelaktivität kann den Drehwinkel beim Richtungswechsel verjüngen und wirkt bei Freisetzung der absorbierten Kraft positiv auf die konzentrische Gegenbewegung (Sprint) (▶ Abb. 4.11b).

Eine stabile Richtungsumkehr mit Energieabsorption und neuromuskulärer Koordination zeigt als Nebeneffekt eine protektive Wirkung auf Gelenkdistorsionsmomente und schützt vor z. B. VKB-Rupturen und OSG-Bandverletzungen.

Frage 504

Nennen Sie ein Beispiel für plyometrisches Muskeltraining.

Reaktive Drop-Jumps von einer erhöhten Ebene (z. B. Kasten) mit kurzer Bodenkontaktphase und reaktiver konzentrischer Muskelarbeit (z. B. Sprung nach oben).

Kurz vor der Landung herrscht eine hohe Steifigkeit in der Muskulatur und die Muskelspindeln werden sensibilisiert. Bei der Landung werden die einwirkenden Kräfte im Muskel-Sehnen-Komplex resorbiert und die Muskeldehnungsreflexe ausgelöst. Am Umkehrpunkt von exzentrischer Muskelaktivität folgt eine konzentrische Aktivierung (z. B. nach oben oder vorne) mit minimaler Bodenkontaktzeit. Hierbei kann mehr Energie als bei einem Sprung ohne vorherige Dehnungsverkürzung erreicht werden. Genutzt wird dieser Effekt z. B. beim Rebound im Basketball oder beim Absprung im Weitsprung/Dreisprung.

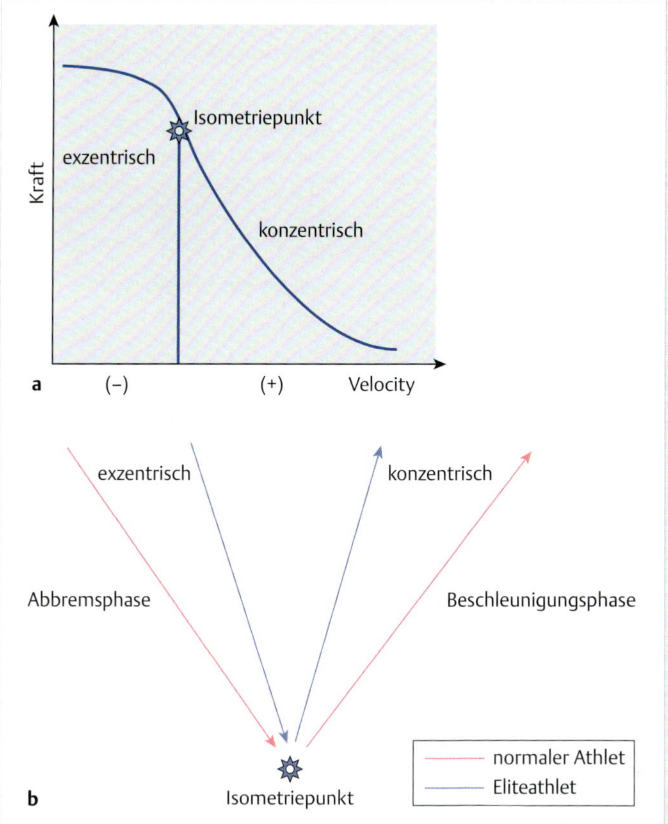

Abb. 4.11 Kraftqualitäten und Laufvektoren.

a Kraftentwicklung unter Geschwindigkeit für konzentrische und exzentrische Kraftqualitäten.

b Laufvektoren um einen Isometriepunkt.

Frage 505

Wie hoch können die intramuskulären Perfusionsflüsse unter Belastung steigen?

Auf bis zu 50–60 ml/100 g Muskelgewebe/Minute.

Durch metabolische Mechanismen und adrenerge Anpassung des peripheren Widerstands kann die Perfusionskapazität in den mikrovaskulären Einheiten (terminale Arteriolen, Kapillaren und postkapillare Venolen) erhöht oder gedrosselt werden [42].

Frage 506

Wie kann die Muskelperfusion bei vermuteter intramuskulärer Blutung (frische Muskelläsion) im Bereich eines hoch aktiven Muskels (Belastungszeitpunkt) reduziert werden?

Durch lokale Reduktion des peripheren Kapillardurchmessers per Kühlkompression mit Gewebetemperaturen von bis zu 4 °C durch Anlage bspw. eines Hot-Ice-Verbands und Hochlagerung.

Durch Anlage einer Kühlkompression wird der intramuskuläre Blutfluss signifikant reduziert und eine ungebremste/unkontrollierte Einblutung kann deutlich reduziert werden. Jede verstrichene Minute in den ersten 10 Minuten nach struktureller Verletzung kann zu einer deutlich längeren Rehabilitation führen [27].

Frage 507

Welche Komplikation kann bei einem knochennahen Muskelhämatom oder bei forcierter Massageanwendung knochennaher Muskelbündelrisse entstehen?

Eine Myositis ossificans circumscripta.

		FWLC	NH	RB	HECP
LHBF	prox	+		+	++
	med	++		+	+
	distal	++	+	+	
SHBF	prox	++	++	+	
	med	++	++		
	distal	++	++	+	
SemiT	prox	++	++	++	+
	med	++	++	++	++
	distal	++	++	+	
SemiM	prox			++	
	med	++		+	
	distal			+	

Abb. 4.12 Übungen zur Ansteuerung der verschiedenen Anteile der Hamstringmuskulatur und ihre Intensität. (LHBF: Biceps femoris, langer Kopf; SHBF: Biceps femoris, kurzer Kopf; SemiT: Semitendinosus; SemiM: Semimembranosus; + : mittlere Ansteuerung; + + : intensive Ansteuerung; FWLC: Fly Wheel Curl; NH: Nordic Hamstring; RB: Russian Belt; HECP: Hip-Extension Conic-Pully; prox: proximal; med: medial).

Häufig posttraumatisch (PTMO) im knochennahen Bereich (M. brachialis, M. vastus intermedius, M. soleus) mit Kontakt zum Knochen. Typisch sind ein perifokales Weichteilödem und eine beginnende Ossifikation, von der Peripherie ausgehend. Sonografisch bereits nach einigen Wochen als hypoechogene Raumforderung zu deuten und früher als im konventionellen Röntgen nachweisbar. Massagen sind hier kontraindiziert [36].

Frage 508

Nennen Sie mehrere Übungen zur Verbesserung der Kraft und Reißfestigkeit der Ischiokruralmuskulatur und deren Unterschiede hinsichtlich der Ansteuerung der verschiedenen Muskelpartien.

- **Fly Wheel Curl (FWLC)**
- **Nordic Hamstring (NH)**
- **Hip-Extension Conic-Pully (HECP)**
- **Russian Belt (RB)**

Die jeweiligen Übungen steuern in unterschiedlicher Intensität verschiedene Muskelpartien an und können bei Muskelaufbau nach Verletzungen oder zur gezielten Verletzungsprävention unterschiedlich eingesetzt werden [40].

In ▸ Abb. 4.12 sind Übungen zur Ansteuerung der verschiedenen Anteile der Hamstringmuskulatur und ihre Intensität aufgelistet.

Frage 509

Kann eine Rezidivprophylaxe einer Ischiokruralmuskelverletzung durch NH-Übungen erreicht werden?

Die kostengünstige Trainings- und Präventionsübung NH ist ein probates Mittel zur flächendeckenden Prävention und Rezidivprophylaxe von Hamstringverletzungen.

Die regelmäßige Anwendung (1–3 × 8–12 Wiederholungen für 12 Wochen) führt zu einer Reduktion der Rezidivmuskelverletzungen um ca. 50 % [20].

Frage 510

Ein Läufer klagt über starke Glutealgien und leichte ISG-Beschwerden (ISG: Iliosakralgelenk) rechts mit Symptomzunahme bei längeren Läufen oder nach dem Sitzen. Bei der Untersuchung zeigt sich eine tiefer stehende Gesäßfalte rechts, eine vermehrte Außenrotation des rechten Beines im Liegen, Schmerzzunahme bei Hüftflexion, ein positiver Flexions-Adduktions-Innenrotations-Test (FAIR-Test) und Druckschmerzen am Foramen ischiadicum. Welches Krankheitsbild liegt vor?

Ein M.-piriformis-Syndrom (PiS).

Der M. piriformis bewirkt eine Hüftaußenrotation (zusammen mit den Mm. gemelli als Triceps coxae). Im Allgemeinen tritt der N. ischiadicus unterhalb des Piriformisbauches in das Becken, in seltenen Fällen kann er bei hoher Teilung der peronealen Anteile über oder durch den Muskelbauch verlaufen. Somit kann eine trainingsbedingte oder durch statische Fehlbelastung entstandene Muskelhypertrophie eine Schmerzsymptomatik durch ein Engpasssyndrom verursachen. Das PiS kann durch eine insuffiziente Glutealmuskulatur getriggert werden.

Frage 511

Vier Monate nach einer Kreuzbandersatzbandplastik zeigt sich bei einer Athletin eine persistierende Umfangsdifferenz des Oberschenkels der operierten Seite von ca. 3 cm im Seitenvergleich. Was könnte vorliegen?

Ein Muskelmassendefizit mit Atrophie der Oberschenkelmuskulatur.

Durch neuromuskuläre Ansteuerungsdefizite kann postoperativ auch ohne strukturellen Nervenschaden eine Atrophie der Oberschenkelmuskulatur auftreten.

Frage 512

Was versteht man unter Muskelhypertrophie?

Zusammengefasst versteht man hierunter eine positive Proteinbilanz des Muskels mit Anstieg des Zellvolumens der Muskelfasern.

Übersteigt die Proteinsynthese den Proteinabbau, hypertrophiert die Muskelzelle. Ein Krafttraining kann die Proteinbiosynthese bis zu 72 Stunden steigern. Hierzu wird ein gleichzeitiges ausreichendes Angebot von Nährstoffen (Aminosäuren) benötigt. Die Veränderung der Muskelfaserzahl wird als Hyperplasie bezeichnet [58].

Frage 513

Was geschieht mit einem durch Krafttraining aktivierten Muskel im Fastenzustand?

Durch den Trainingsreiz wird die Proteinsynthese eingeleitet, es überwiegt jedoch der Proteinabbau aufgrund des systemisch nicht ausreichend vorhandenen Aminosäureangebots.

Schlussendlich kann eine Muskelhypertrophie mit positiver Proteinsynthese nur erreicht werden, wenn zum Aktivitätszeitpunkt die Aminosäurenkonzentration im Blut wie nach einer Mahlzeit erhöht ist [58].

Frage 514

Was versteht man unter dem „Concurrent-Training-Effekt“?

Die gleichzeitige Durchführung von Ausdauerbelastung und Kraftbelastung (Mehrkampf, Rugby, CrossFit). Auf molekularer Ebene führt dies zu einem konkurrierenden antagonistischen Signalweg unter der Belastung. So führt Ausdauerbelastung zu einer Hemmung der Proteinbiosynthese und unter Nährstoffmangel gar zum Muskelabbau.

Dieser Effekt wird durch die zeitnah zum Trainingsreiz eingesetzte Substituierung von ausreichend Aminosäuren (v. a. der verzweigtkettigen Aminosäuren BCAA [Branched-Chain Amino Acid]) reduziert, sodass die Biosynthese zwar gehemmt, aber der Muskel nicht zur systemischen Gewinnung von energiereichen Aminosäuren abgebaut wird. Des Weiteren sollte nach einer Einheit im sog. Kohlenhydratfenster der Glykogenspeicher wieder aufgefüllt werden. Ob und inwieweit Glutamin zur schnelleren Auffüllung der Speicher eingesetzt werden sollte, ist individuell abzuwägen. Bei Athleten aus Sportarten mit konkurrierenden Kraft- und Ausdauerreizen kann eine gezielte Ernährungsplanung sinnvoll sein.

Frage 515

In einer Nachuntersuchung nach Knieverletzung fällt eine leichtgradige Patellalateralisation mit geringem vorderem Knieschmerz bei ansonsten regelhaften Achsverhältnissen der unteren Extremität (normaler Q-Winkel, keine femorale Innenrotation) auf. Welcher Muskel/Muskelgruppe kann zu einer dynamischen Kompensation und Zentrierung der Patellaführung beitragen?

M. vastus medialis und M. vastus obliquus (VMO).

Häufig besteht eine muskuläre Dysbalance des M. quadriceps nach Verletzung mit reduzierter Funktion des M. vastus medialis. Somit überwiegen die lateral gerichteten Kräfte, die zu einer Patellalateralisation führen können. Gezielte Übungen, z. B. in Außenrotation der Hüfte und endextensionsnahe Kontraktionen (0–0-30° bis 0–0-0°) können isoliert den VMO stärken [26].

4.4 Schulter und Ellenbogen

Boris Mandryka

4.4.1 Vorderer Schultergürtel

Frage 516

Ein Rennradfahrer stürzt und fällt bei angewinkeltem Arm auf seine rechte Schulter. Welche Verletzungsarten können hierbei im Bereich des Schultergürtels entstehen?

- **Frakturen**
- **Luxationen**
- **Bandverletzungen**
- **Kontusionen**
- **Hautverletzungen**

Ein direktes Anpralltrauma der Schulter kann zu höhergradigen Verletzungen führen. Neben Frakturen der Klavikula, des proximalen Humerus oder der Skapula ist es vor allem ein möglicher Unfallmechanismus für eine Schultereckgelenksprengung. Seltener entstehen Luxationen des Glenohumeralgelenks.

Frage 517

Welche Stabilisatoren des Schultereckgelenks kennen Sie?

Ligamentär-statische und muskulär-dynamische Stabilisatoren.

Der statische Halteapparat wird durch die Kapselbandstrukturen gebildet. Hierbei stabilisiert der korakoklavikuläre Bandkomplex (CC-Bänder), bestehend aus Lig. conoideum und Lig. trapezoideum, in der Vertikalebene. Der Komplex aus Gelenkkapsel und Lig. acromioclaviculare stabilisiert zum einen die Horizontalebene (v. a. die posteriore Translation) und zum anderen die Rotationsebene als dritte Direktion der Freiheitsgrade.

Dynamisch wird das Gelenk durch die umliegenden Muskeln mit deren inserierenden Faszienanteilen stabilisiert. Besonderen Einfluss hat die deltoideotrapezoidale Faszie, die vornehmlich in der Horizontalebene stabilisiert.

Frage 518

Sie bemerken nach einem Sturz bei dem Sportler einen imponierenden Hochstand der lateralen Klavikula. Wie kommt dieses Krankheitsbild zustande (▸ Abb. 4.13a)?

Es entsteht durch die Sprengung der Kapselbandstrukturen des Schultereckgelenks und ist Ausdruck einer instabilen Gelenksituation. Hierbei kommt es zu einem eigentlichen Tiefertreten der Schulter mit suggestivem Hochstand der Klavikula.

Bei direkter Krafteinwirkung auf die protrahierte Schulter kommt es über den proximalen Humerus zu einer Medialisierung und Kaudalisierung der Skapula und das Akromion wird unter das Schlüsselbein gedrückt. Bei gehöriger Krafteinwirkung tritt zunächst eine Läsion der akromioklavikulären (AC) Bandstrukturen und der Gelenkkapsel des Akromioklavikulargelenks (ACG) ein. Ist die Lastübertragung auf die CC-Bänder zu hoch, zerreißen auch diese. Schlussendlich reißt auch die deltoideotrapezoidale Faszie. Klinisch imponiert ein Klaviertastenphänomen mit oder ohne horizontaler Instabilität.

Frage 519

Wie beraten Sie einen jungen aktiven Sportler bei Sprengung des ACG Typ Rockwood IIIb oder V (▸ Abb. 4.13a) hinsichtlich einer operativen Stabilisierung vs. einer konservativen Therapie?

Nach Ausschluss von Kontraindikationen ist am ehesten eine operative Stabilisierung indiziert.

Bei Dislokation um (mehr als) Schaftbreite sowie horizontaler Instabilität (Typ IIIb und V) besteht eine Instabilität in allen 3 Freiheitsgraden. Nach aktueller Literatur sollte das therapeutische Vorgehen als Einzelfallentscheidung unter maßgeblicher Berücksichtigung der Begleitpathologien (Läsion der Rotatorenmanschette, SLAP-Läsion [SLAP: superiores Labrum von anterior bis posterior], Pulley-Läsion) sowie der funktionellen Bedürfnisse des Athleten beurteilt und gelenkt werden. Eine arthroskopisch gestützte ACG-Stabilisation mit z. B. „Dog-Bone"-System (▸ Abb. 4.13b) gilt gegenüber einer klassischen Hakenplattenstabilisation als vorteilhaft bezüglich des RTS (Return-to-Sports) [43].

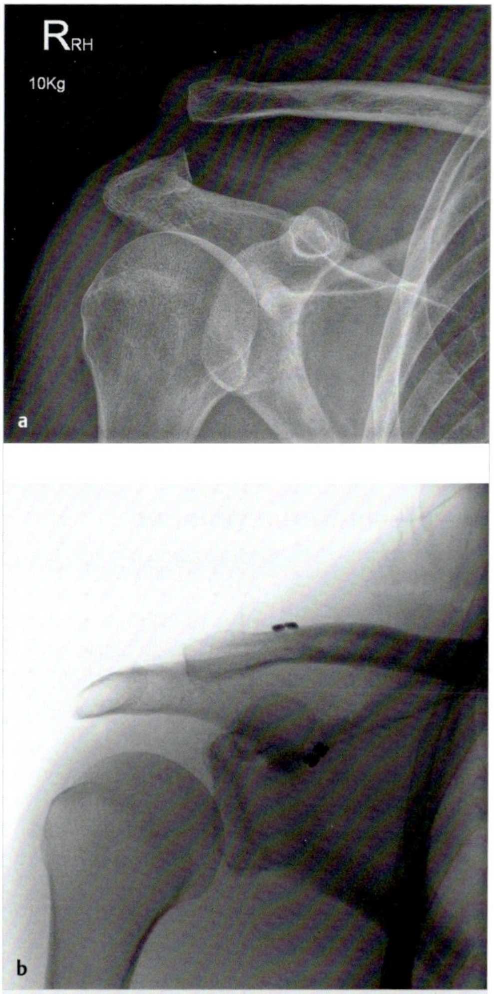

Abb. 4.13 Röntgenbild rechtes Akromioklavikulargelenk (ACG).
a Zustand postoperativ nach „Dog-Bone"-Stabilisation.
b Rockwood-Typ-V-Luxation.

Frage 520

Wann ist der Athlet nach operativer Stabilisation wieder sportfähig und wann wettkampftauglich?

Eine Sportfähigkeit stellt sich nach ca. 3 Monaten ein. Die Wettkampftauglichkeit bei Kontaktsportarten wird bei 6–8 Monaten postoperativ gesehen, ist abhängig von der Belastungsfähigkeit und Stabilität und muss im Verlauf individuell beurteilt werden.

Vor allem in den ersten 3 Wochen sind die Außenrotation, Flexion und Abduktion limitiert, um das stabilisierte Gelenk vor Kompressions-Hebelkräften zu schützen. Im Anschluss sind Übungen oberhalb der Horizontalen erlaubt, ein sportartspezifisches Training kann nach ca. 2 Monaten mit angepasster Intensität aufgenommen werden.

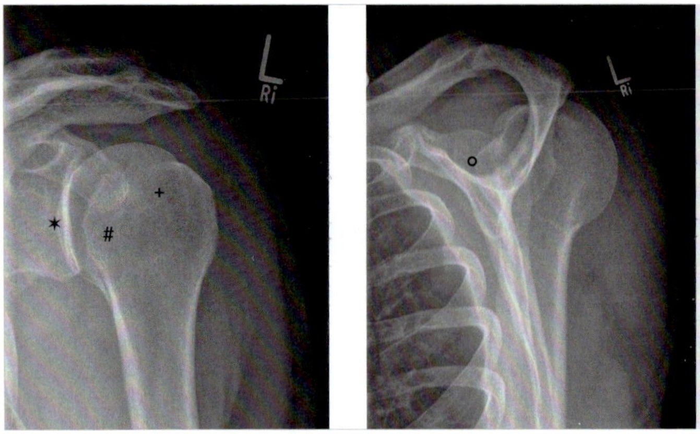

Abb. 4.14 **Röntgenbilder Schulter links.**
a True-a.-p.-Ansicht.
b Y-View-Ansicht.

4.4.2 Schulterverrenkung

Frage 521

? Ein SUP-Fahrer stürzt bei Wellengang mit seiner linken Schulter auf das Brett und stellt sich mit einer schmerzhaften Bewegungseinschränkung bei Ihnen vor. Bei der Untersuchung zeigt sich ein asymmetrisches Schulterrelief und der Arm liegt dem Körper mit einer leichten Innenrotation an. Wie gehen Sie weiter vor?

!
- **Untersuchung (Inspektion, Palpation, Funktionsprüfung)**
- **Schmerztherapie**
- **bildgebende Diagnostik**

i *Der inspektorische Aspekt lässt neben einer Fraktur an eine Schulterluxation denken. Hält der Athlet seinen Arm in Abduktion und Außenrotation, wird eine vordere Schulterluxation vermutet. Hält der Athlet den Arm in Adduktion und Innenrotation, handelt es sich vermutlich um eine hintere Schulterluxation. Die Rotationsfähigkeit ist bei beiden Formen erheblich eingeschränkt bis aufgehoben. Obligat ist die Untersuchung der knöchernen Landmarken und des neurovaskulären Status (Plexus brachialis, sensibles Innervationsgebiet des N. Axillaris, distale Pulse). Bei schmalem Weichteilmantel kann bei einer Luxation ein leeres Glenoid getastet werden.*

Frage 522

? In ▸ Abb. 4.14 sehen Sie das Ergebnis der bildgebenden Diagnostik. Was ist zu erkennen?

! **Die Abbildungen zeigen Röntgenbilder der linken Schulter in 2 Ebenen mit sichtbarer hinterer Schulterluxation ohne Hinweis auf knöcherne Begleitverletzung.**

i *Die Doppelkontur in ▸ Abb. 4.14a wird als Rim-Sign (*) bezeichnet. Sie wird durch die Überlagerung von Humeruskopf und Glenoid gebildet und ist Ausdruck der Dislokation. Tuberculum minus (#) und majus (+) stehen um fast 45° innenrotiert und der Gelenkspalt ist nicht einsehbar. In ▸ Abb. 4.14b imponiert ein leeres Glenoid (O).*

Nicht abgebildet, aber ebenfalls entstehen können humerale Defekte wie eine sog. Reversed-Hill-Sachs-Läsion mit in der a.-p. Ansicht auffallender „Through Line“ (Muldenzeichen) sowie luxationsassiziierte Frakturelemente der Tuberkel oder des posterioren Glenoids.

Frage 523

? Wie gehen Sie nach radiologischer Diagnosesicherung einer hinteren Schulterluxation weiter vor?

! **Vorbereitung und Durchführung einer anatomischen Reposition.**

Souveräne Führung und beruhigende Kommunikation mit dem Athleten über anstehende Schritte bilden die Vertrauensbasis. Anschließend erfolgt ein suffizientes Schmerzmanagement, auch zur Tonusregulation der Muskulatur, und die komfortable Lagerung auf dem Rücken. Die selbstreponierenden Techniken sind bei hinteren Erstluxationen häufig nicht erfolgsversprechend.

Der verletzte Arm wird unter axialem Zug mit schaukelnden Bewegungen innenrotiert. Der Untersucher untergreift den Patientenarm und bildet abstützend am Thorax ein Hypomochleon, das den verletzten Arm lateralisiert und unter Außenrotation und Abduktion mittels Hebeltechnik die Schulter reponiert. Durch dorsalen Druck auf den Humeruskopf kann die Reposition erleichtert werden.

Es erfolgt eine erneute Röntgenkontrolle und Prüfung des neurovaskulären Status. Anschließend wird eine temporäre Ruhigstellung in Neutralstellung (Gilchristverband, fixierender Thoraxverband oder „Handshaking-Verband") angelegt.

Eine weiterführende bildgebende Diagnostik (nativ-MRT, ggf. Arthro-MRT) ist empfehlenswert. Bei sicheren knöchernen Läsionen sollte eine CT durchgeführt werden.

Frage 524

Wie verteilt sich die Häufigkeit der Luxationsrichtungen?

Die häufigste Variante ist die Luxation nach anterior-inferior (vorne, 85–95 %), gefolgt von der Luxation nach posterior (hinten, < 5 %) und nach inferior (unten oder multidirektional, < 1 %).

Evolutionär bedingt ist der dorsale Gelenkanteil der großen Gelenke (Schulter, Hüfte, Ellenbogen) beim Menschen und den meisten Vierfüßlern stabiler als die ventralen Strukturen entwickelt. Rotationshebelkräfte nach vorne-außen können an der Schulter in hohem Ausmaß die ventralen, weichteiligen Strukturen überlasten. Die für verschiedene Abspreizgrade und Rotationsgrade bestehenden statischen Stabilisatoren (glenohumerale Bänder, Labrum und Kapsel) gelten als Locus minor resistentiae.

Frage 525

Wie hoch schätzen Sie die Inzidenz der hinteren traumatischen Schultererstluxation?

1,1 pro 100 000 Einwohner.

Im Gegensatz zur anteroinferioren Schulterluxation (Inzidenz 11–29/100 000) ist die hintere Luxation deutlich seltener. Häufig wird diese bei der örtlichen Erstvorstellung übersehen. Bereits bei der schmerzhaften Bewegungseinschränkung sollte der Verdacht einer Luxation erhoben werden. Bei der Beurteilung der Röntgendiagnostik ist ein roter Faden bei der Befundung hilfreich, um alle relevanten Strukturen als regelhaft oder pathologisch bewerten zu können [25].

Frage 526

Wie entsteht die häufigere vordere Schulterluxation?

Eine vordere Schulterdislokation kann indirekt entstehen, wenn bspw. einem Handballspieler im Wurfablauf in der ABER-Position (ABER: Abduction – External Rotation) unerwartet in den Wurfarm gegriffen wird und ein gehöriger Hebelmechanismus wirkt. Weitere Ursachen sind Stürze auf den ausgestreckten Arm, das Umfahren eines im Schnee feststeckenden Skistocks oder ein direktes Trauma von hinten durch einen kräftig ausgeführten Körperkontakt/Tackling oder Anprall an einer Bande wie beim Eishockey.

Die einwirkende direkte Gewalt oder das erhöhte Hebelmoment übersteigen die Reißfestigkeit der zentralen Kapsel-Labrum-Strukturen. Es entsteht eine Medialisierung des Kapsel-Labrum-Komplexes und abhängig von der Gelenkstellung bei eintretender Kraft eine Läsion der zunächst weichteiligen, im ungünstigeren Fall auch knöchernen Strukturen. Betroffen ist in 9 von 10 Fällen der dominante Arm.

Frage 527

Kennen Sie Argumente, die für und gegen eine operative Stabilisation einer traumatischen Schulter-Erstluxation (TUBS: Traumatic, Unidirectional, Bankart, Surgical Treatment) sprechen?

II

In der individuellen Therapieentscheidung sollten folgende Umstände berücksichtigt werden:
- medizinische Indikation
- Aktivitätsniveau
- Athletenalter
- Funktionsanspruch
- Karriereplanung
- Sportartenrisikoprofil (Kontakt-, Kollisions-, Überkopfsportart)
- Saisonphase
- ggf. Vertragssituation

Eine konservative Therapie sollte bei Erstluxation ohne Begleitverletzungen bei älteren Patienten, aber auch bei Patienten ab dem 30. Lebensjahr mit fehlendem sportartspezifischem Risiko eingeleitet werden. Eine konservative Therapie kann bei optimaler Rehabilitation eine Sportfähigkeit binnen wenigen Wochen ermöglichen; hierbei kann eine Instabilität verbleiben!

Die Indikation zur operativen Stabilisation nach aktuellen Maßgaben der sporttraumatologischen Chirurgie mit oder ohne Versorgung der Begleitverletzung besteht am ehesten bei:
- knöchernen glenohumeralen Verletzungen (z. B. Bankartfraktur, ausgedehnten Hill-Sachs-Defekten, Luxationsfrakturen mit Dislokation)
- kapsulolabraler Komplexschädigung beim jungen, sportlichen Patienten
- verhakter, nicht reponibler Luxation
- begleitender frischer Rotatorenmanschettenläsion
- positivem Reloc-Test mit Apprehensiveness bei radiologisch gesicherten verletzungstypischen Läsionen (Labrum, glenohumerale Bänder, ALPSA [Anterior labroligamentous periosteal Sleeve Avulsion], POLSA [Posterior Labrum periosteal Sleeve Avulsion])

Verschiedene Score-Systeme (GOTS-Schulterinstabilitäts-Score [GOTS: Gesellschaft für Orthopädisch-Traumatologische Sportmedizin], Instability Severity Index Score [ISIS], Brighton-Hypermobility-Score) können bei der Therapiewahl unterstützen.

Bei zeitverzögerter Diagnose und subjektiver Instabilitätssymptomatik ist zwingend eine bestehende Hyperlaxizität (Sulkuszeichen, Hyperabduktionstest n. Gagey, Außenrotationsfähigkeit > 90°) von einer wahren Instabilität (Apprehensivness, schmerzhafte Translation, uni- vs. multidirektionale Instabilität) zu unterscheiden [22].

Frage 528

Was zeigt Ihnen ▶ Abb. 4.15?

Funktionelle Kinesiotapes der Schulter zur temporären Stabilitätsverbesserung:
- **▶ Abb. 4.15a = detonisierendes Muskeltape (blau)**
- **▶ Abb. 4.15b, ▶ Abb. 4.15c = zusätzlich Faszienkorrekturtapes (rosa)**

In diesem Beispiel kann eine frische Schulterluxation mit erhöhtem Muskeltonus durch Retraktionskräfte des Tapes nach proximal und dorsal entlastet werden. Die abgebildete Anlagemöglichkeit zeigt eine Variante der Tapeversorgung an der Schulter:

Aufbringung eines Umrahmungstapes (blau) des Deltamuskels, von der Tuberositas deltoidea ausgehend. Anlage des dorsalen Tapes in Adduktion, Flexion und Innenrotation, die des ventralen Tapes in Retroversion und Außenrotation. Es folgt eine vom Behandler einzustellende funktionelle Korrektur des Humerus mittels Faszienkorrekturtapes (rosa). Die Tapes werden in Vordehnung nach proximal aufsteigend aufgebracht.

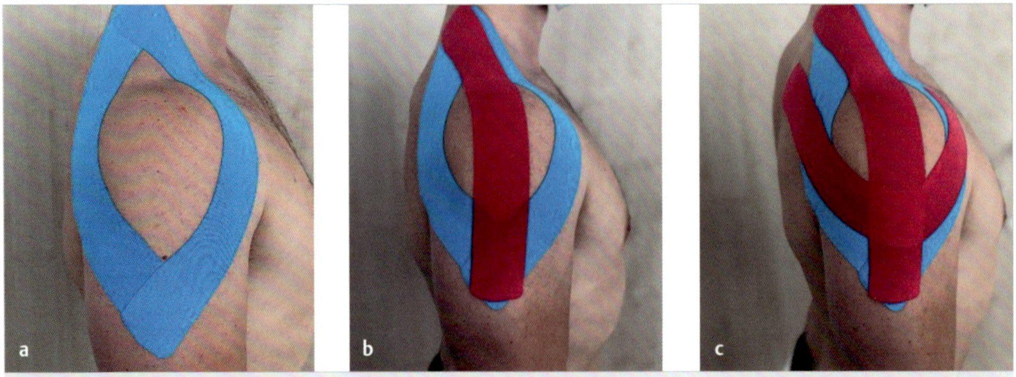

Abb. 4.15 Abbildung zu Frage 528 (a–c).

Frage 529

Wie hoch ist das Risiko einer ventralen Reluxation bei Athleten in Abhängigkeit vom Alter bei konservativer Therapie?

- **95 % in der Altersgruppe 10–20 Jahre**
- **80–86 % zwischen 20–30 Jahren**
- **20–25 % > 30 Jahre**

Entscheidend für die Wahrscheinlichkeit einer erneuten Luxation ist das Patientenalter. Je jünger, desto höher ist das Risiko. Nur ⅓ der konservativ therapierten Patienten der Altersgruppe < 30 Jahre beschreibt die Schulter nach 2 Jahren als stabil. Bei männlichen Athleten besteht ein höheres Reluxationsrisiko als bei weiblichen Athleten.

Frage 530

Wie könnte ein rehabilitatives Nachbehandlungskonzept nach operativ versorgter Schulterstabilisierung aussehen?

Die Nachbehandlung kann in 3 Phasen (18–22 Wochen) eingeteilt werden, die unterschiedliche Aspekte der Mobilisierung, Dehnübungen, Kräftigung und koordinativ- funktionelle Maßnahmen enthalten. Am Ende der Rehabilitationsphase sollten athletenorientierte Kriterien zur Wiederaufnahme der Sportfähigkeit oder Wettkampffähigkeit erreicht werden.

In der ersten Phase stehen die Einheilung der kapsulolabralen Strukturen, die Schmerzreduktion und die limitierte, frühfunktionelle Beweglichkeit ohne Gefährdung des Operationserfolgs im Vordergrund. Ansteuerungsübungen der schulterumgreifenden Muskelgruppen. EMS-Training (EMS: Elektromuskelstimulation) kann unterstützen. Kardiovaskuläres Training am Ergometer wird begonnen.

Die zweite Phase beginnt bei > 20° Außenrotationsfähigkeit in 90° Abduktion (Erreichen der Horizontalebene). Der Fokus liegt im physiologischen Bewegungsspielraum, im Ausgleich skapulothorakaler Rhythmusstörungen sowie in Koordinations- und Kraftübungen.

In der dritten Phase sollte das Kraftniveau ca. 70 % betragen und eine freie ROM (Range of Motion) bestehen. Überkopfpositionen, schulterzentrierende Muskelübungen (Force Couple) und sportartspezifische, hoch funktionelle Übungen werden aufgenommen. Ziel ist die uneingeschränkte Sportaktivität, die durch sportart- und athletenspezifische Kriterien abschließend getestet werden muss.

Frage 531

Welche Kriterien sollten nach operativer Schulterstabilisation vor Sportfähigkeit im Rahmen einer RTS-Testung erfüllt sein?

- **freie Schultergelenksbeweglichkeit**
- **niedrige bis keine Seitendifferenz in der isometrischen Krafttestung**
- **guter skapulothorakaler Rhythmus**
- **sichere Stabilisationstests in der geschlossenen kinetischen Kette**
- **stabile Rumpfmuskulatur**
- **Schmerzfreiheit unter Belastung**

Vor Aufnahme der sportartspezifischen Belastung ist die Kraft und Zentrierung der Schulter zur Prophylaxe einer Rezidivverletzung (siehe Frage 530) einzustellen. Eine stabile Rumpfmuskulatur unterstützt die Stabilität.

4.4.3 Läsionen des Bizepssehnenkomplexes und der Rotatorenmanschette

Frage 532

Ein 15-jähriger Nachwuchsspeerwerfer stellt sich mit belastungsabhängigen vorderen Schulterschmerzen vor. Sie diagnostizieren eine Andrew-Läsion. Erläutern Sie dieses Krankheitsbild.

Hierbei handelt es sich um eine Sonderform der SLAP-Läsion bei jungen Sportlern. Es kommt zur Ablösung des vorderen Kapsellabrumkomplexes. Hervorgerufen wird die schmerzhafte Läsion durch eine kontinuierliche Traktionsbelastung der langen Bizepssehne (LBS) auf das anterosuperiore Labrum in der „Follow-through-Bewegung“ (Abbremsphase der Wurfbewegung) durch Streckung des Ellenbogens und Innenrotation der Schulter.

Das anterosuperiore Labrum ist vergleichsweise minderperfundiert und die kollagenen Verankerungsfasern sind in diesem Gebiet weniger stabil ausgebildet, sodass es bei kontinuierlicher Zug- und Torsionsbewegung zu einer Gewebeschädigung kommen kann.

Frage 533

Ein 41-jähriger langjährig aktiver Bergführer stellt sich mit belastungsabhängigen Schmerzen im vorderen Schulterbereich vor, die v. a. bei Kletterpassagen („Schulterzüge") auftreten. Eine Instabilität besteht nicht. Ein akutes Trauma wird verneint. Woran denken Sie?

Es könnte eine degenerativ bedingte SLAP-Läsion (Bizepssehnenanker) aufgrund repetitiver Überlastungen vorliegen.

Durch repetitive Mikrotraumatisierung des Bizepssehnenankers durch kletterspezifische Bewegungsfolgen, die durch eine erhebliche Innenrotation des Schultergelenks charakterisiert sind, wird durch Traktion und Torsion der LBS der Bizepssehnenanker provoziert und es kann zu einer Läsion/Instabilität kommen [50].

Frage 534

Erläutern Sie 2 spezifische Testungen für die SLAP-Region bei dem Klettersportler.

- **Aktiver Kompressionstest nach O'Brian: Der 90° anteflektierte Arm wird im ersten Schritt in maximaler Innenrotation gegen den nach oben gerichteten Widerstand des Athleten nach unten gedrückt. Im zweiten Schritt selbiges Vorgehen in maximaler Außenrotation. Positiv bei Schmerzreduktion im zweiten Schritt.**
- **SLAP-Provokationstests: Die zu untersuchende Schulter wird zum einen vom Athleten in der ABER-Position aktiv „aus der Schulter" nach ventral bewegt. Zum anderen wird der gestreckte Arm in hoher Abduktion und Innenrotation nach hinten gegen Widerstand gedrückt.**

Bei der Provokationstestung wird eine kletterspezifische Bewegung imitiert und eine Zugbelastung der SLAP-Region erwirkt. Bei Schmerzentstehung gelten die Testungen als positiv.

Frage 535

Als wie hoch schätzen Sie den Kraftverlust bei proximaler Ruptur der LBS ein?

Etwa 8–20 % Kraftverlust für Beugung und Supination.

Rupturiert der proximale lange Kopf des M. biceps brachii, resultiert eine nur leichtgradig eingeschränkte Supinations- und Beugefähigkeit im Ellenbogen. Der M. brachialis ist der effektivere und kräftigere Beuger. Diskussionswürdig beim Sportler erscheint eine operative, extraanatomische Refixation (Tenodese). Eine Reduktion lästiger Krampfneigungen sowie eine leichtgradige Verbesserung der Kraftausdauer kann hierdurch erreicht werden. Ansonsten erscheint eine Tenodese eher kosmetischer Natur [31].

Frage 536

Nach einem körperbetonten Punktspiel stellt sich ein Sportler mit Schmerzen im vorderen Schulterbereich vor. Die Tests ergeben eine Ansatzreizung der anterosuperioren Rotatorenmanschette und eine Reizung der LBS im Sulkusbereich. Einen strukturellen Schaden können Sie ausschließen. Wie können Sie zeitnah die Symptomatik lindern?

- **detonisierende Anwendungen der beteiligten Muskelgruppen**
- **Anregung der Durchblutung zur Reduktion des Gewebereizes und des inflammatorischen Prozesses**
- **Belastungsreduktion/-anpassung**

Bei einer Reizung der Sehnenansätze und der LBS, die im Pulley-System geführt wird, können nach direkten Traumata und/oder rezidivierenden Überlastungen zunächst tonussenkende und gelenkzentrierende physiotherapeutische Anwendungen eingeleitet werden. Physikalische Maßnahmen wie Stromanwendung und niederfrequenter medizinischer Ultraschall erzeugen einen Druckwechsel im Gewebe, fördern die Gewebedurchblutung, wirken schmerzlindernd, regenerationsfördernd und muskelentspannend.

4.4.4 Schulter des Überkopfsportlers

Frage 537

Was ist ein Impingement-Syndrom und welche Impingement-Formen kennen Sie?

Ein Impingement-Syndrom bezeichnet eine Einengung eines Gelenks, die zu einer mitunter schmerzhaften Funktionsreduktion führt. Ätiologisch können primäre von sekundären Impingement-Formen unterschieden werden. Des Weiteren werden intrinsische von extrinsischen Formen unterschieden.

Ursächlich für ein primäres (extrinsisches) Impingement ist eine mechanische Einengung des Oberarmkopfs unter dem knöchernen Schulterdach oder dem Rabenschnabelfortsatz (subakromiales oder subkorakoidales Impingement) durch Osteophyten, Knochensporne, ACG-Arthrose, Bursareizung oder anatomische Varianten.

Als sekundäre (extrinsische) Ursache kommt eine Instabilität oder Hyperlaxität des Oberarmkopfs infrage.

Frage 538

Beschreiben Sie den Unterschied eines internen und externen Impingements.

Letztlich entstehen innere Impingement-Formen durch funktionelle Dysbalancen. Vornehmlich bei Überkopfsportlern kommt es zu einem Kontakt der Rotatorenmanschette (Supraspinatus [SSP]/Infraspinatus [ISP]) am hinteren Glenoidrand. Dies wird als posterosuperiore Form (PSI) bezeichnet. Bei Schwimmern entsteht eher eine anterosuperiore Form (ASI) bei Kontakt des Pulley-Systems und des M. subscapularis am vorderen Glenoid und Korakoid.

Ein externes Impingement beschreibt ein extraartikuläres mechanisches Hindernis im periartikulären, meist subakromialen Raum, dessen ätiologische Ursachen angeboren, posttraumatisch oder degenerativ sein können.

Dysbalancen der Rotatorenmanschette mit vermehrter Migration des Humeruskopfs bei Schulterbewegungen sind ursächlich für das Entstehen eines PSI oder ASI. Hieraus können Läsionen der Rotatorenmanschette wie gelenkseitige Verletzungen (PASTA-Läsion [PASTA: Partial articular Supraspinatus Tendon Avulsion]) der LBS mit Führung im Pulley-System oder der Bizepssehnenankerregion (SLAP) entstehen.

Frage 539

Wie nennt man das Krankheitsbild bei chronischer Ansatzreizung der Rotatorenmanschette oder akut auf chronischer Tendinitis der Rotatorenmanschette unter Mitbeteiligung der ortsständigen Bursa und klinisch schmerzhaftem Bogen zwischen 60–120° Abduktion?

Subakromiales Impingement (**externes Impingement**).

Hierbei kommt es zu einer räumlichen Enge unter dem knöchernen Schulterdach durch Volumenzunahme der entzündeten Sehne und der geschwollenen Bursa. Es ist für bis zu 65 % der Schulterschmerzsyndrome verantwortlich. Im Verlauf können Partialläsionen der Rotatorenmanschette entstehen. Begünstigt werden kann dieses Krankheitsbild von anatomischen Akromionvarianten Bigliani Typ II und III (Outlet-Typ) und einem hohen CSA (Critical Shoulder Angle > 35°), die zu einer Reduktion des subakromialen Raumes führen.

Frage 540

Kennen Sie Sportarten, bei denen es ohne Entzündung und Reizung zu einem funktionellen subakromialen Impingement kommt?

Überkopfsportarten wie Volleyball, Geräteturnen, Kajak, Badminton, Tennis, Wurfdisziplinen, Skilanglauf und Biathlon.

Trainingsbedingt kann es durch erhebliche Kraftentwicklung zu einer deutlichen Adaptation und Zunahme des Sehnendurchmessers, v. a. der Supraspinatussehne, kommen (normale Dicke 4–4,5 mm). Reduziert sich der subakromiale Raum, kann ein funktionelles Supraspinatussehnen-Impingement-Syndrom entstehen.

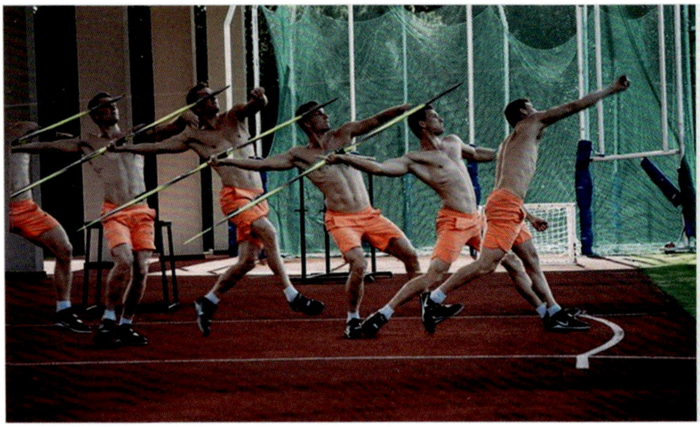

Abb. 4.16 Wurfphasen im Speerwurf. (Quelle: Thomas Röhler)

Frage 541

Benennen Sie die 4 Wurfphasen im Speerwurf, wie in ▶ Abb. 4.16 dargestellt.

- **initiale Ausholphase (Windup)**
- **späte Ausholphase (Cocking)**
- **Beschleunigungsphase (Akzeleration)**
- **Bremsphase/Durchschlagphase (Dezeleration/ Follow through)**

Körper- und Fußarbeit initiieren die Ausholbewegung (Windup), gefolgt von einer Außenrotation des Armes in Abduktion (Cocking). In der anschließenden Wurfphase wird initial eine Bogenspannung im Rumpf erzeugt. Es entstehen hohe konzentrische Kraftwerte der Innenrotatoren und Adduktoren, die den Humeruskopf in wenigen Millisekunden in die Innenrotation drehen (Akzeleration). Es folgt die Dezelerationsphase (Bremsphase) und das Follow through. Hierbei sind exzentrische Kräfte der Außenrotatoren für die Stabilität der Schulter von größter Bedeutung.

Frage 542

Beschreiben Sie die Funktion des M. infraspinatus (ISP) im Rahmen eines Wurfintervalls.

In der Ausholphase zentriert der ISP den Humerus in Außenrotationsstellung durch konzentrische Aktivität. In der Abbrems- und Follow-through-Phase überwiegen exzentrische Aktivitäten des ISP. Somit erscheint der ISP als einer der wichtigsten Stabilisatoren im Wurfakt (Akzelerations-Dezelerations-Mechanismus).

Bei bestehendem GIRD besteht die Gefahr, dass die Kräfte der Außenrotatoren bei der exzentrischen Kraftentwicklung der Abbremsphase nicht ausreichen und ein anterosuperiores mechanisches Impingement (ASI) entsteht. Durch horizontale Adduktion und Innenroation entstehen Läsionen der kranialen Subskapularissehne, des Pulley-Systems und des SGHL (superiores glenohumerales Ligament).

Frage 543

Ab welchem Innenrotationsdefizit spricht man von einem GIRD-Syndrom?

Ab > 10° Innenrotationsdefizit im Seitenvergleich des dominanten und nicht dominanten Armes.

Durch Verkürzung des dorsalen Kapselbandkomplexes durch repetitive Mikrotraumata und repetitive Überdehnung der vorderen Strukturen entsteht ein Innenrotationsdefizit. Funktionell kann eine Skapulaanbindungsstörung sowie eine vermehrte anteriore Translation mit relativer Schwäche der Rotatorenmanschette entstehen, die ein internes Impingement unterstützen kann. Hierbei handelt es sich beim Erwachsenen i. d. R. um eine Weichteiladaptation, beim Adoleszenten kann eine vermehrte Retrotorsion des proximalen Humerus ursächlich sein [38], [23].

Frage 544

In der späten Cocking-Phase (Ausholphase) beschreibt der Sportler einen ermüdenden Schmerz der hinteren Schulter. Kraft und Geschwindigkeit sind reduziert und zeitweise wird ein Taubheitsgefühl verspürt. Ein GIRD-Syndrom ist bereits bekannt. Was könnte vorliegen?

Hierbei handelt es sich mit hoher Wahrscheinlichkeit um ein internes Impingement, in diesem Fall um ein posterosuperiores Impingement (PSI).

Durch repetitive Wurfbelastung in vermehrter Außenrotation und Abduktion kann es zu einem Impingement des Tuberculum majus und des hinteren Glenoidrandes kommen und die inserierende Rotatorenmanschette interponiert zwischen den knöchernen Strukturen. Eine reaktive Verkürzung der chronisch gereizten Kapsel folgt, des Weiteren können Rotatorenmanschettenläsionen (z. B. PASTA-Läsion) oder posteriore Ankerläsionen (SLAP) auftreten [38].

Frage 545

Welche Kombination aus hohem Aktivitätsanspruch und asynchronisierten schultergelenkumgreifenden Muskelgruppen kann eine Impingement-Symptomatik unterhalten?

Insuffizienz des Force Couple (ISP/Subscapularis [SSC]), hyperaktiver Deltamuskel und skapuläre Dyskinesie.

Der ISP und der SSC bilden eine synergistische Funktionsgruppe, die den Humeruskopf zentriert und kaudalisiert. Besteht eine Insuffizienz bei gleichzeitiger Hyperaktivität des Deltamuskels als kräftiger Abduktor, kann ein Impingement-Syndrom entstehen. Verstärkt wird dieser Effekt bei insuffizienten „Lower Traps" (Pars ascendens des Trapezius) und einem hypertonen M. pectoralis minor, die zu einer Skapulamalpositionierung führen.

Frage 546

Wie verhält sich die Schulter im Rahmen eines Wurfablaufs bei Störung der Schulterblattbeweglichkeit (Skapuladyskinesie)?

Es kommt zu einer zeitlich gestörten Aktivierung des Schulterblatts in der Abfolge der Wurfphasen und zu einem funktionellen (sekundären) Impingement-Syndrom.

Bei fehlender Koordination und gestörter neuromuskulärer Ansteuerung wird das Schulterblatt nur unzureichend am Thorax fixiert und die Integrität des Wurfablaufs wird gestört. Häufig kommt es zu einer verfrühten initialen Protraktionsbewegung der Skapula. Der Wurfarm folgt sekundär. Es entsteht eine Ventralisierung und Kranialisierung des Humeruskopfs, dies führt zu einem Engpass unter dem Schulterdach. Diese unzureichende neuromuskuläre Ansteuerung kann durch eine vermehrte oder bereits fixierte Kyphose der Brustwirbelsäule (BWS) verstärkt werden [35].

Frage 547

Welche Ursache hat eine prominente Margo medialis der Skapula (Winging)?

M.-serratus-anterior-Insuffizienz oder N.-thoracicus-longus-Läsion.

Bei einer Abhebung der Margo medialis besteht ein funktionelles Skapula-alata-Syndrom bei insuffizienter medialer Anbindung durch Funktionsverlust des M. Serratus anterior. Meist ist die Hebung der Schulter zusätzlich eingeschränkt.

Frage 548

Wie bestimmen Sie die totale Range of Motion (tROM) der Schulter und wie setzt sie sich zusammen?

Das Bewegungsausmaß wird am liegenden Patienten mit 90° abduziertem Arm und Beugung im Ellenbogengelenk bestimmt. Die Summe aus Innenrotationsfähigkeit (GIR) und Außenrotationsfähigkeit (GER) ergibt den gesamten Bewegungsumfang (GIR + GER = tROM; Norm = 180°).

II

Eine Pathologie besteht bei Verlust der tROM um > 5° und gleichzeitigem GIRD > 20° oder einer Zunahme der tROM um > 5° im Seitenvergleich. Beides ist prädiktiv für zukünftige Verletzungen. Solange die tROM symmetrisch ist, sollte ein GIRD der dominanten Seite nicht oder nur in Ausnahmefällen behandelt werden, da ein Stabilitätsverlust entstehen kann [23].

Frage 549

Nennen Sie Möglichkeiten einer konservativen Therapie eines manifesten PSI.

- **Zentrierung des Schulterdrehzentrums**
- **Dehnung verkürzter Strukturen**
- **systematischer Aufbau der Schultermuskulatur mit koordinativen und propriozeptiven Elementen**

Eine Verbesserung der Mobilisation kann durch Stretching in horizontaler Adduktion mittels „Cross-Body-Stretch" und Verbesserung der Innenrotationsfähigkeit durch den „Sleeper's Stretch" erreicht werden. Skapulaposition und schulterblattumgebende Muskelgruppen sollten zunächst in verschiedenen Gelenkwinkeln isometrisch aktiviert werden, hierbei ist die „Schulterblattuhr" hilfreich. Anschließend wird der skapulothorakale Rhythmus reguliert und ein Muskelkraftgleichgewicht der Außen- und Innenrotatoren im schmerzfreien Arbeiten erreicht. Es folgen Koordinations-, Propriozeptions- und Intervallübungen [46], [51].

Frage 550

Was beinhaltet (demnach) der „Problemkomplex" des Überkopfsportlers im Allgemeinen?

- **schmerzhafte Bewegungseinschränkung**
- **Dysfunktion und Schwäche der Außenrotatoren**
- **gestörte Skapulastabilisation**
- **ggf. vermehrte Translation des Humeruskopfs**

Durch jahrelangen Überkopfsport kommt es zu einem funktionellen Overload-/Overuse-Impingement im Sinne eines funktionellen, internen Impingement-Syndroms. Hierbei verändert sich die Kinematik des Schultergürtels und es entstehen skapulohumerale und skapulothorakale Imbalancen. Der „Peel-back-Mechanismus" beschreibt dabei die Migration des glenohumeralen Drehzentrums nach posterosuperior mit verminderter Depression des Humeruskopfs, Verkürzung der dorsoinferioren Kapsel, meist mit Enthesiopathie des pIGHL (posteriores inferiores glenohumerales Ligament) und positivem GIRD-Syndrom. Hieraus kann zum einen eine Verkalkung des dorsoinferioren Labrums (Benett-Läsion), zum anderen ein PSI mit möglicher Rotatorenmanschettenläsion entstehen.

4.4.5 Schultersteife

Frage 551

Nach Schulterluxation kommt es zu einer ungeeignet langen Ruhigstellungsphase ohne physiotherapeutische Anbindung. 6 Wochen post repositionem zeigt sich eine erhebliche Bewegungseinschränkung in allen Freiheitsgraden. Welches Krankheitsbild liegt vor?

Sekundäre Schultersteife (Shoulder Stiffness) mit Kapselschrumpfung.

Typische Ursachen sind schulternahe Frakturen, Luxationen, lange Ruhigstellungsphasen, höhergradige Weichteilverletzungen und subakromiale, nicht traumatische Pathologien. Die Erkrankung läuft im Gegensatz zur idiopathischen primären Schultersteife nicht in typischen Phasen ab, zeigt eine geringe Selbstheilungstendenz und hat meist eine spezifische Ursache/Auslöser. Klinisch imponiert häufig eine Skapulaanbindungsstörung.

Frage 552

Welche Therapieoptionen bestehen zur Verbesserung der Beweglichkeit bei sekundärer Schultersteife?

Zunächst sollte eine zumindest dreimonatige konservative Therapie zur Reduktion der Bewegungseinschränkungen mit physiotherapeutischen Maßnahmen und Dehnübungen in Eigenregie eingeleitet werden. Sollte der therapeutische Erfolg ausbleiben und kein wegweisender Fortschritt erzielt werden, ist die Indikation zur arthroskopischen Arthrolyse in Abhängigkeit von der Ursache großzügig zu stellen.

Tab. 4.1 Bewegungseinschränkung bei Gelenksteife nach Cyriax.

Gelenk	Bewegungseinschränkung
Schulter	Außenrotation > Abduktion > Innenrotation
Ellenbogen	Flexion > Extension
Handgelenk	Extension > Flexion
Hüftgelenk	Innenrotation > Flexion > Außenrotation > Extension
Kniegelenk	Flexion > Extension
oberes Sprunggelenk	Flexion > Extension

Ursache der Bewegungseinschränkungen sind oftmals ausgeprägte und derbe Adhäsionen der extraartikulären Gleitschichten, des Subakromialraums und der ventralen Strukturen. Es entsteht kontraktes Narbengewebe mit Störung der Gleitfunktion und Kapselbeweglichkeit.

Frage 553

Was versteht man unter dem Kapselmuster nach Cyriax?

Es zeigt eine gelenkspezifische und charakteristische Bewegungseinschränkung bei Steifigkeit der Gelenkkapsel mit sich gelenkspezifisch aneinanderreihenden Limitierungen von Freiheitsgraden und tritt bei idiopathischen und funktionellen Gelenksteifigkeiten auf.

▸ Tab. 4.1 zeigt die Reihenfolge der Bewegungslimitierung der Gelenkkapsel auf.

Frage 554

Welcher Effekt wird der Stoßwellentherapie bei Tendinitis calcarea der Rotatorenmanschette nachgesagt?

Kurzfristig Schmerzreduktion, langfristig über Stimulation der Entzündungszellen (Makrophagen und Riesenzellen) eine verbesserte Resorption der Kalkherde. Eine direkte Kalkzertrümmerung wird nicht angestrebt.

Mit der radialen Stoßwelle (R-SW) wird eine myofasziale Applikation bei 0,3–2,5 bar entlang der Triggerpunkte (TP) der betroffenen Sehne mit patientenangepasster Lagerung angewandt, dabei werden ca. 200–500 Impulse auf jeden TP appliziert. Im Insertionsbereich der Sehne kann eine fokussierte Stoßwelle (F-SW) mit langer Vorlaufstrecke und ca. 0,01–0,2 mJ/mm² und 1000 Impulsen appliziert werden [56].

4.4.6 Epikondylopathien

Frage 555

Ein Amateur-Padle-Spieler klagt nach repetitiven Ausholbewegungen über Schmerzen am außenseitigen Ellenbogen mit Ausstrahlung in den Unterarm und Schmerzverstärkung bei Dorsalextension im Handgelenk. Welches Krankheitsbild liegt wahrscheinlich vor?

Epicondylitis humeri radialis (Tennisellenbogen).

Durch akute oder chronische Über- und Fehlbelastung der gemeinsamen Extensorensehnen (v. a. M. extensor carpi radialis brevis) wie bei Schlägersportarten kommt es zu einer Traktionsreizung am Extensorenursprung und zu einer schmerzhaften Epikondylalgie/schmerzhaften lateralen Ellenbogenpartie [49].

Frage 556

Nennen Sie 2 spezifische Tests zur Objektivierung eines Tennisellenbogens.

- **Cozen-Test: forcierte Dorsalextension im Handgelenk gegen Widerstand, positiv bei Schmerzverstärkung**
- **Maudsley-Test: gleiches Vorgehen, jedoch nur mit dem Mittelfinger, sowohl in Handgelenksextension als auch -flexion**

Der anatomische Ansatz des Extensor carpi radialis brevis nach Durchgang im 2. Strecksehnenfach liegt an der Basis des 3. Mittelhandknochens und kann so singulär getestet werden.

Frage 557

Wie gehen Sie therapeutisch bei dem akuten Krankheitsbild eines Tennisellenbogens vor?

Eine konservative Therapie kann mit dem PECH-Schema begonnen werden. Anschließend folgt eine mehrschichtige Therapie mit physiotherapeutischen, manualmedizinischen und physikalischen Ansätzen.

Ein therapeutischer Goldstandard fehlt. Lokal können verschiedene Methoden am Sehnenansatz angewandt werden (Ultraschall/Sonophorese, Stoßwellentherapie, Querfriktion, manuelle Maßnahmen, Infiltrationen, Akupunktur), tonusregulierende Massagen, Mobilisation von Halswirbelsäule (HWS)/ Schulter/Ellenbogen/Handgelenk mit Lockerung der myofaszialen Strukturen der gesamten Kette. Anschließend exzentrisch-konzentrisches Krafttraining [49].

Frage 558

Nach einem Wochenendlehrgang mit repetitivem Schlenzballtraining beschreibt ein Hockeyspieler einen überwärmten und knirschenden Unterarm mit Schmerzwahrnehmung am radialen Epikondylus. Welches Krankheitsbild liegt wahrscheinlich vor?

Tendovaginitis crepitans des Unterarms.

Ungewohnt häufige, repetitive und monotone Bewegungen können zu einer Überlastung der Strecksehnen und einer Entzündung der Sehnenscheide mit den klassischen Entzündungszeichen (Rubor, Calor, Tumor, Functio laesa) führen. Klassischerweise kommt es zu fibrinösen Ablagerungen im Sehnengleitlager, was als Knirschen (Crepitans) wahrzunehmen ist. Antiseptische, kühlende Verbände, Belastungsreduktion sowie eine Lagerung auf einer Unterarmschiene sind anzuwenden.

4.5 Hand

Michael Millrose

4.5.1 Nagelkranzfrakturen

Frage 559

Ein Squashspieler erleidet beim Training ein direktes Stauchungstrauma des Mittelfingers. Bei starker Schwellung und pochendem Schmerz im Endglied stellt der Patient sich am Abend in der Notaufnahme vor. An welche Verletzung denken Sie?

Die wahrscheinlichste Diagnose ist eine Nagelkranzfraktur. Differenzialdiagnostisch muss auch an einen Strecksehnenabriss gedacht werden.

Der knöcherne Nagelkranz ist eine flach auslaufende Verbreiterung der Endphalanx, die eine Auflage für das Nagelbett und den darüberliegenden Fingernagel bildet. Bei axialen Stauchungstraumata oder Quetschungen kann es zur Fraktur kommen. Diese werden fast ausschließlich konservativ frühfunktionell therapiert. Eine Stack'sche Schiene vermeidet das schmerzhafte Anschlagen des Endglieds in der sechswöchigen Heilungszeit.

Frage 560

Ein Segler zog sich eine Quetschverletzung des Daumens in der Takelage zu. Dabei kam es zu einer Nagelluxation, Nagelbettzerreißung sowie Nagelkranzfraktur der Endphalanx des Daumens. Wie reponieren und retinieren Sie die Fraktur?

Durch die Rekonstruktion des Nagelbetts mit resorbierbarem Nahtmaterial sowie Reposition des Nagels ist in der Regel eine ausreichende Reposition und Retention der Fragmente erreicht.

Vor dem Wundverschluss ist eine ausgiebige Spülung der Wunde mit einem Antiseptikum (z. B. PVP-Iod-haltige Lösung [PVP: Polyvinylpyrrolidon]) durchzuführen. Der Tetanusschutz muss überprüft werden. Der Nagel sollte, sofern er die Rekonstruktion des Nagelbetts behindert, vollständig entfernt werden. Das Nagelbett muss sehr sorgfältig rekonstruiert werden, um spätere Nagelwachstumsstörungen zu vermeiden. Der trepanierte Nagel wird anschließend in die Nageltasche zurückgeschoben und für 3 Wochen fixiert. Eine frühfunktionelle Beübung ist auch bei dieser Verletzung indiziert.

4.5.2 Skidaumen

Frage 561

Ein Slalomskirennfahrer fädelt mit dem Skistock am Tor ein und stürzt. Er beklagt Schmerzen im Daumengrundgelenk. Was ist die wahrscheinlichste Diagnose?

Bei solchen Traumata kommt es häufig zu einer Ruptur des ulnaren Seitenbands des Daumengrundgelenks, der sog. Skidaumenverletzung (▸ Abb. 4.17). Diese ist 10-mal häufiger als die Verletzung des radialen Kollateralbands.

Die Ruptur des ulnaren Kollateralbands des Daumengrundgelenks kann sowohl knöchern, knochennah am Ansatz an der Grundphalanx als auch intraligamentär sein. Je nach Verletzungsart kann die Therapie konservativ oder operativ erfolgen. Eine Ruhigstellung ist jedoch unabhängig mit bis zu 6 Wochen zu planen.

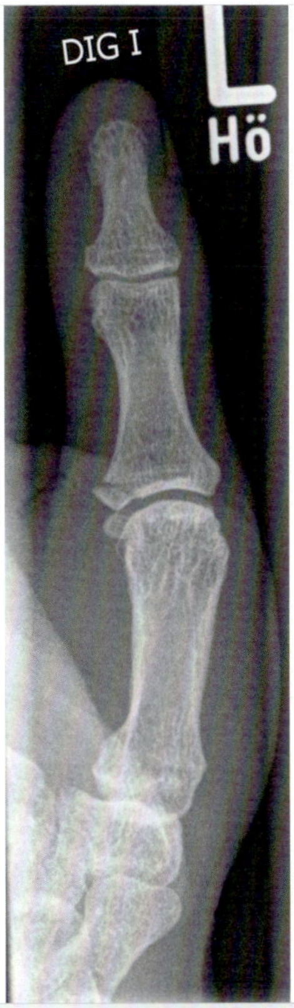

Abb. 4.17 Skidaumenverletzung.

Frage 562

In welcher Gelenkposition prüfen Sie die Stabilität des ulnaren Seitenbands im Seitenvergleich?

Nach 5–7 Tagen (je nach Schwellungszustand) in 40° Flexion des Daumengrundgelenks.

Die palmare Platte des Daumengrundgelenks stabilisiert dieses in Streckstellung. In 40° Flexion ist das ulnare Seitenband am stärksten angespannt, während die palmare Platte anteilig entspannt ist, sodass die Stabilität des Seitenbands isoliert geprüft werden kann. Diese sollte im Vergleich zur kontralateralen Seite geprüft werden, da die interindividuelle Bandlaxizität einen wesentlichen Einfluss auf die Aufklappbarkeit hat. 15° vermehrte Aufklappbarkeit im Vergleich zur Gegenseite ohne festen Anschlag sind ein deutlicher Hinweis auf eine vollständige Ruptur.

Frage 563

Warum sollten Sie bei klinischem Verdacht auf eine vollständige ulnare Bandruptur ohne Auffälligkeiten im konventionellen Röntgenbild noch eine Ultraschall- oder MRT-Diagnostik ergänzen?

Zum Ausschluss einer Stener-Läsion, die eine OP-Indikation darstellt.

Die erstmalig 1962 beschriebene Stener-Läsion ist die Interposition der Adduktor-Aponeurose zwischen das distal ausgerissene ulnare Kollateralband und seiner Insertion an der Basis der proximalen Grundphalanx (▸ Abb. 4.18). Da es so zu keiner Einheilung des Seitenbands kommen kann, besteht die OP-Indikation zur transossären oder Anker-Refixation an der Ansatzstelle unter der Adduktor-Aponeurose. Diese Läsion kann durch einen in der Ultraschalldiagnostik der Hand geübten Untersucher zügig festgestellt werden.

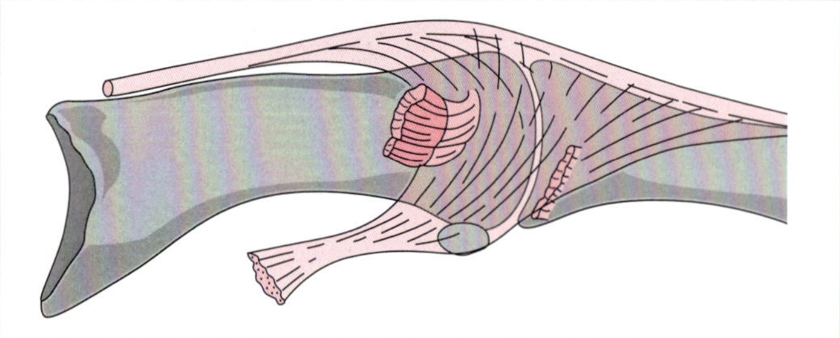

Abb. 4.18 Stener-Läsion – Skidaumen. (Quelle: Fodor S, Hahn P. Ruptur des Ligamentum collaterale ulnare des Daumengrundgelenks. In: Schmitt R, Lanz U, Hrsg. Bildgebende Diagnostik der Hand. 3. Aufl. Stuttgart: Thieme; 2014)

Frage 564

Welche anatomische Struktur ist bei der operativen Versorgung einer Skidaumenverletzung für eine versehentliche iatrogene Verletzung mit dem Risiko schwerer Funktionseinschränkungen gefährdet?

Der dorsoulnare Daumennerv, ein Endast des R. superficialis n. radialis.

Bei dem Lazy-„S“-Zugang vom ulnodorsalen Metacarpale I zur ulnaren midaxialen Linie der Grundphalanx liegen Endäste des R. superficialis n. radialis im Subkutangewebe. Wenn diese verletzt oder eingenäht werden, kann es zu ausgeprägten Neurom- oder Traktionsbeschwerden kommen. Diese Äste müssen intraoperativ immer dargestellt und geschont werden. Daher ist die Versorgung nach handchirurgischem Standard in Blutleere mit Lupenbrillenvergrößerung zu fordern.

4.5.3 Ringbandverletzungen beim Klettern

Frage 565

Ein professioneller Sportkletterer stellt sich über die Notaufnahme mit Schmerzen am palmarseitigen Ringfinger vor. Ein Trauma ist ihm nicht erinnerlich. Beim Klettern sei ihm ein schnalzendes Geräusch am Finger aufgefallen. Was ist die wahrscheinlichste Diagnose und wie sichern Sie sie?

Die wahrscheinlichste Diagnose ist die geschlossene Ringbandruptur am Ringerfinger. Die Diagnose sichert man am schnellsten mittels Sonografie.

Die häufigsten verletzten Ringbänder sind das A2- und A4-Ringband. Dadurch kann es zu einem Bogensehneneffekt der Beugesehne kommen, die sich von der dorsalseitig liegenden Phalanx abhebt. Dies verursacht Schmerzen, reduziert die Bewegungsamplitude und die Kraft. Während die Ringbänder selbst nur in hochauflösenden Handspulen im 3-Tesla-MRT darstellbar sind, kann der Bogensehneneffekt dynamisch ideal im Ultraschall dargestellt werden und somit die Diagnose sichern. Eine Dehiszenz der Beugesehne vom Knochen von mehr als 2 mm auf Höhe des A2- oder A4-Ringbands ist pathologisch.

Frage 566

Wie behandeln Sie eine isolierte Ruptur des A2-Ringbands?

Konservativ mithilfe eines thermoplastischen Ringes oder ggf. per Zinkoxid-Tape.

Insbesondere isolierte Ringbandrupturen können gut konservativ behandelt werden. Dafür muss die Funktion des Ringbands in der Ausheilungsphase von außen übernommen werden. Dies lässt sich am besten mit einem individuell angepassten Ring aus thermoplastischem Material umsetzen. Dieser sollte möglichst zeitnah angelegt und konsequent für 8 Wochen getragen werden. In dieser Zeit ist eine intensive ergotherapeutische Beübung zur Adhäsionsprophylaxe der Beugesehnen notwendig. Alternativ bietet sich das konsequente Tapen mit Zinkoxid-Tape (2,5 Umfahrungen) an. Dies kann auch zur Prophylaxe in fordernden Trainingszeiten sinnvoll sein.

Frage 567

Bei welcher Indikation und wie rekonstruieren Sie rupturierte Ringbänder an den dreigliedrigen Fingern?

Die Ringbänder werden mittels eines autologen Sehnentransplantats (z. B. der Palmaris-longus-Sehne) rekonstruiert. Eine Indikation dafür ist eine gleichzeitige Ruptur des A2-, A3- und A4-Ringbands.

Die autologe Spendersehne, typischerweise die Palmaris-longus-Sehne (Cave: nur in 80 % der Bevölkerung angelegt), wird in der Technik nach Bunnell mindestens 2 × palmar um die Beugesehne und dorsal unter der Strecksehne um die Phalanx geführt und mit sich selbst vernäht. Alternativ kann man einen Schenkel der distalen oberflächlichen Beugesehne resezieren und verwenden. Wichtig ist, darauf zu achten, dass die Gefäßnervenbündel radial- und ulnarseitig nicht mitgefasst werden. In der frühfunktionellen Nachbehandlung muss dann der Bereich der rekonstruierten Ringbänder von außen gestützt werden.

4.5.4 Kapselriss

Frage 568

Ein Handballspieler stellt sich in Ihrer Sprechstunde vor, nachdem er ein Anpralltrauma am Mittelfinger mit einem Ball erlitten hat. Er klagt über persistierende Schmerzen sowie eine spindelförmige Verschwellung des Mittelgelenks. Welche Verletzungen sind möglich?

Häufig liegt ein knöcherner Ausriss der palmaren Platte an der Mittelphalanxbasis vor. Daher ist eine Röntgenaufnahme in 2 Ebenen des betroffenen Fingers sinnvoll.

Die palmare Platte ist eine feste Verdickung der palmaren Gelenkkapsel, die vor allem einer Überstreckung des Gelenks entgegenwirkt. Bei Hyperextensionstraumata kommt es häufig zu einem Ausriss dieser Kapsel an der palmaren Mittelphalanxbasis, da der knöcherne Ansatz im Vergleich zur palmaren Platte mechanisch schwächer ist (▶ Abb. 4.19). Initial kann zur Schmerztherapie eine kurzzeitige Ruhigstellung auf einer Intrinsic-Plus-Schiene erfolgen. Anschließend ist eine frühfunktionelle lastfreie Beübung mittels Buddy-Loops für insgesamt 6 Wochen notwendig. Eine operative Refixation ist nur bei Subluxationstendenz des Gelenks in seltenen Fällen erforderlich.

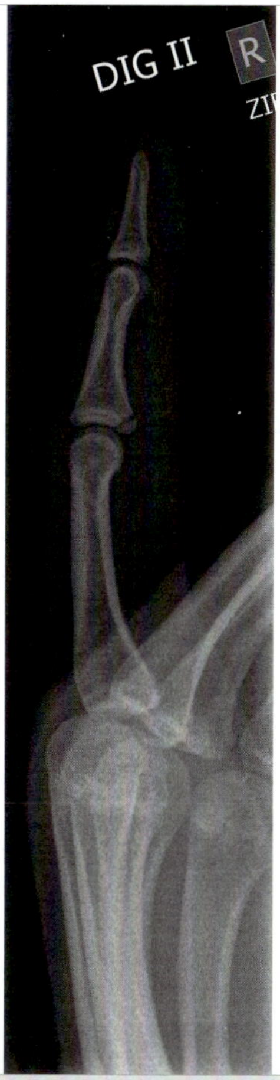

Abb. 4.19 Gering dislozierter knöcherner palmarer Plattenausriss am PIP-Gelenk.

4.5.5 Triangulärer fibrokartilaginärer Komplex

Frage 569

Ein Tennisspieler stellt sich mit zunehmenden Schmerzen im ulnaren Handgelenk in Ihrer Sprechstunde vor. Welche Strukturen können an den Beschwerden beteiligt sein?

Am ulnarseitigen Handgelenk sind verschiedene anatomische Strukturen auf engem Raum versammelt, die alle ähnliche Beschwerden auslösen können. Im Wesentlichen sind dies der trianguläre fibrokartilaginäre Komplex (TFCC), die ECU-Sehne (ECU: Extensor carpi ulnaris) im 6. Strecksehnenfach oder Instabilitäten im distalen Radioulnargelenk.

Der TFCC ist eine Weichteilstruktur, die einen Teil des ulnokarpalen Handgelenks und des distalen Radioulnargelenks darstellt. Er besteht aus dem palmaren und dorsalen radioulnaren Ligament, der triangulären kartilaginären Scheibe („Meniskus"), dem Boden des 6. Strecksehnenfachs, dem ulnokarpalen Meniskushomolog sowie den palmaren ulnokarpalen Ligamenten.

Klinisch präsentiert sich die akute TFCC-Läsion durch einen fovealen Druckschmerz zwischen der FCU-Sehne (FCU: Flexor carpi ulnaris), dem ulnaren Styloid sowie dem Triquetrum. Auch der ulnokarpale Stresstest bei forcierter und blockierter Supination des Handgelenks in Ulnarduktion kann Hinweise liefern.

Frage 570

Wie diagnostizieren Sie eine TFCC-Läsion?

Neben der klinischen Untersuchung ist die Handgelenks-MRT mit intravenösem Kontrastmittel in entsprechender technischer Ausführung (3-Tesla-MRT mit Handspule) das nicht invasive Diagnostikum der Wahl. Der Goldstandard zur Sicherung einer TFCC-Läsion ist die Handgelenksarthroskopie.

Die TFCC-Läsionen werden nach Palmer in akute (Palmer 1) oder chronische (Palmer 2) Läsionen unterteilt. Bei den akuten Verletzungen (häufig durch Sporttraumata oder Berufsunfälle) wird dann noch anhand der anatomischen Lokalisation unterschieden in zentraler Riss (Palmer 1a), Abriss an der ulnaren Anheftung (Palmer 1b), Abriss am distalen palmaren Karpus (Palmer 1c) oder Avulsion am Radius (Palmer 1d). Je nach Befund kann dann eine Rissglättung oder Refixation notwendig werden.

4.5.6 Fingerluxationen

Frage 571

Ein Volleyballspieler wird mit einem schief stehenden Mittelgelenk des Zeigefingers nach einem Zusammenprall mit einem blockenden Gegenspieler in die Notaufnahme verbracht. Wie reponieren Sie die Luxation?

Nach Prüfung und Dokumentation der peripheren Sensorik und Durchblutung sowie radiologischer Bestätigung Ihrer Verdachtsdiagnose kann das Gelenk regelhaft unter Traktion in die Streckung reponiert werden. Wenn möglich sollte eine frühzeitige Reposition bereits am Unfallort stattfinden. Meist ist ein Röntgen v. a. bei Auslandsreisen sehr schwer erreichbar, ein luxiertes Gelenk sollte aber schnellstmöglich reponiert werden.

Bei einer Fingermittelgelenksluxation (▶ Abb. 4.20) kann es zu Begleitverletzungen des Gelenks wie einem geschlossenen Abriss des Strecksehnenmittelzügels, einer Ruptur des ulnaren und/oder radialen Kollateralbands sowie einer Avulsion der palmaren Platte kommen. Durch die initiale Schmerzhaftigkeit und Schwellung lassen sich diese Begleitverletzungen nur schwer primär diagnostizieren und bedürfen einer dezidierten Untersuchung nach 5–7 Tagen.

Bei frustanem Repositionsversuch ist höchstwahrscheinlich Gewebe (meistens die palmare Platte) in das Gelenk eingeschlagen. Dann ist eine offene Reposition notwendig.

Frage 572

Nach einer spontan reponierten Fingermittelgelenksluxation finden Sie in der Röntgendiagnostik eine dislozierte mehrfragmentäre Mittelphalanxbasisfraktur. Was ist die beste therapeutische Option?

Die geschlossene Reposition und die Ausbehandlung mit einem dynamischem Traktionsfixateur.

Der Versuch einer offenen Reposition und Osteosynthese einer mehrfragmentären Mittelphalanxbasisfraktur ist in den allermeisten Fällen zum Scheitern verurteilt. Durch die dynamische Traktion des Bewegungsfixateurs kommt es mittels Ligamentotaxis zu einer guten Fragmentreposition und durch die post-

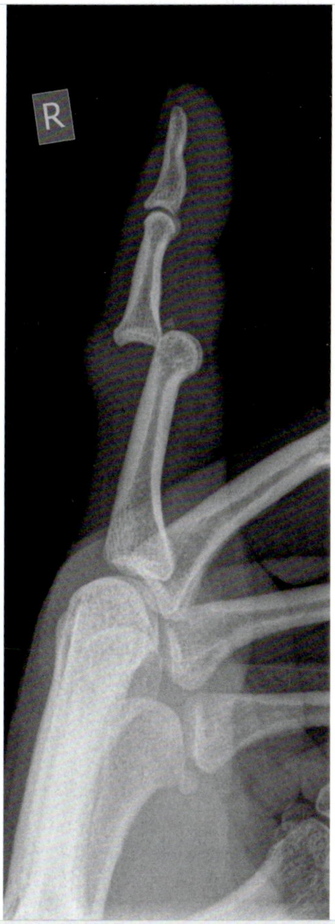

Abb. 4.20 Fingermittelgelenksluxation.

operative Mobilisation zu einem guten Remodeling des Gelenks. Der Fixateur wird für 6 Wochen belassen, in denen intensiv beübt werden muss. Hiermit ist in großen Studien die Wiedererlangung einer ROM (Range of Motion) von bis zu 85° nachgewiesen worden.

4.6 Kniegelenk

Lutz Nitsche

Frage 573

? Was bezeichnet man als „Unhappy Triad"?

! **Eine Kombination aus der Ruptur des VKB, des Innenbands und des Innenmeniskus.**

i *Entgegen der noch vor vielen Jahren gängigen Lehrmeinung ist die Kombination dieser 3 gerissenen Strukturen nicht so häufig, wie früher angenommen. Der Außenmeniskus (u. a. die Hinterhornwurzel) ist wesentlich öfter betroffen, als früher vermutet.*

Frage 574

? Erläutern Sie den typischen Mechanismus einer Verletzung des VKB.

! **Diese Verletzung entsteht durch eine Kombination aus leichter Flexion, Innenrotation und Knievalgus.**

i *Meist ist von einem intrinsischen Geschehen auszugehen, das u. a. durch muskuläre Dysbalancen oder Ermüdung zu erklären ist. So gut wie immer ist ein dynamischer Verletzungsmechanismus zu verzeichnen.*

Frage 575

? Wieviel mal häufiger ist eine intrinsische Verletzungsursache gegenüber einer extrinsischen zu beobachten?

! **In 3 von 4 Fällen (70–75 %) entsteht eine Kreuzbandverletzung durch intrinsische Pathologien.**

i *Eine Krafteinwirkung durch ein Foul (extrinsisch) als Verletzungsursache ist eher die Seltenheit.*

Frage 576

? Zählen Sie mindestens 2 Tests zur Überprüfung der Stabilität des VKB auf.

!
- **Lachman-Test**
- **Pivot-Shift-Test**
- **vorderer Schubladentest**

i *Es existieren diverse Tests zur Überprüfung der Stabilität des VKB. Der wohl wichtigste ist der Lachman-Test, da er in der Frühphase direkt nach der Verletzung eine Überprüfung erlaubt. Der Test der vorderen Schublade erfordert eine Beugung des Kniegelenks von 90°, was in einigen Fällen direkt nach Trauma nicht toleriert wird. Dabei kommt es zu einer muskulären Gegenspannung vor allem der ischiokruralen Muskulatur, die eine Beurteilung der*

Stabilität des VKB erschwert. Diese beiden Tests konzentrieren sich vor allem auf die anteroposteriore Stabilität. Der Pivot-Shift-Test beinhaltet zusätzlich eine gewisse Rotationskomponente. Bei positivem Testergebnis kann dies auch auf eine anterolaterale Instabilität hinweisen.

Frage 577

Beschreiben Sie die Durchführung eines Stabilitätstests zur Überprüfung des VKB.

Translation der Tibia nach ventral und Beurteilung des Anschlaggefühls sowie der Differenz zur gesunden Gegenseite.

Exemplarisch soll die Durchführung des Lachman-Tests beschrieben werden: Das Kniegelenk wird hierbei in ca. 20–30° Flexionsstellung gebracht. Mit der einen Hand wird das distale Femur stabilisiert und mit der anderen Hand eine Translation der Tibia nach ventral durchgeführt.

Bei der Bewertung des Tests sind die Kriterien Translationsstrecke und Anschlaggefühl besonders wichtig. In den meisten Fällen kann die Translationsstrecke mit der gesunden Gegenseite verglichen werden. Ist diese jedoch entweder verletzt oder bereits operiert, kann sie nicht als Referenz herangezogen werden. Das Anschlaggefühl unterscheidet zwischen weich und fest. Ein intaktes Kreuzband hat einen festen Anschlag, ein gerissenes ein weiches Anschlaggefühl. Voraussetzung für die Bewertung ist jedoch die vorherige Überprüfung der Unversehrtheit des HKB. Im Falle einer Ruptur des HKB fällt die Tibia in eine sog. spontane hintere Schublade. In diesem Falle kommt es zu einer vermehrten Translation nach anterior, obwohl das VKB intakt ist. Hier ist der Ausgangspunkt der Tibia durch die spontane hintere Schublade aufgrund des gerissenen HKB weiter posterior.

Frage 578

Welche Sehnen werden für die Rekonstruktion des VKB verwendet?

- **Hamstring-Sehnen (Semitendinosussehne, ggf. zusätzlich auch Gracilissehne)**
- **Quadrizepssehne**
- **Lig. patellae**

Am häufigsten wird die Semitendinosus- oder zusätzlich auch die Gracilissehne verwendet (94 % der AGA-Instruktoren [AGA: Gesellschaft für Arthroskopie und Gelenkchirurgie] verwenden entweder eine oder beide dieser Sehnen [17]). Die Semitendinosussehne ist die kräftigere der beiden Sehnen und wird in 71 % als alleiniges Sehnentransplantat genutzt. In ersten klinischen Studien wird die Nutzung der Peroneus longus Sehne betrachtet. Diese kann in der Zukunft eine Rolle spielen.

Frage 579

Wie werden Kreuzbandtransplantate befestigt?

Mit Schrauben, Buttons oder implantatfrei.

Es gibt diverse Fixationsmaterialien, am gängigsten sind Schrauben und Buttons. Während die Schrauben die Sehne im Bohrkanal gelenknah fixieren, erfolgt die Fixation bei der Verwendung von Buttons gelenkfern auf der Kortikalis. Dabei liegt der Button der Kortikalis flach auf und fixiert die Sehne durch eine Fadenschlaufe. Die Fixation ohne Implantate kann prinzipiell auch erfolgen, ist jedoch eher die Seltenheit in der Kreuzbandchirurgie.

Frage 580

Welche Funktion haben die beiden Kreuzbänder des Kniegelenks?

Sie dienen der Stabilisierung des Kniegelenks, vor allem anteroposterior, aber auch der Sicherung der Rotationsstabilität.

Die wichtigste Funktion ist die Stabilisierung in der anteroposterioren Ebene. Bei einer Verletzung der Kreuzbänder kommt es somit zu einer anteroposterioren Instabilität. Die Rotationsinstabilität ist ein weiterer wichtiger Faktor, der u. a. mit dem Pivot-Shift-Test überprüft werden kann.

Frage 581

Welche Kniegelenksschädigung ist schwerwiegender, eine Verletzung des medialen oder des lateralen Kollateralbands (LCL)?

Eine Verletzung des lateralen Bandkomplexes.

Verletzungen des medialen Kollateralbands (MCL) des Kniegelenks weisen in der Mehrzahl der Fälle eine proximale Rupturlokalisation auf. Sie können meist konservativ behandelt werden und heilen vielfach innerhalb einiger Wochen. Lediglich die äußerst seltenen distalen Risse das Innenbands müssen operativ versorgt werden.

Das LCL heilt ohne operative Versorgung nur schlecht und ist auch ein Prädiktor für die Verletzung einer weiteren Kapselbandstruktur (posterolaterale Ecke), nach der gezielt gefahndet werden muss. In den meisten Fällen erfolgt eine operative Versorgung des LCL durch eine Bandplastik.

Frage 582

Nach welchem Zeitraum kann mit einer Wiederkehr zum Sport im Sinne eines „Return-to-Play“ (RTP) bzw. „Return-to-Competition“ (RTC) nach einer Operation des VKB gerechnet werden?

Sobald das Transplantat vollständig eingeheilt, die muskulären/koordinativen Voraussetzungen gegeben sind und die Gelenkfunktion wieder hergestellt ist.

Die Verletzung des VKB stellt eine schwerwiegende Schädigung dar. Nach der Operation muss eine aufwendige Rehabilitation erfolgen, die alle Phasen der Wundheilung und Transplantateinheilung, den Aufbau der neuromuskulären Stabilität, Rezidivprophylaxe und vieles mehr beinhaltet. Während ein Profisportler mehrere Stunden am Tag für die Rehabilitation aufbringt, bedeutet dies eine nicht leistbare Aufgabe für den Hobby- und Breitensportler.

Die Wiederkehr zum Sport ist von diversen Faktoren abhängig, der wichtigste ist die gewählte Sportart. Ein Rennradfahrer wird voraussichtlich deutlich früher wieder zum Sport zurückkehren als ein Handballer oder Fußballspieler. Fußballspieler benötigen rund 7 Monate, um wieder im Punktspiel einsatzfähig zu sein (7,3 Monate bei Fußballprofis der 1. und 2. Bundesliga [16]).

Frage 583

Muss ein gerissenes VKB immer operiert werden?

Nein.

Die Anforderungen an die Kniestabilität schwanken im Altersverlauf erheblich. Bei einem jungen Sportler mit einer besonders kniebelastenden Sportart (sog. pivotierende Sportarten wie Fußball, Handball, Hockey, bei denen es zu einer Kombination aus geforderter anteroposteriorer und Rotationsstabilität kommt) ist eine operative Vorsorgeversorgung die Methode der Wahl. Bei bereits eingetretenen degenerativen Vorschädigungen der Menisci und des Knorpels und oder bei fehlendem sportlichem und beruflichem Anspruch an die Stabilität kann durchaus eine konservative Therapie durchgeführt werden.

Frage 584

Welche Begleitverletzungen treten bei einem Kreuzbandriss häufig auf?

- **Meniskusverletzung**
- **Bonebruise**

Die häufigsten Begleitverletzungen sind Verletzungen vor allem des Außenmeniskus (Außenmeniskushinterhorn oder der Außenmeniskuswurzel) und ein Bonebruise der lateralen Femurkondyle und des dorsolateralen Tibiaplateaus. Knorpelverletzungen sind seltener als Verletzungen des kollateralen Bandapparats. Insbesondere nach Verletzungen der posterolateralen Ecke muss gezielt geschaut werden, sie dürfen in der klinischen Untersuchung und Bildgebung nicht übersehen werden.

Frage 585

Wann ist der richtige Zeitpunkt, um eine Kreuzbandoperation durchzuführen?

Wenn das Knie reizfrei ist (ohne Gelenkerguss und gut beweglich).

Wird das Kniegelenk zu früh operiert, erhöht sich die Arthrofibroserate. Die dabei entstehenden Narbenbildungen müssen in seltenen Fällen auch operativ gelöst werden. Daher hat es sich bewährt, durch Kryotherapie und Lymphdrainage das Kniegelenk zu beruhigen und die Schwellung zu minimieren sowie eine Beweglichkeit von > 100° Flexion zu erlangen. Problematisch erscheint dieses Vorgehen jedoch, wenn ein Meniskusriss als Begleitverletzung vorliegt. Hierbei muss der Kompromiss aus möglichst frühzeitiger operativer Versorgung mit Meniskusnaht und einem erhöhten Arthrofibroserisiko sorgfältig abgewogen werden.

Frage 586

Welche bildgebende Diagnostik ist nach einem Sportunfall mit V. a. Riss des VKB sinnvoll?

Röntgen und MRT, ggf. auch Ultraschall.

In der initialen Diagnostik muss eine knöcherne Begleitverletzung mittels Röntgen ausgeschlossen werden. Hierbei kann zeitweise ein Segonfragment als sekundärer Hinweis einer VKB Ruptur gesehen werden. Besteht der Verdacht eines Kniebinnenschadens, vor allem eines Kreuzbandrisses, sollte zeitnah eine MRT-Untersuchung durchgeführt werden. In den meisten Fällen kann die klinische Diagnose Kreuzbandriss dabei bestätigt werden. Der wesentliche wichtigere Aspekt zur Durchführung einer MRT dient vor allem der Detektion von Begleitverletzungen (Knorpel, Meniskus und kollateraler Bandapparat). Dies ist für die optimale Operationsplanung unabdingbar.

Frage 587

Treten Kreuzbandverletzungen eher mit oder ohne Gegnereinwirkungen auf?

Die meisten Kreuzbandrisse treten ohne Gegnereinwirkung auf.

Ein Foul durch einen Gegenspieler oder gar ein Kontakt mit dem Mitspieler der eigenen Mannschaft als Auslöser für einen Kreuzbandriss ist eher die Seltenheit.

Frage 588

Gibt es einen Geschlechtsunterschied bei der Häufigkeit von Kreuzbandverletzungen?

Ja, Frauen weisen eine deutlich höhere Verletzungsrate pro 1000 Sportstunden (Training und Wettkampf) bezüglich eines Kreuzbandrisses auf.

Statistische Auswertungen von Handballern und Fußballern zeigen eine deutlich erhöhte Verletzungsrate bei Frauen bei identischer Dauer der sportlichen Aktivität. Die Gründe können vielfältig sein und werden teilweise kontrovers diskutiert. Unter anderem werden ein vermehrter Knievalgus, hormonelle Einflüsse, enge Notch etc. angeführt.

Frage 589

Welche Hilfsmittel werden bei einem Kreuzbandriss/einer Kreuzbandplastik benötigt?

- **Orthesen**
- **Unterarmgehstützen**
- **Bandagen**

In der Initialphase nach einem Trauma oder einer Operation kann eine Orthese das Kniegelenk sichern. Zur Entlastung des betroffenen Beines können Unterarmgehstützen eingesetzt werden. Bandagen haben erst in der späteren Phase der Rehabilitation ihre Berechtigung.

Frage 590

Welcher der beiden Menisci (Kniegelenk) ist häufiger gerissen?

Der Innenmeniskus.

Der Innenmeniskus ist sowohl bei degenerativen als auch traumatischen Verletzungen weitaus häufiger betroffen. Allerdings ist der Außenmeniskus von größerer Bedeutung für den Schutz des Knorpels, da er mehr Last der entstehenden tibiofemoralen Gelenkkräfte abfangen kann, als es der Innenmeniskus im medialen Kompartiment kann.

Frage 591

Benennen Sie die unterschiedlichen Zonen eines Meniskus und deren Bedeutung hinsichtlich der Durchblutung.

Man unterscheidet die rot-rote, rot-weiße und weiß-weiße Zone. Die Bezeichnung der einzelnen Zonen orientiert sich an der Durchblutung des Meniskusgewebes. In der Peripherie bzw. zur Kapsel hin ist die Durchblutung generell besser

als zur Gelenkmitte hin. Daher wird das Meniskusdrittel zur Gelenkmitte als weiß-weiße Zone und das zur Kapsel als rot-rote Zone bezeichnet. Zwischendrin liegt die rot-weiße Zone.

Verletzungen in der weiß-weißen Zone weisen bei einem operativen Eingriff mit Meniskusnaht eine schlechtere Heilungsrate auf, da die Heilung nur in einem gut durchbluteten Gewebe erfolgen kann.

Frage 592

Welche Therapiemöglichkeiten bestehen bei einem gerissenen Meniskus?

- **Meniskusnaht**
- **Meniskusteilresektion**
- **Meniskusersatz**
- **Meniskustransplantation**

Wo immer möglich, gilt es, den Meniskus zu erhalten und dessen Funktion wiederherzustellen. Bei degenerativen Meniskusrissen ist dies jedoch nicht immer möglich, daher wird in diesem Falle meist eine Teilresektion durchgeführt. Bei einem frisch gerissenen Meniskus im Rahmen eines Traumas kann eine Meniskusnaht zu einer vollständigen Genesung beitragen. Deutlich seltener kommt der künstliche Meniskusersatz oder die Meniskustransplantation zum Einsatz.

Frage 593

Nennen Sie klinische Tests zur Untersuchung des Meniskus.

- **Steinmann 1 und 2**
- **Jointline Tenderness**
- **Payr-Zeichen**

Es existieren diverse Tests zur Überprüfung eines Meniskus bei V. a. Riss. Wichtig ist es, sich einige wenige anzueignen und diese korrekt auszuführen. Der Steinmann-1-Test erfolgt bei Kniebeugestellung und impliziert eine Außen- bzw. Innenrotation. Der Test ist als positiv zu bewerten, wenn bei einer Außenrotation des Unterschenkels der Schmerz über dem Innenmeniskus bzw. dem medialen Gelenkspalt lokalisiert wird. Wird ein wandernder Schmerz von hinten nach vorne beim Wechsel von Beugung zu Streckung über dem Meniskus angegeben, ist der Steinmann-2-Test positiv. Das Payr-Zeichen beschreibt einen Schmerz über dem Innenmeniskus bei Druck des Untersuchers auf die Innenseite des Kniegelenks, während der Patient im Schneidersitz sitzt. Ein schmerzhafter Meniskusriss kann durch Palpation des jeweiligen Gelenkspalts untersucht werden. Dabei werden Schmerzen vom Patienten über dem palpierten Areal angegeben (Jointline Tenderness).

Frage 594

Schildern Sie den Unterschied zwischen einem degenerativen und einem traumatischen Meniskusriss.

Langsamer Beginn bei degenerativem Muskelriss, plötzlicher Beginn bei traumatischem Meniskusriss.

Während bei Sportunfällen (z. B. einer Kniedistorsion mit einer Ruptur des VKB) der Beginn von Meniskusbeschwerden eindeutig auf den Unfall zurückzuführen sind, ist die Situation bei einem degenerativen Meniskusriss nicht immer so einfach. Häufig wird vom Patienten auch ein Verdrehtrauma angegeben, allerdings zeigt sich dann intraoperativ meist eine degenerative Komponente, die mehr oder minder ausgeprägt ist. In diesen Fällen reicht dann meist eine Bagatellbewegung (z. B. das Aussteigen aus einem Auto), um den bereits vorgeschädigten Meniskus zum Reißen zu bringen.

Frage 595

Welche Symptome können bei einem Korbhenkelriss des Meniskus auftreten?

- **Blockadephänomen**
- **federndes Streckdefizit**

Luxierte Korbhenkelrisse können mit massiven Schmerzen einhergehen. Dabei verklemmt sich der Meniskus und kann entweder eine komplette Blockade des Kniegelenks oder auch ein endgradiges federndes Streckdefizit verursachen. Der Innenmeniskus ist deutlich häufiger betroffen.

Frage 596

Beschreiben Sie stichpunktartig eine Arthroskopie des Kniegelenks mit Teilresektion des Innenmeniskus.

- **diagnostischer Rundgang**
- **Entfernung der gerissenen Anteile**
- **Glättung des Übergangs zum normalen Meniskusgewebe**

Vor jeder interventionellen Maßnahme bei einer Arthroskopie muss zunächst ein diagnostischer Rundgang absolviert werden, um keine Begleitverletzungen zu übersehen. Anschließend kann der Meniskus mit arthroskopischen Instrumenten an seinen gerissenen Anteilen angegangen werden. Dabei kommen der Punch und der Shaver zum Einsatz, mit dem die gerissenen Anteile reseziert werden. Hierbei muss auf einen harmonischen Übergang zum unverletzten restlichen Meniskus geachtet werden.

Frage 597

Beschreiben Sie Vor- und Nachteile einer Meniskusteilresektion gegenüber einer Naht eines frisch gerissenen Meniskus.

- **besserer Schutz des Knorpels bei Naht**
- **vorzeitige Knorpelschäden bei Teilresektion**

Sofern möglich und sinnvoll, sollte ein gerissener Meniskus immer genäht werden. Der Meniskus hat einen protektiven Einfluss auf den Knorpel. Wird Meniskusgewebe reseziert, ist dieser knorpelprotektive Effekt nicht mehr vorhanden. In diesem Fall kann von einem frühzeitigen Knorpelschaden gesprochen werden. Der Unterschied in der Nachbehandlung ist jedoch sehr groß. Während bei der Meniskusteilresektion relativ schnell wieder zur schmerzadaptierten Vollbelastung übergegangen werden kann, muss der genähte Meniskus über mehrere Wochen geschont werden. Eine Teilbelastung an Unterarmgehstützen ist indiziert.

Frage 598

Welche Bildgebung wird bei dem Verdacht eines Meniskusrisses ohne vorherige Beschwerden am Kniegelenk benötigt?

Die MRT-Untersuchung ist der Goldstandard der Bildgebung bei einem Verdacht auf Meniskusriss.

Allerdings hat auch die Röntgendiagnostik einen Stellenwert. Das Röntgenbild kann, im Gegensatz zum MRT, im Stehen durchgeführt werden und Seitendifferenzen (medial und lateral) des Gelenkspalts darstellen. Dies ist ein Zeichen für einen fortgeschrittenen Gelenkverschleiß. Diese „Stressaufnahme“ spiegelt die Position wider, in der das Kniegelenk am meisten benötigt wird.

Isolierte Risse des Innen- oder Außenmeniskus ohne große degenerative Schäden sollten mit einer MRT-Untersuchung visualisiert werden.

Frage 599

Erläutern Sie die konservativen Therapieoptionen bei einem degenerativen Riss des Meniskus.

- **Analgetika bei Bedarf**
- **schmerzadaptierte Belastung**
- **intraartikuläre Injektionen**
- **Physiotherapie**

Ein Meniskusriss, der nur geringe Schmerzen verursacht, darf schmerzadaptiert belastet werden. Sofern es nicht zu einer deutlichen Schmerzverstärkung kommt, kann das konservative Prozedere bei Abklingen der Symptomatik beibehalten werden. Zur initialen Überbrückung stärkerer Schmerzen können Analgetika angesetzt werden. Bandagen und Orthesen sind keine primären Hilfsmittel bei einem Meniskusriss. Sollten die Beschwerden über längere Zeit so ausgeprägt sein, dass auch Unterarmgehstützen benötigt werden, sollte evtl. auch eine operative Therapie bei Meniskussymptomatik erwogen werden. Ist eine Operation aus internistischen Gründen nicht möglich oder bei ausdrücklichem Patientenwunsch einer konservativen Therapie, können intraartikuläre Injektion und Physiotherapie durchgeführt werden.

Frage 600

Was ist eine Rampenläsion des Meniskus?

Eine Verletzung der Verbindung des Hinterhorns mit der dorsalen Kapsel.

Rampenläsionen werden leicht übersehen, sowohl auf dem MRT als auch während eines diagnostischen Rundgangs bei einer Arthroskopie. Nach ihnen muss gezielt gefahndet werden. Dabei kommt es zu einer Unterbrechung der Kontinuität zwischen dorsaler Kapsel und dem Meniskushinterhorn. Sie stellen einen Instabilitätsfaktor dar und sollten operativ therapiert werden, mittels Refixation. Besonders bei Kreuzbandrissen muss nach einer Verletzung der Innenmeniskusstrukturen an der Rampe (Rampenläsion) geschaut werden.

Frage 601

Was ist eine Verletzung der Meniskuswurzel?

Eine Anheftung des Meniskus am Vorder- oder Hinterhorn des Innen- oder Außenmeniskus.

Meniskuswurzelläsionen kommen gehäuft beim Kreuzbandriss vor. Hier ist vor allem die Außenmeniskus-Hinterhornwurzel betroffen. Verschleißbedingte Wurzelläsionen betreffen jedoch häufiger den Innenmeniskus an seiner Anheftung am Hinterhorn. Vorderhornwurzelläsionen sind eine Rarität. Bei einem frischen Außenmeniskus-Hinterhornwurzelriss sollte eine Refixation, z. B. mit einer Auszugsnaht, durchgeführt werden. Wird eine Wurzelläsion übersehen, kann der Meniskus nicht mehr stabil im Gelenk verbleiben und seine knorpelprotektiven Effekte erbringen.

Frage 602

Welche Symptome können bei einem Knorpelschaden des Kniegelenks auftreten?

- **Schmerzen**
- **Schwellung**
- **Blockadephänomene**

Aufgrund der eintretenden Synovialitis, u. a. wegen des Knorpelabriebs, kann das Gelenk schmerzen. Damit einhergehend ist meist eine Schwellung des Gelenks (verdickte Kapsel und Gelenkerguss) zu verzeichnen. Losgelöste Knorpelteilchen können eine Einklemmungssymptomatik im Sinne einer Blockade auslösen.

Frage 603

Beschreiben Sie die Unterschiede zwischen einem traumatischen und einem degenerativen Knorpelschaden.

- **Traumatisch: eng umschriebener Knorpelschaden**
- **Degenerativ: meist großflächiger Schaden, ohne klare Begrenzung**

Der traumatische Knorpelschaden tritt plötzlich im Rahmen eines Unfalls ein. Somit ist der Beginn des Knorpelschadens meist auf dieses Datum zu terminieren. Makroskopisch zeigt sich eine klare Unterscheidung zwischen betroffenem und gesundem Knorpel mit einer eng umschriebenen Abgrenzung der Läsion zum gesunden Gewebe.

Der Schmerzeintritt bzw. das Auftreten von Symptomen beim degenerativen Knorpelschaden ist schleichend und kann nicht mit einem Unfallereignis verknüpft werden. Makroskopisch sind fließende Übergänge zwischen gesundem und betroffenem Knorpel anzutreffen.

Frage 604

Welche Risikofaktoren für einen vorzeitigen Verschleiß des Kniegelenkknorpels kennen Sie?

- **Trauma**
- **Achsfehlstellung**
- **Überlastung**
- **Gelenkinfekt**
- **chronische Instabilität**

Genau genommen ist das Trauma keine Ursache für einen Verschleiß, da es dann ein traumatischer Knorpelschaden wäre. Eine Fraktur eines Gelenks mit einer Fehlstellung der Gelenkfläche kann jedoch sekundär zu einem vorzeitigen Verschleiß führen. Ähnlich ist die Genese des Knorpelschadens bei der Achsfehlstellung. Eine ungleichmäßige Belastung der Gelenkflächen führt zum Verschleiß. Eine chronische Überlastung oder Fehlbelastung (z. B. beim Sport, aber auch bei der Arbeit) kann ebenfalls zu einem vorzeitigen Gelenkverschleiß führen. Ein bakterieller Infekt, der nicht rechtzeitig behandelt wird, kann durch die Veränderung der Zusammensetzung der Synovialflüssigkeit den Gelenkknorpel schädigen. Bei einer chronischen Instabilität, z. B. bei antero-

4

II

posteriorer Instabilität nach Riss des VKB, kommt es häufig zur Schädigung des Knorpels. Nicht immer gelingt es dem Sportler, das ligamentäre Defizit muskulär zu kompensieren.

Frage 605

? Nennen Sie die Möglichkeiten der Bildgebung bei Verdacht auf einen Knorpelschaden am Kniegelenk.

!
- **Röntgen**
- **MRT**

i *Eine Röntgendiagnostik zur Darstellung eines Knorpelschadens am Kniegelenk sollte unter Belastung erfolgen. Daher wird die Ganzbeinstandaufnahme zur Darstellung von Achsabweichungen in der Frontalebene, aber auch die Aufnahme des Kniegelenks im anteroposterioren Strahlengang zur Darstellung der Gelenkspaltweite im Stehen durchgeführt. Asymmetrische Gelenkspaltweiten weisen auf einen vermehrten Knorpelverschleiß entweder im medialen oder lateralen Kompartiment hin.*

Die MRT-Untersuchung zeigt neben den Knorpelschäden auch eine eventuelle Beurteilung sowohl der subchondralen Grenzlamelle als auch des angrenzenden Knochens mit teilweise Knochenödemen. Der Nachteil der MRT-Untersuchung ist, dass diese im Liegen durchgeführt wird und somit keine Stress- oder auch Funktionsaufnahme darstellt. Die sog. Upright-MRT, die auch im Stehen durchgeführt werden kann, ist nur vereinzelt verfügbar.

Frage 606

? Welche konservativen Therapieoptionen bestehen bei einem degenerativen Knorpelschaden des Kniegelenks?

!
- **Injektionen**
- **NSAR**
- **Einlagen**

i *Intraartikuläre Injektionen können entweder mit einem Kortisonpräparat, Hyaluronsäure oder plättchenreichem Plasma durchgeführt werden. Das intraartikulär applizierte Kortikoid ist seit 2022 auf der Doping-Liste. Bei Patienten, die sich im Testpool befinden, muss darauf verzichtet werden. Orale oder topische NSAR können antiinflammatorisch und analgetisch wirken. Bei Achsdeviationen (vor allem Varus- oder Valgusfehlstellung) mit medial oder lateral betonten Knorpelschädigungen des Kniegelenks kann eine Einlagenversorgung mit einer Innen- oder Außenranderhöhung verordnet werden.*

Frage 607

? Haben Sportler häufiger Knorpelschäden (traumatisch oder degenerativ)?

! **Jein.**

i *An einem Kollektiv von Läufern (Leistungssportlern auf Nationalniveau) konnte nur ein geringer Effekt auf das vorzeitige Entstehen einer Cox- oder Gonarthrose nachgewiesen werden. Für gesunde Freizeitsportler besteht kein erhöhtes Risiko eines vorzeitigen Knorpelschadens. Wird der Laufsport jedoch in Kombination mit einer Achsfehlstellung durchgeführt, kann es zu einem vorzeitigen Gelenkverschleiß kommen. Sportarten, in denen ein erhöhtes Verletzungsrisiko besteht, können primär zu einem traumatischen oder sekundär, nach einer Fraktur eines Gelenks, zu einem degenerativen Knorpelschaden führen.*

Frage 608

? Welche operativen Therapiemöglichkeiten beim degenerativen Knorpelschaden des Kniegelenks kennen Sie?

!
- **arthroskopische Knorpelglättung und Mikrofrakturierung**
- **Umstellungsosteotomie**
- **autologe Chondrozytentransplantation (ACT)**
- **Knieprothese**

i *Arthroskopisch kann sowohl eine Glättung von größeren aufgefaserten Knorpelläsionen als auch eine sog. Mikrofrakturierung durchgeführt werden. Bei der ACT wird in einer ersten Operation aus einem nicht lasttragenden Knorpelareal eine kleine Knorpelprobe entnommen und im Labor vermehrt. In einer zweiten Operation werden die Knorpelzellen wieder implantiert. Eine Voraussetzung ist eine intakte Knorpeloberfläche in den angrenzenden Regionen sowie ein intakter Knorpel am gegenüberliegenden Gelenkanteil. Bei Achsabweichung in Kombination mit einem Knorpelschaden kann eine Um-*

stellungsosteotomie sowohl tibial als auch femoral oder kombiniert als operative Therapie in Betracht gezogen werden. Als Ultima Ratio kann die Implantation einer Knieprothese (unikondylärer oder bikondylärer Oberflächenersatz) erfolgen.

Frage 609

Welche operativen Therapiemöglichkeiten beim traumatischen Knorpelschaden des Kniegelenks kennen Sie?

- **ACT**
- **Mikrofrakturierung**
- **Mosaikplastik**

Bei der Mosaikplastik wird ein Knochen-Knorpel-Zylinder aus einem nicht lasttragenden Anteil des Kniegelenks an die Defektstelle transferiert. Zur ACT und Mikrofrakturierung siehe Kommentar Frage 608.

Frage 610

Erläutern Sie die Grundzüge und Dauer der Nachbehandlung eines knorpelregenerativen Eingriffs am Kniegelenk.

Initiale Entlastung und passiv-assistive Bewegung. Da der Knorpel ein bradytrophes Gewebe ist, dauert die Nachbehandlung sehr lang (ca. 6–9 Monate).

Während der Einheilungsphase (ACT) bzw. der Phase, in der die Stammzellen ein Knorpelregenerat bilden (Mikrofrakturierung), muss die operierte Stelle entlastet werden. Dabei werden Unterarmgehstützen verwendet. Zusätzlich können motorgesteuerte Bewegungsschienen eingesetzt werden. Durch diese passiv-assistive Bewegung wird der Knorpel per Diffusion mit Nährstoffen versorgt.

Frage 611

Welches Erkrankungsbild ist gemeint, wenn man von einer „Gelenkmaus" im Kniegelenk spricht?

Osteochondrosis dissecans.

Die Osteochondrosis dissecans betrifft meist den medialen Femurkondylus und tritt bevorzugt im frühen Jugendalter auf. Dabei kommt es zu einer Durchblutungsstörung des subchondralen Knochens. In den frühen Stadien ist dies vor allem im MRT darzustellen. In späteren Stadien zeigt sich auch im Röntgen eine Läsion im Bereich des subchondralen Knochens. Löst sich ein Fragment und wird zum freien Gelenkkörper, spricht man von einer sog. „Gelenkmaus".

Frage 612

Was ist ein „Jumper's Knee"?

Eine Tendinopathie des proximalen Lig. patellae.

Synonym wird auch der Begriff des Patellaspitzensyndroms verwendet. Formal gesehen ist dies jedoch nicht korrekt, da nicht die Patellaspitze, sondern das Ligament betroffen ist. Betroffen sind vor allem Sportler mit Sprungbelastungen. Die Symptomatik wird zunächst als vorderer Knieschmerz vom Sportler geschildert. In der Untersuchung zeigt sich ein lokaler Druckschmerz kurz unterhalb der Patella, am proximalen Anteil des Lig. patellae. Therapeutisch können z. B. Bandagen, Stretching, Stoßwellentherapie oder Injektionen mit plättchenreichem Plasma zum Einsatz kommen.

Frage 613

Was ist ein „Jogger's Knee"?

Lateraler Knieschmerz und Scheuern des Tractus iliotibialis am lateralen Femurkondylus.

Der Schmerz wird von Sportlern (meist Läufern) an der Außenseite des Kniegelenks angegeben. Es ist ein Überbelastungssyndrom, wobei der Tractus iliotibialis am lateralen Femurkondylus reibt. Dies führt zu einer Reizung aller beteiligten Strukturen. Die Therapie besteht aus Stretching, topischem Schmerzmittel (Salben und Cremes), Kräftigung der Glutealmuskulatur, Stoßwellentherapie, Einlagenversorgung, Injektionen (z. B. plättchenreiches Plasma) und Taping.

Frage 614

Beschreiben Sie das exzentrische Krafttraining bei einer Tendinopathie des Lig. patellae.

Kniebeugen auf einer nach vorne abfallenden, schiefen Ebene, 3 × 15 Wiederholungen täglich.

Das exzentrische Krafttraining beschreibt eine Kontraktion der Muskulatur in Kombination mit einer Dehnung (exzentrische Muskelaktion). Die in diesem Fall durchzuführende Kniebeuge sollte bis zu einem Kniebeugewinkel von 90° absolviert werden. Eine Neigung der Auflagefläche von 20–30° ist zu bevorzugen. Bei der Patientenführung ist es wichtig zu wissen, dass es initial zu einer leichten Schmerzverschlechterung kommen kann. Dennoch sollte am Procedere festgehalten werden. Ergänzend kann eine Stoßwellentherapie oder eine Eisreibung vor und nach dem Training durchgeführt werden.

Frage 615

Welche Rolle spielen Bandagen und Orthesen bei Kniegelenkverletzungen?

Sie dienen einer Stabilisierung der betroffenen anatomischen Strukturen.

Bandagen können eine instabile Kniescheibe zentrieren und führen und so zu einer Schmerzreduktion beim patellofemoralen Schmerzsyndrom beitragen. Orthesen können ungünstige Gelenkwinkel limitieren und somit zu einer schnelleren Genesung, z. B. nach Operation eines VKB, führen. Aber auch bei einer konservativen Therapie, z. B. bei isolierter hinterer Kreuzbandverletzung, kann das Gelenk in einer anatomisch günstigen Position gehalten werden, um eine narbige Ausheilung zu gewährleisten.

Frage 616

Welche konservativen Therapiemöglichkeiten bestehen beim vorderen Knieschmerz?

- **Stretching**
- **Kräftigung**
- **Stoßwellentherapie**
- **Bandagen**
- **Einlagen**
- **NSAR**
- **Injektionen**

Die Vielzahl an Therapieverfahren zeigt, dass es nicht nur ein isoliertes Prozedere beim vorderen Knieschmerz gibt. Dieser Begriff beinhaltet ein Sammelsurium an verschiedenen Ätiologien. Nach etwaigen Verkürzungen, Achsfehlstellungen oder dysplastischen Anlagen der Patella und des Gleitlagers muss initial gezielt gefahndet und diese durch eine adäquate konservative Therapie angegangen werden. Häufig bestehen jedoch mehrere dieser Faktoren und eine Therapie besteht aus einer Kombination der o. g. Therapiemittel.

Frage 617

Welche operativen Therapiemöglichkeiten bestehen bei einer Patellaluxation?

- **Stabilisierung mit Bandplastik**
- **Korrektur von Dysplasien des Patellofemoralgelenks**
- **Korrektur von Torsionsfehlern**

Nach einer Patellaluxation kann eine Plastik des gerissenen medialen patellofemoralen Ligaments (MPFL) oder auch eine primäre Naht bei einer frischen Läsion des betroffenen Bandes durchgeführt werden. Deutlich komplexer sind die Korrekturen entweder der Trochlea oder der Versatz des Ansatzes des Lig. patellae (in mediolateraler und kraniokaudaler Richtung). In besonderen Fällen können auch Korrekturosteotomien bei Torsionsfehler der Tibia und oder des Femurs zum Einsatz kommen.

Frage 618

Nennen Sie Sportarten, die besonders sinnvoll bei Erkrankungen der Kniescheibe und des Gleitlagers sind.

- **Radfahren**
- **Schwimmen**

Beide Sportarten werden unter Entlastung des Kniegelenks durchgeführt. Das Gelenk wird zwar bewegt, jedoch lastet nicht das volle Körpergewicht auf dem Kniegelenk. Beim Radfahren wird der Hauptteil der Gewichtslast über das Gesäß auf den Sattel übertragen. Beim Schwimmen erfolgt ein Auftrieb durch das Wasser, der zur Entlastung des Kniegelenks beiträgt. Das Kniegelenk wird zyklisch belastet, was die Diffusion von knorpelprotektiven Stoffen fördert. Außerdem kommt es nicht zu Belastungsspitzen.

4.7 Fuß und Sprunggelenk

Markus Walther

4.7.1 Bandverletzungen

Frage 619

? Ein Fußballspieler stellt sich mit einem geschwollenen Sprunggelenk nach Distorsionstrauma vor. Mit welchen Verletzungen ist zu rechnen?

!
- **Außenbandruptur**
- **Innenbandruptur**
- **Syndesmosenverletzung**
- **Sprunggelenkfraktur**
- **Peronealsehnenluxation**
- **Mittelfußdistorsion**

i *Auch wenn die Außenbandruptur die häufigste Verletzung des Sprunggelenks darstellt, dürfen die anderen genannten Verletzungen nicht übersehen werden. Die Belastbarkeit des Fußes nach dem Trauma ist ein wichtiger Indikator für die Schwere der Verletzung. Kann nach einem Distorsionstrauma der Fuß für einige Schritte voll belastet werden, spricht dies gegen einen schweren strukturellen Schaden.*

Frage 620

? Was sagt Ihnen ein Druckschmerz über dem Außenbandapparat und über der Syndesmose bei fehlendem Druckschmerz über dem Innenband? Die Fibula-Hinterkante ist ebenfalls nicht druckschmerzhaft.

! **Eine Verletzung des Innenbands kann mit sehr hoher Wahrscheinlichkeit ausgeschlossen werden. Es liegt wahrscheinlich eine Verletzung des Außenbandapparats und möglicherweise der Syndesmose vor, wobei das Ausmaß der Verletzung durch weitere Bildgebung zu evaluieren ist.**

i *Die klinische Untersuchung hat für die genannten Verletzungsmuster einen hohen negativen Vorhersagewert („Kein Schmerz, kein struktureller Schaden."). Schmerzhafte Strukturen müssen weiter durch Bildgebung evaluiert werden, da das Ausmaß einer Verletzung durch die klinische Untersuchung nicht ausreichend beurteilt werden kann [24].*

Frage 621

? Wie beraten Sie einen jungen aktiven Sportler mit einer Außenbandverletzung und Syndesmosenbeteiligung hinsichtlich operativer Stabilisierung versus einer konservativen Therapie (► Abb. 4.21)?

! **Nach Ausschluss von Kontraindikationen ist am ehesten eine operative Stabilisierung der Syndesmose durch eine Stellschraube oder ein Fadensystem mit Bandnaht indiziert.**

i *Auch geringgradige Instabilitäten der Syndesmose führen gerade bei Sportlern regelmäßig zu erheblichen funktionellen Beeinträchtigungen. Während früher vor allem der vergrößerte Abstand zwischen Fibula und Tibia im konventionellen Röntgen als relevante Instabilität betrachtet wurde, haben aktuelle Untersuchungen gezeigt, dass auch eine sagittale Instabilität oder eine vermehrte Rotation der Fibula in der Inzisur die Mechanik des Sprunggelenks signifikant beeinflusst. Daher werden auch geringgradige Instabilitäten beim Sportler mit einer Stellschraube oder dynamischen Fadensystemen stabilisiert [9]. Das Ausmaß der Instabilität kann intraoperativ getestet werden (► Abb. 4.22). Sowohl eine sagittale Instabilität als auch eine Rotationsinstabilität der Fibula kann durch klinische Tests nicht zuverlässig beurteilt werden.*

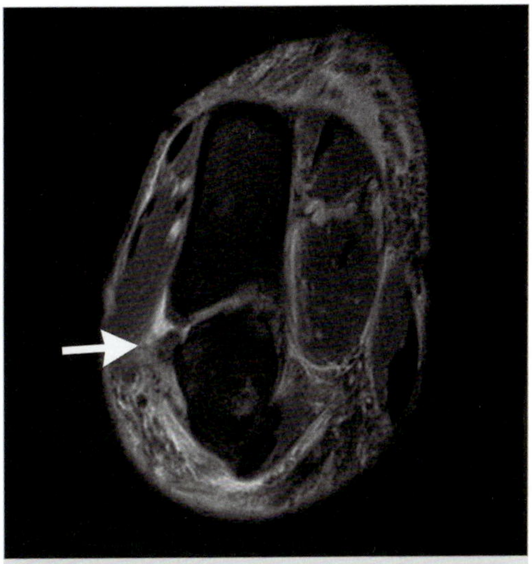

Abb. 4.21 Syndesmosenkippung im MRT zur Beurteilung einer Syndesmosenverletzung. Die dorsalen Syndesmosenanteile sind intakt, die vordere Syndesmose ist unterbrochen (Pfeil).

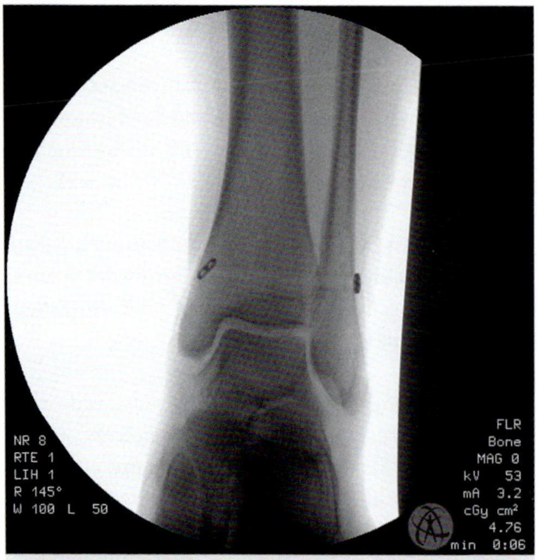

Abb. 4.22 Intraoperative Kontrolle bei Stabilisierung der Syndesmose mit einem dynamischen Fadensystem (TightRope).

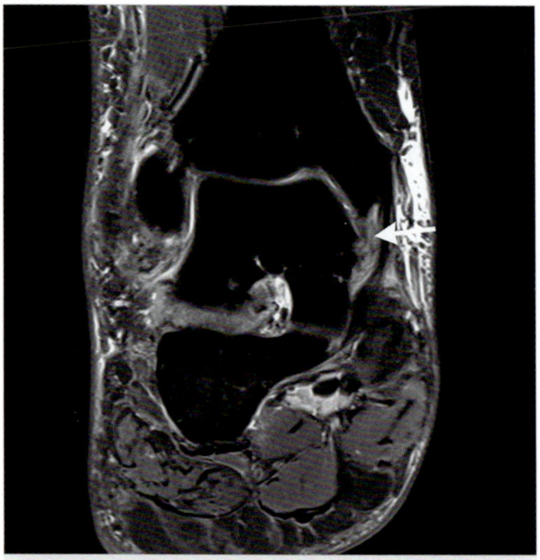

Abb. 4.23 MRT-Bild mit Ruptur der tiefen Anteile des Innenbands. Während die oberflächlichen Fasern noch erhalten sind, können die tiefen Fasern (Pfeil) nicht abgegrenzt werden.

Frage 622

? Nach einem Distorsionstrauma vor mehreren Monaten stellt sich ein Fußballspieler mit persistierenden Schmerzen im Bereich des Innenknöchels vor. An welche Differenzialdiagnosen denken Sie?

!
- **Innenbandverletzung**
- **Läsion der Tibialis-posterior-Sehne**
- **Os tibiale externum**

i *Durch eine sorgfältige klinische Untersuchung lassen sich die Differenzialdiagnosen meist auf eine Verdachtsdiagnose eingrenzen. Vor allem die Lokalisation des Druckschmerzes ist richtungsweisend.*

Frage 623

? Was ist bei der klinischen Untersuchung der wesentliche Unterschied zwischen einer Instabilität des Innenbands und einer Insuffizienz der Tibialis-posterior-Sehne?

! **Ein Druckschmerz am Innenknöchel deutet auf eine Innenbandproblematik hin (▸ Abb. 4.23). Bei einer Schädigung der Tibialis-posterior-Sehne findet sich der Druckschmerz üblicherweise im Verlauf der Sehne bis hin zum Os naviculare. In beiden Situationen kann ein abgeflachtes Längsgewölbe vorliegen. Bei der Tibialis-posterior-Pathologie ist die aktive Aufrichtung des Längsgewölbes eingeschränkt. Bei einer Insuffizienz des Innenbands kann der Sportler den Rückfuß durch das aktive Anspannen der Tibialis-posterior-Sehne in eine physiologische Position aufrichten. Der Einband-Zehenstand ist bei einer Innenbandinstabilität möglich, bei einer Tibialis-posterior-Insuffizienz ab Stadium 2 eingeschränkt.**

i *Der erste klinische Eindruck und auch die belastete Röntgenaufnahme sind sowohl bei der Instabilität des Innenbands als auch bei einer Insuffizienz der Tibialis-posterior-Sehne sehr ähnlich. In beiden Fällen findet sich ein eingesunkenes Längsgewölbe, ein vermehrter Rückfußvalgus, ggf. eine Vorfußabduktion. Der wesentliche Unterschied ist die erhaltene Funktion der Tibialis-posterior-Sehne bei der Innenbandinsuffizienz. Die funktionellen Tests der Tibialis-posterior-Sehne sind bei einer Schädigung des Innenbands unauffällig, die Insuffizienz des Innenbands kann aktiv durch die Tibialis-posterior-Muskulatur kompensiert werden. Bei einer Insuffizienz der Tibialis-posterior-Sehne sind die entsprechenden Tests pathologisch. Unabhängig davon ist bei einem jungen Sportler eine Insuffizienz der Tibialis-posterior-Sehne unwahrscheinlich.*

Frage 624

Ein 30-jähriger Snowboarder stellt sich mit persistierenden Schmerzen lateral am linken Sprunggelenk vor. Er berichtet über ein Distorsionstrauma beim Sport vor 3 Monaten. Man habe ihn damals mit einer Bandage frühfunktionell behandelt. Zunächst waren die Schmerzen rückläufig, dann sei der Fortschritt der Heilung aber zum Stillstand gekommen. Er habe Schmerzen beim Sport, besonders unangenehm sei der Druck auf den Außenknöchel. An welche Diagnosen denken Sie?

- **chronische laterale Instabilität des Sprunggelenks**
- **Peroneal-Tendon-Split-Syndrom**
- **Peronealsehnenluxation**
- **nicht konsolidierte Weber-A-Fraktur**
- **intraartikuläre Bridenbildung, Synovitis oder Weichteil-Impingement**
- **chronische Instabilität der Syndesmose**
- **Taluskantenläsion**

Persistierende Beschwerden nach einer vermeintlich einfachen Bandruptur sind häufig durch primär übersehene Begleitverletzungen verursacht. Bei persistierenden Beschwerden ist daher stets eine sorgfältige klinische Reevaluation mit MRT-Bildgebung indiziert. Viele der möglichen Pathologien können nur im MRT mit Kontrastmittel abschließend beurteilt werden [54].

Frage 625

Bei der klinischen Untersuchung finden Sie einen Druckschmerz über der Fibula. Beim Anheben des Fußaußenrands lässt sich ein Schnappen provozieren. Eine vermehrte laterale Aufklappbarkeit finden Sie nicht. Woran denken Sie?

An eine Peronealsehnenluxation.

Die Peronealsehnenluxation ist eine der am häufigsten übersehenen Begleitverletzungen nach Sprunggelenkdistorsion. Zwischen Verletzung und Diagnose vergehen häufig mehrere Wochen, da am geschwollenen, frisch verletzten Gelenk die klinische Diagnose schwierig sein kann. Der richtungsweisende Befund ist das Schnappen der Peronealsehne über die Fibula beim Anheben des Fußaußenrands gegen Widerstand.

Frage 626

Welche Bildgebung würden Sie vorschlagen?

- **Sonografie zur dynamischen Untersuchung der Peronealsehne**
- **MRT zur Beurteilung der Gleitrinne, des lateralen Bandapparats und zum Ausschluss weiterer Pathologien**

Die Peronealsehnenluxation lässt sich in der MRT-Untersuchung häufig nicht direkt darstellen. In der entspannten, unbelasteten Situation während der MRT-Untersuchung rutscht die Peronealsehne in ihr Gleitlager zurück. Indirekte Zeichen sind ein abgelöstes Retinaculum bzw. eine Taschenbildung zwischen Fibula und subkutanem Gewebe. Selten kommt es zu einem knöchernen Ausriss des Retinaculums. Auch dieser ist in der MRT-Untersuchung erkennbar. Das MRT ermöglicht weiterhin eine Beurteilung der Konfiguration der peronealen Gleitrinne und des Außenbandapparats sowie die Darstellung von Längsrupturen der Peronealsehnen. Auch mögliche weitere Begleitverletzungen wie eine Schädigung der Syndesmose oder eine Taluskantenläsion sind im MRT sichtbar.

Die Luxation der Peronealsehnen lässt sich am besten in der dynamischen Untersuchung mithilfe des Ultraschalls nachweisen. Beim Anheben des Fußaußenrands rutscht die Peronealsehne unter Spannung nach ventral und ist im Sonogramm zwischen Subkutangewebe und Fibula sichtbar.

Frage 627

Welche Therapie schlagen Sie vor?

Operative Rekonstruktion des Peronealsehnengleitlagers. Eine konservative Behandlung ist in dieser Situation nicht erfolgversprechend.

Eine Peronealsehnenluxation ist nur selten für eine konservative Behandlung geeignet. Eine konservative Behandlung ist möglich, wenn sich die Peronealsehne nach der Verletzung spontan reponiert und keine Reluxationstendenz zeigt. Bei einer chronischen Peronealsehnenluxation besteht die Indikation zur Rekonstruktion des Retinaculums (▶ Abb. 4.24). Bei einer abgeflachten Gleitrinne oder auch nach knöchernem Ausriss des Retinaculums wird gleichzeitig eine Gleitrinnenvertiefung durchgeführt, um eine bessere knöcherne Führung der Peronealsehnen zu erreichen.

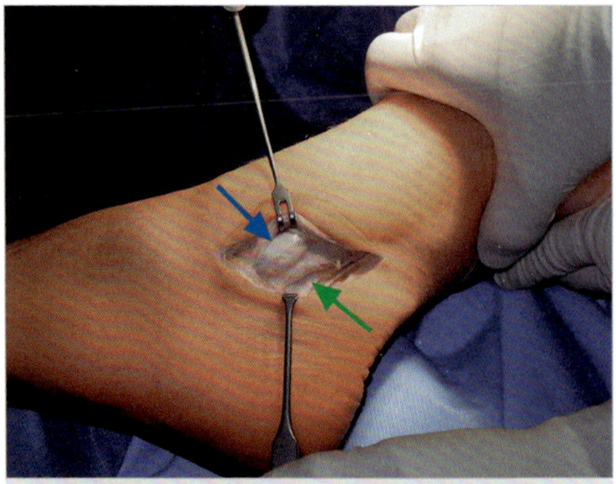

Abb. 4.24 Intraoperatives Bild einer Peronealsehnenluxation. Die Peronealsehne liegt auf der Fibula (blauer Pfeil). Normalerweise liegt die Peronealsehne in der dorsalen Gleitrinne der Fibula (grüner Pfeil).

Frage 628

Erstellen Sie einen Rehabilitationsplan für einen Patienten nach operativer Versorgung einer Peronealsehnenluxation.

Die Nachbehandlung umfasst eine Rückstellung des Sprunggelenks für 6 Wochen in einem Unterschenkel-Walker. Im unbelasteten Zustand darf das Sprunggelenk in Dorsalextension und Plantarflexion mit einem Bewegungsausmaß von Dorsalextension-Plantarflexion 10° – 0° – 30° beübt werden, um ein Verkleben der Sehnen zu verhindern. Im Walker ist ab der 4. postoperativen Woche ein stufenweiser Belastungsaufbau möglich. Die Beübung in Pronation und Supination bleibt für 6 Wochen auf 10° – 0° – 10° limitiert. Eine Rückkehr in den aktiven Sport ist nach 3–4 Monaten möglich.

Ziel der Nachbehandlung ist es, ein stabiles Einhalten des Retinaculums sicherzustellen und gleichzeitig ein Verkleben der Peronealsehnen zu vermeiden. Entsprechend werden alle Bewegungen ausgespart, die zu einer erhöhten Anspannung der Peronealsehnen führen.

4.7.2 Turf Toe

Frage 629

Eine Beachvolleyballerin stellt sich nach dem Wettkampf mit einem schmerzhaften Großzehengrundgelenk vor. An welche Verletzungen denken Sie?

- **Turf-Toe-Verletzung**
- **Zehenfraktur**
- **Sesambeinfraktur**
- **Knorpelschäden am Großzehengrundgelenk**

Die klassische Turf-Toe-Verletzung wird vor allem beim American Football beobachtet. Entsprechende Kapselverletzungen am Großzehengrundgelenk sind aber bei vielen Sportarten möglich. Bei der Sand Toe finden sich die Schäden vor allem im dorsalen Kapselbereich. Die Spieler bleiben mit der Großzehe im Sand hängen, was zu einer forcierten Plantarflexion der Großzehe führt, mit strukturellen Schäden der dorsalen Gelenkkapsel, selten auch der Strecksehne. Es sind aber auch Läsionen des medialen und lateralen Kapselbandapparats am Großzehengrundgelenk möglich. Teilweise können sich die Sportler an den genauen Verletzungshergang nicht erinnern.

Frage 630

Welche klinischen Untersuchungen führen Sie durch?

- **Palpation, um Defektzonen im Bereich der Gelenkkapsel festzustellen**
- **Testung des Gelenksspiels durch dorsoplantare Translation sowie Varus- und Valgusstress**
- **Überprüfen der aktiven Beugung und Streckung der Großzehe gegen Widerstand**

Die Überprüfung der mechanischen Stabilität des Großzehengrundgelenks erlaubt die mechanische Relevanz der Verletzung grob abzuschätzen. Bei einem vollständigen Ausriss der plantaren Gelenkkapsel ist die aktive Beugung im Großzehengrundgelenk durch den Ausfall des M. flexor hallucis brevis eingeschränkt bis aufgehoben.

Frage 631

Welche Bildgebung ist nach einer Turf-Toe-Verletzung sinnvoll?

Belastete Aufnahme des Fußes in 3 Ebenen, ergänzend MRT zur Beurteilung des Knorpels und des Weichteilschadens.

In der MRT-Untersuchung des Vorfußes können Läsionen des Kapselbandapparats gut dargestellt werden. Auch sind Begleitverletzungen im MRT gut erkennbar, wie Schädigungen des Gelenkknorpels [54].

Frage 632

Was erwarten Sie bei einem Ausriss der plantaren Kapselstrukturen im Röntgenbild?

Retrahierte Sesambeine, insbesondere im Seitenvergleich.

Die Retraktion der Sesambeine im belasteten dorsoplantaren Röntgenbild ist beweisend für einen Ausriss der plantaren Gelenkkapsel zwischen den Sesambeinen und der Grundphalanx (▶ Abb. 4.25).

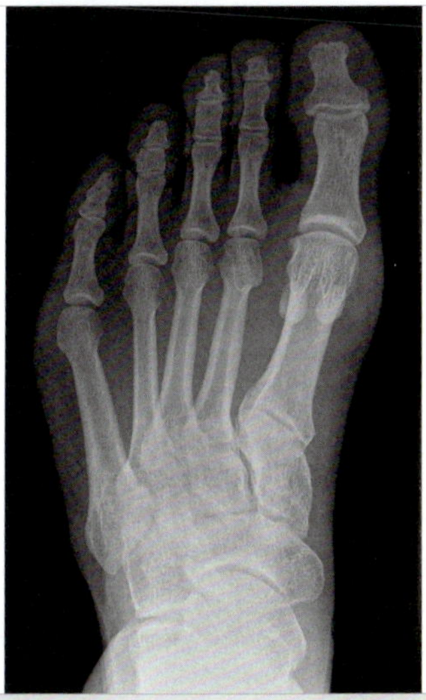

Abb. 4.25 Retrahierte Sesambeine. Es ist von einem vollständigen Ausriss der plantaren Gelenkkapsel am Großzehengrundgelenk auszugehen.

Frage 633

Wie können Turf-Toe-Verletzungen klassifiziert werden?

In Abhängigkeit vom Ausmaß des strukturellen Schadens werden 3 Schweregrade unterschieden [13]:

- **Grad 1: Überdehnung des Kapselbandkomplexes**
- **Grad 2: Teilruptur des Kapselbandkomplexes, keine Verletzung des Knorpels**
- **Grad 3: komplette Ruptur des Kapselbandkomplexes**

Die Klassifikation der Turf-Toe-Verletzung kann nur eine grobe Richtschnur für die Behandlung sein. Durch die immer besser werdende MRT-Bildgebung zeigt sich, dass bereits bei einer Überdehnung des Kapselbandkomplexes Knorpelschäden vorhanden sein können. Allerdings ist die Aussagekraft der MRT hinsichtlich der mechanischen Stabilität des Gelenks begrenzt. Die Beurteilung der Verletzung basiert daher immer auf der Kombination aus Bildgebung und klinischer Untersuchung.

Frage 634

Wie behandeln Sie eine Turf-Toe-Verletzung?

Die Behandlung erfolgt anhand des Schweregrads:

- **Bei Grad-1-Verletzungen kann das Großzehengrundgelenk durch eine steife Sohle oder Tapeverbände stabilisiert werden. Bei stärkerer Schwellung oder Schmerzen werden ergänzend NSAR gegeben.**
- **Bei einer Grad-2-Verletzung erfolgt eine Rückstellung des Großzehengrundgelenks im kurzen Walker. Nach 2 Wochen kann mit steifer Sohle oder stabilisierenden Tapeverbänden stufenweise die Rückkehr in den Sport erfolgen.**
- **Die Ergebnisse der konservativen Behandlung bei Grad 3 sind schlecht, insbesondere bei retrahierten Sesambeinen. Hier ist den meisten Fällen eine anatomische Rekonstruktion der rupturierten Struktur indiziert [1], [52].**

II

Für den therapeutischen Erfolg ist eine Wiederherstellung der Gelenkmechanik entscheidend. In den letzten Jahren wird daher die Indikation zur operativen Rekonstruktion der Gelenkkapsel deutlich großzügiger gesehen [52].

4.7.3 Fußstellungen

Frage 635

Besorgte Eltern kommen mit ihrem Kind (7 Jahre) in die Sprechstunde. Das Kind habe schon immer Plattfüße und es habe sich trotz Einlagen nichts gebessert. Die Belastbarkeit beim Sport (Fußball) ist nicht eingeschränkt. An welche möglichen Ursachen denken Sie?

- **flexibler Plattfuß**
- **Coalitio**
- **Os tibiale externum**
- **Talus verticalis**

Kinder haben platte Füße. Dies ist einerseits bedingt durch den noch sehr flexiblen Fuß, verbunden mit einer noch eingeschränkten Kraft, das Fußgewölbe aktiv zu stabilisieren. Die Aufrichtung des Fußgewölbes erstreckt sich bis ins Grundschulalter. Es handelt sich hierbei um einen physiologischen Prozess, der weder durch Einlagen noch durch spezielle therapeutische Maßnahmen beeinflusst werden sollte.

Um eine knöcherne Pathologie wie Coalitio, Os tibiale externum oder den sehr seltenen Talus verticalis auszuschließen, können Röntgenbilder des Fußes in 3 Ebenen unter Belastung angefertigt werden. Eine Kontrolle nach 12 Monaten ermöglicht es, den Verlauf einzuschätzen. Die physiologische Aufrichtung des Fußes im Zehenstand ist ein wesentlicher Indikator für einen grundsätzlich funktionierenden Fuß. Eine weitere Abklärung ist indiziert bei einer rigiden Fehlstellung.

Frage 636

Ein 23-jähriger Leichtathlet berichtet über ein leichtes Umknicken bei der Landung. Seither habe er Schmerzen an der Fußinnenseite, besonders bei intensiver Belastung. Er habe schon immer eine leichte Prominenz an der Innenseite des Fußes gehabt, diese habe aber nie Beschwerden bereitet. An welche Pathologien denken Sie?

- **aktiviertes Os tibiale externum**
- **Innenbandverletzung des Sprunggelenks**
- **Pfannenbandverletzung**
- **Verletzung der Tibialis-posterior-Sehne**

Die Anamnese ist charakteristisch für ein aktiviertes Os tibiale externum. Dabei handelt es sich um einen akzessorischen Knochen im Ansatzbereich der Tibialis-posterior-Sehne am Os naviculare. Dieser akzessorische Knochen findet sich bei 10–16 % der Bevölkerung und ist üblicherweise asymptomatisch. Die normalerweise sehr stabile fibröse Verbindung zwischen dem Os tibiale externum und dem Os naviculare kann sich durch Trauma oder hohe Belastung beim Sport lockern und dann Beschwerden verursachen.

Frage 637

Die konventionelle Röntgenaufnahme des Fußes liegt Ihnen vor (▸ Abb. 4.26). Welche Diagnose stellen Sie?

Das Bild zeigt ein Os tibiale externum Typ 2.

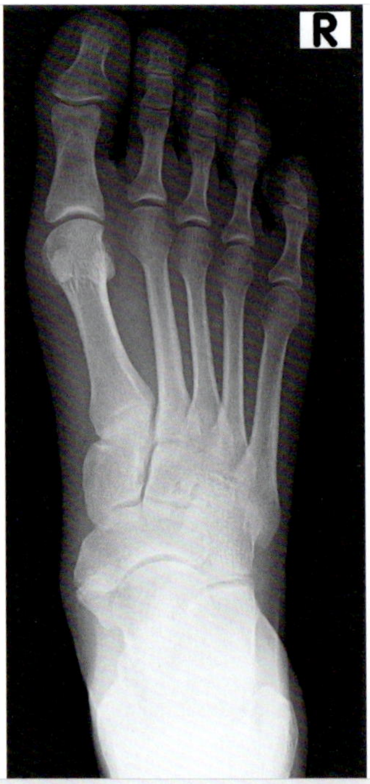

Abb. 4.26 Abbildung zu Frage 637.

Es können 3 Formen des Os tibiale externum unterschieden werden:

- *Typ 1: Kleines, ca. 2–3 mm großes, rundliches Sesambein im Ansatzbereich der Sehne des M. tibialis posterior. Das Sesambein liegt vollständig innerhalb der Sehne.*
- *Typ 2: Das Os tibiale externum ist dreieckförmig und bis zu 9 mm groß. Es hat eine fibröse Verbindung zum Os naviculare. Dieser Typ ist mit über 50 % am häufigsten. Es handelt sich um eine unterbliebene Verschmelzung der Knochenkerne des Os naviculare.*
- *Typ 3: Das Os naviculare ist weit ausladend nach innen ausgebildet (Os naviculare cornutum). Es findet sich kein akzessorischer Knochen.*

Frage 638

Welche Therapie schlagen Sie dem Sportler vor?

In vielen Fällen ist eine Einlagenversorgung mit Unterstützung am Sustentaculum tali ausreichend. Ziel der Therapie ist die mechanische Entlastung der Tibialis-posterior-Sehne. Bei anhaltenden Beschwerden kann eine operative Entfernung des akzessorischen Knochens mit Refixation der Tibialis-posterior-Sehne am Os naviculare indiziert sein.

Hat sich die fibröse Verbindung zwischen dem Os tibiale externum und dem Os naviculare einmal gelockert, klagen vor allem Sportler über anhaltende Beschwerden. Auch wenn es zu dieser Pathologie wenig Literatur gibt, stellen sich in der Sprechstunde vor allem sportlich aktive Menschen mit symptomatischem Os tibiale externum vor. Führt die konservative Behandlung nicht zu einer ausreichenden Beschwerdereduktion, fordern viele Sportler die Entfernung des akzessorischen Knochens, um eine Perspektive hinsichtlich der Rückkehr in den Sport zu erhalten [28].

Frage 639

Ein Sportler mit schmerzhaftem Os tibiale externum wünscht die operative Entfernung des akzessorischen Knochens. Die konservativen Möglichkeiten mit Einlagenversorgung und lokaler Druckentlastung sind ausgeschöpft, ohne therapeutischen Effekt. Was sind die wesentlichen Parameter, an denen sich die operative Strategie orientiert?

Insbesondere das Os tibiale externum Typ 2 kann zu einer gestörten Funktion der Tibialis-posterior-Sehne führen. Inseriert die Tibialis-posterior-Sehne am Os tibiale externum, kann dies die Stabilisierung des Längsgewölbes beeinträchtigen. Entsprechend haben viele Patienten eine ausgeprägte Pes-planovalgus-Fehlstellung. Bei ausgeprägter Valgusfehlstellung kann daher eine gleichzeitige Korrektur der Rückfußachse indiziert sein (operative Plattfußkorrektur).

Es findet sich häufig eine Kombination von ausgeprägtem Knicksenkfuß und einem Os tibiale externum. Da die Entfernung des Os tibiale externum die Rückfußfehlstellung nicht korrigiert, ist im Einzelfall zu entscheiden, inwieweit die gleichzeitige Korrektur der Rückfußachse erfolgen sollte [12].

Vor dem pubertären Wachstumsschub ist ein Sinus-tarsi-Implantat eine elegante Möglichkeit, den Rückfuß aufzurichten, nach Wachstumsabschluss wird üblicherweise eine medialisierende Kalkaneusosteotomie durchgeführt [5].

Frage 640

Eine 63-jährige Läuferin berichtet über Schmerzen am Innenknöchel über die letzten Monate. Sie habe aufgrund des Knicksenkfußes schon immer Einlagen verwendet. ▸ Abb. 4.27 zeigt das klinische Bild. An welche Problematik denken Sie?

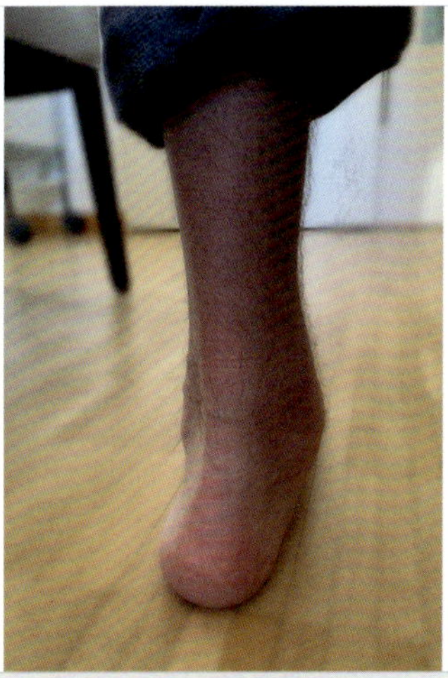

Abb. 4.27 Abbildung zu Frage 640.

- **Tibialis-posterior-Insuffizienz**
- **aktiviertes Os tibiale externum**
- **Arthrose des oberen oder unteren Sprunggelenks**

Viele Patienten mit einem flachen Längsgewölbe entwickeln in der zweiten Lebenshälfte eine Tibialis-posterior-Insuffizienz. Hierbei handelt es sich um eine Degeneration der Tibialis-posterior-Sehne bis hin zur vollständigen Ruptur. Neben einem vorbestehenden Knicksenkfuß und dem Lebensalter sind Körpergewicht, weibliches Geschlecht, entzündliche Gelenkerkrankungen, Diabetes, Trauma, Steroideinnahme sowie eine hohe mechanische Belastung weitere Risikofaktoren [32]. Da Jogging und Walking als „Life-Time"-Aktivität bis ins hohe Lebensalter betrieben wird, stellen sich Patienten mit entsprechenden Beschwerden zunehmend in sportmedizinischen Praxen vor.

Frage 641

Welche Bildgebung erlaubt es, die Diagnose zu sichern?

Die Stellung des Fußes wird anhand von belasteten Röntgenaufnahmen beurteilt. Angefertigt werden belastete Aufnahmen des Fußes in 3 Ebenen sowie eine Rückfußachsaufnahme (Hindfoot Alignment View). Das Ausmaß der Schädigung der Tibialis-posterior-Sehne lässt sich mithilfe von MRT-Aufnahmen beurteilen.

Die MRT-Diagnostik erlaubt die Beurteilung der Tibialis-posterior-Sehne einschließlich möglicher Differenzialdiagnosen. Hierzu zählen insbesondere degenerative Veränderungen des Subtalargelenks, die auch Folge einer länger bestehenden Rückfußfehlstellung sein können [54]. Keine zuverlässige Aussage erlaubt das MRT zur Mechanik der Tibialis-posterior-Sehne. Ein im MRT als „Teilruptur" beschriebener Befund kann trotzdem einen vollständigen Funktionsverlust der Tibialis-posterior-Sehne bedeuten. Dies führt regelmäßig zu Verwirrungen der Patienten. Typische Befunde sind entzündliche Veränderungen der Tibialis-posterior-Sehne, eine degenerative Auftreibung der Sehne, eine Peritendinitis bis hin zur vollständigen Ruptur.

Die Fußstatik kann mit belasteten Röntgenaufnahmen des Fußes in 3 Ebenen sowie einer Rückfußachsenaufnahme objektiviert werden [47]. Neben der Kalkaneusachse wird die Stellung des Talus im Verhältnis zur Achse des Os metatarsale I in der belasteten dorsoplantaren Aufnahme und in seitlichen Aufnahmen vermessen.

Frage 642

Welche Therapie schlagen Sie der Sportlerin vor?

- **rückfußfassende Einlagenversorgung mit medialer Abstützung**
- **Modifikation der sportlichen Belastung**
- **Umstellung vom Laufsport auf Ergometertraining oder Schwimmen**
- **Ultraschall und Friktionen**
- **peritendinöse Injektion von Hyaluronsäure**
- **Steroidinjektionen sollten in jedem Fall vermieden werden!**
- **Bei anhaltenden Beschwerden besteht die Indikation zur operativen Korrektur der Rückfußachse.**

Bei der Tibialis-posterior-Insuffizienz werden verschiedene Stadien unterschieden:

- *Stadium 1: Synovialitis der Tibialis-posterior-Sehne.*
- *Stadium 2: Partialruptur bis zur vollständigen Ruptur der Tibialis-posterior-Sehne. Verlust der mechanischen Funktion. Die Fehlstellung ist flexibel.*
- *Stadium 3: Degenerative Veränderungen am unteren Sprunggelenk. Zunehmend fixierte Valgusfehlstellung des Kalkaneus.*
- *Stadium 4: Degenerative Veränderungen auch am oberen Sprunggelenk im Sinne einer Valgusarthrose.*

Eine konservative Behandlung ist vor allem im Stadium 1 erfolgversprechend. Ab Stadium 2 ist eine operative Korrektur indiziert, wobei in den meisten Fällen eine Kombination aus Plattfußkorrektur durch eine Kalkaneus-Verschiebeosteotomie mit einer Augmentation der Tibialis-posterior-Sehne durch eine Transposition des Flexor digitorum longus auf das Os naviculare indiziert ist. Bei zusätzlichen sekundären Veränderungen können weitere Zusatzeingriffe notwendig sein. Die alleinige Naht einer rupturierten Tibialis-posterior-Sehne ist in den seltensten Fällen erfolgversprechend.

Die Tibialis-posterior-Insuffizienz führt auch zu erheblichen Beeinträchtigungen im Alltag. Eine gute Belastbarkeit im Alltag sowie eine Rückkehr zu Sportarten wie Radfahren und Schwimmen ist ein realistisches Therapieziel. Auch Walking oder Nordic Walking ist den meisten Patienten selbst nach komplexen Rekonstruktionen wieder möglich. Eine Rückkehr in den Laufsport schafft nur ein Teil der meist älteren Sportler.

4.7.4 Fersensporn und Plantarfasziitis

Frage 643

Ein Triathlet berichtet über Schmerzen in der Ferse seit Monaten. Die Schmerzen sind verstärkt am Morgen nach dem Aufstehen und nach längeren Ruhepausen. Die Trainingseinheiten am Rad und beim Schwimmen könne er gut absolvieren, sehr unangenehm sei das Lauftraining. Was sind die wichtigsten Differenzialdiagnosen für diese Beschwerden?

- **plantare Fasziitis**
- **Stressfraktur des Kalkaneus**
- **Arthrose des Subtalargelenks**
- **Periostitis des Kalkaneus**
- **Tarsaltunnelsyndrom**

Fersenschmerzen sind vor allem bei Laufsportlern ein häufiges Phänomen.

Frage 644

Welche klinischen Untersuchungen führen Sie durch?

Sorgfältige Palpation des Fußes. Folgende Befunde sind dabei charakteristisch:

- **Plantare Fasziitis: Druckschmerz der Plantarfaszie im Ansatzbereich zum Kalkaneus**
- **Stressfraktur des Kalkaneus: Kompressionsschmerz und Klopfschmerz am Kalkaneus**
- **Arthrose des Subtalargelenks: Schmerzen in Höhe des Innen- bzw. Außenknöchels; Schmerzen bei Inversion und Eversion des Rückfußes**
- **Periostitis des Kalkaneus: Schmerzen im Auftrittsbereich des Fersenbeins**
- **Tarsaltunnelsyndrom: positives Hoffmann-Tinel-Zeichen und Druckschmerz im Verlauf des N. tibialis; Abduktionsschwäche der Kleinzehe D 5; selten Hyposensibilität im Bereich der Fußsohle und sichtbare Atrophie der plantaren Fußmuskulatur**

Durch eine sorgfältige klinische Untersuchung lassen sich die möglichen Differenzialdiagnosen erheblich eingrenzen.

Frage 645

Mit welcher Bildgebung sichern Sie die Diagnose ab?

Die meisten Pathologien der Plantarfaszie können sonografisch dargestellt werden. Typisch für die plantare Fasziitis ist eine Verdickung des medialen Faszienzügels kurz vor der Insertion zum Kalkaneus auf > 4 mm [10]. Weiterhin lassen sich Verkalkungen, ein knöcherner Fersensporn, eine Partialruptur oder Flüssigkeit im Ultraschall gut erkennen.

Mit einer MRT-Untersuchung des Rückfußes lassen sich sämtliche Differenzialdiagnosen abklären:

- **Plantare Fasziitis: Verdickung der Plantarfaszie, möglicherweise Teilruptur und knöcherner Sporn, Knochenödem im Ansatzbereich der Plantarfaszie**
- **Stressfraktur des Kalkaneus: Knochenödem und Frakturlinie**
- **Arthrose des Subtalargelenks: dünner bis fehlender Gelenkknorpel, periartikuläres Knochenödem, Synovitis und Gelenkerguss, subchondrale Zysten**
- **Periostitis des Kalkaneus: periostaler Reizzustand am Tuber calcanei mit lokalem Knochenödem**
- **Tarsaltunnelsyndrom: fettige Degeneration der plantaren Fußmuskulatur**

Eine fettige Degeneration der plantaren Fußmuskulatur zeigt sich häufig als früher Indikator für eine Nervenschädigung [54]. In diesem Fall sollte eine Vorstellung beim Neurologen zur weiteren elektrophysiologischen Untersuchung (EPU) erfolgen.

Frage 646

Das MRT-Bild (▶ Abb. 4.28) zeigt eine plantare Fasziitis. Der Sportler möchte eine Steroidinjektion in die Ferse, um für den nächsten Wettkampf in einer Woche fit zu sein. Wie beraten Sie den Athleten?

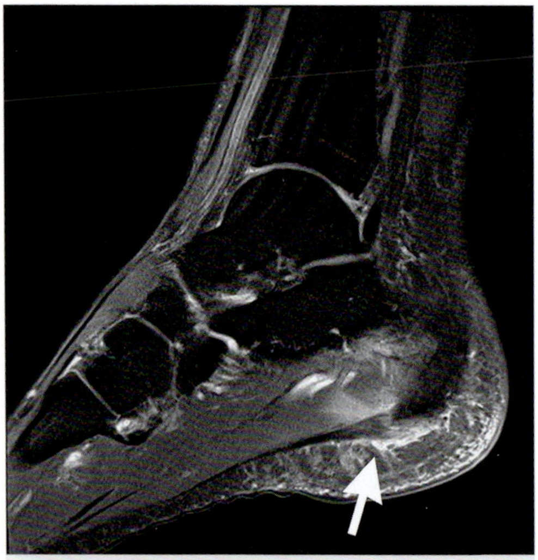

Abb. 4.28 MRT einer plantaren Fasziitis. Die Plantarfaszie ist zum Ansatz hin verbreitert (Pfeil). In der T2-gewichteten Aufnahme ist die Flüssigkeitseinlagerung sichtbar. Typischerweise finden sich die Veränderungen im medialen Faszienbündel.

Durch eine Steroidinjektion steigt das Risiko einer Ruptur der Plantarfaszie, sodass eine solche Maßnahme kurz vor einem Wettkampf wenig sinnvoll erscheint.

Unverändert gibt es eine intensive Diskussion hinsichtlich der optimalen Behandlung einer plantaren Fasziitis. Die primären therapeutischen Maßnahmen sind intensives Dehnen der gesamten dorsalen Kette sowie eine Einlagenversorgung mit Weichbettung der Ferse und Aussparung der Plantarfaszie. Eine gute Evidenz besteht für die Stoßwellenbehandlung [2]. Für eine Kombination aus Steroidinjektion und dreimonatigem Dehnungsprogramm konnten ebenfalls gute Ergebnisse gezeigt werden [29]. Operative Maßnahmen spielen in der Behandlung der Plantarfaszie eine nachgeordnete Rolle.

4.7.5 Insuffizienzverletzungen/ Stressfrakturen Fuß

Frage 647

Eine 17-jährige Leichtathletin berichtet über eine Schwellung und Schmerzen am Vorfuß seit einigen Tagen ohne Besserungstendenz. Sie habe ihr Trainingslager abbrechen müssen. Was sind die wichtigsten Differenzialdiagnosen?

- **Stressfraktur**
- **Morton-Neurom**
- **Ruptur der plantaren Platte eines Metatarsophalangealgelenks**
- **Erstmanifestation einer rheumatologischen Erkrankung**

Eine Vielzahl von Pathologien kann zu Schmerzen am Vorfuß führen. Die Belastung beim Sport ist dabei nicht immer die Ursache. Der Sportmediziner sollte immer im Hinterkopf behalten, dass die Belastung beim Sport möglicherweise nur den letzten Anstoß für Symptome gegeben hat. Insbesondere seronegative Spondylarthropathien wie die Psoriasisarthritis manifestieren sich häufig erstmalig in Form von Vorfußschmerzen. Auch wäre das Alter (junge Erwachsene) für diese Erkrankungen typisch.

Frage 648

An welchen Knochen im Fuß finden sich gehäuft Stressfrakturen?

- **Basis Os metatarsale V**
- **medialer Malleolus**
- **Os naviculare**
- **Sesambeine**
- **distale Metatarsalia**
- **Basis Os metatarsale II**
- **Talus**
- **Calcaneus**

In Abhängigkeit von der Sportart liegt die Inzidenz für Stressfrakturen zwischen 10 und 30 % der Sportverletzungen [8]. Während die Inzidenz beim Freizeitsportler bei 1 % liegt, wird die Häufigkeit im Leistungssport mit ca. 20 % angegeben [39]. Ein hohes Risiko für Stressfrakturen haben insbesondere Sportarten wie Laufsport, Fußball, Basketball, Leichtathletik, Tanzen und Aerobic.

Frage 649

Was versteht man unter High-Risk- und Low-Risk-Stressfrakturen?

In Abhängigkeit von der Heilungstendenz werden die Stressfrakturen wie folgt eingeteilt:

- **High-Risk-Stressfrakturen sind charakterisiert durch lokale hohe Biegekräfte und eine schlechte Vaskularisierung, was eine schlechte Heilungstendenz nach sich zieht. Bei High-**

Risk-Stressfrakturen ist gerade beim Sportler eine zeitnahe Osteosynthese sinnvoll.
- Low-Risk-Stressfrakturen zeigen eine gutartige Heilungstendenz und können konservativ behandelt werden.

Aufgrund der schlechten Heilungstendenz werden High-Risk-Frakturen aggressiver, d. h. meist operativ, behandelt. Zu den High-Risk-Frakturen am Fuß gehören die Stressfraktur des medialen Malleolus, des Talus, des Os naviculare, der Basis des Os metatarsale V und der Sesambeine [6]. Zu den Low-Risk-Frakturen gehören Stressfrakturen am Kalkaneus und an den distalen Metatarsalia.

Frage 650

Was sind neben der mechanischen Belastung beim Sport weitere Risikofaktoren für Stressfrakturen?

- **niedriger BMI** (Anorexie)
- **Hormonstörungen**
- **Fußfehlstellungen**

Stressfrakturen finden sich gehäuft in Ausdauersport, Eiskunstlauf und Gymnastik. Das Risiko ist besonders hoch für sehr schlanke Athletinnen. Charakteristisch ist die Trias aus Essstörung, Amenorrhoe und Osteoporose [21]. Unterschieden werden intrinsische und extremistische Risikofaktoren. Die intrinsischen Risikofaktoren umfassen Alter, Geschlecht, Knochendichte, Achsfehlstellungen, Hormonstörungen und schlechte Vaskularisierung. Unter extrinsischen Risikofaktoren werden Sportart, Trainingsintensität, Bodenbeschaffenheit, Technik, Equipment sowie Ernährung verstanden.

Frage 651

Ein Laufsportler (56 Jahre) berichtet über Fersenschmerzen seit 3 Wochen. Er habe auf einen Barfußschuh umgestellt. Was sehen Sie auf der mitgebrachten MRT-Aufnahme (▶ Abb. 4.29)?

Die MRT-Aufnahme zeigt eine Stressfraktur des Kalkaneus. Das Knochenödem umfasst das gesamte Tuber calcanei. Die Fraktur ist als dünne, dunkle Linie erkennbar.

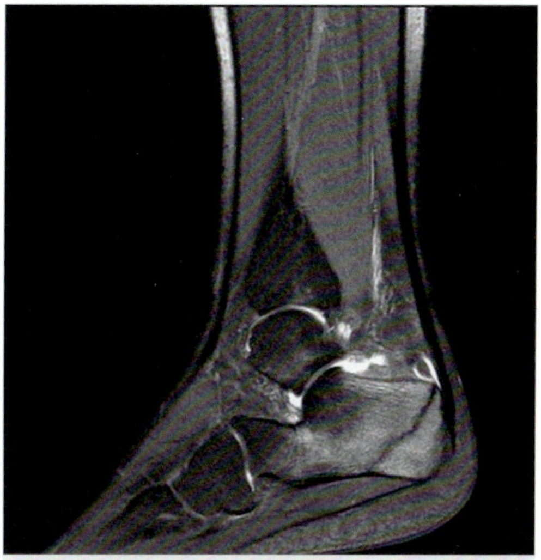

Abb. 4.29 Abbildung zu Frage 651.

Stressfrakturen des Kalkaneus wurden in den letzten Jahren gehäuft im Zusammenhang mit „Barefoot Running" beobachtet. Eigentlich soll Barfußlaufen zu einer Reduktion des Fersenaufpralls führen. Nachdem die Mehrzahl der Freizeitsportler mit der Ferse aufsetzt und muskulär nicht in der Lage ist, längere Strecken auf dem Vorfuß zu laufen, kommt es im Barfußschuh spätestens nach Ermüdung zu einer vermehrten Belastung des Fersenbeins, bis hin zu Stressfrakturen. Die Empfehlung ist daher, die Laufstrecke in Barfußschuhen nur sehr behutsam über einen längeren Zeitraum zu steigern.

Frage 652

Welche Therapie schlagen Sie bei einer Stressfraktur des Kalkaneus vor?

Bei einer Stressfraktur des Kalkaneus handelt es sich um eine Low-Risk-Fraktur. Die Behandlung ist konservativ mit Teilbelastung an Unterarmgehstützen. Ergänzend kurzer Walker für die ersten 4 Wochen, unterstützend Vitamin D_3 [14].

Die Heilung einer Stressfraktur des Kalkaneus ist normalerweise unproblematisch. Nach Abheilung sind persistierende Einschränkungen sehr unwahrscheinlich. Trotzdem ist es sinnvoll, den Sportler darauf hinzuweisen, dass sich eine konsequente Belastungsreduktion in den ersten Behandlungswochen günstig auf den gesamten Heilverlauf auswirkt.

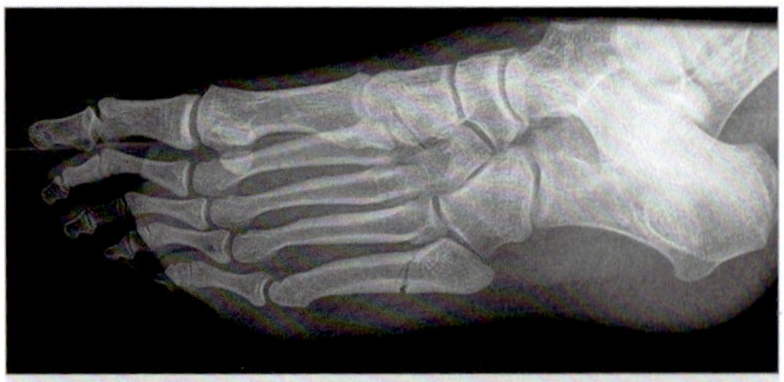

Abb. 4.30 Abbildung zu Frage 653.

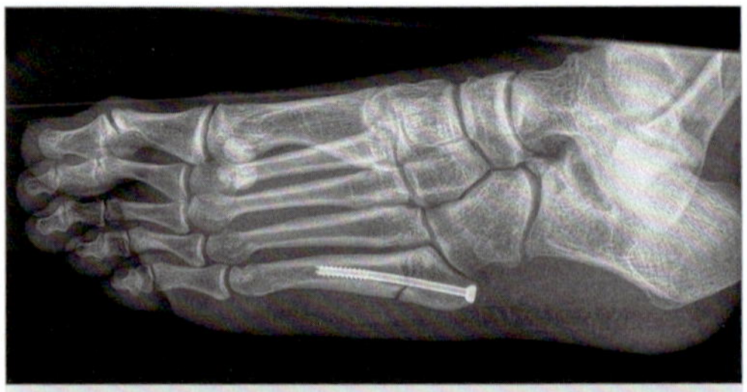

Abb. 4.31 Intramedulläre Verschraubung einer Zone-III-Fraktur des Os metatarsale 5.

Frage 653

Ein 17-jähriger Fußballspieler stellt sich mit Röntgenbild vor. Er berichtet über Schmerzen am Fußaußenrand ohne Trauma. Welche Verletzung sehen Sie auf dem Röntgenbild (▶ Abb. 4.30)?

Das Röntgenbild zeigt eine Zone-III-Fraktur (Lowrence und Botte) des Os metatarsale 5. Dabei handelt es sich um eine High-Risk-Stressfraktur.

Basisnahe Frakturen des Os metatarsale 5 werden nach Lowrence und Botte klassifiziert. Unterschieden werden 3 Zonen:

- *Zone I: Tuberositas-Ausschuss-Fraktur*
- *Zone II: Jones-Fraktur*
- *Zone III: diaphysäre Stressfraktur*

Aufgrund der hohen Biegebeanspruchung und der schlechten Durchblutung zählen die Zone-III-Verletzungen zu den High-Risk-Stressfrakturen.

Frage 654

Welche Therapie schlagen Sie bei einer basisnahen Stressfraktur des Os metatarsale 5 vor?

Die basisnahe Stressfraktur des Os metatarsale 5 gehört zu den High-Risk-Frakturen. Einem Sportler sollte daher die operative Versorgung empfohlen werden.

Vor allem beim Sportler wird die intramedulläre Schraubenosteosynthese empfohlen (▶ Abb. 4.31) [1], unterstützend erfolgt die Gabe von Vitamin D_3 [14]. Zunehmende Evidenz besteht für den unterstützenden Effekt einer Stoßwellentherapie oder von gepulstem Ultraschall [55].

Basisnahe Frakturen des Os metatarsale 5 finden sich vor allem im Fußballsport. Das Risiko ist erhöht bei einer Rückfußvarusfehlstellung mit vermehrter Belastung des Fußaußenrands [11]. Der zusätzliche Einsatz von lateral unterstützenden Einlagen ist möglich, wissenschaftliche Untersuchungen hierzu gibt es aber kaum.

Frage 655

Welche weitere Diagnostik neben der Bildgebung sollte bei Stressfrakturen durchgeführt werden?

Bei einer Stressfraktur sollten die intrinsischen und extrinsischen Risikofaktoren analysiert werden. Möglicherweise ergeben sich hieraus weitere Behandlungsmöglichkeiten bzw. die Option zur Rezidivprophylaxe. Abgefragt werden sollten insbesondere Änderungen der Trainingsmodalitäten, der Ausrüstung und der Trainingsintensität. Liegen bei Athletinnen Zyklusstörungen bzw. eine Amenorrhoe vor, ist die Vorstellung beim Gynäkologen zu empfehlen. Ergeben sich Hinweise auf eine Störung der Knochendichte, ist eine osteologische Abklärung sinnvoll.

Die Ursache von Stressfrakturen ist häufig multifaktoriell. Das höchste Risiko besteht bei abrupter Steigerung der Trainingsdauer, der Trainingsintensität oder Frequenz, ohne durch entsprechende Pausen dem Bewegungsapparat die Möglichkeit der Anpassung zu geben. Es kommt dabei zu einer erhöhten Aktivität der Osteoklasten mit Knochenresorption ohne ausreichende Knochenneubildung. Durch die wiederholte mechanische Beanspruchung treten Mikrofrakturen auf bis hin zur Stressfraktur. In der Frühphase kann häufig eine Frakturlinie noch nicht abgegrenzt werden, im MRT ist ein Knochenödem sichtbar [21].

4.7.6 Schuhversorgung und Einlagenversorgung

Frage 656

? Ein 42-jähriger Läufer fragt nach dem optimalen Laufschuh. Wie können Sie ihn beraten?

! **Es gibt nicht den optimalen Laufschuh, entscheidend ist der geplante Einsatzbereich und die für die Fußform adäquate Passform. Laufschuhe für den Asphalt zeichnen sich durch eine flexible Sohle mit moderater Dämpfung aus. Für den Crosslauf sind die Schuhe stabiler mit grobem Profil.**

Empfehlenswert ist es, beim Schuhkauf eine Vielzahl von Schuhen auszuprobieren, idealerweise auch z. B. am Laufband kurze Strecken zu laufen. Durch das Ausprobieren von verschiedenen Schuhmodellen bekommt der Athlet ein Gefühl dafür, mit welchen Schuhen er am besten zurechtkommt. Im Normalfall sind Schuhe günstig, die den physiologischen Bewegungsablauf des Fußes möglichst wenig beeinflussen.

i *Trotz intensiver Forschung im Sportschuhbereich über die letzten 30 Jahre hat sich die Rate an laufassoziierten Verletzungen nicht wesentlich geändert. Die über viele Jahre verfolgte Theorie, dass durch eine gute Dämpfung die Gelenke geschont werden, gilt heute als überholt. Die Dämpfung eines Schuhs soll die Differenz zwischen einem Naturboden und Teer ausgleichen, mehr Dämpfung bietet keinen zusätzlichen Vorteil. Auch gilt die Vorstellung, dass eine starke Pronation durch einen medial verstärkten Schuh verhindert werden sollte, zwischenzeitlich als überholt. Aktuell wird versucht, die negativen Einflüsse des Schuhs auf den Fuß (z. B. Hebelarme) so niedrig wie möglich zu halten [45].*

Frage 657

? Welche weiteren Tipps können Sie dem Läufer für den Schuhkauf noch mitgeben?

!

- **Tragen Sie die Socken beim Schuhkauf, die Sie auch beim Laufen tragen.**
- **Kaufen Sie die Schuhe gegen Abend. Der Fuß kann im Laufe des Tages durch Wassereinlagerung um über 1 Schuhgröße zunehmen.**
- **Im Stehen mindestens 1 Daumenbreite Platz nach vorne zu lassen, hilft, Blasen und blaue Zehennägel zu vermeiden.**
- **Laufen Sie ein Stück in den Schuhen, die für Sie infrage kommen. Nur so können Sie beurteilen, ob Sie sich im Schuh wohlfühlen.**
- **Eine optimale Passform ist der Schlüssel zu komfortablem Laufen. Besonders wichtig ist die Passform im Fersenbereich. Ein Rutschen der Ferse kann Achillessehnenbeschwerden hervorrufen.**
- **Der Schuh muss in Höhe der Zehengrundgelenke abknicken. Von einem Schuh, der im Mittelfußbereich knickt, sollten Sie lieber die Finger lassen.**
- **Der Fuß braucht die Pronation, um den Fersenaufprall abzufangen. Die Bandbreite der normalen Pronation ist sehr weit. Verwenden Sie einen Schuh mit Pronationsstütze nur dann, wenn tatsächlich gesundheitliche Probleme aufgrund einer Überpronation vorhanden sind.**
- **Die Dämpfung des Schuhs nicht überbewerten – sie spielt im Vergleich zu den körpereigenen Dämpfungsmöglichkeiten (z. B. Pronation, Beugung in Knie und Hüfte) nur eine untergeordnete Rolle. Zu viel Dämpfung kann Probleme an der Achillessehne begünstigen.**

i *In den letzten Jahren ist der Komfort im Laufschuh immer mehr in den Fokus gerückt. Verschiedene Forschungsgruppen konnten zeigen, dass ein subjektives Wohlbefinden im Laufschuh eine enge Korrelation mit günstigen biomechanischen Parametern zeigt. Daher sollte sich der Sportler beim Schuhkauf Zeit nehmen. Gute Laufschuhgeschäfte sind inzwischen darauf eingerichtet und haben Laufbänder bzw. kurze Lauftracks im Geschäft. Bei Auffälligkeiten kann eine Laufanalyse helfen Fehlstellungen oder unphysiologische Bewegungsabläufe zu objektivieren.*

Frage 658

? Ein Nachwuchsspieler im Fußball hat seinen ersten Ausrüster-Vertrag. Er bittet um Beratung, nach welchen Kriterien er aus der Vielzahl der Produkte seinen Fußballschuh aussuchen soll. Welche Tipps können Sie ihm mitgeben?

Für die Wahl eines Fußballschuhs ist der geplante Einsatzbereich entscheidend. Die erste Frage ist, ob auf Naturrasen, Kunstrasen, Sand oder in der Halle gespielt wird. Insbesondere die Stollenlänge und Stollenkonfiguration differieren. Da Fußballschuhe enganliegend getragen werden, ist eine gute Passform wichtig. Ist ein Fußballschuh grundsätzlich für den geplanten Untergrund geeignet, gilt die Passform als zweitwichtigster Parameter.

Der Sportler kann heute aus einer kaum überschaubaren Vielfalt von Fußballschuhen auswählen. Die Konfiguration der Stollen richtet sich nach dem Untergrund, auf dem gespielt werden soll. Die anderen beiden Parameter sind die Passform (basierend auf der Leistenform) und die Flexibilität der Sohle. Kritische Areale hinsichtlich der Passform sind Ferse und Vorfußbreite. Schlecht passende Schuhe können zu einer Irritation des Achillessehnenansatzes führen sowie zu Druckbeschwerden am Os-metatarsale-5-Köpfchen oder am Großzehengrundgelenk. In Abhängigkeit vom Material passt sich der Fußballschuh dem Fuß mehr oder weniger an. Während Fußballschuhe aus Leder ein hohes Anpassungspotenzial haben, geben Schuhe aus Kunstmaterialien kaum nach. Ein Schuh, der schon im Geschäft drückt, wird daher mit hoher Wahrscheinlichkeit auch weiterhin Probleme bereiten.

Ein wesentlicher Unterschied zwischen Lederschuhen und Kunstmaterialien ist die Aufnahmefähigkeit von Wasser. Während Kunstmaterialien durch Feuchtigkeit in ihren mechanischen Eigenschaften nicht beeinflusst werden, saugen sich Lederschuhe bei nassem Boden mit Flüssigkeit voll. Dies kann zu einer erheblichen Gewichtszunahme und geänderten mechanischen Eigenschaften des Schuhs führen.

Die größte Flexibilität des Fußballschuhs sollte in Höhe der Zehengrundgelenke vorliegen, da hier der Fuß die höchste Flexibilität aufweist. Liegt der schwächste Punkt eines Fußballschuhs im Bereich des Mittelfußes, steigt das Risiko für Verletzungen in diesem Bereich.

Frage 659

Ein Fußballverein hat mit einem Orthopädie-Schuhhaus einen Vertrag geschlossen. Nun möchte der Trainer die Spieler zur Leistungssteigerung mit Einlagen ausstatten. Als Mannschaftsarzt werden Sie als Berater hinzugezogen, um die besten Einlagen zu finden. Wie können Sie dem Trainer weiterhelfen?

Mit Einlagen kann der Komfort im Schuh verbessert werden, eine Leistungssteigerung durch Einlagen ist bisher nicht nachgewiesen. Bei Spielern mit Fußproblemen sollte die Einlagenversorgung im Fußballschuh analog zu den Prinzipien erfolgen, die auch im Konfektionsschuh zur Anwendung kommen.

Auch wenn in Werbeaussagen häufig der leistungssteigernde Effekt von Einlagen suggeriert wird, gibt es bis heute keinen wissenschaftlichen Beweis, dass eine Steigerung der sportlichen Leistungsfähigkeit durch Einlagen möglich ist. Allerdings kann durch Einlagen der Komfort im Schuh verbessert werden. Auch ist es möglich, die Passform eines Schuhs zu verbessern, indem die Einlage Lücken zwischen Schuh und Fuß auffüllt. Dies betrifft vor allem die Ferse.

Komfortverbessernde Einlagen sind grundsätzlich zu unterscheiden von Einlagen, die zur Behandlung einer Fußfehlstellung oder eines mechanischen Defizits des Fußes eingesetzt werden. Diese Einlagen können auch für den Sportschuh individuell für einen Spieler vom Orthopädietechniker hergestellt werden. Im Sportschuh hat sich der Einsatz von wasserfesten Schaum- bzw. Kunststoffmaterialien bewährt. Ledereinlagen sind im Sportschuh nicht sinnvoll.

Frage 660

Ein 50-jähriger Laufsportler klagt über Schmerzen am Großzehengrundgelenk. Es besteht keine Hallux-valgus-Fehlstellung (▸ Abb. 4.32). An welche Differenzialdiagnosen denken Sie?

- **Hallux rigidus**
- **Gicht**

Mit zunehmendem Lebensalter steigt die Inzidenz degenerativer Erkrankungen auch am Fuß. Die Arthrose am Großzehengrundgelenk (Hallux rigidus) ist ein häufiger Befund (▸ Abb. 4.32). Die Prävalenz wird mit 2–3 % in der Population > 50 Jahre angegeben [34]. Die wichtigste Differenzialdiagnose ist Gicht.

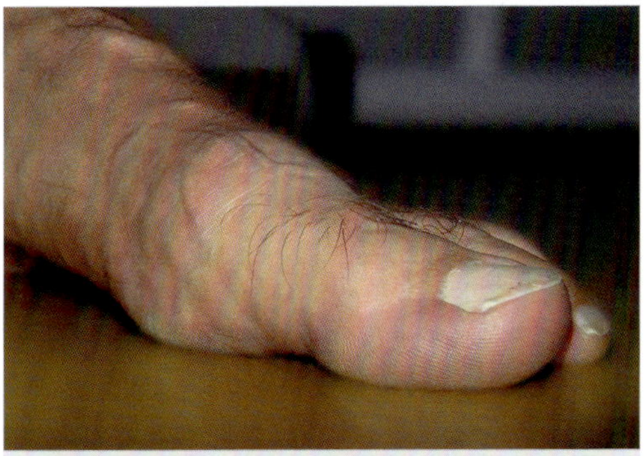

Abb. 4.32 Abbildung zu Frage 660.

Frage 661

Welcher klinische Befund ist für den Hallux rigidus charakteristisch?

Beim Hallux rigidus findet sich üblicherweise eine dorsale Knochenkante am Os-metatarsale-1-Köpfchen sowie in Abhängigkeit vom Schweregrad eine eingeschränkte Dorsalextension im Großzehengrundgelenk.

Die Symptomatik beim Hallux rigidus ist stadienabhängig. In den frühen Stadien klagen die Sportler über die störende Knochenkante dorsal am Os metatarsale I Köpfchen. Gerade im Fußball wird die Einschränkung der Beweglichkeit oft nicht als Problem wahrgenommen. Dagegen steht beim Tanzsport oder Gymnastik die Bewegungseinschränkung im Vordergrund. Schmerzen beim Bewegen der Großzehe um die Neutralstellung sind immer ein Hinweis auf ein fortgeschrittenes Stadium der Erkrankung.

Frage 662

Welche Bildgebung veranlassen Sie unter dem Verdacht auf einen Hallux rigidus?

Belastete Röntgenaufnahmen des Fußes in 3 Ebenen. Die charakteristischen Befunde sind osteophytäre Anbauten dorsal am Os-metatarsale-1-Köpfchen sowie eine Gelenkspaltverschmälerung am Großzehengrundgelenk.

Charakteristisch für den Hallux rigidus ist der dorsale Osteophyt am Os-metatarsale-1-Köpfchen in Verbindung mit einer eingeschränkten Dorsalextension. Der Hallux rigidus wird nach Vanore wie folgt klassifiziert [57]:

- *Grad 1: Dorsalextension im Großzehengrundgelenk 30–60°, allenfalls geringe radiologische Veränderungen*
- *Grad 2: Dorsalextension im Großzehengrundgelenk 10–30°, subchondrale Sklerosierung, Gelenkspaltverschmälerung, betont in den dorsalen Anteilen des Gelenks; dorsale Osteophytenbildung*
- *Grad 3: Dorsalextension im Großzehengrundgelenk < 10°; ausgeprägte Gelenkspaltverschmälerung, deutliche osteophytäre Anbauten*
- *Grad 4: eingesteiftes Großzehengrundgelenk, radiologisch Zeichen der Ankylosierung bei vollständig aufgehobenem Gelenkspalt*

Frage 663

Welche Therapie schlagen Sie dem Sportler vor? Die Dorsalextension des Patienten liegt bei ca. 40°.

Der Bewegungsumfang spricht für einen Hallux rigidus Grad 1. In den frühen Stadien der Erkrankung ist eine konservative Behandlung mit Einlagenversorgung sehr effektiv. In den Einlagen wird eine stabile Carbonfeder eingearbeitet, welche den Bewegungsausschlag im Großzehengrundgelenk nach dorsal einschränkt. Die Einlagen sollten beim Sport, aber auch im Alltag getragen werden. Liegt ein relevanter Reizzustand am Großzehengrundgelenk vor, kann ergänzend eine Infiltration des Großzehengrundgelenks mit Hyaluronsäure durchgeführt werden.

Auch wenn sich bisher wenig wissenschaftliche Arbeiten mit der Einlagenversorgung beschäftigen, gilt diese Therapie aufgrund der fehlenden Risiken als Behandlungsmaßnahme der 1. Wahl [34]. Insbesondere Laufsportler kommen mit einer Einlagenversorgung sehr gut zurecht. Wenig wissenschaftliche Evidenz gibt es für eine physiotherapeutische Behandlung.

4.7.7 Laufbandanalyse und Pedobarografie

Frage 664

Sie haben den Patienten mit Hallux rigidus links (▶ Abb. 4.32) zur Pedobarografie geschickt. Er kommt mit den in ▶ Abb. 4.33 gezeigten Befunden zurück. Wie interpretieren Sie das Summationsbild der dynamischen Pedobarografie?

Die Pedobarografie zeigt, dass der linke Vorfuß wenig belastet wird. Eine mögliche Ursache sind die Schmerzen, die beim Abrollen über die Großzehe entstehen. Es findet eine Druckaufnahme über die Großzehenkuppe statt. Die Lastverteilung unter dem rechten Vorfuß ist normal. Die Schonung des schmerzhaften Großzehengrundgelenks in der dynamischen Pedobarografie ist mit dem schmerzhaften Hallux rigidus gut zu erklären.

Die schmerzhaft eingeschränkte Dorsalextension im Großzehengrundgelenk kann zu einer Minderbelastung des gesamten Vorfußes oder zu einer Ausgleichsbewegung mit vermehrtem Abrollen des Fußes über den Außenrand führen. Entsprechende Veränderungen können in der Pedobarografie objektiviert werden. Immer wieder führen die Ausweichbewegungen zu muskulären Beschwerden der gesamten unteren Extremität und der Wirbelsäule.

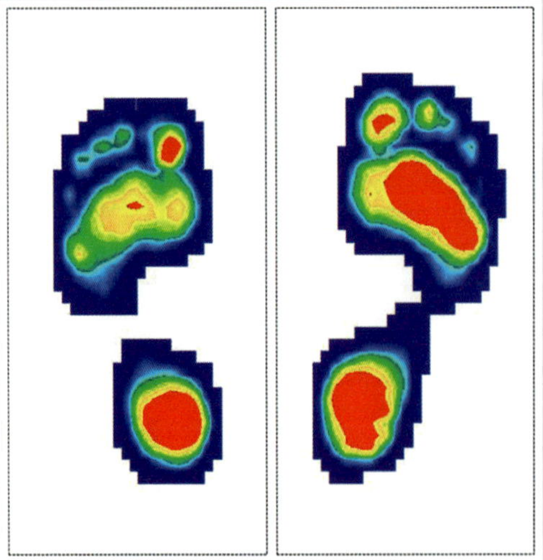

Abb. 4.33 Abbildung zu Frage 664.

Frage 665

Welche Rolle spielt die Laufbandanalyse in der sportmedizinischen Diagnostik?

Die Laufbandanalyse hilft, komplexe Bewegungsmuster in ihrer Gesamtheit zu erfassen. Sie zeigt die Auswirkung von lokalen Fehlstellungen und Instabilitäten auf den gesamten Körper und ergänzt Anamnese, klinische Untersuchung und Bildgebung um eine weitere Dimension.

Bei der Laufbandanalyse wird der Bewegungsablauf auf einem Laufband von 3 hochauflösenden digitalen Kameras aufgenommen. Für Fragestellungen, welche die untere Extremität betreffen, wird der Fuß- und Unterschenkelbereich in der Frontalebene sowie der ganze Körper in der Frontal- und Sagittalebene aufgezeichnet. Die Kameras werden in ihrer Position zum Laufband kalibriert, was den Vergleich von Untersuchungen ermöglicht. Mit dieser Maßnahme kann der Einfluss von Schuhzurichtungen, Schuhen, Einlagen, Trainingsmodifikation oder Physiotherapie überprüft werden.

Frage 666

Eine Läuferin mit 45 Jahren stellt sich mit immer wieder auftretenden Beschwerden der rechten Achillessehne vor. Eine Einlagenversorgung sowie Physiotherapie haben das Beschwerdebild nicht nachhaltig geändert. Die MRT-Aufnahmen zeigen keinen relevanten strukturellen Schaden der Achillessehne. Welche weiteren diagnostischen Maßnahmen halten Sie für sinnvoll?

Bei therapieresistenten Beschwerden ist die Laufbandanalyse ein hilfreiches Instrument, um Bewegungsmuster in ihrer Gesamtheit zu erfassen. Dies gilt insbesondere, wenn lokale Maßnahmen zu keiner Besserung der Beschwerden geführt haben und die Bildgebung keine relevanten Befunde zeigt.

Bei dieser Läuferin fand sich in der Laufbandanalyse ein Overcrossing bei unzureichender Stabilisierung des Beckens in der einbeinigen Stützphase. Dabei wird, um die muskuläre Insuffizienz der Abduktoren zu kompensieren, der Fuß jeweils unter der anderen Körperhälfte platziert. Konkret bedeutet das, dass der rechte Fuß über die Mittellinie hinaus unter der linken Körperhälfte aufgesetzt wird, der linke Fuß unter der rechten Körperhälfte. Dies führt zu einem vergrößerten Winkel zwischen Fersenbein und Unterschenkel (Achillessehnenwinkel). Ein vergrößerter Achillessehnenwinkel wurde in verschiedenen Studien als mögliche Ursache für Beschwerden und Verletzungen der unteren Extremität identifiziert [15].

Therapeutisches Ziel ist, die funktionelle Stabilität in der Laufbewegung zu verbessern. Konkret lässt sich dies durch eine Verbesserung der muskulären Stabilisierung von Hüfte und Becken erreichen sowie durch eine Verbesserung des funktionellen Zusammenspiels der Muskeln und Muskelketten und eine Verbesserung der Lauftechnik. Eine häufige Ursache ist in Europa eine Schwäche der Abduktoren am Becken. Diese findet sich gehäuft bei einer überwiegend sitzenden Tätigkeit. Mögliche Übungen sind Seitstütz und Schulterstütz, ggf. mit destabilisierenden Kissen. Zur Verbesserung der Koordination können Übungen im Einbeinstand durchgeführt werden.

4.8 Wirbelsäule und Becken

Boris Mandryka

Frage 667

? Ein Torwart stürzt unglücklich mit seinem Kopf gegen den Oberschenkel eines Gegenspielers und zieht sich eine Dezeleration der HWS in der Rotationsebene (Abbremstrauma) zu. Der Athlet beklagt am Folgetag einen akuten, posttraumatischen Schiefhals. Neben der kurzen HWS-Muskulatur ist welcher Muskel, der eine Adduktion, ipsilaterale Rotation und leichte Seitneigung ausübt, häufig bei einem Schiefhals betroffen?

! **Der M. sternocleidomastoideus.**

i *Bei Abweichung der Seitensymmetrie besteht meist eine ipsilaterale reaktive muskuläre Tonuserhöhung. Zum Ausschluss einer strukturellen Verletzung (intramuskuläre Blutung), die nach Dezelerationstraumata oder direkten Anpralltraumata auftreten kann, eignet sich eine sonografische Diagnostik. Bei funktionellen Beschwerden sind detonisierende Maßnahmen (Physiotherapie, Manuelle Therapie, physikalische Therapie) sowie eine medikamentöse Therapie (z. B. NSAR und zentrale Tonusregulatoren) anwendbar.*

Frage 668

? Im Rahmen eines Foulspiels wird ein stehender Athlet mit hoher Geschwindigkeit von hinten attackiert und es kommt zu einem Whiplash-Phänomen der HWS. Erläutern Sie hierzu die Pathophysiologie.

! **Es kommt hierbei zu einer relativen Hyperextension der HWS mit anschließender relativer Hyperflexion durch einen vektorgerichteten Vorschub des Torsos zur HWS/Kopf. Die Muskulatur und die Bandapparate, vornehmlich der oberen HWS, werden über das physiologische Maß hinaus gedehnt. Hierbei entstehen ultrastrukturelle Läsionen der Muskulatur auf Sarkomerniveau, die gehäuft zu einer lokalen Entzündungsreaktion führen. Aufgrund der hohen Dichte an afferenten Fasern im zervikozephalen Übergang kommt es gehäuft zu einer Mitreaktion des Vegetativums (Übelkeit/Erbrechen, Schwindel, Tinnitus).**

i *Neben funktionellen Symptomen einer klassischen HWS-Distorsion durch den Whiplash-Mechanismus können mitunter auch folgenschwere strukturelle Pathologien entstehen. Besteht eine initiale schmerzhafte Bewegungseinschränkung der HWS oder neurologische Symptome, ist unverzüglich eine immobilisierende HWS-Orthese/Stiffneck anzulegen.*

Frage 669

? Was versteht man unter dem biokybernetischen System der Wirbelsäule?

! **Es beschreibt das autonome, selbstorganisierende, informationsverarbeitende System des Körpers. Im Bereich der Wirbelsäule werden v. a. afferente Informationen im spinalen Hinterhornbereich gefiltert und reguliert.**

i *Bei lokaler Störung des Systems kann es zu einer Störung der Autoregulation mit erheblicher Verschiebung von Aktivierung und Hemmung verschiedener axonaler Aktivitäten kommen. Periphere Reizungen, periartikuläre und muskuläre Tonusregulationsstörungen resultieren.*

Frage 670

Was versteht man unter einer segmentalen Irritation?

Ursächlich ist eine fehlerhafte Informationsweitergabe somatosensibler oder viszeraler Afferenzen im Bereich des Hinterhorns eines oder mehrerer spinaler Segmente (Verschaltungs- und Filterversagen). Hieraus können schmerzhafte Bewegungseinschränkungen mit oder ohne muskuläre Tonusregulationsstörung resultieren.

Die dabei wahrgenommene schmerzhafte Bewegungseinschränkung (Blockierung) oder Hypomobilität ist Symptom der gestörten Efferenzen und Afferenzen und Ausdruck eines fehlerhaften bioelektrischen Signalwegs.

Frage 671

Während der Aufwärmphase klagt eine Athletin über eine Schmerzsymptomatik der BWS, die sich bei Inspiration verstärkt und über den rechten, lateralen Thorax nach ventral ausstrahlt. Ein Trauma wird verneint. Was könnte vorliegen?

Ein segmentales Irritationssyndrom der Kostotransversalgelenke (CTG) (Rippenblockade).

Lokal wird eine inspirationsempfindliche Irritation des CTG durch die Untersuchung bestätigt (z. B. CTG + re. insp.). Eine manualmedizinische Therapie mit Mobilisation der Rippenköpfchen führt in der Regel zu einer schnellen Symptomlinderung.

Frage 672

Wie kann einer rezidivierenden Rippenblockade präventiv vorgebeugt werden?

Symmetrischer Aufbau der Rückenmuskulatur mit koordinativem und propriozeptivem Training.

Zunächst sollten strukturelle Ursachen ausgeschlossen und Haltungsschwächen durch eine gründliche Untersuchung detektiert werden. Initiale Physiotherapie kann symptomlindernd wirken. Folgen sollte ein gezieltes Muskelaufbauprogramm, v. a. der tiefen Muskelpartien und der Core-Muskulatur, sowie eine geschulte Koordination und segmentübergreifende Propriozeption. Eine Möglichkeit stellen rotierende Übungen unter Nutzung von beweglichen Bändern oder Seilzügen dar (▶ Abb. 4.34).

Frage 673

Ein Athlet beklagt eine Bewegungseinschränkung, v. a. der Anteversion, in der rechten Schulter. Sie stellen in der sagittalen Betrachtung eine Abweichung der partiellen Schwerlinie Kopf-Rumpf nach vorne fest, des Weiteren positive Triggerpunkte der HWS/BWS sowie einen beginnend gestörten skapulothorakalen Rhythmus. Was liegt im weitesten Sinne vor?

Eine funktionelle (kyphotische) Fehlhaltung (▶ Abb. 4.35).

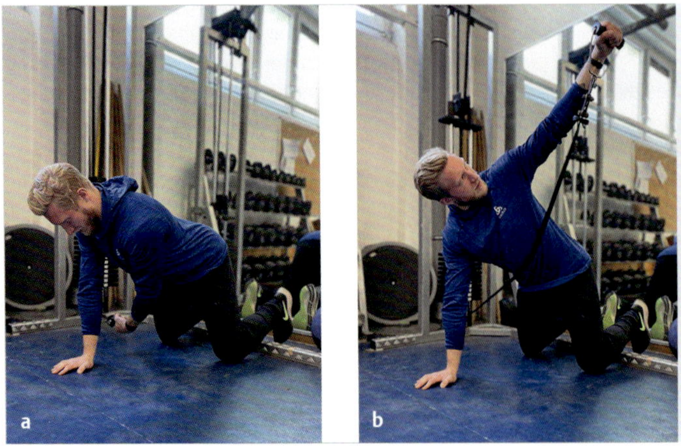

Abb. 4.34 Stabilisierung der Rückenmuskulatur. Rotierende Übungen mit Seilzug zur segmentübergreifenden und mehrdimensionalen Stabilisierung der Rückenmuskulatur mit gleichzeitiger Ansteuerung der Core- und Schultermuskulatur.
(Quelle: Dr. Timo Kirchenberger)

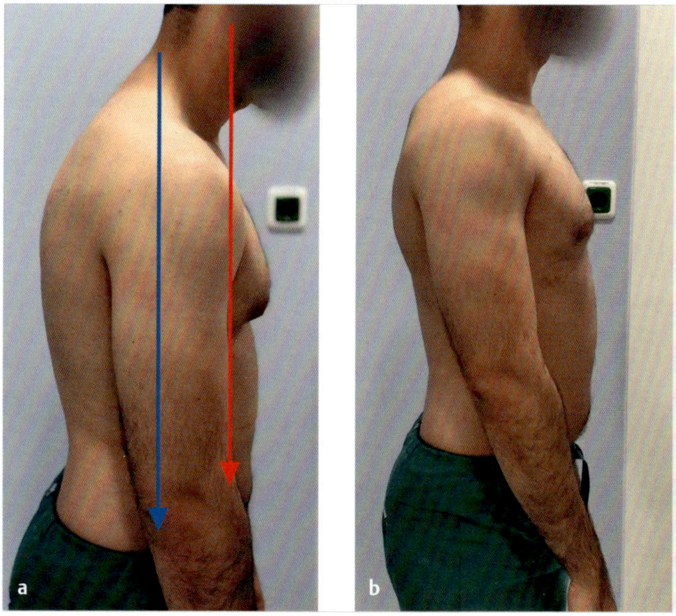

Abb. 4.35 Sagittales Relief.
a Verlagerung der regelhaften partiellen Schwerlinie Kopf-Rumpf (blau) nach vorne (rot).
b Nach Aufrichtung des sagittalen Profils aus der funktionellen kyphotischen Fehlhaltung.

Meist liegt eine Verkürzung der zentralen Schultergürtelmuskulatur und der oberen Trapezius-/Levatoranteile vor, kombiniert mit einer Schwäche der unteren Trapeziusanteile und tiefen Halsbeuger. Ein funktioneller Rundrücken mit Hyperkyphose der BWS entsteht. Nach Ausschluss von strukturellen Veränderungen (Wirbeldeformitäten, Morbus Bechterew, Morbus Scheuermann, rheumatoide Arthritis [RA]) sollte zunächst über Grundlagenkrafttraining, dann über gezieltes Ansteuern eine Zentrierung der Schwerlinie mit Aufrichtung des sagittalen Profils erreicht werden. Die hierdurch verbesserte Glenoideinstellung führt zu einer Wiederherstellung einer regelhaften Schulterbeweglichkeit.

Frage 674

Ein begeisterter Mountainbiker stellt sich mit anhaltenden, tief lumbalen Rückenschmerzen unter Belastung auf seinem neuen Mountainbike bei Ihnen vor. Die Untersuchung ergibt eine leichte Schwäche der Bauchmuskulatur bei ansonsten wenig Auffälligkeiten. Sie diagnostizieren einen unspezifischen Rückenschmerz. Wie könnte ein klassischer Lösungsansatz bei diesem Athleten aussehen?

Anpassung des Materials durch Sitzpositionsanalyse und „Bike-Fitting".

Bei hohen Fahrleistungen (> 100 km/Woche) und Bergauffahrten steigt das Risiko für Kreuzschmerzen um das 3,6-Fache. Anpassung der Sitzgeometrie, Ausrichtung des Sattels mit Optimierung des Inklinationswinkels sowie Optimierung des Lenkervorbaus und der Lenkerposition führen zu einer Ökonomisierung der Gelenkwinkelaktivität, der ventralen Beckenkippung (Pelvic Tilt) und Ausrichtung der lumbalen Wirbelsäule (LL: lumbale Lordose). Durch Optimierung des Materials können bis zu ¾ aller unspezifischen, belastungsabhängigen Rückenschmerzen bei fehlender struktureller Pathologie unterbunden werden.

Frage 675

Was versteht man unter „Yellow Flags"?

Psychosoziale Risikofaktoren bezüglich einer Chronifizierung von Rückenschmerzen.

II

Hierunter zählen Depressivität, Schlafstörungen, Niedergeschlagenheit, Nervosität, innere Unruhe und Konflikte der Leistungsfähigkeit und Stellung in einer Mannschaft sowie Distress im beruflichen und privaten Alltag, der zu Rückenschmerzen mit oder ohne vegetative Symptome führt. Es besteht eine emotionale, kognitive und verhaltensbezogene gestörte Schmerzverarbeitung. Zeichnet sich eine unzureichende monomodale Behandlung der Rückenschmerzen bei fehlender struktureller Pathologie ab, ist v. a. im Leistungssport eine Chronifizierung schnellstmöglich zu verhindern. Spezielle multimodale Therapiekonzepte mit integrierter risikofaktorenbasierter Verhaltenstherapie werden flächendeckend angeboten.

Frage 676

Was ist ein myofaszialer Triggerpunkt?

Ein lokal druckschmerzhafter Punkt einer spürbar verspannten Muskelfaser („Taut Band"), der bei Palpation eine charakteristische Ausstrahlung („Referred Pain") und eine reproduzierbare lokale Muskelkontraktion („Twitch Response") hervorruft.

Diese Übererregbarkeit kann Schmerzen, Dysästhesien, Kraftgradminderung, Störungen des Vegetativums und der Koordination auslösen. Hiervon abzugrenzen sind nicht muskuläre Triggerpunkte (tendinöse, ligamentäre, subkutane und periostale).

Frage 677

Es stellt sich ein Volleyballspieler mit pseudoradikulären Rückenschmerzen der Lendenwirbelsäule (LWS) mit ipsilateralen Glutäalgien bei Ihnen vor. Bei der Untersuchung ergibt sich ein unilateral verkürzter M. quadratus lumborum, ein vermehrter anteriorer Pelvic Tilt (ventrale Beckenkippung), verkürzte Hüftbeuger beidseits sowie eine relative Schwäche der Bauchmuskulatur. Ein Trauma wird verneint. Welches Krankheitsbild liegt wahrscheinlich vor?

Ein Low-Back-Pain-Syndrom (funktionell, unilateral, unspezifisch).

Es liegt meist eine dreidimensionale Überbelastungsform zugrunde. Zur Ökonomisierung des Bewegungsablaufs treten Kompensationsmechanismen der spinopelvinen Balance ein. Häufig beginnt eine Veränderung mit Verstärkung der Lendenlordose und verkürzten Hüftbeugern, gefolgt von der Anpassung weiterer positioneller Parameter (Sacral Slope, Pelvic Tilt). Durch vermehrte Hüftbeugung und Kniebeugung treten mitunter erhebliche Gangbildstörungen auf. Red/Yellow Flags gilt es auszuschließen. Die Wiederherstellung einer regelhaften spinopelvinen Einstellung sollte jedoch streng der aktuellen Belastungs-/Wettkampfsituation angepasst werden, um Fehlbelastungen und Verletzungsanfälligkeiten zu umgehen [33].

Frage 678

Wie können Sie perturbationsgestütztes Training zur Prävention von Rückenbeschwerden einsetzen?

Nach Therapie der akuten Symptomatik, Anpassung der positionellen Parameter (abhängig von der Saisonphase) und gezieltem Muskelaufbau kann im Weiteren durch Pertubationstraining eine Verbesserung der neuromuskulären Koordination und intersegmentalen Stabilisation durch angepasste Reaktion auf externe Störfaktoren erreicht werden.

Im Perturbationstraining werden kontinuierlich variable und unvorhersehbare Störungen auf den Bewegungsablauf induziert. Hierbei können neuronale Prozesse moduliert werden und das neuromuskuläre System kann effizient und regulierend plötzlich auftretende Störungen im Bewegungsablauf stabil ausgleichen [19].

Frage 679

Ein 22-jähriger Judoka stellt sich mit einer schmerzhaften Radikulopathie mit Dysästhesie der Finger 1–2 der rechten Hand ohne Kraftgradminderung vor. Im MRT ist ein Bandscheibenprolaps mit leichtgradiger Einengung des Neuroforamens C 5/6 rechts ohne Myelopathiesignal abgebildet. Wie gehen Sie vor?

Nach Beratung des Athleten wird bei fehlender Kraftgradminderung eine konservative Therapie mit dem Ziel der Rückbildung des Bandscheibenprolapses eingeleitet. Ein sportartspezifisches Belastungsverbot wird ausgesprochen. Eine adäquate Schmerztherapie nach Richtlinien der WHO (World Health Organization) und physiotherapeutische Maßnahmen werden eingeleitet. Ob lokale epidurale/periradikuläre Injektionen/ Kortisontherapie zur Reduktion der Schwellungsneigung der betroffenen Radix eingesetzt werden, obliegt dem Behandler.

Im Laufe des Lebens sind die Bandscheiben immer weniger durchblutet, der intradiskale Druck sinkt und es stellen sich Strukturschwächen des Anulus fibrosus ein. Zu prüfen ist ebenfalls die anatomische Diskription der Degeneration im MRT nach Modic zur Mitbeurteilung der angrenzenden Grund- und Deckplatten. Im Rahmen des konservativen Therapieregimes sollte es bereits nach 2–4 Wochen zu einer deutlichen Verbesserung der Symptomatik kommen.

Frage 680

Bei der Untersuchung eines Langstreckenläufers ergibt sich ein positives Vorlaufphänomen links im Stehen und in Rückenlage Hinweise für eine variable Beinlängendifferenz nach Derbolowsky. Des Weiteren zeigt sich ein schmerzhaft positiver myofaszialer Triggerpunkt links nach Sell sowie ausstrahlende Schmerzen an der lateralen Oberschenkelseite bis zur Außenknöchelebene. Welches Krankheitsbild liegt vor?

Ein ISG-Syndrom mit Irritation und Hypomobilität des ISG links.

Das ISG ist ein eingeschränkt mobiles, echtes Gelenk. Das Bewegungsausmaß der Transversalachse wird mit 4° Rotation und 1,6 mm Translation angeben. In der sagittalen Ebene wird die Beweglichkeit über die lumbosakrale Beugung und Streckung generiert. Vor allem unidirektionale Scherkräfte mit axialer Stauchung und Rotation, wie sie bei Läufern vorkommen, können eine schmerzhafte Dysfunktion hervorrufen. Lokale Beschwerden und eine pseudoradikuläre Ausstrahlung an der lateralen Beinseite bis zum OSG sind charakteristisch. Spezifische Rückenschmerzen sind anamnestisch auszuschließen.

Frage 681

Wie gehen Sie weiter vor?

Bei negativen Red und Yellow Flags und fehlender Traumaanamnese ist eine frühfunktionelle Nachbehandlung mit initialer Manueller Therapie und Manipulation in den Vordergrund zu stellen. Begleitend können Triggerpunktbehandlungen, eine Tonusregulation der tiefen lumbalen Strukturen und der Gesäßmuskulatur sowie eine individuell abzuwägende Schmerztherapie angewendet werden. Auslösende Bewegungen sollten zunächst vermieden und ein individualisiertes Übungsprogramm zur Stabilisierung der gelenkumgreifenden und tiefen Muskelpartien angewandt werden.

Diagnostische und therapeutische Infiltrationen können bei initialen Therapieversagern angewandt werden. Die aktuelle Evidenz bezüglich einer positiven Langzeitwirksamkeit bei primärer Injektionstherapie ist niedrig (Level IV) [48].

Frage 682

An welches Krankheitsbild denken Sie bei einem 14-jährigen Nachwuchsturner mit beklagten Schmerzen der LWS ohne Ausstrahlung?

An Spondylolyse mit oder ohne Spondylolisthese.

Durch repetitive Mikrotraumatisierung der LWS durch hohe körperliche Belastung in Hyperlordose (mit oder ohne Rotationsmomente) kann es zu einer lytischen Stressfraktur der Pars interarticularis mit konsekutiver Kontinuitätsunterbrechung kommen. Eine unilaterale Lyse wird etwas seltener als eine bilaterale Lyse vorgefunden und hat ein gutes Outcome bei konservativer Therapie. Ist bei bilateraler Lyse im CT keine wesentliche Sklerosierung der Verletzungsränder sichtbar, kann eine konservative Therapie mit Lumbosakralorthesen (LSO) und Training der LWS-Region erfolgen. Bei erheblichem Abrutschen (Listhese) sowie therapierefraktären Schmerzen ist eine operative Therapie einzuleiten. Abzugrenzen von einer traumatischen Genese ist die angeborene Form.

Als Risikosportarten gelten:

- *Speerwerfen*
- *Gewichtheben*

- *Turnen*
- *Eiskunstlaufen*
- *Tauchen*
- *Ringen/Judo*
- *rhythmische Sportgymnastik*

Frage 683

Bei Hyperextensionsbewegungen mit Torsionskomponenten (Golfabschlag) kommt es bei einem 42-jährigen Golfer zu wiederkehrenden axialen Rückenschmerzen bei bekannter Spondylarthrose der BWS. Wie können Sie ein vermutetes Facettensyndrom diagnostisch sichern?

Durch Funktionsuntersuchung der Facettengelenke mit positivem Facettenfederschmerz, Reklinationsschmerz, Rotationsschmerz und Druckdolenz über den Dornfortsätzen kann klinisch der Verdacht einer symptomatischen, degenerativen Verschleißerscheinung erhoben werden. Weiterführend kann die bildwandlergesteuerte Infiltration und daraus resultierende temporäre Schmerzfreiheit zur Diagnosesicherung herangezogen werden.

Eine Infiltration unter sterilen Kautelen sollte stets auf 2 Höhen erfolgen, da ein Spinalnerv das Facettengelenk auf Austrittshöhe und anteilig auch das darunterliegende Facettengelenk innerviert. Unterschieden werden muss eine direkte Kapselinfiltration/Gelenkspalt gegenüber dem R. dorsalis der beteiligten Nervenwurzeln am Isthmusoberrand.

Frage 684

Im Rahmen eines Foulspiels beim Fußball rammt ein gegnerischer Spieler Ihrem Athleten ein Knie in die untere Rückengegend. Der Athlet berichtet über eine schmerzhafte Zerrung und möchte von Ihnen schnell auf der bereitstehenden Therapiebank eingerenkt werden. Wie gehen Sie vor?

Nach beobachtetem Trauma sollte eine gründliche Inspektion, Palpation und Funktionsprüfung erfolgen. Gegebenenfalls kann der Unfallmechanismus auf mobilen Medien erneut nachvollzogen werden. Bei erheblicher traumatischer Schmerzgenese der Wirbelsäule ist bei unklarem Verletzungsbild eine frühzeitige Manipulation kontraindiziert.

Ein direktes Anpralltrauma mit gehöriger Kraft kann zu einer Fraktur der Wirbelkörper, meist im Bereich der Quer- oder Dornfortsätze führen. Eine Manipulation kann zu einem größeren strukturellen, dann iatrogenen Schaden führen, im schlimmsten Fall zu einer Kompromittierung des Neurostatus. Eine erweiterte bildgebende Diagnostik ist zunächst vorzuziehen.

Frage 685

Es stellt sich ein Athlet im begonnenen Aufbautraining nach stattgehabter komplexer Kniefraktur bei Ihnen vor. Es ergibt sich eine manifeste, funktionell-schmerzhafte, segmentale Mikroinstabilität ohne erinnerliches Trauma im Bereich Th 10/11 und Th 11/12 ohne Spondylolyse/-listhesis. Nennen Sie die vermutete Ursache und Therapiemöglichkeiten.

Ursächlich ist häufig ein Trainingsrückstand mit gestörter und unzureichender Aktivierbarkeit der segmental innervierten tiefen Rumpfmuskulatur. Eine gezielte neuromuskuläre Ansteuerung und koordinatives Training sind einzuleiten.

Die tiefen Muskelgruppen um die Mm. multifidii und Mm. rotatores sind Hauptakteure der intersegmentalen Stabilität und verhindern durch unwillkürliche, reaktive Kontraktionen eine segmentale Mikroinstabilität. Sie koordinieren das Zusammenspiel mit der transversalen Bauchmuskulatur und der Beckenbodenmuskulatur und führen zu einer stabilen posturalen Kontrolle des Rumpfes.

Rumpf-Stabilisationsprogramme mit Ausgleichsbewegungen sind mittlerweile in nahezu allen Sportarten im Aufwärm- oder Athletiktraining integriert. In einer Rehabilitationsphase sollten intensive Kräftigungs- und Koordinationsübungen für eine stabile Rumpfmuskulatur sorgen, um das Risiko für Rezidivverletzungen zu reduzieren.

Frage 686

Es stellt sich eine ambitionierte 23-jährige Langläuferin bei Ihnen vor. Laufleistung ca. 80 km/Woche, Körpergröße 175 cm, Körpergewicht 48 kg. Sie verspürt seit einiger Zeit zunehmende belastungsabhängige Schmerzen am Kreuzbein und führt dies als Ursache ihrer momentanen mäßigen Leistungsfähigkeit an. Die Athletin ist aktuell ebenfalls in gynäkologischer Abklärung bei anhaltender Amenorrhoe 8 Monate nach Absetzen der oralen Kontrazeption. An welches folgenschwere Krankheitsbild denken Sie?

An eine Insuffizienzfraktur des Beckens.

Es bestehen deutliche Hinweise für das Vorliegen einer Female Triad mit reduzierter Leistungsfähigkeit, Amenorrhoe und bestehendem Verdacht einer Insuffizienzfraktur des Beckens. Durch repetitive Stressmomente kann es bei dieser Konstellation zu einer Insuffizienzfraktur kommen. Eine MRT-Diagnostik zur Quantifizierung des Befunds ist indiziert.

4.9 Sportlerleiste

Ulrike Muschaweck

Frage 687

Ein Profifußballer kommt direkt aus dem Training, das er wegen extrem starker Schmerzen im Leistenbereich zum wiederholten Mal unterbrechen musste. Welche Pathologie kann diesen Schmerzen zugrunde liegen?

- **Leistenregion: Sportlerleiste (weiche Leiste), Hernie, Lymphknoten**
- **Hüftgelenk: femoroazetabuläres Impingement (FAI), Hüftdysplasie, Labrumriss, Knorpelschaden, foveales Impingement, Ruptur Lig. capitis femoris, freie Gelenkkörper**
- **Hüfte periartikulär: subspinales Impingement, Coxa saltans interna, Bursitis iliopectinea**
- **Os pubis: Symphysitis, Osteitis pubis, Pubalgie, Tendinose M. rectus femoris**
- **Bauchwand: Enthesiopathie, Apophysitis, Tendinose, Tendopathie, Sehnenruptur, Muskelverletzungen, myofasziale Schmerzsyndrome**
- **Rücken/Wirbelsäule: Nervenwurzelkompression, pseudoradikuläre Schmerzen, myofasziale Schmerzsyndrome, funktionelle Störungen, ISG-Pathologie**
- **Intraabdominal: Divertikulose, Prostatahyperplasie, Endometriose, Varicosis, Lig. rotundum, vaskuläre Erkrankungen, Druckerhöhung bei Asthma bronchiale**
- **Generell: Raumforderungen, Infektionen, Stressfrakturen**

Im Rahmen der Erstuntersuchung empfiehlt sich ein strukturierter und geordneter Untersuchungsgang zur Beurteilung der diversen Differenzialdiagnosen unter Einbezug des Zeitpunkts des Auftretens erster Symptome und des ggf. erinnerlichen Unfallhergangs.

Frage 688

Ihre Arbeitshypothese ist in diesem Fall „Sportlerleiste". Welche diagnostischen Maßnahmen sind zur Bestätigung bzw. zum Ausschluss sinnvoll, welche nicht?

Sinnvoll sind:

- **klinische Untersuchung im Stehen**
- **Valsalva-Manöver**
- **statischer und dynamischer Ultraschall**
- **Anamnese mit genauer Erfragung des Schmerzcharakters (Brennen, Ziehen, Ausstrahlung)!**

Wenig bzw. nicht sinnvoll hierfür sind:

- **CT**
- **MRT**
- **konventionelles Röntgen**
- **Laboruntersuchungen**

Von Leistenschmerzen sind vor allem Sportler betroffen, deren Sportart durch einseitige körperliche Belastung mit schnellen, wechselnden Bewegungen wie beim Fußball oder Rugby charakterisiert ist.

Frage 689

Bei der klinischen Untersuchung im Stehen findet sich beim Austasten des Leistenkanals eine schmerzhaft tastbare Vorwölbung im Bereich der Leistenkanalhinterwand. Der Schmerz verstärkt sich beim Husten und Pressen. Welchen Befund erwarten Sie im statischen und dynamischen Ultraschall?

Im statischen Ultraschall (▸ Abb. 4.36) Ausschluss einer Leistenhernie, Beurteilung des Leistenkanals.

Im dynamischen Ultraschall (▸ Abb. 4.37) sieht man unter Valsalva eine umschriebene, im Durchmesser bis zu 2–2,5 cm messende Protrusion der Leistenkanalhinterwand.

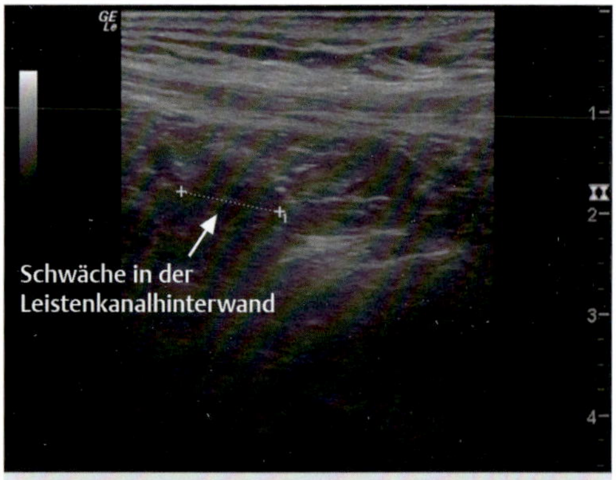

Abb. 4.36 Statischer Ultraschall.

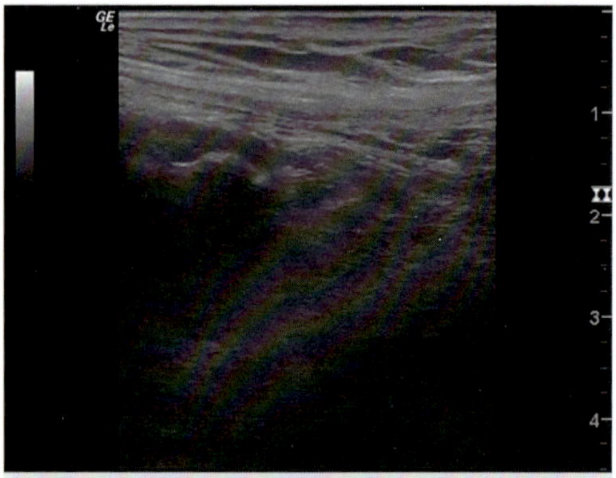

Abb. 4.37 Dynamischer Ultraschall.

Mit der klinischen Untersuchung und der Sonografie ist die Diagnose „Sportlerleiste“ gesichert.

Frage 690

Was ist eine „Sportlerleiste“ pathophysiologisch?

Ein Kompressionssyndrom des R. genitalis des N. genitofemoralis durch eine peritoneale Protrusion der Leistenkanalhinterwand (Transversalisfaszie).

Eine „Sportlerleiste“ ist keine Hernie (▶ Abb. 4.38), denn es gibt keinen Bruchsack (▶ Abb. 4.39).

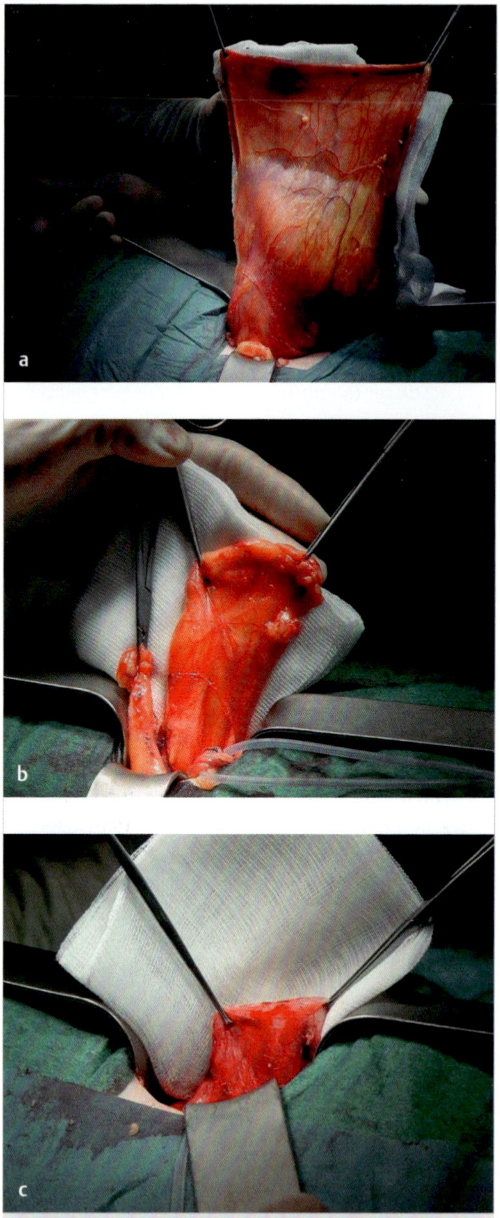

Abb. 4.38 Intraoperativer OP-Situs eines Leistenbruchs mit Darstellung des Bruchsacks.
a Große direkte Leistenhernie, Bruchsack.
b Indirekte Leistenhernie, Bruchsack und Lipom.
c Mediale Protrusion bei „weicher Leiste“/„Sportlerleiste“.

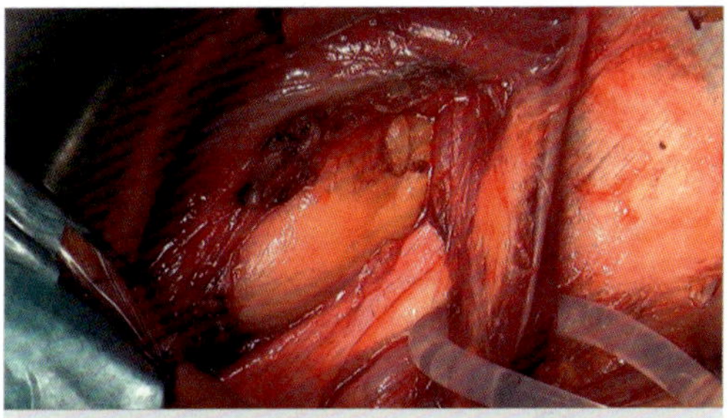

Abb. 4.39 Sportlerleiste. Intraoperative Abbildung der Leistenregion ohne Darstellung eines Bruchsacks.

Frage 691

Welche Therapie ist in diesem Fall indiziert?

Sinnvoll ist ein stufenweises Therapiekonzept. Konservative Therapie mit NSAID (nicht steroidales Antirheumatikum), z. B. Diclofenac 100 mg, in Verbindung mit Physiotherapie.

Wenn sich darunter nach 8 Wochen kein Therapieerfolg einstellt, ist eine OP indiziert. Dieses Zeitfenster ist sehr kurz, denn wenn eine „Sportlerleiste" über längere Zeit besteht, kann es zu einem therapieresistenten chronischen Schmerzsyndrom kommen. Bei jüngeren Patienten, die in aller Regel intakte Faszienverhältnisse aufweisen, ist ein offenes, netzfreies Verfahren die 1. Wahl. Speziell eignet sich hierfür die „Minimal-Repair-Technik" nach Muschaweck, die ein reduziertes Shouldice-Verfahren ist. Bei dieser Operationstechnik wird nur der Hinterwanddefekt unter Schonung der intakten Faszienareale mittels einer Fasziendopplung repariert.

In einer prospektiven Kohortenstudie mit 129 Patienten konnten wir zeigen, dass operierte Sportler nach durchschnittlich 7 Tagen das Training wieder aufnehmen. Bereits nach 14 Tagen waren 80 % der operierten Sportler beschwerdefrei.

Netzverfahren sind bei dieser Patientengruppe kontraindiziert, weil es durch eine Netzeinlage zu einer Aufhebung und Zerstörung des muskulofaszialen Gleitlagers kommt, die ein Karriereende bedeuten kann.

Frage 692

Der Vereinsarzt eines bekannten spanischen Fußballclubs avisiert einen Patienten mit Beschwerden der Hüftregion, bei dem durch das orthopädische Ärzteteam alle intraartikulären Differenzialdiagnosen mittels NMR (Nuclear Magnetic Resonance) ausgeschlossen worden seien. Um welche Differenzialdiagnosen könnte es sich dabei handeln? Wie können Sie klinisch den Ausschluss bestätigen?

Mögliche Differenzialdiagnosen:

- **FAI**
- **Hüftdysplasie**
- **Labrumriss**
- **Knorpelschaden**
- **foveales Impingement**
- **Ruptur des Lig. capitis femoris**
- **freie Gelenkskörper**

Bei intraartikulären Ursachen findet sich klinisch eine schmerzhafte Rotationseinschränkung im Hüftgelenk und ein stechender Schmerz sowie der Eindruck des „Klemmens" des Gelenks.

Anamnestisch typisch ist die Beschreibung des Schmerzes nach abrupten Rotationsbewegungen des Hüftgelenks.

Frage 693

In aller Regel kommen zu einem chirurgisch tätigen Sportarzt Patienten, bei denen bereits im Vorfeld alle orthopädischen Differenzialdiagnosen des Leistenschmerzes abgeklärt sind und die Sportlerleiste (weiche Leiste) als Ausschlussdiagnose übrig bleibt.

Sie untersuchen Ihren Patienten. Die angegebenen Schmerzen sind für eine Sportlerleiste atypisch. Beim Vorliegen einer Sportlerleiste erwartet man bei der klinischen Untersuchung einen Druckschmerz unter Valsalva-Manöver im Bereich der Leistenkanalhinterwand. Außerdem sind brennende und ziehende, in die Oberschenkelinnenseite und in den Hoden ausstrahlende Schmerzen pathognomonisch. Diese Klinik bestätigt sich jedoch bei der Untersuchung nicht, denn der Patient hat keinerlei Druckschmerz im Leistenkanal. Wonach suchen Sie bei der klinischen und der Ultraschalluntersuchung?

Nach der typischen Protrusion der Leistenkanalhinterwand.

Wenn auch diese nicht vorhanden ist, kann eine Sportlerleiste ausgeschlossen werden.

Frage 694

Sie wollen jetzt die periartikulären Differenzialdiagnosen abklären. Welche sind dies und welche klinischen Symptome treten auf?

Differenzialdiagnosen:

- **subspinales Impingement**
- **Coxa saltare interna**
- **Bursitis iliopectinea**

Klinisch zeigt sich am häufigsten ein Schmerz im Hüftgelenk beim Bücken, ein bewegungsabhängiger Leistenschmerz, der wie ein „Muskelschmerz" oder „Adduktorenschmerz" empfunden wird.

Periartikuläre Veränderungen manifestieren sich am häufigsten an der Außenseite und führen zu einer mitunter erheblichen funktionellen Einschränkung der Beweglichkeit mit begleitendem Schmerzsyndrom.

4.10 Sport mit Arthrose

Judith Bleuel, Björn Michel

Frage 695

Durch welche Präventionsmaßnahmen kann das Arthroserisiko gesenkt werden?

- **regelmäßige sportliche Aktivität und/oder Muskelaufbautraining**
- **bereits ab der frühen Kindheit viel Bewegung**
- **normalgewichtig bleiben**
- **Verletzungsprophylaxe**
- **Gelenkbeweglichkeit erhalten**
- **frühzeitig mögliche Beinlängendifferenzen, Fehlstellungen oder pathologische Bewegungsmuster diagnostizieren**
- **Korrekturen durch aktive und passive Maßnahmen**
- **gesunde Ernährung**

Die Grundlage für einen gesunden, belastungsfähigen Gelenkknorpel wird durch regelmäßige sportliche Aktivität mit vielfältigen Belastungsanforderungen in der Kindheit gelegt. Beinlängendifferenzen, Fehlstellungen in der Beinachse oder pathologische Bewegungsmuster sollten mithilfe von klinischen Untersuchungen (z. B. Inspektion, Palpation, Beweglichkeitsprüfung, Funktionsdiagnostik), bildgebenden Verfahren (z. B. Röntgen, MRT) und biomechanischen Methoden (z. B. Bewegungsanalyse) frühzeitig diagnostiziert werden. Korrekturen können bevorzugt durch aktive Maßnahmen (Muskeltraining, Koordinationstraining, sensomotorisches Training, Einstudieren von physiologischen Bewegungsmustern), aber auch durch passive Maßnahmen (Einlagen, Orthesen) und in schweren Fällen durch Umstellungsosteotomien erzielt werden.

Frage 696

Welche Sportarten/welches Training raten Sie Patienten mit moderater Coxarthrose?

- **Sportarten mit**
  - **moderater Intensität**
  - **mittleren Impacts**
  - **mittlerer Dauer (max. 2 Stunden am Stück)**
  - **geringem Sturz- und Verletzungsrisiko**
  - **Bsp.: Walking, Skilanglauf, Schwimmen, Wandern (bergab ggf. Gondel nehmen), Rudern, Radfahren (ggf. mit tiefem Einstieg), Tai-Chi, Pilates, Wirbelsäulengymnastik**
  - **Bsp. bei Vorerfahrung: Skifahren, Mountainbiken, Tennis, Reiten**
- **Training mit**
  - **moderater und hoher Intensität**
  - **mittleren Impacts**
  - **mittlerer Dauer (max. 2 Stunden am Stück)**
  - **Bsp.: Balance-Training, propriozeptives Training**

Sport im Allgemeinen kann das Fortschreiten der Arthrose in allen Stadien verlangsamen und die Indikation zu einem Gelenkersatz herauszögern. Sportliche Arthrosepatienten profitieren nicht nur in Bezug auf das betroffene Gelenk (Funktion und Schmerz), sondern auch in Bezug auf die gesamte physische und psychische Gesundheit. Bei der Wahl der Sportart müssen die Intensität, das Ausmaß der Impacts auf das Gelenk, das Verletzungsrisiko, die Verletzungshistorie, die Erfahrung und das Körpergewicht des Patienten bedacht werden. Sportarten mit hohen Impacts (Landungen, Stop-and-Gos, Richtungswechsel), hoher Intensität, langer Belastungsdauer (über 2 Stunden), hoher Verletzungsgefahr und unbekannte Sportarten mit Sturz- und Verletzungsgefahr sollten in allen Arthrosestadien gemieden werden (z. B. Lang-Distanz-Läufe, Marathon, Halbmarathon, Trailrunning, Basketball, Hockey, Fußball, Handball, Eishockey, Volleyball, Squash, Badminton, Kampfsportarten, Gewichtheben).

Frage 697

Welches Training raten Sie Patienten mit ausgeprägter aktivierter Coxarthrose?

- **Training im Wasser (Wassergymnastik, Aqua-Jogging ggf. mit Auftriebsgürtel/-weste, Kraul- oder Rückenschwimmen)**
- **aerobes Training**
- **moderates Ausdauertraining mit geringer Intensität**
- **Fahrradergometer**
- **Beweglichkeitstraining**
- **progressive Muskelkräftigung an Geräten oder mit eigenem Körpergewicht**
- **Training unter Aufsicht**
- **regelmäßiger, moderater Sport**

Siehe Frage 696. Im Falle von Schmerzen können zur Steigerung der Beweglichkeit und der Compliance in den ersten Wochen des Trainings schmerzreduzierende Medikamente verabreicht werden. Das Abraten von sportlicher Aktivität aufgrund von extremer Arthrose muss unbedingt auch vor dem Hintergrund der negativen Folgen (fehlende soziale Kontakte, Reduktion des Selbstbewusstseins, Verschlechterung der Lebensqualität) individuell beurteilt werden.

Frage 698

Wie beraten Sie eine übergewichtige Patientin mit moderater Gonarthrose hinsichtlich sportlicher Aktivität zur positiven Beeinflussung ihrer Beschwerdesymptomatik?

- **regelmäßig und andauernd trainieren**
- **zu Beginn unter Aufsicht trainieren**
- **in der Gruppe trainieren**
- **Training im Wasser (Aquajogging, Rückenschwimmen, kein Brustschwimmen)**
- **Training nach der Dauermethode mit geringer Intensität zur Aktivierung des Fettstoffwechsels**
- **zur Muskelkräftigung höhere Intensitäten bevorzugen**
- **Dehnung**
- **aerobe Aktivitäten**

Durch gezieltes Training können Schmerzen reduziert, die Muskel- und Gelenkfunktion verbessert, die Lebensqualität gesteigert, Körpergewicht reduziert und das Fortschreiten der Arthrose verlangsamt werden. Die wichtigsten Aspekte sind Kontinuität und Regelmäßigkeit. Im Falle von Angst vor Schmerzen können zur Steigerung der Beweglichkeit und der Compliance in den ersten Wochen des Trainings schmerzreduzierende Medikamente verabreicht werden. Ebenso kann eine anfängliche Trainingsperiode im Wasser für übergewichtige Patienten für den Einstieg hilfreich sein. Training mit höheren Intensitäten, mit Gewichten und Training an Land führen jedoch zu einer höheren funktionalen Leistung, mehr Muskelaufbau und einer größeren Schmerzreduktion.

Frage 699

Welche Vor- und Nachteile sehen Sie im Einsatz von passiven Hilfsmitteln zur Belastungsreduktion der geschädigten Gelenkareale?

- **Vorteile:**
  - **Stabilisierung**
  - **Ruhigstellung**
  - **kurzfristige positive Effekte**
  - **Schmerzreduktion**
  - **Wiederherstellung der Funktion im Alltag**
- **Nachteile:**
  - **langfristig keine Effekte**
  - **geringe Compliance**
  - **Verschiebung der Problematik auf andere Regionen**

Kurzfristig können Orthesen Schmerzen, Entzündungen und die Funktion im Gelenk bei Arthrose verbessern. Bei medialer Gonarthrose besteht die Möglichkeit, valgisierende Orthesen zu verwenden. Sie können durch eine Veränderung der Belastungsachse das Knieadduktionsmoment reduzieren und damit zur Entlastung des medialen Kompartments beitragen.

Die Verwendung von passiven Hilfsmitteln bei Arthrose muss vor dem Hintergrund der tatsächlichen klinischen Effizienz kritisch betrachtet werden. Das langfristige Outcome von Einlagen und Orthesen ist fragwürdig. Die Compliance der Patienten, die Orthesen oder Einlagen über einen langen Zeitraum zu tragen, ist aufgrund von Komfort, Aufwand und Handhabung gering. Von lateral erhöhten Schuheinlagen wird abgeraten. Es sollten zunächst sämtliche aktiven Maßnahmen ausgeschöpft werden und, wenn passive Hilfsmittel zum Einsatz kommen, die aktiven Maßnahmen begleitend weiter durchgeführt werden.

4.11 Sport mit Prothese

Judith Bleuel, Björn Michel

Frage 700

Welche Aspekte berücksichtigen Sie bei der Beratung einer Person mit künstlichem Gelenkersatz im Hinblick auf Sport?

- **Sportbeginn frühestens 3 Monate post OP**
- **Rehasport anbieten**
- **Aufklärung über Luxationsgefahren**
- **Prothesenart und -design: Große, stabile Prothesen (z. B. Hüfte) bieten bessere Lastverteilung und sind belastbarer als kleine Prothesen (z. B. Schulter).**
- **Prothesenmaterial: Moderne Prothesen mit hoch vernetztem Polyethylen zeigen weniger Abrieb und sind belastbarer.**
- **Verlauf von OP und Reha: Weniger traumatische OP-Zugänge und individuell abgestimmte Reha-Programme ohne Komplikationen bieten größere Chancen eines aktiven Lebensstils mit hoch dynamischen Sportarten.**
- **Individuelle Aspekte des Patienten: sportliche Vorerfahrung, sportliche Eignung, Leistungsstand, Alter des Patienten, Kompetenz, Tagesform, psychologische Faktoren, Angst**
- **Vermeidung von Stürzen und Verletzungsgefahr**

Aufgrund der vielfältigen positiven Effekte von Sport auf die physische und psychische Gesundheit sollte zu einem aktiven Lebensstil ausdrücklich geraten werden. Die Gefahr einer möglichen Überlastung der Prothese durch Sport sollte kritisch gegenüber den negativen Folgen von Inaktivität (soziale Isolation, Bewegungsmangelerkrankungen, Verminderung der Lebensqualität) individuell beurteilt werden. Im Allgemeinen ist für einen gesunden und geübten Sporttreibenden das Ausüben seiner Sportart auch nach dem Einsatz einer Endoprothese und nach erfolgreicher Rehabilitationsphase möglich und geeignet. Es wird empfohlen, sehr aktive Personen mit Endoprothese engmaschiger auf Osteolyse und Inlay-Verschleiß zu untersuchen.

Frage 701

Welche diagnostischen Methoden setzen Sie ein, um die Sportfähigkeit einer Person mit Knieendoprothese zu beurteilen?

- **Biomechanische Messmethoden:**
  - **Kraftmessung (Beurteilung von Kraftniveau und muskulären Dysbalancen in den kniegelenksumgebenden Muskeln, Vergleich zwischen operiertem und nicht operiertem Bein bzw. zwischen Agonisten und Antagonisten)**
  - **instrumentelle Gang- und Bewegungsanalyse (Beurteilung von Beinachse, Fußstellung, Bewegungsausmaß und möglichen Schonhaltungen)**
  - **Funktionstests (Beurteilung von Muskelfunktion, Koordination und Bewegungsausmaß)**
- **Physiologische Messmethoden:**
  - **Spirometrie (Beurteilung der Ausdauerleistungsfähigkeit und der konditionellen Voraussetzungen)**
- **Weitere Methoden:**
  - **Anamnese, Fragebogen, Interview (Beurteilung der sportlichen Vorerfahrung, des Leistungsstands, der Verletzungshistorie und psychologischer Faktoren, wie z. B. Angst vor Schmerzen, Luxation oder Verletzung)**

Noch Jahre nach der Implantation einer Knieendoprothese können das Bewegungsmuster in den Gelenken der unteren Extremitäten und die Muskelkraft Defizite aufweisen. Dies kann zu Überlastungen der Prothese oder anderer Strukturen führen und bspw. eine Arthrose im kontralateralen Kniegelenk begünstigen. Besonderes Augenmerk sollte bei Knieprothesenträgern auf die Muskelkraft des Quadriceps femoris und die Balance zwischen Quadriceps femoris und Hamstrings (der Quotient Hamstringkraft zu Quadrizepskraft [H/Q] sollte etwas zwischen 0,5 und 0,8 liegen) gelegt werden. Beim Gang- und Laufmuster sollte darauf geachtet werden, dass die Patienten beim Fersenaufsatz das operierte Bein nahezu gestreckt aufsetzen und in der Standphase das operierte Kniegelenk ausreichend beugen.

Frage 702

Mit welchen Trainingsinhalten sollte sich eine Person mit künstlichem Gelenkersatz auf die Wiederaufnahme der sportlichen Aktivität vorbereiten?

- **Beweglichkeitstraining:**
  - **Dehnübungen**
  - **Bewegungsausmaß steigern bis in den sportartspezifischen Bereich**
- **Krafttraining:**
  - **Maximalkraft steigern**
  - **inter- und intramuskuläre Koordination verbessern**
  - **muskuläre Dysbalancen zwischen Agonisten und Antagonisten bzw. zwischen operierter und nicht operierter Extremität ausgleichen**
- **Gang- und Bewegungsschulung:**
  - **Schonhaltungen aufzeigen, bewusst machen und ausgleichen**
  - **dynamisches Bewegungsausmaß steigern**
  - **physiologische Bewegungsmuster einstudieren**
  - **Bewegungsmuster unter Last einstudieren**
  - **sportartspezifische Bewegungsmuster unter vereinfachten Bedingungen einstudieren**
- **Ausdauertraining:**
  - **Herz-Kreislauf-Belastung steigern**
  - **konditionelle Grundlagen legen**
- **Sportartspezifisches Aufbautraining:**
  - **dynamische Übungen mit koordinativen Herausforderungen durchführen**
  - **komplexe sportartspezifische Elemente unter vereinfachten Bedingungen einüben**

Die Mobilisation des Gelenks steht immer vor der Stabilisation. Vor der zunehmend intensiver werdenden Kräftigung der Muskulatur steht daher zunächst die Verbesserung der Gelenkbeweglichkeit. Sportartspezifische Anforderungen müssen berücksichtigt werden. Es wird empfohlen, trotz leichter Schmerzen weiter zu trainieren. Die Rückkehr zum Sport muss außerdem vor dem Hintergrund der methodischen Grundsätze des Trainings (siehe Frage 703) vorbereitet werden.

Frage 703

Welche Prinzipien der Trainingssteuerung sind für die Leistungssteigerung bei Patienten mit Prothese wichtig?

- **Prinzip der progressiven Belastungssteigerung**
- **Prinzip der Variation der Trainingsbelastung**
- **Prinzip der Periodisierung und Zyklisierung**
- **Prinzip der Individualität und Altersgemäßheit**
- **Prinzip der optimalen Belastungsfolge**
- **Prinzip der Kontinuität**

- *Die Belastung sollte progressiv gesteigert werden, damit der Organismus sich optimal an die Reize anpassen kann. Zuerst sollte die Häufigkeit der Trainingseinheiten, dann die Dichte, dann der Umfang und zuletzt die Intensität gesteigert werden (progressive Belastungssteigerung).*
- *Gleiche Trainingsreize verlieren mit der Zeit ihre Wirkung. Daher ist es wichtig, das Training zu variieren, um Monotonie für Psyche und den Organismus zu vermeiden (Variation der Trainingsbelastung).*
- *Das Training sollte geplant sein. Auch Regenerationszeiten sind hier wichtig (Periodisierung und Zyklisierung).*
- *Die individuellen Voraussetzungen der Patienten müssen berücksichtigt und die einzelnen Ziele und Belastungsgrenzen daran angepasst werden (Individualität und Altersgemäßheit).*
- *Innerhalb einer Einheit sollten sowohl Aufwärmen, Hauptteil und Cool-Down als auch koordinative und konditionelle Inhalte sinnvoll in ihrer Reihenfolge aufgebaut sein (optimale Belastungsfolge).*
- *Durch lange Trainingspausen ist mit einem Leistungsrückgang zu rechnen. Daher sollte das Training unbedingt regelmäßig und andauernd durchgeführt werden (Kontinuität).*
- *Der Trainingsfortschritt sollte regelmäßig durch einen Arzt und/oder Therapeuten überprüft und dokumentiert und die Trainingsinhalte und -umfänge entsprechend angepasst werden.*

Literatur

[1] **Anderson** RB, Hunt KJ, McCormick JJ. Management of common sports-related injuries about the foot and ankle. J Am Acad Orthop Surg 2010; 18: 546–556

[2] **Aqil** A, Siddiqui MR, Solan M et al. Extracorporeal shock wave therapy is effective in treating chronic plantar fasciitis: a meta-analysis of RCTs. Clin Orthop Relat Res 2013; 471: 3645–3652. doi:10.1007/s11999-013-3132-2

[3] **Askling** CM, Malliaropoulos N, Karlsson J. High-speed running type or stretching-type of hamstring injuries makes a difference to treatment and prognosis. DBr J Sports Med 2012; 46(2): 86–7

[4] **Bachl** N, Löllgen H, Tschan H, Wackerhage H, Wessner B, Hrsg. Molekulare Sport- und Leistungsphysiologie. Wien: Springer; 2018

[5] **Bernasconi** A, Lintz F, Sadile F. The role of arthroereisis of the subtalar joint for flatfoot in children and adults. EFORT Open Rev 2017; 2: 438–446. doi:10.1302/2058-5241.2170009

[6] **Boden** BP, Osbahr DC. High-risk stress fractures: evaluation and treatment. J Am Acad Orthop Surg 2000; 8: 344–353

[7] **Böning** D. Muskelkater. Dtsch Z Sportmed 2000; 51: 63–64

[8] **Brockwell** J, Yeung Y, Griffith JF. Stress fractures of the foot and ankle. Sports Med Arthrosc Rev 2009; 17: 149–159. doi:10.1097/JSA.0b013e3181b12727

[9] **Calder** JD, Bamford R, Petrie A et al. Stable Versus Unstable Grade II High Ankle Sprains: A Prospective Study Predicting the Need for Surgical Stabilization and Time to Return to Sports. Arthroscopy 2016; 32: 634–642. doi:10.1016/j.arthro.2015.10.003

[10] **Cardinal** E, Chhem RK, Beauregard CG et al. Plantar fasciitis: sonographic evaluation. Radiology 1996; 201: 257–259. doi:10.1148/radiology.201.18816554

[11] **Carreira** DS, Sandilands SM. Radiographic factors and effect of fifth metatarsal Jones and diaphyseal stress fractures on participation in the NFL. Foot Ankle Int 2013; 34: 518–522. doi:10.1177/1071100713477616

[12] **Cha** SM, Shin HD, Kim KC et al. Simple excision vs the Kidner procedure for type 2 accessory navicular associated with flatfoot in pediatric population. Foot Ankle Int 2013; 34: 167–172. doi:10.1177/1071100712467616

[13] **Clanton** TO, Ford JJ. Turf toe injury. Clin Sports Med 1994; 13: 731–741

[14] **Clutton** J, Perera A. Vitamin D insufficiency and deficiency in patients with fractures of the fifth metatarsal. Foot (Edinb) 2016; 27: 50–52. doi:10.1016/j.foot.2015.08.005

[15] **Dugan** SA, Bhat KP. Biomechanics and analysis of running gait. Phys Med Rehabil Clin N Am 2005; 16: 603–621. doi:10.1016/j.pmr.2005.02.007

[16] **eigene** Daten des Autors

[17] **eigene** Umfrageergebnisse des Autors/AGA-Instruktoren

[18] **Ekstrand** J, Hägglund M, Waldén M. Epidemiology of muscle injuries in professional football (soccer). Am J Sports Med 2011; 39: 1226–1232

[19] **Engel** T, Arampatzis A, Moreno Català M et al. Perturbations in prevention and therapy of low back pain: A new approach. Dtsch Z Sportmed 2018; 69: 247–254

[20] **Goode** AP, Reiman MP, Harris L et al. Eccentric training for prevention of hamstring injuries may depend on intervention compliance. Br J Sports Med 2015; 49(6): 349–356

[21] **Greaser** MC. Foot and Ankle Stress Fractures in Athletes. Orthop Clin North Am 2016; 47: 809–822. doi:10.1016/j.ocl.2016.05.016

[22] **Grim** C, Krifter RM, Hrsg. Schulterinstabilität. GOTS-Expertenmeeting Burg/Spreewald vom 29.05.–01.06.2014. Jena: Vopelius/Verlags-Comptoir Rolle; 2015

[23] **Grim** C, Engelhardt M. Die Sportlerschulter. Stuttgart: Schattauer; 2016

[24] **Grosserlinden** LG, Hartel M, Yamamura J et al. Isolated syndesmotic injuries in acute ankle sprains: diagnostic significance of clinical examination and MRI. Knee Surg Sports Traumatol Arthrosc 2016; 24: 1180–1186. doi:10.1007/s00167-015-3604-x

[25] **Heitmann** M, Frosch K-H, Wittner B et al. AWMF-Leitlinie Posttraumatische Schulterinstabilität (AWMF-Nr. 012-013). Leitlinien Unfallchirurgie DGU Leitlinien Kommission Berlin (2019). Im Internet: https://register.awmf.org/assets/guidelines/012-013l_S1_Posttraumatische_-Schulterinstabilitaet_2019-03_01.pdf; Stand: 04.01.2022

[26] **Hochschild** J. Strukturen und Funktionen begreifen. Funktionelle Anatomie – Therapierelevante Details. LWS, Becken, Hüftgelenk, Untere Extremität. 3. Aufl. Stuttgart: Thieme; 2012: 155–237

[27] **Hotfiel** T, Hoppe MW, Heiss R et al. From lab to field: PRICE therapy is associated with the downregulation of intramuscular tissue perfusion but not with reactive hyperemia. JOSPT 2020

[28] **Jegal** H, Park YU, Kim JS et al. Accessory Navicular Syndrome in Athlete vs General Population. Foot Ankle Int 2016; 37: 862–867. doi:10.1177/1071100716644791

[29] **Johannsen** FE, Herzog RB, Malmgaard-Clausen NM et al. Corticosteroid injection is the best treatment in plantar fasciitis if combined with controlled training. Knee Surg Sports Traumatol Arthrosc 2019; 27: 5–12. doi:10.1007/s00167-018-5234-6

[30] **Kahn** SB, Xu RY. Piriformis Syndrome. Musculoskeletal Sports and Spine Disorders 2017. doi:10.1007/978-3-319-50512-1_51

[31] **Klonz** A, Reilmann H. Bizepssehne. Diagnostik, Therapie und Ergebnisse nach proximalen und distalen Rupturen. Der Orthopäde 2000; 29(3): 209–15

[32] **Knapp** PW, Constant D. Posterior Tibial Tendon Dysfunction. In: StatPearls. Treasure Island (FL): 2022

[33] **Koller** H, Zeller J, Ferraris L et al. Sagittale Balance und posttraumatische Fehlstellungen der Brust- und Lendenwirbelsäule. Teil 1. Orthopädie und Unfallchirurgie up2date 2009; 4(5): 277–290

[34] **Kon** Kam King C, Loh Sy J, Zheng Q et al. Comprehensive Review of Non-Operative Management of Hallux Rigidus. Cureus 2017; 9: e987. doi:10.7759/cureus.987

[35] **Lehmann** L-J, Hrsg. Die Scapula. Amsterdam: Elsevier; 2015

[36] **Loizides** A, Gruber H, Peer S et al. Muskelverletzungen des Sportlers. Stellenwert des Ultraschalls. Der Radiologe 2017; 57: 1019–1028. doi:10.1007/s00117-017-0292-1

[37] **Lombard** WP, Abbott FM. The mechanical effects produced by the contraction of individual muscles of the thigh of the frog. American Journal of Physiology 1907; 20: 1–60

[38] **Martetschläger** F, Imhoff AB. Schulterluxation des Sportlers. Orthopäde 2014; 43: 236–243. doi:10.1007/s00132-013-2146-5

[39] **Matheson** GO, Clement DB, McKenzie DC et al. Stress fractures in athletes. A study of 320 cases. Am J Sports Med 1987; 15: 46–58. doi:10.1177/036354658701500107

[40] **Mendez-Villanueva** A, Suarez-Arrones L, Rodas G et al. MRI-Based regional muscle use during hamstring strengthening exercises in elite soccer players. PLoS ONE 2016; 11(9): e0161356. Im Internet: https://doi.org/10.1371/journal.pone.0161356; Stand: 03.01.2022

[41] **Metze** M, Siekmann H, Josten C. Belastungsinduziertes Kompartmentsyndrom der Peronealloge nach Bowling. Unfallchirurg 2007; 110: 1065–1067. doi:10.1007/s00113-007-1289-4
[42] **Mortensen** SP, Saltin B. Regulation of the skeletal muscle blood flow in human. Experimental Physiology 2014; 99 (12): 1552–1558. doi:10.1113/expphysiol.2014081620
[43] **Müller** D, Reinig Y, Hoffmann R et al. Return to sport after acute acromioclavicular stabolization: a randomized control of double-suture-button system versus clavicular hook plate compared to uninjured shoulder sport athlets. Knee Surg Sports Traumatol Arthrosc 2018; 26: 3832–3847. doi:10.1007/s00167-018-5044-x
[44] **Müller-Wohlfahrt** H-W, Ueblacker P, Hänsel L. Muskelverletzungen im Sport. Stuttgart: Thieme; 2010
[45] **Nigg** BM, Baltich J, Hoerzer S et al. Running shoes and running injuries: mythbusting and a proposal for two new paradigms: „preferred movement path“ and „comfort filter“. Br J Sports Med 2015; 49: 1290–1294. doi:10.1136/bjsports-2015-095054
[46] **Raschka** C, Nitsche L. Praktische Sportmedizin. Stuttgart: Thieme; 2016
[47] **Saltzman** CL, el-Khoury GY. The hindfoot alignment view. Foot Ankle Int 1995; 16: 572–576. doi:10.1177/107110079501600911
[48] **Schenker** A, Schiltenwolf M, Schwarze M et al. Schmerzquelle Iliosakralgelenk, Funktionelle Anatomie, Symptome und klinische Bedeutung. Orthopäde 2020; 49: 1000–1005
[49] **Schneider** MM, Beyer W, Hollinger B et al. Der Tennisellenbogen. Stellenwert der manuellen und chirurgischen Therapie. Manuelle Medizin 2018; 56(2).
[50] **Schöffl** V, Simon M, Lutter C. Finger- und Schulterverletzungen im Klettersport. Orthopäde 2019; 48: 1005–1012. doi:10.1007/s00132-019-03825-3
[51] **Seil** R, Tischer T, Hrsg. Primärprävention von Sportverletzungen. 6. GOTS-Expertenmeeting Luxemburg 19.09.–22.09.2019. Jena: Vopelius/Verlags-Comptoir Rolle; 2020
[52] **Smith** K, Waldrop N. Operative Outcomes of Grade 3 Turf Toe Injuries in Competitive Football Players. Foot Ankle Int 2018; 39: 1076–1081. doi:10.1177/1071100718775967
[53] **Steuer** K, Steuer V. Wie entsteht ein akutes Kompartmentsyndrom ohne Trauma? Trauma Berufskrankh 2017; 19: 11–19. doi:10.1007/s10039-017-0233-2
[54] **Szeimies** U, Staebler A, Walther M. Bildgebende Diagnostik des Fußes und Sprunggelenks. 2. Aufl. Stuttgart: Thieme; 2021
[55] **Thevendran** G, Deol RS, Calder JD. Fifth metatarsal fractures in the athlete: evidence for management. Foot Ankle Clin 2013; 18: 237–254. doi:10.1016/j.fcl.2013.02.005
[56] **Ullrich** C. Praxisbuch Stoßwellentherapie. Amsterdem: Elsevier; 2020
[57] **Vanore** JV, Christensen JC, Kravitz SR et al. Diagnosis and treatment of first metatarsophalangeal joint disorders. Section 2: Hallux rigidus. J Foot Ankle Surg 2003; 42: 124–136. doi:10.1053/jfas.200350037
[58] **Wackerhage** H. Anpassung an Krafttraining. In: Bachl N, Löllgen H, Tschan H, Wackerhage H, Wessner B, Hrsg. Molekulare Sport- und Leistungsphysiologie. Wien: Springer; 2018: 305–318
[59] **Wiemann** K, Günter T. Relative activity of hip and knee extensors in sprinting – implications for training. New Studies in Athletics 1995; 10: 29–49
[60] **Zink** W, Sinner B, Zausig Y et al. Myotoxizität von Lokalanästhetika. Anaesthesist 2007; 56: 118–127

5 Sportneurologie

Claus Reinsberger

II

Frage 704

Mit welchen Inhalten beschäftigt sich die Sportneurologie?

- **(konservative) sportassoziierte Neurotraumatologie (Schädel-Hirn-Traumata [SHT]/Gehirnerschütterungen, periphere Nervenschäden)**
- **Sport- und Bewegungstherapie bei neurologischen/neurodegenerativen Erkrankungen**
- **sportbedingte neurologische Überlastungssyndrome (z. B. Dystonien, Fehlregulationen im autonomen Nervensystem [ANS], überlastungsinduzierte Engpasssyndrome)**
- **neurologisch-neurowissenschaftliche Determinanten von Training und Leistung und deren Entwicklung**

Wenngleich die konservative Neurotraumatologie den Großteil der sportneurologischen Fragestellungen bestimmt, sollten die anderen genannten Themenbereiche nicht vergessen werden. Insbesondere der Sport- und Bewegungstherapie bei neurologischen Erkrankungen kommt auf Grund der zuletzt vermehrt dokumentierten Evidenz nicht nur gesellschaftlich eine große Bedeutung zu.

5.1 Sportassoziierte Erkrankungen und Verletzungen des Nervensystems

5.1.1 Zentrales Nervensystem

Frage 705

Wie lassen sich sportassoziierte SHT klassifizieren und welche Formen sind am häufigsten?

SHT lassen sich je nach Art, Schwere, Lokalisation, Entstehungsmechanismus oder physiologischer Reaktion klassifizieren. Zumeist unterscheidet man SHT anhand ihres Schweregrads nach der Glasgow Coma Scale (GCS; leichte, mittelschwere und schwere Formen). Sportassoziierte SHT kommen zumeist als leichte Formen vor. Mittelschwere oder schwere SHT können zwar im Rahmen von Hochgeschwindigkeitssportarten (z. B. im Rennsport) entstehen, sind dort allerdings auch selten.

Viele der Symptome bei leichten SHT werden durch die GCS nicht oder nur ungenügend erfasst. Sie eignet sich daher nur bedingt zur Diagnose oder zum Ausschluss eines leichten SHT, da wichtige Symptomgruppen (neuropsychologische oder affektive Probleme, vestibulookuläre Funktionsstörungen etc.) in der GCS nicht überprüft werden.

Frage 706

Was versteht man unter einer sportassoziierten Concussion (saC)?

Die saC stellt die leichteste Form des leichten SHT im Rahmen sportlicher Betätigung dar. Amnesie und/oder Bewusstseinsstörungen können vorkommen, sind jedoch entgegen der früheren Lehrmeinung nicht obligat. Einen einheitlichen deutschen Begriff für „Concussion" gibt es nicht, da unterschiedliche Terminologien (z. B. Commotio, Gehirnerschütterung) und Klassifikationen z. T. nicht alle Charakteristika einer Concussion berücksichtigen, sondern sich noch auf diese beiden Zielsymptome beziehen.

Verschiedene klinische Facetten einer Concussion wurden erst in den letzten Jahrzehnten beschrieben. Diese können nicht nur nach sportassoziierten, sondern auch nach anderen Concussions/SHT auftreten.

Frage 707

Wodurch definiert sich eine saC?

Bei der saC handelt es sich um eine traumatische Hirnschädigung, die durch biomechanische Kräfte beim Sport hervorgerufen wird.

- *Krafteinwirkung direkt oder indirekt*
- *(zumeist) rasch einsetzende Symptome mit spontaner Besserung bei Ruhe*
- *neuropathologische Veränderungen möglich, aber Standardbildgebung (inkl. MRT) negativ*
- *große Variabilität an Symptomen, Bewusstseinsstörung nicht obligat*
- *sequenzielle Besserung der Symptome*
- *Symptome und Befunde nicht durch Co-Morbiditäten, Medikamente, Noxen (Drogen, Alkohol etc.) oder andere Verletzungen erklärbar*

Frage 708

Wie häufig sind saC und bei welchen Sportarten treten sie am häufigsten auf?

Je nach Land sind ca. 1–30 % aller SHT sportassoziiert. Schätzungen in Deutschland gehen von einer Inzidenz von 19,4/100 000 aus, was ca. 44 000 Fällen pro Jahr entspräche, konkrete Zahlen liegen hierzu jedoch nicht vor. In den USA liegt die Anzahl von saC bei ca. 1,7–3,6 Mio. pro Jahr.

Das größte Risiko besteht bei Kollisionssportarten wie Rugby, Eishockey und American Football (je nach Untersuchung 0,8–4,18/h Athletenexposition).

Die Inzidenzrate im Fußball ist mit 0,01–0,4/1000 h Athletenexpositionen eher niedrig, die absolute Häufigkeit der Fälle in Deutschland aufgrund der Popularität der Sportart jedoch sehr hoch. Dabei besteht eine nicht unerhebliche Dunkelziffer, z. B. durch Verharmlosung der mit einer saC assoziierten Symptome.

Frage 709

Wie entsteht eine saC?

Durch die Übertragung von longitudinal auf den Schädel auftreffenden Kräften, die in diffuse rotatorische Kräfte im Inneren des Gehirns umgewandelt werden. Nervenfasern in der weißen Substanz werden oft unabhängig vom Ort des Aufpralls multifokal geschädigt (= diffuser axonaler Schaden). Bei einer Concussion kommt es somit zu einer Kommunikationsstörung zwischen verschiedenen Zentren im Gehirn. Die geschädigten Nervenzellen weisen eine z. T. mehrere Tage anhaltende Beeinträchtigung des Energiestoffwechsels auf, die vorwiegend durch Akkumulation von Kalziumionen in den Mitochondrien entsteht.

Ein Coup/Contre-Coup-Mechanismus ist eher bei mittelgradigen SHT als bei Concussions zu finden.

Frage 710

Beschreiben Sie die klinische Präsentation einer saC.

saC präsentieren sich klinisch-symptomatologisch oft sehr unterschiedlich und variabel. Folgende Störungen können vorkommen:

- **neuropsychologische Defizite wie Störungen des (verbalen oder visuellen) Gedächtnisses, der Reaktionsgeschwindigkeit, der Prozessgeschwindigkeit, der Aufmerksamkeit oder exekutiven Funktionen**
- **fokale neurologische Symptome (z. B. Sensibilitätsstörungen)**
- **somatische Symptome wie Kopfschmerzen (ca. 50 % der Fälle), Schwindel, Übelkeit**
- **vestibulookuläre Störungen (z. B. Skotome, Doppelbilder etc.)**
- **Schlafstörungen (z. B. Ein- oder Durchschlafstörungen)**
- **affektive Störungen (z. B. depressive Stimmungsschwankungen), Angststörungen oder andere neuropsychiatrische Symptome**

Im Rahmen einer Erstevaluation muss bei V. a. eine saC ein Screening für sämtliche dieser möglichen Symptome erfolgen. Oft lassen sich die erhobenen Befunde einem oder mehreren Symptom-Clustern zuordnen (Kognition, Fatigue, Angst-/Stimmungsstörung, Kopfschmerz/Migräne, okulär oder vestibulär). Aufgrund der hohen Co-Morbidität muss auch immer eine Beurteilung der Halswirbelsäule (HWS) erfolgen.

Frage 711

Wie gehen Sie bei der Untersuchung eines Athleten mit saC vor?

Zunächst muss eine Überprüfung und ggf. Stabilisierung der Vitalparameter nach ABC-Schema erfolgen. Im Anschluss daran sollten alle potenziell betroffenen klinischen Domänen im Rahmen eines Screenings beurteilt werden. Dies erfolgt je nach Setting primär klinisch (z. B. am Spielfeldrand) oder mit apparativer Hilfe (z. B. in Praxis oder Krankenhaus).

5

Ziel des Screenings am Spielfeldrand oder in der Halle ist nicht die sichere Diagnosestellung, sondern vielmehr der sichere Ausschluss einer Concussion. Screening-Verfahren sollten daher eine hohe Sensitivität auf Kosten der Spezifität haben. Im Zweifelsfall ist von einer Concussion auszugehen, bis das Gegenteil bewiesen ist.

Frage 712

Welche evaluierten klinischen Hilfsmittel/Protokolle können bei V.a. eine saC eingesetzt werden?

- **Sport Concussion Assessment Tool (SCAT), derzeit in der 5. Version (jeweils in einer Version für die Beurteilung auf dem Spielfeld oder im Untersuchungszimmer außerhalb des Spielfelds)**
- **Vestibulo-Ocular Motor Screening (VOMS)**

Cave: Kein Protokoll oder Test kann allein die Diagnose einer Concussion stellen oder widerlegen! Dies muss durch eine eingehende klinische Untersuchung, ggf. unter Zuhilfenahme von Zusatzuntersuchungen, erfolgen.

Als Werkzeuge zum klinischen Screening sind diese Verfahren jedoch gut geeignet. Wenngleich viele Biomarker derzeit erforscht werden, ist die Concussion eine klinische Diagnose, bei der die Zusatzdiagnostik vorwiegend zum Ausschluss anderer Pathologien zur Anwendung kommt.

Frage 713

Was versteht man unter einem „Second-Impact-Syndrom“?

Es beschreibt ein zweites SHT, bevor die Symptome/Veränderungen des ersten SHT abgeklungen sind.

Durch ein komplettes Versagen des Energiestoffwechsels und unkontrollierbare Hirnschwellung mit Einklemmung (Herniation) kommt es zumeist zu einer schwersten Behinderung mit Todesfolge. Betroffen sind eher jüngere Sportler und junge Erwachsene, zumeist aus den Kollisionssportarten Boxen, Rugby, American Football und Eishockey.

Frage 714

Warum besteht absolutes Sportverbot für Athletinnen und Athleten, bei denen eine Concussion besteht oder sich diese nicht sicher ausschließen lässt?

Weil in diesen Fällen ein Risiko für ein Second-Impact-Syndrom mit potenziell tödlichem Ausgang besteht.

Der alleinige Verdacht auf eine Concussion oder ein nicht sicherer Ausschluss einer Concussion führt nach dem Leitspruch „if in doubt, take him out“ zu einem Verbot für die Weiterführung der sportlichen Aktivität im Training oder Wettkampf.

Frage 715

Warum sollten Athletinnen und Athleten mit Zeichen einer Concussion für 24 Stunden überwacht werden?

Durch eine enge klinische Überwachung mit regelmäßiger Überprüfung der Vigilanz, Vitalparameter und Okulomotorik soll ein höhergradiges SHT ausgeschlossen bzw. evaluiert werden.

Insbesondere epidurale Blutungen können zweizeitig auftreten und bei einer Verschlechterung nach diagnostischer Evaluation (CT) eine Notfallversorgung (operative Entlastung) bedingen.

Frage 716

Welche Zusatzuntersuchungen werden bei der Erstversorgung einer saC sinnvoll eingesetzt?

Neben der intensiven klinischen Untersuchung unter Berücksichtigung aller neurologischen, neuropsychiatrischen und neuropsychologischen Domänen werden Zusatzuntersuchungen im Rahmen der Erstdiagnostik vorwiegend zum Ausschluss höhergradiger SHT-Formen und Co-Morbiditäten eingesetzt. Neben der Labordiagnostik kommen dabei vorwiegend bildgebende Verfahren zum Einsatz, wobei konventionelle Röntgenaufnahmen zur Abklärung einer Concussion obligat sind. Im weiteren Verlauf sind eingehende neuropsychologische Untersuchungen und eine apparative neurophysiologische Diag-

nostik (z. B. des vestibulookulären Systems) sowohl für die Diagnose als auch Differenzialdiagnose der Concussion hilfreich.

Klinische Kriterien für ein Notfall-CT nach Kopftrauma sind:

- *Koma oder andere Bewusstseinstrübung*
- *Amnesie oder andere neurologische Störungen*
- *mehrfaches Erbrechen*
- *Krampfanfall*
- *Zeichen einer Schädelfraktur*
- *V. a. Impressionsfraktur und/oder penetrierende Verletzungen*
- *V. a. Liquorfistel*
- *Gerinnungsstörung (z. B. bei Behandlung mit Antikoagulanzien)*

Unklare Angaben über die Unfallanamnese, starke Kopfschmerzen, Intoxikation mit Alkohol oder Drogen sowie Hochenergietrauma stellen relative Indikationen dar.

Frage 717

Welche Differenzialdiagnosen der saC müssen beachtet werden?

- **zerebrale Blutungen und Verletzungen der hirnversorgenden Gefäße**
- **Migräne oder andere Kopfschmerzsyndrome**
- **Epilepsien oder andere Anfallserkrankungen**
- **Traumata und Erkrankungen des peripheren oder zentralen vestibulären Apparats (z. B. Contusio labyrinthi)**
- **HWS-Verletzungen**
- **psychogene Störungen (affektive Störungen, Aufmerksamkeits-Defizit-Hyperaktivitäts-Störung [ADHS] etc.)**
- **Dehydrierung, metabolische Störungen**
- **Noxen (Alkohol, Drogen, Medikamente)**

Nicht jedes Symptom nach Kopftrauma ist mit einer Concussion assoziiert. Nach Ausschluss relevanter höhergradiger Verletzungen ist im praktischen Alltag nicht selten die Abgrenzung zu einer Affektion des Innenohrs (z. B. Contusio labyrinthi) problematisch, da auch diese typischerweise mit Schwindel und Übelkeit assoziiert ist. Bei nicht eindeutigen Fällen sollte daher ein Spezialzentrum zur Differenzialdiagnostik und Therapie(-planung) mit einbezogen werden.

Frage 718

Beschreiben Sie die Therapieprinzipien nach saC.

Zunächst sollten das klinische Symptom-Cluster und die entsprechenden Symptome und Befunde benannt werden, die durch die Concussion hervorgerufen wurden. Nach körperlicher und geistiger Ruhe sollten diese und andere Symptome auch im Rahmen von Alltagsaktivitäten nicht mehr auftreten. Geistige Ruhe muss dabei individuell definiert werden, eine Reduktion äußerer Stimuli und kognitiver Anstrengungen (z. B. Benutzung mobiler Endgeräte oder TV) ist zumeist zumindest kurzzeitig angezeigt. Anschließend wird die mentale und körperliche Belastung graduell gesteigert. Zur Steuerung werden bestehende Return-to-Activity-Protokolle (insbesondere RTS-Protokolle [RTS: Return-to-Sports]) individualisiert.

Sollten Baseline-Testungen (z. B. subjektiv, neuropsychologisch oder neurophysiologisch) aus der Zeit vor einer Concussion zur Verfügung stehen, können diese gut im RTS zur Mitbeurteilung und Planung herangezogen werden.

Frage 719

Beschreiben Sie ein typisches RTS-Protokoll nach saC.

Siehe ▸ Tab. 5.1.

Grundprinzipien:

- **in jeder Stufe mindestens 24 Stunden verweilen**
- **bei Symptomen Rückkehr in die zuvor tolerierte Stufe**
- **Krafttraining frühesten ab Stufe 3 oder 4**
- **Überweisung an Spezialisten spätestens, wenn das Protokoll nach 14 Tagen nicht abgeschlossen ist**

Im Leistungssport gilt es, neben dem RTS auch das Wiedererlangen der sportlichen Leistungsfähigkeit (Return-to-Performance) zu verfolgen.

Tab. 5.1 RTS-Protokoll nach saC.

Stufe	Belastungsgrad	Inhalt/Aktivität	Ziel
1	symptomlimitierende Aktivitäten	Alltagsaktivitäten, die keine Symptome hervorrufen	Symptomfreiheit im Alltag
2	leichte aerobe Übungen	leichte bis mittlere Intensität (ca. 40–70 % HFmax), z. B. Ergometertraining, Walken, Schwimmen	Erhöhung der Herzfrequenz
3	sportartspezifische Übungen	z. B. Einzeltraining mit Ball, Lauf-/Skate-Übungen ohne Krafteinwirkung auf den Kopf	Herzfrequenzsteigerung bei sportartspezifischen Übungen
4	Training ohne Körperkontakt	Steigerung der Intensität von Trainings-Drills	Steigerung von Intensität, Komplexität, Koordination und Kognition
5	Training mit Körperkontakt	(am besten nach ärztlicher Freigabe) Teilnahme am Routinetraining	Herstellen der funktionellen Ausgangssituation und Steigerung des Selbstvertrauens
6	vollständige Rückkehr	Teilnahme am regulären Trainings- und Wettkampfbetrieb	symptomfreier Wettkampfsport

Frage 720

? Welche Prognose haben saC?

! **Nach entsprechender Diagnose und Therapie sind bis zu 90 % der saC bei Erwachsenen nach ca. 2 Wochen ausgeheilt.**

i *Falls 2 Wochen nach Trauma immer noch Symptome bestehen, sollte spätestens dann ein Spezialist konsultiert werden.*

Frage 721

? Welche Komplikationen und Folgeprobleme können insbesondere bei unsachgemäßer Therapie nach saC auftreten?

! **Athletinnen und Athleten nach saC haben ein erhöhtes Risiko für weitere Concussions oder muskuloskelettale Verletzungen (vermutlich durch eine beeinträchtigte sensomotorische Kontrolle). Zudem besteht eine Latenz zwischen dem Ausheilen einer Concussion und vollständig wieder erworbener Leistungsfähigkeit in der entsprechenden Sportart (Return-to-Performance). Insbesondere bei inkompletter Ausheilung und zu frühem Trainingsbeginn ist das Risiko für Chronifizierungen der erlittenen Beeinträchtigungen oder für ein Post-Concussion-Syndrom erhöht.**

i *Bei wiederkehrenden Concussions können insbesondere bei inkompletter Ausheilung auch chronische Folgen mit Neurodegeneration (z. B. als chronisch-traumatische Enzephalopathie [CTE]) auftreten.*

Frage 722

? Was versteht man unter einem „Post-Commotio-Syndrom“?

! **Im Rahmen eines Post-Commotio-Syndroms kommt es zu einem Persistieren von Teilen der durch die Concussion induzierten Symptome über Wochen oder Monate nach dem Trauma hinaus. Diese Symptome können körperlich-neurologische, kognitive, behaviorale oder emotionale Domänen betreffen.**

i *Es existieren verschiedene diagnostische Kriterien (z. B. ICD-10 [ICD: International Statistical Classification of Diseases and Related Health Problems], DSM-V [5. Auflage des Diagnostic and Statistical Manual of Mental Disorders], verschiedene Fachgesellschaften), die jedoch die Chronifizierung der entsprechenden Symptome zumeist > 3 Monate gemein haben. Aufgrund der individuell unterschiedlichen Ausprägung wird z. T. auch weniger von einem „Syndrom“ als von „Post-Commotio-Symptomen“ gesprochen. Die entsprechenden Symptome sollten dann symptomatisch, aber differenziert behandelt werden. Ein sportliches Karriereende ist möglich.*

Frage 723

Was versteht man unter „CTE“?

Bei vermehrten (nicht oder unzureichend behandelten) saC besteht die Gefahr von langfristigen Gehirnschäden durch Akkumulierung toxischer Proteine (z. B. Tau) und Neurodegeneration. Das Krankheitsbild der „chronisch-traumatischen Enzephalopathie“ (CTE) ist bislang jedoch nur pathologisch im Rahmen von Autopsien beschrieben und neben Proteinakkumulierung und Atrophie zudem durch inflammatorische Komponenten und axonale Schäden gekennzeichnet. Klinische Biomarker zu Lebzeiten werden derzeit neben weiteren klinischen Risikofaktoren (Lebensführung, Noxen etc.) erforscht. Im Rahmen von retrospektiven Erhebungen zeigt sich jedoch, dass eine Neurodegeneration auch nach Exposition, d. h. nach Karriereende, noch fortschreiten kann.

Klinisch scheint dieser Prozess mit Verhaltens-/Stimmungsauffälligkeiten (vorwiegend bei frühem Erkrankungsbeginn) und/oder mit kognitiven/mnestischen Problemen (vorwiegend bei spätem Erkrankungsbeginn) einherzugehen.

Frage 724

Welche Blutgefäße sind häufig von traumatischen, sportassoziierten Dissektionen betroffen?

Dissektionen der hirnversorgenden Blutgefäße betreffen z. B. die A. vertebralis oder A. carotis interna. Bedingt durch Trauma oder Sturz kann es zu einem Einreißen der Gefäßwände mit anschließender Kompression des Lumens kommen. Die klinischen Symptome richten sich dabei nach dem betroffenen Gefäß und können den hinteren (A. vertebralis) oder den vorderen Kreislauf (A. carotis interna) betreffen.

Bei atraumatischen Dissektionen besteht zumeist eine entsprechende Vorerkrankung (z. B. Bindegewebsschwäche wie das Marfan-Syndrom oder vaskuläre Risikofaktoren).

Frage 725

Nennen Sie Beispiele für sportassoziierte Dystonien.

Dystonien sind durch unwillkürliche Tonussteigerungen sowohl in agonistischen als auch antagonistischen Muskelgruppen gekennzeichnet. Diese können bewegungsinduziert (kinesiogen) oder statisch (nicht kinesiogen) sein und betreffen zumeist Muskelgruppen, die häufig und monoton beansprucht werden. Häufig tritt diese Störung z. B. beim Golf, Darts oder (Bogen-)Schießen auf, als Yips (kurze transiente Muskelzuckungen) oder Tremores bevor oder während der Ausübung der willkürlichen sportassoziierten Muskelaktion. Sportassoziierte Dystonien sind auch im Tischtennis oder beim Ausdauersport („Runner's Dystonia“ im Fuß) anzutreffen.

Die klinisch zu diagnostizierenden Krankheitsbilder sind selten, jedoch vermutlich unterdiagnostiziert. Therapeutisch können hier neben Umstellung der Technik im Sport und psychologischen Interventionen in Einzelfällen auch Injektionen mit Botulinumtoxin helfen.

Frage 726

Was sind Yips?

Yips sind kurze, unwillkürliche transiente Muskelzuckungen, die kurz vor oder während einer koordinierten Muskelaktion im Rahmen einer sportlichen Betätigung auftreten können. Diese können als fokale Dystonie (z. B. von übermäßigem, monotonem Training) erworben oder (zumindest in ihrer Tendenz) angeboren sein (Typ 1). Sie können allerdings auch im Rahmen einer psychologischen Überforderung (Choking, Typ 2) oder in Kombination aus beiden Mechanismen (Typ 3) entstehen.

Yips sind häufig in Golf, Sportschießen oder Darts anzutreffen, kommen vereinzelt aber auch in anderen Sportarten vor.

5.1.2 Peripheres Nervensystem

Frage 727

? Durch welche Mechanismen können periphere Nerven im und durch Sport geschädigt werden?

!
- **Kompression**
- **Lazeration**
- **Traktion**
- **Quetschung**
- **Ischämie**

i *Es lassen sich direkte (z. B. Kompression, Schnitt) von indirekten (z. B. Ischämie bei Kompartmentsyndrom) Schädigungsmechanismen unterscheiden. Nicht selten kommt es auch durch eine Kombination aus verschiedenen Mechanismen zu einem sportassoziierten Nervenschaden.*

Frage 728

? Welcher Schädigungsgrad ist vorwiegend mit sportassoziierten Kompressionssyndromen peripherer Nerven assoziiert?

! **Bei sportassoziierten peripher-nervalen Kompressionssyndromen kommt es zumeist zu einer reversiblen fokalen Demyelinisierung (Neurapraxie). Eine Axonotmesis oder Neurotmesis (Unterbrechung von Nerv/Nervenscheide) tritt eher selten auf. Bei sportassoziierten Überlastungsreaktionen und Kompressionen peripherer Nerven liegen oftmals neben repetitiver und monomechanistischer Beanspruchung eine individuelle anatomische Enge oder sogar metabolische Vor- oder Begleiterkrankungen zugrunde. Dabei sind häufig Stellen mit oberflächlichem Verlauf des Nervs auf einer unnachgiebigen Unterlage (z. B. N. ulnaris im Sulcus n. ulnaris) betroffen. Kontakt- und Kollisionssportarten können darüber hinaus auch zu akuten traumatischen Verletzungen führen.**

i *Weitere potenziell neurotoxische Veränderungen (z. B. alkoholassoziierte Stoffwechselstörungen oder Vitaminosen) sollten ausgeschlossen bzw. behoben sein.*

Frage 729

? Nennen Sie Beispiele für typische Nervenkompressionssyndrome im Radsport.

!
- **N. ulnaris (Sulcus-ulnaris-Syndrom, Loge de Guyon)**
- **N. Medianus (Karpaltunnelsyndrom)**
- **N. pudendus**
- **N. ischiadicus**

i *Beispiele:*
- *N.-ulnaris-Kompression beim Mountainbiken (Besserung durch veränderte Hand-/Lenkerposition, Tragen von Handschuhen und verbesserte Federung)*
- *N.-pudendus-Kompression durch Satteldruck im Alcock-Kanal (Besserung durch Sattelwechsel [z. B. Gel] mit breiterer Sitzfläche, flexibler Nase, leichte Neigung des Sattels nach unten, Reduktion des Höhenunterschieds zwischen Lenker und Sattel und Möglichkeit der Gewichtsunterstützung durch leichte Beugung der Beine am niedrigsten Kurbelpunkt)*

Frage 730

? Nennen Sie Beispiele für periphere Nerven bzw. deren spezifische Läsionen, die bei regelmäßigem Laufen oder Joggen im Rahmen von Überlastung bzw. Kompression entstehen können.

!
- **N. digitalis pedis**
- **Tarsaltunnelsyndrom**
- **Morton-Neurom**
- **N. saphenus**
- **N. peroneus**
- **N. tibialis**

i *Beispiel: Jogger's Foot (Kompression des N. plantaris medialis [einer der Endäste des N. tibilais] zwischen M. abductor hallucis und der Kreuzung der Sehnen des M. flexor hallucis longus und M. flexor digitorum longus). Dabei besteht zumeist ein belastungsabhängiger, brennender Schmerz in der medialen Ferse und im Längsgewölbe, der in die medialen Zehen und das Sprunggelenk ausstrahlt. Zehenstand und Eversion der Ferse provozieren den Schmerz, der nicht selten nur nach sportlicher Belastung nachweisbar ist.*

Frage 731

Nennen Sie Prädilektionsstellen für sportassoziierte Kompressions- und Überlastungssyndrome des N. ulnaris (von proximal nach distal).

- **Kompression im Oberarm**
- **Kompression im Bereich der medialen Kondyle (z. B. durch Hypertrophie des medialen Kopfes des M. triceps brachii)**
- **Ellenbogen (Lig. ulnare am medialen Epicondylus)**
- **Sulcus-ulnaris**
- **zwischen den Köpfen des M. flexor carpi ulnaris**
- **Loge de Guyon**

Häufig treten Schädigungen am N. ulnaris im Bereich des Ellenbogens auf. Durch wiederholte Beuge- und Streckbewegungen kann es zu einer Kompression des N. ulnaris gegen den Epicondylus und durch den medialen Trizepskopf gegen das Lig. collaterale ulnare kommen. Jugendliche sind hierbei besonders gefährdet.

Frage 732

Benennen Sie die wichtigsten Therapieprinzipien bei sportassoziierten Kompressionssyndromen peripherer Nerven.

Zunächst sollte eine genaue Diagnose der Art und Lokalisation des Nervenschadens erfolgen, um den auslösenden Mechanismus identifizieren zu können. Initial ist dann zumeist eine Ruhigstellung oder zumindest Vermeidung der auslösenden Bewegungen notwendig. Bei neuropraktischen Schädigungen können anschließend rehabilitative Maßnahmen sowie eine Anpassung und Veränderung der relevanten, im Sport angewandten Technik und Sportgeräte erfolgen. Dabei sollten auch gelenksupportive Maßnahmen angewandt werden. Ohne eine Veränderung und Eliminierung der auslösenden Bewegung kann jedoch kein langfristiger Therapieerfolg erzielt werden.

Verletzungen, die mit einer Axonotmesis einhergehen, benötigen in der Regel länger als 6 Wochen für die Regeneration.

5.2 Sport- und Bewegungstherapie bei neurologischen Erkrankungen

Frage 733

Welchen Stellenwert besitzt die Sport- und Bewegungstherapie bei neurologischen Erkrankungen?

Fast 60 % der Deutschen leiden an einer neurologischen Erkrankung. EU-weit stellen neurologische Erkrankungen die dritthäufigste Ursache von Behinderungen und vorzeitigen Todesfällen dar. Gerade bei neurologischen Erkrankungen sollte daher neben medizinisch-pharmakologischen Interventionen auf Sport und Bewegung in der nicht medikamentösen Therapie und Prävention Wert gelegt werden. In den letzten beiden Jahrzehnten konnte deren Wirksamkeit in vielen Fällen gut mit klinischer Evidenz belegt werden.

Nach einer sportärztlichen/sportneurologischen Untersuchung vor Trainingsbeginn sollte die Sporttauglichkeit festgestellt und mögliche krankheitsspezifische Risiken unter körperlicher Belastung eruiert werden. Zudem sollten die Ziele einer Sport- und Bewegungstherapie und, soweit möglich, ein optimales Trainingsprogramm definiert werden.

Frage 734

Ein 68-jähriger Patient mit Bluthochdruck und Hypercholesterinämie möchte nach überstandener transitorischer ischämischer Attacke (TIA) ohne residuelles klinisches Defizit einer sportlichen Betätigung zur Sekundärprophylaxe nachgehen. Wie beraten Sie ihn?

Evidenzbasiert wird regelmäßiges moderates Ausdauer- und Krafttraining als primäre und sekundäre Präventionsmaßnahme nach Schlaganfall empfohlen.

Bei der Beratung sollten objektive Beurteilungen der Intensität (z. B. via Herzfrequenz [HF]) zusätzlich zu subjektiven Einschätzungen (RPE [Rating of Perceived Exertion], Borg-Skala) eingesetzt werden. Darüber hinaus sollten Einheiten mit Koordinations- und Flexibilitätstraining in der Rehabilitation von Schlaganfällen eingesetzt werden, deren Wirksamkeit ohne Vorliegen eines klinischen Defizits jedoch noch nicht erwiesen ist. Von der American Stroke Association werden analog zu den Empfehlungen der WHO (World Health Organization) 30 Minuten moderate bis intensive Aktivität an 5 Tagen in der Woche empfohlen. Dies kann z. B. durch Wandern, Joggen, Walken, Schwimmen, Radfahren oder andere Betätigungen erfolgen. Dabei sollte die HF zwischen 55–80 % des Maximalwerts liegen. Eine supervidierte, individuelle und symptomorientierte Bewegungstherapie (z. B. Gleichgewicht, Koordination, Flexibilität) sollte komplementär an 2–3 Tagen pro Woche durchgeführt werden.

Frage 735

Welche Pathomechanismen einer Multiplen Sklerose lassen sich durch eine Sport- und Bewegungstherapie beeinflussen?

Die entzündliche Aktivität im Rahmen einer Multiplen Sklerose lässt sich durch Sport und körperliche Aktivität wesentlich besser beeinflussen als die neurodegenerativen Komponenten.

Insbesondere die in den frühen Phasen einer Multiplen Sklerose vorzufindende Inflammation lässt sich durch eine Trainingstherapie zur Steigerung der Ausdauer (klassisch oder als hoch intensives Intervalltraining) positiv beeinflussen. Im Tiermodell zeigte sich ebenfalls eine Verlangsamung der zumeist später auftretenden Neurodegeneration, die jedoch klinisch bei Patientinnen und Patienten noch nicht nachgewiesen werden konnte. Da jedoch auch keine Medikamente evidenzbasiert antidegenerativ eingesetzt werden können, ist auch mit diesem Ziel eine Sport- und Bewegungstherapie anzuraten. Bereits seit Längerem wird eine Sport- und Bewegungstherapie auch symptomorientiert eingesetzt, um vorwiegend Beeinträchtigungen im Bereich der Motorik, des Gleichgewichts und des ANS zu verbessern.

Frage 736

Bei welchen Formen der Multiplen Sklerose ist eine Sport- und Bewegungstherapie besonders wirksam?

Der klinische Nachweis einer Wirksamkeit ist im Wesentlichen für einen schubförmigen Verlauf der Multiplen Sklerose erfolgt. Dabei konnte eine Verringerung der Schubrate um ca. ⅓ gezeigt werden. Für (primär und sekundär) chronisch progrediente Verläufe liegt derzeit nur eine geringe Evidenz zur klinischen Wirksamkeit vor.

Eine Verschlechterung der Multiplen Sklerose durch Sport ist bislang für keinen Verlauf beschrieben.

Frage 737

Welche Sport- und Bewegungstherapieformen sind besonders effektiv in der Sekundärprophylaxe und bei der symptomatischen Therapie bei einer Multiplen Sklerose?

Eine Bewegungstherapie bei Multipler Sklerose sollte multimodal sein, Ausdauer- und Kraftkomponenten beinhalten und sich an den vorliegenden Symptomen orientieren.

Analog zur Entwicklung im Bereich Schlaganfall vor 30–40 Jahren wurden in den letzten 15 Jahren zahlreiche Belege für die Wirksamkeit der Sport- und Bewegungstherapien im Rahmen der sekundären und tertiären Prävention erbracht. Basierend auf Meta-Analysen können sowohl Ausdauer- und Krafttraining, aber auch niedrig intensive Interventionen wie Yoga und Pilates motorische, kognitive und depressive Symptome sowie die Fatigue positiv beeinflussen. Dabei werden insbesondere durch subjektiv hohe Intensitäten sowohl klinische Effekte als auch die vermehrte Ausschüttung neurotropher Faktoren und antiinflammatorischer Botenstoffe induziert. Auch hoch intensives Intervalltraining kann (sofern toleriert) durchgeführt werden und könnte dem konservativen Training sogar überlegen sein (z. B. 1 × pro Woche, 5 Belastungsintervalle von 30–90 Sekunden bei 90–100 % der maximalen HF mit adäquaten Pausen). Symptomorientierte Übungen (z. B. Gleichgewicht, Koordination, Dual-Tasking, Tai-Chi, Pilates, Yoga, Dehnübungen) sollten individuell angepasst an 3–6 Tagen pro Woche für je 20–60 Minuten durchgeführt werden.

Frage 738

Wann sollten Menschen mit Multipler Sklerose keinen Sport betreiben?

Grundsätzlich können Menschen mit Multipler Sklerose jeder Art von Sport und körperlicher Aktivität nachgehen, die Empfehlungen sollten jedoch an die individuellen Voraussetzungen und den Schweregrad der Erkrankung angepasst sein. Allerdings sollte im akuten Schub die körperliche Aktivität reduziert und kein Sport betrieben werden. Ebenso sollte man – wie andere Patienten auch – bei akuten (mit Multipler Sklerose assoziierten oder nicht assoziierten) Erkrankungen (z. B. einem symptomatischen Harnwegsinfekt) keinen Sport betreiben. Im Rahmen von Neubeginn oder Wechsel einer immunmodulatorischen oder -suppressiven Therapie ist die sportliche Betätigung zunächst einmal einzuschränken.

Bei dem Uhthoff-Phänomen handelt es sich um eine Reaktion bei Patientinnen und Patienten mit Multipler Sklerose, in dessen Rahmen es durch eine Erhöhung der Körpertemperatur (zumeist durch erhöhte Umgebungstemperaturen, aber auch bei sportlichen Tätigkeiten) passager und reversibel zu einer Zunahme von Symptomen kommen kann. Das Uhthoff-Phänomen sollte nicht mit einem akuten Schub verwechselt werden.

Frage 739

Beschreiben Sie den primär- und sekundärpräventiven Effekt von Sport und körperlicher Aktivität auf Demenzen.

Primärpräventive Effekte von Sport und insbesondere moderatem Ausdauertraining auf Demenzen sind vermutlich auf den systemischen positiven Einfluss auf verschiedene modifizierbare Risikofaktoren, die Ausschüttung neurotropher Faktoren und (daraus resultierend) multifokale Plastizität zurückzuführen. Dabei besteht ein linearer Zusammenhang zwischen höherer kardiovaskulärer Fitness und einem geringeren Demenzrisiko. Die primärpräventiven Effekte von Sport und körperlicher Aktivität auf die Entwicklung einer Demenz (insbesondere vom Alzheimer-Typ) betragen bis zu 45 %. Neben einem aktiven Lebensstil und regelmäßiger körperlicher Aktivität sind soziale und kognitive Stimuli ebenfalls wichtig.

Sekundärpräventive Effekte von Sport (z. B. auf die kognitive Leistungsfähigkeit) werden vermutet, konnten bislang jedoch noch nicht eindeutig mit klinischer Evidenz belegt werden. Insbesondere die Fähigkeit zum Dual- oder Multitasking verschlechtert sich bei Patientinnen und Patienten mit Demenz und sollte in sicheren Settings trainiert werden.

Demenzpatienten sollten generell symptomorientiert und an den individuellen Fähigkeiten angepasst mit einem hohen funktionellen Alltagsbezug trainieren. Zur Prävention sekundärer Erkrankungen und des Sturzrisikos sowie zur Vorbeugung der Inaktivität ist ein regelmäßiges Ausdauer- und Krafttraining bedeutsam.

Frage 740

Worauf ist bei einer sportärztlichen Untersuchung vor Aufnahme von sportlicher Aktivität zur Demenzprävention besonders zu achten?

Zunächst sollte im Rahmen einer sportärztlichen Untersuchung die allgemeine Sporttauglichkeit für die gewählte Sportart festgestellt werden. Dabei sind neben einer Eignung des kardiovaskulären und muskuloskelettalen Systems auch die Kognition oder mögliche Beeinträchtigungen der Sensomotorik und Koordination zu evaluieren.

Das Sport-Setting sollte den Alltagskompetenzen angepasst sein und ggf. sogar eine mögliche Progredienz der Demenzerkrankungen berücksichtigen. In diesem Rahmen sollte der Neigung der Patienten für eine bestimmte Sportart, wenn möglich, entsprochen werden, da sich hierdurch die Nachhaltigkeit der sportlichen Betätigung erheblich verbessert.

Frage 741

Beschreiben Sie den Teufelskreis aus Inaktivität und Krankheitsprogression am Beispiel des Morbus Parkinson.

Die Entwicklung therapierefraktärer Symptome, insbesondere des extrapyramidal motorischen Systems, führt bei Patienten mit Morbus Parkin-

son oft zu einer erhöhten körperlichen Inaktivität. Der Teufelskreis aus Inaktivität und der Verstärkung motorischer Symptome sowie einer Reduktion von Gleichgewicht oder Muskelkraft der unteren Extremitäten reduziert schlussendlich die Mobilität und erhöht das Sturzrisiko.

Zudem erhöht sich das Risiko sekundärer (kardiovaskulärer) Erkrankungen, da es sich bei Parkinson-Patienten häufig um ältere Menschen handelt. Insgesamt sind Patienten dadurch immer weniger in der Lage, an Aktivitäten des täglichen Lebens eigenständig teilzunehmen.

Frage 742

Welches Training eignet sich insbesondere, um therapeutische Effekte im Hinblick auf Morbus Parkinson zu erzielen?

Progressives Krafttraining kann symptomatisch die Muskelkraft erhöhen, während spezifisches Gang- und Gleichgewichtstraining motorische Symptome sowie das Sturzrisiko mindern können. Auch andere sportliche Interventionen (z. B. Tai-Chi, Tanzen, Pilates) wirken sich langfristig positiv auf motorische Symptome und die Lebensqualität von Parkinson-Patienten aus. Übungen mit einer großen „Range-of-Motion" und Flexibilitätstraining sollten regelmäßig praktiziert werden, um Rigor und Hypokinese entgegenzuwirken. Insgesamt ist auch bei Patienten mit Morbus Parkinson und anderen extrapyramidal motorischen Erkrankungen das Ziel einer Sport- und Bewegungstherapie einerseits die Verzögerung der Progression der Erkrankungen (Sekundärprävention) und andererseits die Verbesserung von Symptomen.

Die Sicherheit bei der Ausübung des Sports ist jedoch ein weiterer wichtiger Aspekt. Sofern toleriert, gibt es Hinweise darauf, dass ein Training in individuell höheren Belastungsbereichen, z. B. als hoch intensives Intervalltraining (HIIT), größere therapeutische Effekte in der Sekundärprävention erbringen kann als konservatives Training. Warum diese Trainingseffekte bei Männern stärker als bei Frauen ausgeprägt sind, ist derzeit noch unbekannt.

Frage 743

Woran sollte sich eine Sporttherapie bei Morbus Parkinson ausrichten?

Morbus Parkinson ist eine chronisch progrediente Erkrankung. Initial nur leicht betroffene Patientinnen und Patienten können intensiveren körperlichen Belastungen ausgesetzt werden als Patientinnen und Patienten in fortgeschrittenen Stadien. Eine Einteilung des Schweregrads der Erkrankung kann klinisch anhand des Schemas nach Hoehn und Yahr erfolgen, woran sich grob eine Belastbarkeit und Auswahl möglicher Sportarten orientieren kann, die dann individuell angepasst werden sollten.

▸ Tab. 5.2 zeigt die Einteilung der Schweregrade des Morbus Parkinson nach Hoehn und Yahr.

Frage 744

Sollten Menschen mit Epilepsien Sport treiben?

Die Angst vor einem erhöhten Verletzungs- und Anfallsrisiko sowie vor einem negativen Einfluss auf die Progression der Erkrankung führt oft zu Sportverboten für Menschen mit Epilepsien. Verschiedene klinische Studien zeigen jedoch, dass die Verletzungsrate nicht höher ist als bei gesunden Personen und dass körperliche Aktivität in den meisten Fällen keinen negativen Einfluss auf die Anfallsfrequenz hat. Insbesondere vor dem Hintergrund, dass Epilepsiepatienten weniger körperlich aktiv sind und häufig unter (z. B. psychischen) Komorbiditäten leiden, kann Sport eine wichtige Maßnahme darstellen, um diese positiv zu beeinflussen. Aus dem Tiermodell sind darüber hinaus positive Effekte von körperlicher Aktivität auf epileptische Anfälle beschrieben. In Humanstudien wurde dieser Zusammenhang bislang wenig untersucht, allerdings konnte der positive Einfluss auf psychische Komorbiditäten bereits herausgestellt werden.

Spezielle Bewegungs- und Therapieempfehlungen konnten aufgrund des geringen Evidenzgrads und fehlenden Wissens über Wirkmechanismen in diesem Forschungsbereich bislang nicht entwickelt werden. Grundsätzlich sollten Menschen mit Epilepsien jedoch zum Sporttreiben ermutigt werden.

Tab. 5.2 Schweregrade des Morbus Parkinson nach Hoehn und Yahr.

Hoehn-Yahr-Skala	klinische Beeinträchtigung	mögliche Sportarten
I	einseitige Symptomatik, axiale Beteiligung, keine oder nur funktionelle Behinderung	prinzipiell alle, ggf. Vorsicht bei Sportarten mit hoher Geschwindigkeit
II	beidseitige Symptomatik ohne oder nur geringe Haltungsinstabilität, keine Gleichgewichtsstörungen	prinzipiell alle, ggf. Vorsicht bei Sportarten mit hoher Geschwindigkeit und schnellen Richtungswechseln
III	leichte bis mäßige beidseitige Symptomatik mit mittelschwerer Haltungsinstabilität und eingeschränkten posturalen Reflexen ohne Hilfsbedürftigkeit im Alltag	Ausdauer(sportarten) am Boden und im Wasser, Sportarten mit koordinativer Beanspruchung (Tanzen, Golf), Training an Geräten (Ergometer, Laufband, Kraft), Gymnastik/Flexibilität, Mannschafts- und Ballsportarten mit Anpassung der Geschwindigkeit (z. B. Sitzvolleyball oder -fußball)
IV	starke Behinderung, schwere Rigidität und Bradykinese, ohne Hilfe (kurz) geh- und stehfähig, aber Hilfsbedürftigkeit im Alltag	Wandern (ebenerdig), Gymnastik (Wasser), Training an Geräten (Ergometer, Laufband, Kraft), Gymnastik/Flexibilität
V	ohne Hilfe an Rollstuhl oder Bett gebunden	keine Sporttherapie, Interventionen mit Ziel der Stimulation des Affekts, tonusregulierende Maßnahmen und Kontrakturprophylaxe

Frage 745

? Wie sollte abgewogen werden, ob und wann Menschen mit Epilepsien Sport treiben sollten?

! **Eine individuelle Risikoabschätzung sollte die Grundlage für Sportempfehlungen sein, um Unfällen (z. B. durch Anfälle beim Sport) vorzubeugen. Dazu sollten folgenden Faktoren berücksichtigt werden:**

- **Sportart**
- **Wahrscheinlichkeit eines Anfalls**
- **Anfallsauslöser (Beanspruchung einer Intensität)**
- **Art und Schwere der Anfälle**
- **übliche Anfallszeitpunkte**
- **medikamentöse Therapie**

i *Hilfestellungen zur Risikoabwägung wurden von der Internationalen Liga gegen Epilepsie (ILAE) formuliert, wobei zwischen Sportarten ohne signifikantes Risiko (Gruppe 1), mit moderatem Risiko für Patienten, jedoch nicht für Zuschauer oder Mitspieler (Gruppe 2), sowie mit hohem Risiko für Patienten und Zuschauer/Mitspieler (Gruppe 3) unterschieden wird. Weiterhin können Rehabilitationssportgruppen den Einstieg in den Sport erleichtern.*

Frage 746

? Nennen Sie Grundüberlegungen bei der Verschreibung von Sport bei Patientinnen und Patienten mit neurodegenerativen Erkrankungen.

! **In die Wahl des Bewegungs- und Trainingsprogramms sollten neben den für die vorliegende Erkrankung evident wirksamen Bewegungs- und Trainingsformen auch persönliche Präferenzen der Patientinnen und Patienten sowie mögliche Beeinträchtigungen durch die Erkrankung an sich einfließen.**

i *Folgende Elemente sollten zumindest zu Beginn eines Sportprogramms bedacht und besprochen werden:*

- *regelmäßige Sportausübung mit Motivierung zu einem aktiven Lebensstil*
- *Wahl der Sportart in Abwägung der Grunderkrankung nach Präferenz der Patienten (höhere Wahrscheinlichkeit einer regelmäßigeren Ausübung)*
- *Sporttreiben mindestens 2 × pro Woche*
- *falls möglich Kombination verschiedener motorischer Beanspruchungsformen (z. B. Ausdauer, Kraft, Koordination)*
- *Implementierung neuer Trainingsstimuli, kognitiver/dualer Aufgaben oder neuer motorischer Bewegungsmuster*

- *Ermutigung zum Sporttreiben in Gruppen (hierdurch vermehrte soziale Interaktionen und erhöhte Motivation)*

Frage 747

Worin besteht die Bedeutung des autonomen Nervensystems (ANS) beim Sport?

Das ANS steuert durch zentral- und peripher-nervale Anteile die unwillkürliche Aktivität aller Organe im Körper. Sowohl in Ruhe als auch und insbesondere bei Belastung ist ein intaktes ANS Voraussetzung für die sportliche Leistungserbringung, zu der sämtliche Organsysteme beitragen. Bei Patientinnen und Patienten mit autonomer Neuropathie (z. B. bei Diabetes mellitus) kann beispielsweise die kardiale Adaptation bei körperlicher Belastung und Sport beeinträchtigt sein.

Bei der Regulierung der Aktivität im ANS kommt nicht nur dem Hirnstamm, sondern insbesondere zerebralen Strukturen und Netzwerken (z. B. Insel, Cingulum etc.) eine zentrale Rolle zu. Daher verwundert es nicht, dass bei Schädigung dieser Strukturen (z. B. im Rahmen von fokalen Läsionen wie beim Schlaganfall oder bei Multipler Sklerose) oder durch Perturbation der Kommunikation in diesen Netzwerken (z. B. bei saC) autonome Funktionsstörungen resultieren, die wiederum eine verminderte Belastbarkeit zur Folge haben. Auch ohne offensichtliche strukturelle Pathologien kann es in ANS-Netzwerken zu Funktionsstörungen kommen, die Organregulationsstörungen zur Folge haben, die z. B. in Assoziation mit Übertraining beschrieben wurden.

Frage 748

Was ist bei der Interpretation von Daten aus dem ANS (z. B. im Rahmen einer Leistungs- und Belastbarkeitsdiagnostik), wie etwa der Herzfrequenzvariabilität (HRV), wichtig?

Die HRV sollte nur im Längsschnitt unter Berücksichtigung aller klinischen und leistungsphysiologischen Parameter individuell interpretiert werden. Zudem ist es wichtig zu differenzieren, welche Parameter der HRV analysiert werden. Mit Ausnahme der RMSSD (Root Mean Square of Successive Differences) und der HF (High Frequency Power; 0,15–0,4 Hz), die rein parasympathisch gesteuert sind, werden HRV-Parameter jeweils sowohl sympathisch als auch parasympathisch kontrolliert.

Bei der Beurteilung von Funktionsbeschreibungen im ANS ist es wichtig, die Anatomie und Physiologie des ANS entsprechend zu berücksichtigen. So kann beispielsweise eine sympathisch-parasympathische Antagonisierung nur angenommen werden, wenn die zentralen Steuerungsprozesse im zentralen Nervensystem (ZNS) intakt sind – was nach starker körperlicher Belastung oder bei einem Übertrainingssyndrom nicht zwangsläufig der Fall ist. Bei Letzterem wurden in diesem Zusammenhang bereits duale (also sympathische und parasympathische) Aktivitätssteigerungen (oder seltener auch -minderungen) beschrieben, weshalb im Rahmen einer ANS-Diagnostik immer beide Anteile separat beurteilt werden sollten. Auch die ausgeprägte Individualisierung der Aktivität im ANS muss unbedingt berücksichtigt werden, was oftmals Messungen mit Vergleichen im Querschnitt nicht möglich macht.

Frage 749

Was versteht man unter „Neuroathletiktraining“ oder „neurozentriertem Training“?

Hierunter werden im allgemeinen spezifische Maßnahmen zur Verbesserung der Funktion von Sinnesorganen, deren Zusammenspiel untereinander und mit dem muskuloskelettalen System, gelegentlich auch unter Einbeziehung kognitiv-neuropsychologischer Parameter und Domänen, zusammengefasst. Eine einheitliche Definition für diesen Ansatz gibt es bislang noch nicht. Wenngleich einige dieser individuell applizierbaren Trainingsformen in Einzelfällen als erfolgreich beschrieben wurden, erlaubt die wissenschaftliche Datenlage hier über einen individualisierten Ansatz im Einzeltraining heraus noch keine umfassenden Aussagen zu Effekten oder plastischen Modifikationen in den trainierten neurologischen Systemen oder deren Auswirkungen auf die sportliche Leistungsfähigkeit.

Elemente von neuroathletischem Training werden derzeit sowohl beim Aufwärmen vor Training oder Wettkampf, in der Rehabilitation oder zur Verbesserung der Leistungsfähigkeit sowohl im Breiten- als auch im Spitzensport in verschiedenen Sportarten eingesetzt.

6 Pädiatrische Sportmedizin

Stephan Wieser

6.1 Allgemeine Belastung bei Erkrankung

Frage 750

Ein Heranwachsender kommt zu Ihnen mit einer Infektion der oberen Atemwege. Er fragt Sie, ob er weitertrainieren könne. Eine eitrige Tonsillitis oder Fieber liegen nicht vor. Was empfehlen Sie ihm?

Das Training mit geringerer Intensität kann fortgesetzt werden.

Bei einer Infektion der oberen Atemwege ist ein Training mit geringerer Intensität möglich. Bei einer Infektion der unteren Atemwege ist eine Trainingspause einzulegen.

Frage 751

Gerade aus orthopädischer Sicht wird Schwimmen häufig als eine gelenkschonende und rumpfkräftigende Sportart empfohlen. Würden Sie einem Asthmatiker auch zum Schwimmen raten?

Schwimmen kann in der Regel auch einem Asthmatiker empfohlen werden.

Prinzipiell wird beim Schwimmen die bronchiale Hyperreagibilität weniger getriggert als bei anderen Ausdauersportarten. Wenn keine anderen Gründe vorliegen, kann somit auch Schwimmen empfohlen werden.

Frage 752

Welches sind die häufigsten angeborenen Fehlbildungen?

Herzfehler.

Mit ca. 1 % sind Herzfehler die häufigsten angeborenen Fehlbildungen.

Frage 753

Welche Art von Sport würden Sie einem Kind mit Marfan-Syndrom empfehlen?

Sinnvoll sind wenig anstrengende, ausdauernde und kräftigende Sportarten wie z. B. Wandern, Fahrradfahren, Schwimmen, dosiertes Tennisspielen, Golf, Yoga.

Das Marfan-Syndrom ist eine autosomal-dominant vererbte Erkrankung mit Störung des Kollagenaufbaus. Typisch ist die Überstreckbarkeit der Gelenke, der Körperbau mit langen Extremitäten/Fingern und kurzem Rumpf, eine Kurzsichtigkeit bei Ectopia lentis, Herz-/Gefäßveränderungen wie Aortenaneurysma oder Septumdefekt und eine Skoliose.

6.2 Heranwachsende

6.2.1 Avulsionsverletzungen

Frage 754

Ein 13-jähriger Junge berichtet Ihnen, dass er gestern beim Fußballspielen nach einem Schuss mit dem rechten Bein an demselben einen Schmerz im Bereich der Leiste verspürt hat. Er präsentiert sich Ihnen mit einem hinkenden Gangbild sowie Leistenschmerzen mit Schmerzauslösung beim Anheben des Beines gegen Widerstand. An welche Verletzung denken Sie hier?

An eine Apophysenverletzung der Spina iliaca anterior inferior.

Unter den Apophysenabrissen bei Kindern und Jugendlichen stellt der Abriss der Spina iliaca anterior inferior die häufigste Verletzung dar. Weitere typische Lokalisationen sind Apophysenabrisse der Spina iliaca anterior superior, des Tuber ischiadicum oder des Beckenkamms. Deutlich seltener treten Apophysenabrisse des Trochanter minor oder major auf.

6

Frage 755

In welchem Lebensalter besteht für Kinder und Jugendliche das größte Risiko für Apophysenabrisse?

In der Pubertät.

Besonders in der Frühphase der Pubertät entsteht durch das schnellere Längenwachstum der Knochen eine relative Verkürzung der Muskulatur bzw. des Muskel-Sehnen-Apparats mit Vergrößerung der Hebelkräfte, was eine höhere Belastung der Apophysen zur Folge hat. Zusätzlich wird die Stabilität der Wachstumsfugen und Apophysen durch hormonelle Einflüsse herabgesetzt.

Frage 756

Nennen Sie typische Komplikationen, die im Rahmen einer konservativen Therapie von Avulsionsverletzungen auftreten können.

- **Pseudotumor**
- **Pseudarthrose**
- **sekundäre Dislokation**
- **Rezidivabriss**

Falls keine oder nur eine geringe Dislokation der abgerissenen Apophyse vorliegt, kann die Verletzung konservativ therapiert werden. Von einer geringen Dislokation spricht man z. B. an der Spina iliaca ant. sup/inf. bei < 2 cm; am Ellenbogen bei < 5 mm. Die Operationsindikation muss hier stets individuell gestellt werden. Bei einer konservativen Therapie tritt eine niedrigere Rate an heterotopen Ossifikationen auf als bei operativen Therapien. Bei Fragmentdislokation erzielt man durch eine operative Therapie eine schnellere Wiederherstellung der ursprünglichen sportlichen Aktivität. Die Rezidivraten liegen hier niedriger und das Risiko eines mechanisch störenden Pseudotumors wird reduziert.

6.2.2 Hüftdysplasie

Frage 757

Nennen Sie typische Symptome, die auf eine Hüftdysplasie beim jungen Erwachsenen hindeuten können.

- **Leistenschmerzen**
- **Hüftgelenksschmerzen lateral des Gelenks**
- **Instabilitätsgefühl des Gelenks**

Bei der Hüftdysplasie besteht eine unzureichende knöcherne Formgebung der Hüftgelenkspfanne mit in der Regel unzureichender Überdachung des Hüftkopfs. Im Kindesalter bestehen meist keine Beschwerden, die sich dann im Laufe des 2. oder 3. Lebensjahrzehnts einstellen können.

Frage 758

Nennen Sie operative Therapieoptionen beim Adoleszenten oder jungen Erwachsenen mit Hüftdysplasie.

- **Tripleosteotomie**
- **Azetabuloplastik (OP nach Dega/Pemberton)**
- **periazetabuläre Osteotomie**
- **alle genannten Eingriffe ggf. kombiniert mit intertrochantärer Umstellungsosteotomie des proximalen Femurs**

Abhängig von Patientenalter, Grunderkrankung und Dyplasieausmaß werden unterschiedliche operative Verfahren angewendet. Diese Operationsmethoden gehören in die Hand erfahrener Ärztinnen und Ärzte.

6.2.3 Hüftschmerz im Kindesalter

Frage 759

Ein 6-jähriger Junge stellt sich zusammen mit seiner Mutter in Ihrer Sprechstunde vor und zeigt ein hinkendes Gangbild. Von der Mutter erfahren Sie, dass er ein aktiver Junge ist. Ein auslösendes Ereignis für die Schmerzen ist jedoch weder dem Jungen noch der Mutter erinnerlich. Welches sind typische Diagnosen für Hüftschmerzen bei Kindern?

- **Coxitis fugax**
- **Morbus Perthes (Legg-Calvé-Perthes' Disease)**
- **eitrige Coxitis**
- **juvenile rheumatische Coxitis**
- **Tumor**

Häufig ist die Coxitis fugax, bei der ein vorübergehender Hüftgelenkserguss nach durchgemachtem viralem Infekt zu Schmerzen in der Hüfte führt. Der Morbus Perthes tritt gehäuft zwischen dem 4.–8. Lebensjahr auf und stellt eine Durchblutungsstörung des Hüftkopfs dar. Neben der eitrigen Coxitis, die eher im Kleinkindesalter vorkommt und einen Notfall darstellt, müssen in allen Altersabschnitten rheumatologische Erkrankungen oder Tumoren ausgeschlossen werden.

Frage 760

Welche apparativen diagnostischen Möglichkeiten helfen Ihnen primär bei der Eingrenzung Ihrer Verdachtsdiagnosen?

- **Ultraschall**
- **Röntgen**
- **Labor**

Neben der Anamnese und körperlichen Untersuchung ist der Ultraschall zum Ausschluss eines Gelenkergusses und das Röntgen zum Ausschluss knöcherner Veränderungen sinnvoll. Mithilfe von Laborparametern können Infektwerte bestimmt oder rheumatologische Erkrankungen eingegrenzt werden. MRT- und CT-Untersuchungen kommen zweitrangig überwiegend bei der Tumordiagnostik zum Einsatz.

Frage 761

An welches Krankheitsbild sollten Sie bei einem weniger sportlichen, übergewichtigen Teenager mit Hüftschmerzen denken?

An eine Epiphysiolyses capitis femoris.

Durch den hormonellen Einfluss in der Pubertät kommt es zu einer Reduktion der mechanischen Stabilität der Epiphysenfugen. Kommt außerdem eine mechanische Belastung wie bei adipösen oder sportlich sehr aktiven Jugendlichen hinzu, kann dies zu einer Lösung der Femurkopfepiphyse führen.

6.2.4 Adipositas in der Kindheit

Frage 762

Sie werden beratend für übergewichtige Kinder und Jugendliche hinzugezogen. Dabei werden Sie mit der Aussage konfrontiert, dass Adipositas bei Heranwachsenden noch keine relevanten Folgen im Hinblick auf die Entstehung kardiovaskulärer oder metabolischer Erkrankungen (Hypercholesterinämie, Hypertriglyceridämie, Diabetes mellitus oder arterieller Hypertonus) hat. Stimmen Sie dieser Aussage zu?

Nein.

Es konnte gezeigt werden, dass das Auftreten von kardiovaskulären Ereignissen eine Folge der kumulativen Exposition von Risikofaktoren (z. B. eingeschränkte autonome Funktion des Herzens, Hypertonie, Arteriosklerose, gestörte Glukosetoreranz, Gefäßversteifung und Endotheldysfunktion) im Rahmen der Adipositas darstellt. Es ist somit entscheidend, wie lange ein adipöser Ernährungszustand im Leben vorliegt. Somit kommt der Vermeidung von Adipositas bereits bei Heranwachsenden eine hohe Bedeutung zu.

Frage 763

Inwiefern besteht ein Zusammenhang zwischen dem Sozialstatus von Heranwachsenden und Adipositas?

Heranwachsende mit niedrigem sozialem Status weisen die höchste Prävalenz für Übergewicht und Adipositas auf.

In der Pubertät verstärkt sich besonders bei Mädchen das Risiko für Adipositas abhängig vom sozialen Status, wohingegen bei Jungen über den gesamten Altersverlauf ein konstanter Einfluss des sozialen Status auf das Risiko besteht, eine Adipositas zu entwickeln.

Frage 764

Zu welchen Fuß- und Beindeformitäten neigen Heranwachsende mit Übergewicht?

Zu Plattfüßen und X-Beinen.

6

Bei inaktiven bzw. sportlich wenig aktiven Jugendlichen besteht häufig eine Schwäche der Glutealmuskulatur. Durch Training dieser kann eine Verbesserung des Gangbilds erzielt werden.

Frage 765

Besteht ein Zusammenhang zwischen Adipositas und Gelenkschmerzen der unteren Extremitäten bei Jugendlichen?

Nein.

Durch das Übergewicht besteht eine höhere mechanische Beanspruchung der Gelenke. Dennoch treten nicht traumatische Schmerzen der unteren Extremitäten bei adipösen Jugendlichen nicht häufiger auf als bei Normalgewichtigen.

6.2.5 Spondylolyse

Frage 766

In Ihrer Sprechstunde stellt sich ein schlankes, sportliches Mädchen im Alter von 13 Jahren zusammen mit ihrem Vater vor. Vorliegend sind rezidivierend auftretende Rückenschmerzen lumbal. Bei der körperlichen Untersuchung stellen Sie zunächst keine wesentlichen Pathologien fest. Bei Inklination der Lendenwirbelsäule (LWS) besteht eine Schmerzlinderung. Der Tonus der ischiocruralen Muskulatur erscheint erhöht. An welches Krankheitsbild denken Sie hier?

An eine Spondylolisthese als Folge einer Spondylolyse.

Eine Spondylolisthese beschreibt ein Wirbelgleiten des kranialen Wirbelkörpers nach ventral im Vergleich zum kaudalen Wirbelkörper. Ursächlich kann eine Spondylolyse sein, eine uni- oder bilaterale Spaltbildung der Pars interarticularis des Wirbelbogens (▶ Abb. 6.1). Die häufigste Lokalisation liegt im Segment L 5/S 1, gefolgt vom Segment L 4/L 5. Die Reklination ist häufig schmerzhaft. Zur Vermeidung der Spondylolisthese wird die Beckenkippung durch Anspannung der ischiocruralen Muskulatur aufgehoben, was hier ebenfalls zu Schmerzen führen kann.

Frage 767

In der Röntgenuntersuchung stellen Sie eine Spondylolisthese Typ Meyerding I mit Spondylolyse fest. Welche Therapie schlagen Sie der Patientin vor?

Medikamentöse Analgesie, Physiotherapie und ggf. Korsettbehandlung.

Der Großteil der Patientinnen und Patienten mit Spondylolyse ist asymptomatisch und es bedarf keiner Therapie. Bei niedriggradiger Listhese und Schmerzen wird eine konservative Therapie mit medikamentöser Analgesie sowie Physiotherapie zur Muskelrelaxation und Stärkung der Rumpfmuskulatur empfohlen. Bei frischer Spondylolyse kann ggf. eine Korsettbehandlung zur Stabilisierung durchgeführt werden. Vermieden werden sollten Übungen mit Reklination und höhere Belastungen. Treten neurologische Defizite der unteren Extremitäten auf oder besteht ein Fortschreiten der Spondylolisthese bzw. anhaltende Beschwerden, müssen operative Therapien besprochen werden.

Frage 768

Nennen Sie prädisponierende Sportarten zur Entstehung einer Spondylolyse.

- **Kunstturnen**
- **Balletttanzen**
- **Speerwerfen**
- **Gewichtheben**
- **Schwimmen**

Bei Sportarten mit Hyperlordosierung der LWS kann es durch repetitive Traumata zur Frakturierung der Pars interarticularis des Wirbelbogens kommen. Neben mechanischen Faktoren spielen bei der Entstehung einer Spondylolyse jedoch auch genetische Faktoren eine Rolle.

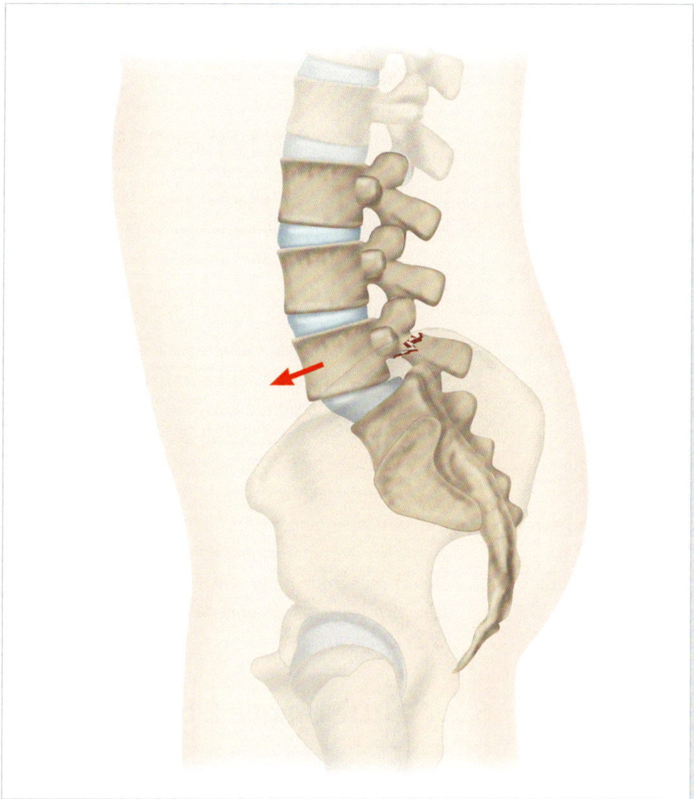

Abb. 6.1 Spondylolisthese mit Spondylolyse. Ventrale Spondylolisthese im Segment LWK 5/SWK 1 bei vorliegender Spondylolyse von L5. (Quelle: Ries C, Scheyerer M. Spondylolyse und Spondylolisthese. In: Stein G, Eysel P, Scheyerer M, Hrsg. Expertise Orthopädie und Unfallchirurgie Wirbelsäule. Stuttgart: Thieme; 2019)

6.2.6 Skoliose

Frage 769

In der Sprechstunde wird Ihnen ein 12-jähriges Mädchen mit einer milden Skoliose vorgestellt. Es besteht ein Beckengeradstand; thorakal vorliegend eine rechtskonvexe Skoliose mit flacher bzw. fast aufgehobener Brustkyphose. Röntgenbilder liegen nicht vor. Die Eltern erwarten von Ihnen eine Einschätzung. Nennen Sie verschiedene Typen der idiopathischen Skoliose.

- **Säuglingsskoliose**
- **infantile Skoliose**
- **juvenile Skoliose**
- **Adoleszentenskoliose**

Bei dem vorgestellten Mädchen deutet der Befund auf eine Adoleszentenskoliose hin. Sie empfehlen den Eltern die Durchführung einer Röntgenaufnahme der Wirbelsäule als Ganzaufnahme in 2 Ebenen, um das Ausmaß zu bestimmen und andere Pathologien auszuschließen.

Die Säuglingsskoliose tritt im Alter von wenigen Monaten auf und hat eine gute Prognose für eine Spontanheilung. Einzelne Fälle können in eine infantile Skoliose übergehen.

Beim Auftreten bis zum Alter von 3 Jahren spricht man von einer infantilen Skoliose (teilweise wird auch der Begriff der „early onset scoliosis“ verwendet, welche im Zeitraum von 0–5 Jahren auftritt), die mit leichter Häufung bei Jungen im Vergleich zu Mädchen auftritt. Die Prognose ist hier sehr ungünstig und die Progredienz der Erkrankung durch Physiotherapie oder Korsettbehandlungen kaum aufzuhalten. Häufig sind hier frühzeitige operative Behandlungen nötig.

Von einer juvenilen Skoliose spricht man bei Auftreten zwischen dem 4.–10. Lebensjahr mit leichter Häufung bei Mädchen. Mit einer Progredienz des Krümmungswinkels von wenigen Grad pro Jahr ist bis zur Pubertät und während dieser mit bis zu 5–10° pro Jahr zu rechnen.

Mit Auftreten ab dem 11. Lebensjahr besteht eine Adoleszentenskoliose. Die Prognose ist besser als die der juvenilen Skoliose und weist bei Mädchen eine deutliche Häufung auf, mit meist einer thorakalen, rechtskonvexen Krümmung. Trotz unklarer Ätiologie stellt die Genetik den wesentlichen Faktor zur Entstehung dar.

Frage 770

Das Mädchen spielt ihrem Alter entsprechend bereits sehr hochklassig Tennis und hegt den Wunsch, das Trainingspensum weiter zu steigern. Ein Elternteil hat jedoch Sorge, dass das Tennisspielen für die Entstehung der Skoliose verantwortlich war und durch mehr Training mit einer Verschlechterung der Skolioseentwicklung zu rechnen ist. Stimmen Sie dem zu?

Diese Aussage ist so nicht zutreffend.

Wie bei allen asymmetrisch ausgeübten Sportarten ist darauf zu achten, dass besonders bei hoher Trainingsintensität ein genügendes Ausgleichstraining durchgeführt wird, um die symmetrische Entwicklung der Rumpf- und Extremitätenmuskulatur zu unterstützen. Des Weiteren sind Stretching und detonisierende Maßnahmen nötig, um Haltungsabweichungen zu vermeiden. Ein ursächlicher Zusammenhang zwischen asymmetrisch ausgeführten Sportarten und der Entstehung einer Skoliose besteht jedoch nicht, obwohl manche älteren Studien darauf hindeuteten. Eine Häufung von Skoliosen wurde bei (Ballett-)Tänzerinnen beobachtet.

Frage 771

Nach Anfertigen einer bildgebenden Diagnostik zur Objektivierung der Diagnose besteht nun eine C-förmige, rechtskonvexe thorakale Skoliose mit einem Cobb-Winkel von 15°. Welche zusätzlichen Informationen wären für Sie noch relevant, um eine Prognoseabschätzung abgeben zu können?

Skelettalter bzw. Restwachstum der Wirbelsäule.

Um das Restwachstum der Wirbelsäule und die damit möglicherweise auftretende Verschlechterung der Skoliose abschätzen zu können, ist die Bestimmung des Risser-Stadiums nötig. Mit Verknöcherungsbeginn der Beckenkammapophyse (Risser-Stadium I) ca. 4 Monate nach Beginn der Menarche und dem pubertären Wachstumsschub besteht nur noch für ca. 2 Jahre ein relevantes Restwachstum der Wirbelsäule. Nach diesem Zeitraum ist nur bei einer sehr ausgeprägten Skoliose bzw. Dekompensation der Wirbelsäule mit einer weiteren Verschlechterung zu rechnen.

Frage 772

Kann ergänzende Physiotherapie eine Verbesserung des Skoliosewinkels bewirken?

Ja.

Die Thematik der Physiotherapie wird in der Skoliosetherapie kontrovers diskutiert. Eine gelegentlich angewandte Physiotherapie hat keinen relevanten Einfluss auf die Entwicklung der Skoliose und wird nach gewisser Zeit meist mangels sinkender Compliance beendet. Ein intensives, gut strukturiertes und mit entsprechender fachlicher Expertise durchgeführtes Trainingsprogramm kann besonders bei Heranwachsenden mit ausreichendem Restwachstum der Wirbelsäule eine Verbesserung des Cobb-Winkels bewirken.

6.2.7 Little League Elbow

Frage 773

In Ihrer Sprechstunde wird Ihnen ein 12-jähriger Junge von seinem Vater vorgestellt, nachdem er Schmerzen am rechten Ellenbogen entwickelt hat. Anamnestisch erfahren Sie, dass es keinen Sturz gegeben hat, die Schmerzen jedoch beim Leichtathletiktraining aufgetreten sind. Die Röntgen- und MRT-Bildgebung zeigt die vorliegende Verletzung. Welche Sportarten bzw. Bewegungen begünstigen das auf den Bildern (► Abb. 6.2) dargestellte Krankheitsbild?

Wurfbewegungen, wie sie z. B. beim Baseball oder Speerwurf angewendet werden, sowie z. B. Tennis.

Ein repetitiver Valgusstress auf den Ellenbogen, wie er exemplarisch bei Baseball-Pitchern im Rahmen der Wurfbewegung auftritt, ist der typische Mechanismus, der zu einer akuten oder chronischen Avulsionsverletzung der ulnaren Apophyse des distalen Humerus führen kann.

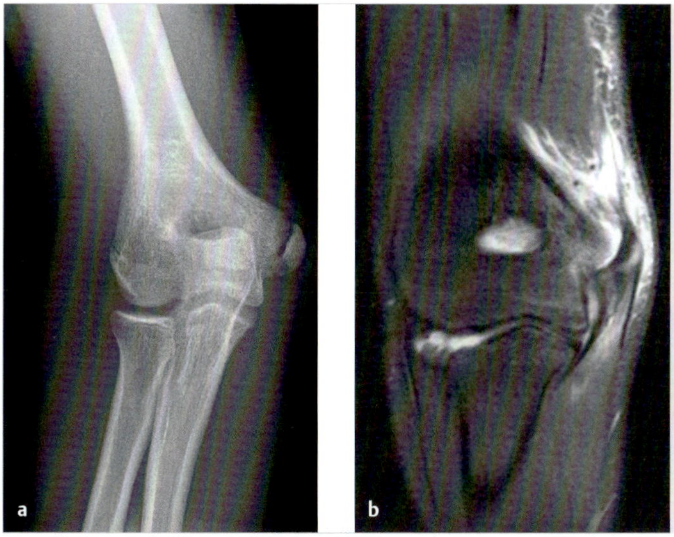

Abb. 6.2 Little League Elbow.
a Röntgenbild mit beginnender Ablösung der Apophyse. (Quelle: Gaulrapp H, Lackner TA, Mellerowicz H. Verletzungen und Überlastungsschäden der großen Apophysen. Orthopädie und Unfallchirurgie up2date 2020; 15(05): 447–463)
b MRT (koronare STIR-Sequenz) mit Flüssigkeitseinlagerung unter der Apophyse des Epicondylus ulnaris und in den umgebenden Weichteilen. (Quelle: Gaulrapp H, Lackner TA, Mellerowicz H. Verletzungen und Überlastungsschäden der großen Apophysen. Orthopädie und Unfallchirurgie up2date 2020; 15 (05): 447–463)

6

Frage 774

? Wie sieht die Therapieempfehlung für die in ▶ Abb. 6.2 dargestellte Verletzung aus?

!
- **konservative Therapie mit Ruhigstellung**
- **im Verlauf Veränderung der Wurftechnik**

i *Bei keiner oder nur geringer Dislokation der Apophyse wird die Verletzung konservativ mit Wurfverbot, ggf. Ruhigstellung in einem Cast oder einer Orthese und medikamentöser Analgesie therapiert. Die operative Therapie ist selten notwendig, jedoch bei weiter dislozierter Apophyse (> 5 mm) durchzuführen. Im Verlauf muss mittels einer Verbesserung der Wurftechnik und eines Trainings der Schultermuskulatur die Belastung bzw. der Valgusstress auf den Ellenbogen reduziert werden. Zur Prävention besteht z. B. im Baseball die Empfehlung, dass abhängig vom Alter des Athleten und der Anzahl der Würfe, die an einem Tag durchgeführt wurden, im Anschluss Wurfruhetage einzuhalten sind.*

6.2.8 Morbus Sinding-Larsen-Johansson

Frage 775

? Welches Krankheitsbild wird durch den Morbus Sinding-Larsen-Johansson beschrieben?

! **Aseptische Knochennekrose der Patellaspitze.**

i *Der Name geht auf die beiden Erstbeschreiber Sinding-Larsen (1921) und Johansson (1922) zurück. Differenzialdiagnostisch kommt das „Jumper's Knee" infrage, bei dem eine Nekrose in der Patellarsehne vorliegt.*

Frage 776

? Beschreiben Sie die Ätiologie des Morbus Sinding-Larsen-Johansson.

! **Die Erkrankung tritt als Folge repetitiver Mikrotraumata bzw. einer Überlastung des knorpeligen Ursprungs der Patellarsehne auf.**

i *In der Röntgendiagnostik zeigt sich eine Osteolyse der Patellaspitze (▶ Abb. 6.3).*

Frage 777

? Sie stellen bei einem Teenager mit 12 Jahren die Diagnose eines Morbus Sinding-Larsen-Johansson am linken Knie. Er betreibt Leichtathletik mit Training und Wettkämpfen ca. 3 × pro Woche. Auf welchen Heilungsverlauf bzw. welche Therapiedauer sollte sich der junge Athlet einstellen?

! **Langwierige Verläufe über 1–2 Jahre sind häufig.**

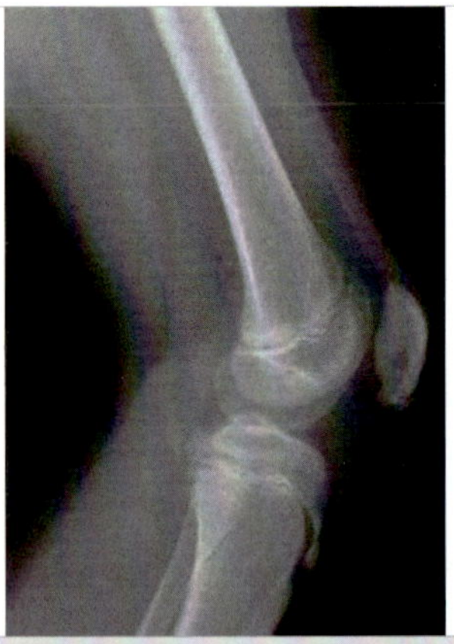

Abb. 6.3 Morbus Sinding-Larsen-Johansson. Seitliches Röntgenbild des Kniegelenks. (Quelle: Manig M. Erkrankungen im Kindesalter. In: Ruchholtz S, Wirtz D, Hrsg. Orthopädie und Unfallchirurgie essentials. 2. Aufl. Stuttgart: Thieme; 2012)

Der Krankheitsverlauf ist in der Regel langwierig über Monate bis hin zu Jahren. Nicht selten kommt es durch Sportkarenz zu einer Besserung der Beschwerden, die dann nach Wiederaufnahme der sportlichen Betätigung sofort wieder in demselben Ausmaß vorhanden sind wie vor der Sportpause. Eine konservative Therapie sollte eine Tonusreduktion der ventralen Oberschenkelmuskulatur, ein Training der Oberschenkelrückseite und eine Vermeidung von Spitzenbelastungen (Sprünge, Sprints, schnelle Richtungswechsel) beinhalten. Weniger belastende Aktivitäten, wie z. B. Dauerlaufen oder Radfahren, sollten fortgeführt werden. In der akuten Schmerzsituation ist gelegentlich die symptomatische, medikamentöse und antiphlogistische Therapie sinnvoll. Prinzipiell ist eine Ruhigstellung mit Orthese oder Gips temporär möglich, um bei Incompliance eine Bewegungsreduktion zu erzwingen. Die Erkrankung heilt spätestens mit Verknöcherung der Apophyse aus.

6.2.9 Morbus Osgood-Schlatter

Frage 778

Nennen Sie den für Morbus Osgood-Schlatter typischen Altersgipfel für Jungen und Mädchen.

- **Jungen: 13.–14. Lebensjahr**
- **Mädchen: 11.–12. Lebensjahr**

Der Wachstumsschub zu Beginn der Pubertät bewirkt größere Hebelkräfte, besonders an den Extremitäten, die zusammen mit der hormonellen Schwächung der Wachstumsfugen und Apophysen die geschlechtsspezifischen Altersgipfel erklärt.

Frage 779

Welche Art von Bildgebung streben Sie an, wenn Sie den klinischen Verdacht auf einen Morbus Osgood-Schlatter haben?

Röntgen des Kniegelenks in 2 Ebenen.

Mithilfe des Röntgenbilds können Differenzialdiagnosen, wie z. B. ossäre Läsionen oder ein Ausriss der Tuberositas tibiae, ausgeschlossen werden. In der Regel ist das seitliche Röntgenbild beim Morbus Osgood-Schlatter jedoch unspezifisch. Gegebenenfalls kann eine Kondensation oder Fragmentation der Tuberositas tibiae gesehen werden. Eine erweiterte Diagnostik mit MRT, um weitere Differenzialdiagnosen auszuschließen, ist prinzipiell möglich, jedoch in der Regel nicht notwendig.

6.3 Auswirkung von Training im Kindes- und Jugendalter

Frage 780

Wie kann der Körper beim Kind im Sport eine Erhöhung des Herzminutenvolumens (HMV) erreichen?

Durch Erhöhung der Pulsfrequenz.

Anders als bei Erwachsenen kann ein Kind das Schlagvolumen (SV) des Herzens nur gering erhöhen. Somit ist für die Erhöhung des HMV die Herzfrequenzerhöhung entscheidend.

Frage 781

Welche Energiegewinnung (aerob oder anaerob) fällt Kindern natürlicherweise leichter?

Die aerobe Energiegewinnung.

Kinder haben bereits früh ein gut trainiertes aerobes Energiegewinnungssystem. Die Leistungsfähigkeit im anaeroben Bereich ist, verglichen mit Erwachsenen, relativ geringer.

Frage 782

Welche Verletzungsarten sind bei Heranwachsenden im Vergleich zu Erwachsenen häufiger?

Epiphysen- bzw. Apophysenverletzungen mit Sehnen- und Bandverletzungen.

Gefährdete Bereiche sind die Wachstumszonen an Epiphysen bzw. Apophysen mit Sehnen- und Bandverletzungen. Muskuläre Verletzungen wie bei Erwachsenen sind seltener.

6.4 Sportuntauglichkeitsverordnung

Frage 783

Wie ist es möglich, die risikoarme Teilnahme chronisch kranker Kinder am Schulunterricht zu erreichen?

Durch eine Sporttauglichkeitsverordnung.

Durch eine Sporttauglichkeitsverordnung können z. B. für die Lehrkraft Risiken einzelner Sportarten oder Erste-Hilfe-Maßnahmen für chronisch kranke Kinder benannt und die grundsätzliche Leistungsfähigkeit beschrieben werden. Dies ermöglicht eine Teilnahme am gemeinsamen Sport und verhindert generelle Freistellungen. Informationen hierzu stellt z. B. die Gesellschaft für Pädiatrische Sportmedizin zur Verfügung.

Frage 784

Nennen Sie sporttauglichkeitsrelevante Erkrankungen von Heranwachsenden.

- **arterielle Hypertonie**
- **Aortenisthmusstenose**
- **Herzfehler**
- **Ionenkanalerkrankungen**
- **Marfan-Syndrom**

Bei anamnestischem oder klinischem Verdacht sind die genannten Diagnosen durch Untersuchungen in geeigneten pädiatrischen Zentren auszuschließen.

7 Gynäkologie

Susanne Weber

II

7.1 Grundlagen

Frage 785

Nach welchem Zeitraum fragen Sie, wenn Sie eine Sportlerin nach ihrer Zykluslänge fragen?

Nach dem Intervall zwischen den jeweils ersten Tagen der Menstruationsblutungen.

Im Zweifelsfall ist es wichtig, nochmals nachzufragen oder darauf hinzuweisen, da andernfalls die für die Sportlerin ja ebenfalls sehr relevante blutungsfreie Zeit als „Intervall" angegeben werden kann.

Frage 786

In welchem Alter erwarten Sie bei einer jugendlichen Sportlerin die erste Regelblutung (Menarche)?

Die meisten Mädchen haben mit 14 Jahren ihre erste Regelblutung erlebt.

Das mittlere Menarchealter in Deutschland liegt bei 12,8 Jahren, mit 16 Jahren sollte die Menarche spätestens eingetreten sein [4].

Frage 787

Welche Zyklusphasen sind Ihnen geläufig?

Es gibt verschiedene Möglichkeiten der Unterteilung, „mindestens" jedoch 2 Zyklusphasen:

- **1. Hälfte vor der Ovulation**
- **2. Hälfte nach der Ovulation**

Zur Benennung und weiteren Spezifizierung dienen außerdem die folgenden Unterteilungen:

- *Follikelphase und Lutealphase*
- *Menstruationsphase, Follikelphase, Ovulationsphase, Lutealphase, prämenstruelle Phase*
- *frühe, mittlere und späte Follikelphase, Ovulationsphase, frühe, mittlere und späte Lutealphase*
- *frühe, mittlere und späte Follikelphase, präovulatorische Phase, Ovulation, unmittelbar postovulatorische Phase, frühe, mittlere und späte Lutealphase*

Frage 788

Wie verlaufen in einem typischen 28-tägigen spontanen ovulatorischen Zyklus die Serumspiegel der in diesem Zusammenhang relevantesten Hormone (luteinisierendes Hormon [LH], Follikel-stimulierendes Hormon [FSH], Östrogen, Progesteron)? Skizzieren Sie einen ungefähren relativen Verlauf dieser Hormone, bezeichnen Sie die Kurven und die Markierungen auf der X-Achse (zeitlicher Verlauf).

Siehe ▸ Abb. 7.1.

Frage 789

Was passiert bei einem Ausbleiben der Ovulation als unmittelbare Folge im Vergleich zum typischen Verlauf der Hormonspiegel eines ovulatorischen Zyklus?

Der typische postovulatorische Anstieg des Progesterons bleibt aus.

Da ohne Ovulation die Umwandlung des Follikels in ein Corpus luteum nicht erfolgt, kann die Produktion von Progesteron dort nicht stattfinden.

Frage 790

Was ist bei einem Ausbleiben der Ovulation u. U. nach außen sichtbar?

Eine Verschiebung des Menstruationsbeginns (eine Verlängerung oder auch Verkürzung des Intervalls bis zur nächsten Blutung).

Die 2. Zyklushälfte ist häufig verkürzt, sie kann z. B. bei Follikelpersistenz aber auch verlängert sein. Es kann außerdem zu Zwischen- und Schmierblutungen kommen.

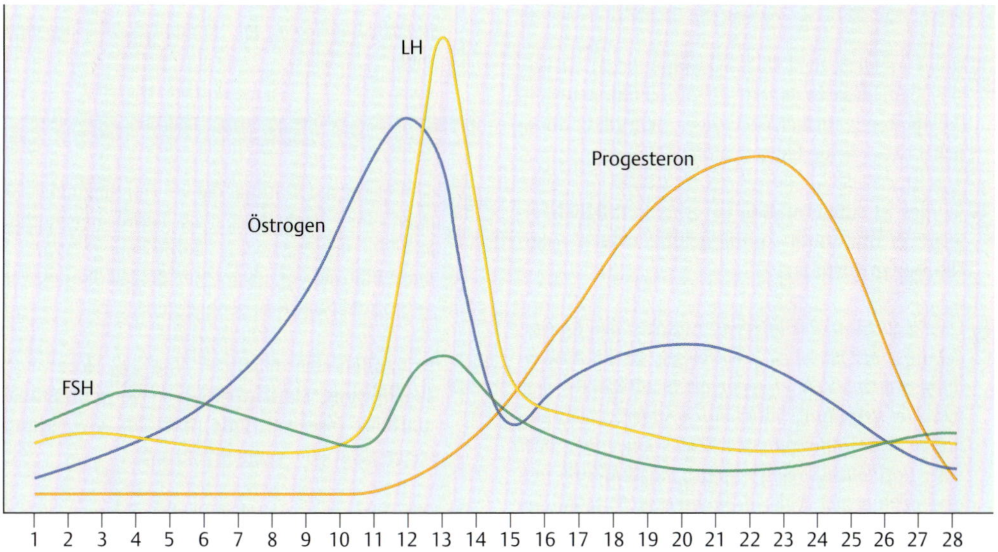

Abb. 7.1 Verlauf der Veränderungen der Hormonspiegel in einem typischen 28-tägigen spontanen ovulatorischen Zyklus. (FSH: Follikel-stimulierendes Hormon; LH: luteinisierendes Hormon).

Frage 791

Was passiert typischerweise bei einer sog. „gestörten Lutealphase" unmittelbar hormonell?

Der Progesteronanstieg ist schwächer und/oder zunächst adäquat, hält aber nicht lange genug an.

Nach einem erfolgten Eisprung ist die Umwandlung des Follikels in ein funktionsfähiges Corpus luteum nicht oder nicht adäquat erfolgt und/oder die Produktion von Progesteron ist nicht ausreichend hoch oder endet nach einem zu kurzen Zeitraum.

Frage 792

Was ist bei einer gestörten Lutealphase u. U. nach außen sichtbar?

Eine Veränderung der Menstruationsblutung, sowohl qualitativ als auch bzgl. des blutungsfreien Intervalls.

Auch in dieser Konstellation ist die 2. Zyklushälfte häufig verkürzt und es kann ebenfalls infolge des gestörten hormonellen Gleichgewichts zu Zwischen- und Schmierblutungen kommen.

Frage 793

Ist es möglich, die Länge des individuellen Zyklus und den Zeitpunkt des Eisprungs allein durch Rechnen sicher vorherzusagen?

Nein, eine sichere Vorhersage ist nicht möglich.

Bei einem über einen längeren Zeitraum regelmäßigen Zyklus lassen sich die Zykluslänge und der Zeitraum, in dem eine Ovulation stattfinden kann, mit einer gewissen Wahrscheinlichkeit abschätzen. Werden zusätzliche Mess- und Beobachtungskriterien erfasst, lässt sich die Genauigkeit verbessern. Der sichere „Beweis" für einen stattgehabten Eisprung ist erst retrospektiv feststellbar, oder wenn ein Untersucher (im medizinischen Umfeld) unmittelbar Zeuge des Ovulationsgeschehens würde.

Frage 794

Ist es möglich, den Blutungszeitpunkt so zu verschieben, dass in einem gewünschten Zeitraum (Wettkampf, Turnier, wichtiger Lehrgang) möglichst sicher keine Blutung eintritt?

Ja, dies ist einigermaßen zuverlässig möglich, allerdings nur unter Zuhilfenahme extern zuzuführender Hormone.

Die Möglichkeit, das Intervall zwischen den Blutungen in seiner Länge zu beeinflussen, ist bei Anwendung monophasischer, systemisch wirksamer hormoneller Verhütungsmittel durch Änderung des Einnahme- oder Anwendungsschemas einer Pille oder eines Vaginalrings relativ einfach möglich. Insbesondere beim ersten „Verschiebungsversuch" sollte dies immer in Absprache mit dem behandelnden Gynäkologen durchgeführt werden.

Frage 795

Auf welche Weise verhindern die typischen systemisch wirkenden hormonellen Verhütungsmittel in erster Linie den Eintritt einer Schwangerschaft?

Durch Verhindern der Ovulation.

Die Zufuhr des Gestagens erfolgt in der für das angewendete Gestagen berechenbaren sog. „Ovulationshemmdosis". In den meisten Präparaten wird das Doppelte dieser Dosis eingesetzt. Der Wirkmechanismus besteht in einer Hemmung auf Hypothalamusebene, die zur Unterdrückung der Gonadotropinfreisetzung aus der Hypophyse führt.

Frage 796

Durch welche zusätzlichen Effekte wird deren kontrazeptive Wirkung unterstützt?

- **Erhöhung der Viskosität des Zervixschleims**
- **Hemmung der Tubenmotilität**
- **Hemmung der Endometriumproliferation und -transformation**

Diese zusätzlichen Effekte erhöhen die kontrazeptive Wirkung, indem für Spermien die Passage des Zervikalkanals erschwert wird, Tempo und Effektivität der Weiterbewegung von Eizelle und Spermien in den Tuben reduziert sind und letztlich die Einnistungsbedingungen im Endometrium ungeeignet sind.

Frage 797

Gibt es für die Blutung, die bei Nutzung einer Pille oder eines Vaginalrings als Verhütungsmethode auftritt, eine besondere Bezeichnung? Wann ist diese Blutung ggf. nach einer Eingewöhnungsphase typischerweise zu beobachten?

Es handelt sich dabei um eine sog. Hormonentzugsblutung. Sie tritt typischerweise im einnahmefreien Intervall (Pille) bzw. im anwendungsfreien Intervall (Vaginalring) auf.

Das Ausbleiben der hormonellen Stimulation nach Einnahme-/Anwendungsende führt zu einer Abstoßung der Schleimhautschicht – es kommt mit leichter Verzögerung zur Blutung.

Frage 798

Wie sehen tagesgemittelte Verläufe der Blutspiegel der typischen für den Zyklus relevanten „gynäkologischen" Hormone (siehe auch Frage 788) unter systemisch wirksamer hormoneller Kontrazeption aus? Skizieren Sie einen ungefähren Verlauf:

a) bei Nutzung einer kombinierten Pille (z. B. Ethinylestradiol + Levonorgestrel, Einnahmerhythmus 21–7)
b) bei Nutzung einer reinen Gestagenpille (z. B. Desogestrel, in entsprechender Ovulationshemmdosis)

- **Zu a: Siehe ▸ Abb. 7.2a.**
- **Zu b: Siehe ▸ Abb. 7.2b.**

Die exogene Zufuhr der Hormone führt in den beiden aufgeführten Beispielkonstellationen je nach Präparatauswahl und Einnahmeschema mit unterschiedlicher zeitlicher Verzögerung zu einer Unterdrückung der endogenen Produktion der „körpereigenen" Hormone. Dies erfolgt über die Hemmung auf Hypothalamusebene, die zur Unterdrückung der Freisetzung der Gonadotropine aus der Hypophyse führt und schließlich die Bildung auf ovarieller Ebene bremst.

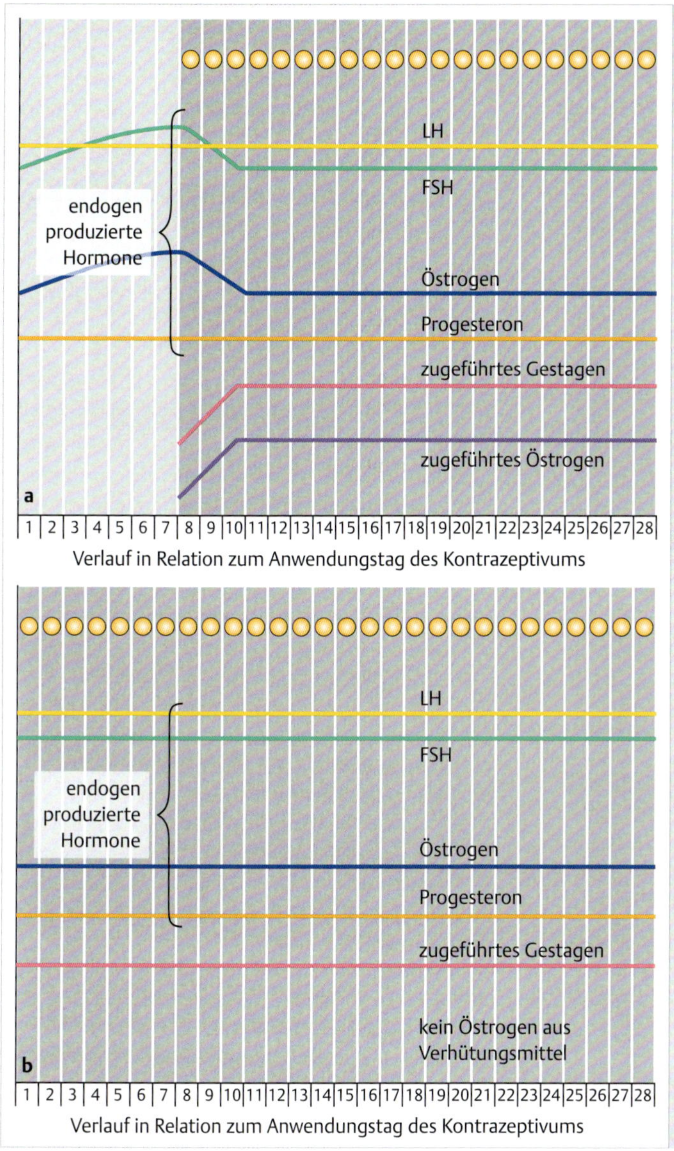

Abb. 7.2 Tagesgemittelte Blutspiegel der typischen „gynäkologischen" Hormone. (FSH: Follikel-stimulierendes Hormon; LH: luteinisierendes Hormon).

- **a** Bei Anwendung einer kombinierten Pille (z. B. Ethinylestradiol + Levonorgestrel, Einnahmerhythmus 21–7).
- **b** Bei Anwendung einer reinen Gestagenpille (z. B. Desogestrel, in entsprechender Ovulationshemmdosis).

Frage 799

Wird bei Nutzung einer Hormonspirale durch diese der Eisprung unterdrückt?

Nein, üblicherweise findet der Eisprung weiterhin so regelmäßig oder unregelmäßig statt, wie er bei der anwendenden Frau auch ohne Hormonspirale ablaufen würde.

Die von den verschiedenen verfügbaren Hormonspiralen abgegebenen Hormonmengen sind zwar nicht nur in der unmittelbaren intrauterinen Umgebung nachweisbar, sondern auch im Blut, aber die Konzentrationen liegen jeweils sehr deutlich unter der für das genutzte Gestagen relevanten Ovulationshemmdosis.

7.2 Einführung in die kombinierte Thematik Gynäkologie und Sportmedizin

Frage 800

Birgt Skispringen die Gefahr einer Ruptur der Gebärmutter?

Nein, hierfür gibt es keine Begründung.

So lustig diese Frage auch klingt: Der 2021 verstorbene Schweizer Gian Franco Kasper, Präsident des Weltskiverbands FIS (Fédération Internationale de Ski) und Mitglied des IOC (Internationales Olympisches Komitee), trug dies 2005 in einer Debatte vor – als eine seit den 1990er-Jahren bei ihm bestehende Sorge, bezogen auf die Teilnahme von Frauen in dieser Disziplin bei Olympischen Spielen.

Erst 2014 wurde diese Disziplin olympisch und es gab mit Carina Vogt die erste Olympiasiegerin im Skispringen (Gold, Carina Vogt 11.02.2014).

Frage 801

Was halten Sie von dem folgenden Zitat aus einem zu Kniegelenkverletzungen (Rupturen des vorderen Kreuzbands [ACL: Anterior Cruciate Ligament]) im BJSM publizierten Review [8]:

„Furthermore, in women using oral contraceptives, there was a trend toward more ACL injuries during the ovulatory phase."

Ist es sinnvoll, bei Pillenanwenderinnen „periovulatorische" Geschehnisse zu beurteilen?

Nein, es handelt sich um eine unsinnige Aussage.

Bei Nutzerinnen systemisch wirkender hormoneller Kontrazeptionsmethoden, die ja in erster Linie durch Unterdrückung der Ovulation wirken, ist es vollkommen unsinnig, von einer ovulatorischen Phase zu sprechen. Als einzige Ausnahme könnte hier die sehr niedrig dosierte „Levonorgestrel-Minipille" gelten (Hormonkonzentration deutlich unter der Ovulationshemmdosis: 0,03 vs. 0,05–0,06 mg/d). Diese wirkt durch Verdickung des Zervixschleims, Senkung der Tubenmotilität und reduzierten Endometriumaufbau (mit einiger Unsicherheit) kontrazeptiv. In der zitierten Studie wurde allerdings nicht berichtet, dass allein Anwenderinnen dieser Methode einbezogen worden wären.

Frage 802

Ist es als normal anzusehen, wenn die Menarche einer Leistungssportlerin erst mit 18–19 Jahren einsetzt?

Nein, das ist absolut nicht als normal anzusehen.

Auch und gerade eine Leistungssportlerin sollte im Hinblick auf ihre körperliche und ihre Leistungsentwicklung spätestens mit 16 Jahren ihre erste Blutung gehabt haben (siehe auch Frage 786).

Frage 803

Würden Sie einer Athletin, die über ausgeprägte Regelschmerzen oder eine verstärkte Menstruationsblutung klagt, in erster Linie zur Nutzung einer hormonellen Verhütungsmethode raten?

Nein, dies ist sicher nicht als Standard zu empfehlen.

Unter Nutzung einer systemischen hormonellen Kontrazeptionsmethode würden sich beide Beschwerden zwar voraussichtlich bessern, diese Empfehlung darf aber keineswegs „automatisch" erfolgen. Es sollte immer individuell nach Erheben einer entsprechenden kombinierten gynäkologisch/sportmedizinischen Anamnese und Diagnostik zwischen Vor- und Nachteilen abgewogen und auch andere therapeutische Möglichkeiten in Betracht gezogen werden.

Falls die Entscheidung zugunsten z. B. einer Pille getroffen wird, ist zu empfehlen, wenigstens während der ersten 3 Einnahmemonate ein kombiniertes Trainingstagebuch zu führen, damit mögliche Veränderungen auch in Bezug auf die Leistungsfähigkeit erkennbar werden. Unter Einbeziehung dieser Daten und Beobachtungen sollte dann eine Reevaluation erfolgen, die idealerweise regelmäßig wiederholt wird.

Frage 804

Gibt es bezogen auf eine Sportart *Die perfekte Verhütungsmethode* oder unter den zur Verfügung stehenden „Pillen" die perfekte „Pille"?

Nein, Die perfekte Verhütungsmethode gibt es nicht.

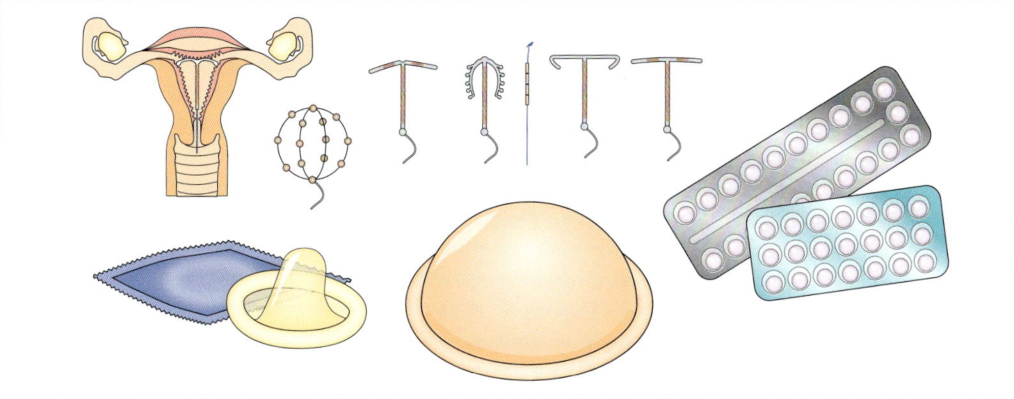

Abb. 7.3 Auswahl an Kontrazeptiva.

Es lässt sich auch nicht sagen, dass eine Methode in bestimmten Sportarten grundsätzlich geeigneter wäre als eine andere. Die Auswahl der Methode ist eine individuelle Entscheidung, bezogen auf die Athletin. Im Entscheidungsprozess müssen folgende Aspekte einbezogen und abgewogen werden:

- *allgemeine und menstruationsbezogene Anamnese*
- *gewünschte/benötigte Verhütungssicherheit*
- *geplanter Zeitraum*
- *Alter*
- *Risikofaktoren*
- *individuelle Präferenzen*

Außerdem sollte die gewählte Methode in regelmäßigen Abständen reevaluiert werden, um zu entscheiden, ob sie noch zur Situation und den Wünschen der Athletin passt. Eine Auswahl an Kontrazeptiva ist in ▸ Abb. 7.3 dargestellt.

Frage 805

Welche Parameter würden Sie im Rahmen der Anamneseerhebung einer Kaderathletin zusätzlich zu den üblichen sportmedizinischen Parametern erfragen? Bitte listen Sie auf, was Ihnen aus gynäkologisch-sportmedizinischer Sicht sinnvoll erscheint.

- **Zyklusanamnese – allgemein und zum aktuellen Zeitpunkt**
- **Beschwerden vor, während oder nach der Menstruationsblutung**
- **andere zyklisch wiederkehrende Symptome und Beschwerden**
- **Menarchealter**
- **Besonderheiten bzgl. Zeitraum und Verlauf der Pubertät**
- **(altersabhängig) Anzahl und Verlauf von Schwangerschaften und Geburten**
- **Erkrankungen, Operationen – allgemein und gynäkologisch**
- **Verletzungen – allgemein und insbesondere des Bewegungsapparats**
- **Frage nach wiederholt aufgetretenen oder persistierenden muskulären und knöchernen Beschwerden oder Beschwerden im Bereich des muskuloskelettalen Übergangs**
- **Frage, ob jemals die Diagnose Ermüdungsbruch, Stressfraktur oder Knochenödem gestellt wurde**
- **Gewichtsentwicklung/Ernährung, ggf. spezifische Fragen zu Risiken LEA/RED-S (LEA: Low Energy Availability; RED-S: Relatives Energiedefizit im Sport)**
- **ggf. Ergänzung um „LEAF-Questionnaire"-Fragebogen (siehe Frage 813)**

All diese Kriterien sind relevant, um die aktuelle gynäkologische und damit auch die Gesamtgesundheit der Athletin einschätzen und beurteilen zu können.

II

Frage 806

Welche Bereiche fallen Ihnen ein, bei denen auch ein allgemein gynäkologisch arbeitender Kollege, den Sport in der frauenärztlichen Behandlung einer Sportlerin „mitdenken“ und Wissen aus der Sportmedizin in der Behandlung unbedingt berücksichtigt werden sollte?

Beispiele:
- **Diagnostik und Therapie bei Menstruationsstörungen**
- **Wahl der Verhütungsmethode**
- **Schwangerschaftsbetreuung**
- **Medikamentenauswahl (Konformität mit Regeln der NADA [Nationale Anti-Doping Agentur], WADA [Welt Anti-Doping Agentur] usw.)**
- **Medikamentenapplikationsform (Konformität mit Regeln der NADA, WADA usw.)**
- **Anwendung antihormoneller Medikation bei langfristigen onkologischen Therapie- oder Prophylaxemaßnahmen z. B. bei Brustkrebserkrankung und/oder BRCA-Mutationsträgerinnen**

Die enge Verbindung der beiden Fachgebiete und die Notwendigkeit, dies einzubeziehen, ist leider vielen KollegInnen nicht bewusst und Sportmedizinisches spielt im Rahmen der gynäkologisch/geburtshilflichen Facharztausbildung kaum eine Rolle. Bezüglich der intravenösen Gabe von Medikamenten sollte ein Gynäkologe, so wie jeder Arzt, der Sportler betreut, über die „Basics“ informiert sein:
- *Intravenöse Infusionen und/oder Injektionen von insgesamt mehr als 100 ml innerhalb von 12 Stunden sind jederzeit verboten, es sei denn, sie werden rechtmäßig im Zuge von Krankenhausbehandlungen, chirurgischen Eingriffen oder klinischen diagnostischen Untersuchungen verabreicht. Hierzu müssen die ergänzenden Regeln der NADA zur TUE beachtet werden.*
- *Die intravenöse Gabe erlaubter Substanzen in einer Dosis von < 100 ml/24 Stunden ist möglich.*

Frage 807

Kennen Sie gynäkologische Krebserkrankungen, deren Rezidivrisiko sich durch ein entsprechend angeleitetes sportliches Training deutlich senken lässt? Bei welcher Erkrankung gelingt auf diese Weise eine besonders deutliche Risikoreduktion?

Mammakarzinom.

Insbesondere gilt dies für hormonrezeptorpositive postmenopausale Mammakarzinome. Außerdem lässt sich zusätzlich zum allgemein protektiven Effekt von Bewegung, körperlicher Aktivität und/oder onkologischer Trainings- und Bewegungstherapie die krebsspezifische Mortalität und Morbidität bei Krebspatientinnen in der Nachsorge deutlich reduzieren (ausführliche Literatur z. B. über NCT [Nationales Centrum für Tumorerkrankungen], DKFZ [Deutsches Krebsforschungszentrum], DSHS [Deutsche Sporthochschule Köln]).

Frage 808

Gibt es Möglichkeiten sportlicher Betätigung, deren Ausübung im Allgemeinen während der Schwangerschaft zu empfehlen ist, wenn eine Schwangere sich wohl fühlt? Nennen Sie mindestens 3 Beispiele.

Eine Auswahl:
- **Schwimmen**
- **Aquajogging**
- **Yoga**
- **Walking**
- **Nordic Walking**
- **Rad-, Ruderergometer (je nach Befinden und Einstellmöglichkeiten, die einen nicht zu engen Hüftbeugewinkel ermöglichen)**

Je nach bisheriger Erfahrung der Schwangeren kommen auch andere Sportarten infrage, die weiterhin ausgeführt werden können. Die Beratung sollte immer individuell und von entsprechend ausgebildeten Personen durchgeführt und im Schwangerschaftsverlauf regelmäßig wiederholt werden. Disziplinauswahl, Umfang und Belastungsintensität sollten an den Verlauf angepasst werden.

Frage 809

Welche schwangerschaftsspezifischen Probleme und Erkrankungen lassen sich durch sportliche Betätigung während der Schwangerschaft im Sinne einer Risikoreduktion beeinflussen? Nennen Sie wenigsten 3, bei denen dies gesichert ist.

- **Gestationsdiabetes**
- **übermäßige Gewichtszunahme**
- **Präeklampsie**

Weitere Effekte können beobachtet werden, aber für die o. g. Beispiele ist die Evidenzlage besonders eindrücklich (Guidelines der verschiedenen Gynäkologischen Gesellschaften Canada/USA/Deutschland und bzgl. Leistungssport, insbesondere IOC Medical Commission Part 2 [1]).

Frage 810

Welchen Zeitraum halten Sie für das Ausbleiben der Regelblutung nach einer Geburt und nach Ende der Rückbildungsphase für normal? Welche Faktoren kennen Sie, die diesen Zeitraum beeinflussen?

Einen allgemein festgelegten oder typischen Zeitraum gibt es nicht. Solange gestillt wird, finden unter dem hemmenden Effekt des Prolaktins meist weder Menstruationsblutungen noch Ovulationen statt. Man nennt dies Laktationsamenorrhoe.

Wenn es nach Beendigung des Stillens über mehrere Monate nicht zum Einsetzen einer Menstruation kommt, sollte nach der Ursache gesucht werden. Die Gründe, die zu einem Fortbestehen der Amenorrhoe führen können, sind vielfältig. Im Rahmen der Wiederaufnahme intensiveren Trainings sollte unbedingt auch eine inadäquate Energieverfügbarkeit als Auslöser in Betracht gezogen werden.

Frage 811

Ist es als normal anzusehen, wenn eine Leistungssportlerin ohne Anwendung hormoneller Kontrazeptiva keine oder nur noch selten Menstruationsblutungen hat? Nach welchen Kriterien würden Sie dies beurteilen?

Nein, auf keinen Fall ist dies als normal anzusehen. Die Beurteilung sollte nach Alter, Menarchestatus sowie Dauer der Amenorrhoe erfolgen und die bisherige Diagnostik einbeziehen. Die Erhebung einer detaillierten kombiniert sportmedizinisch-gynäkologischen Anamnese ist unerlässlich.

Früher wurde häufig die folgende Gleichung aufgestellt:

- *Leistungssportlerin mit regelmäßigem Zyklus = die Sportlerin trainiert nicht genug oder das Training ist zu wenig intensiv*

Leider begegnet man dieser Sichtweise auch heute noch. Dies birgt die Gefahr, dass dabei der Gesamtgesundheitszustand der Athletin aus dem Blick gerät und sogar ignoriert wird.

Frage 812

Auf welche Problematik im Leistungs-, aber auch im ambitionierten Breitensport können u. a. folgende Symptome hinweisen?

- ausbleibende Anpassung an Trainingsreize
- häufige Verletzungen
- verringerte Muskelkraft und Ausdauerleistungsfähigkeit
- hohe Infektanfälligkeit
- verringerte Knochendichte
- reduzierte Konzentrationsfähigkeit

Diese Symptome können ein Hinweis auf Störungen im Hormonhaushalt (grundsätzlich sowohl bei Frauen als auch bei Männern) sein.

Die beschriebenen Symptome sind typische Bestandteile der Symptomatik eines RED-S. Eine entsprechende weiterführende Diagnostik und Therapie sollten unbedingt eingeleitet werden.

Bei Frauen können die Symptome auch schon im Zusammenhang mit zunächst anovulatorischen Zyklen auftreten, noch bevor sich eine Oligo- oder Amenorrhoe ausbildet [5], [7], [2].

Frage 813

Was sagt Ihnen der Begriff „LEAF-Questionnaire"? Wozu dient dieser Fragebogen?

Es handelt sich bei dem „Low Energy Availability in Females Questionnaire" um einen Fragebogen zur Risikoeinschätzung für die Entwicklung einer gestörten Energieverfügbarkeit bei weiblichen Sportlern.

Durch Nutzen von Fragebögen dieser Art, idealerweise bereits als „Screening Tool", lassen sich Sportlerinnen mit erhöhtem Risiko für die Entwicklung einer entsprechenden Störung (LEA, RED-S, FAT [Female Athlete Triad]) finden. Außerdem dienen sie der Verlaufsbeobachtung [6], [10]. Leider werden sie bei uns bisher, z. B. bei den Sporttauglichkeitsuntersuchungen oder den jährlichen Verlaufsuntersuchungen der Kaderathletinnen, nicht systematisch genutzt.

Frage 814

Ist Stress durch hohe Trainings- und Wettkampfbelastungen bei Athletinnen der wichtigste auslösende Faktor für das Ausbleiben regelmäßiger Ovulationen und für das Ausbleiben der Regelblutung?

Nein.

Auslösender Faktor für die im Zusammenhang mit Leistungssport entstehende zentrale Dysregulation im Sinne einer sogenannten „Hypothalamischen Oligo-/Amenorrhoe" ist vor allem eine nicht ausgeglichene Energiebalance mit unzureichender Energieverfügbarkeit [3], [5].

Frage 815

Dient bei der Diagnose RED-S eine unter bestimmten Umständen indizierte Hormonsubstitution der Therapie der Erkrankung?

Nein.

Die Hormonsubstitution dient in erster Linie der Therapie des Hormonmangelzustands, dem Verhindern weiterer Folgeschäden und zur Überbrückung, bis wieder eine eigene adäquate Hormonproduktion erfolgt. Sie ist keine kausale Therapie der Erkrankung!

Die eigentliche Therapie muss durch Beheben der Ursache der nicht ausreichenden Energieverfügbarkeit (LEA) erfolgen.

Frage 816

Welche Hormone kommen als Hormonersatztherapie (HRT) in Betracht?

In erster Linie Estradiol als Östrogen und ein Gestagen.

Wichtig zu beachten ist: Bei Frauen, deren Uterus vorhanden ist, sollte nie nur ein Östrogen gegeben werden, sondern immer kontinuierlich oder sequenziell kombiniert zusätzlich ein Gestagen. Das ist notwendig, um die Transformation des unter Estradiol proliferierten Endometriums zu gewährleisten und damit eine Risikoerhöhung für maligne Entartung zu vermeiden.

Frage 817

Welche Applikationsformen sind bei einer HRT möglich und empfehlenswert?

Das Östrogen idealerweise transdermal, das Gestagen kann durch orale Einnahme oder vaginale Applikation gegeben werden.

Falls gleichzeitig eine Kontrazeption gewünscht wird, sollten verschiedene Optionen und Kombinationen verglichen und deren Vor- und Nachteile individuell abgewogen werden. Infrage kommen:

- *HRT + Barrieremethoden*
- *HRT + Kupferspirale*
- *Hormonspirale mit ausreichend hoher Gestagendosis + Estradiol (Off Label)*
- *kombinierte Pille (bevorzugt mit Estradiol als Östrogenkomponente; Präparate mit EE = Ethinylestradiol eher meiden, zu E4 = Estetrol liegen noch keine entsprechenden Daten vor)*

Frage 818

Worauf sollte ein Sportmediziner achten, wenn es bei einer von ihm betreuten Athletin nach Absetzen systemisch wirksamer hormoneller Kontrazeptiva für mehrere Monate nicht zu einer Blutung kommt? Was empfehlen Sie zu unternehmen?

- **Erste Schritte:**
  - **Erheben der bisherigen gynäkologischen Anamnese**
  - **Vergleich mit Dokumentation aus früheren Vorstellungen**
- **Klären, ob vor Beginn, während der Nutzung oder aktuell Risiken für ein RED-S bestehen:**
  - **alte Fragebögen kontrollieren**
  - **ggf. retrospektiv Daten erfassen, soweit möglich**

  - **aktuelle Situation beurteilen einschließlich Check der Ernährungssituation (Energieverfügbarkeit im Verhältnis zum Bedarf)**
- **Klären, ob es aktuell Beschwerden gibt, die auf einen Hormonmangel, insbesondere auf einen Östrogenmangel, hinweisen**

Falls alles unauffällig ist, zunächst abwarten, aber dennoch in Absprache mit der Athletin den behandelnden Gynäkologen kontaktieren und das Vorgehen bzgl. weiterer Diagnostik absprechen (vaginale Untersuchung + Sonografie, Blutabnahme für hormonelle Basisdiagnostik, je nach Ergebnis Kontrollbestimmungen der relevanten Hormone E2, Progesteron, LH, FSH in individuell sinnvollen Intervallen).

Frage 819

Was empfehlen Sie im Falle einer langfristigen sekundären Amenorrhoe bei einer Leistungssportlerin über 6 Monate und mehr, insbesondere bei entsprechender Risikokonstellation?

Nach Durchführung der entsprechenden weiterführenden Diagnostik, innerhalb derer auch eine Überprüfung der Energieverfügbarkeit unerlässlich ist, sollte u. U. eine Hormonsubstitution in Erwägung gezogen werden.

Der Zeitraum von 6 Monaten stellt hier in Anlehnung an das Consensus Statement des Australian Institute of Sport [11] die zeitliche Grenze dar, ab der man diese Option unbedingt mit der Athletin besprechen und individuell gemeinsam mit ihrem Umfeld ggf. diese Entscheidung treffen sollte. In diesen Prozess müssen allerdings sehr viele zusätzliche Parameter mit einbezogen werden.

Auch wenn es nach Absetzen systemisch wirksamer hormoneller Kontrazeptiva langfristig bei einer Athletin nicht zum Einsetzen spontaner Menstruationen kommt, sollte man die Entwicklung einer LEA/eines RED-S immer auch in Betracht ziehen.

Frage 820

Es gibt Hinweise, dass ein zyklusadaptiertes Training mit Beachtung der in der jeweiligen Zyklusphase wirksamen Hormone für die Athletin vorteilhaft für ihre Leistungsentwicklung, die Ausschöpfung ihrer individuellen Leistungsreserve und die Erhaltung ihrer Gesundheit sein kann. Welche Parameter müssen bekannt sein, um dies planen und durchführen zu können?

Unverzichtbare Parameter:
- **Zykluslänge**
- **Ovulationszeitraum**
- **Verhütungsmethode**
- **falls Spirale, welche?**

Durch Erfragen der genannten Parameter muss sichergestellt sein, dass die Athletin einen spontanen Zyklus hat. Durch Anwendung einer geeigneten Methode muss außerdem klar erkennbar sein, ob eine Ovulation auch im jeweiligen Zyklus stattgefunden hat, da sich ohne diese die entsprechenden Unterschiede der Hormonspiegel nicht ausbilden. Als Methoden kommen verschiedene Möglichkeiten des komplexen Zyklustrackings infrage, ggf. für einige Tage in Kombination mit einem LH-Test im Urin.

Frage 821

Gibt es Sportarten, in denen der weibliche Zyklus und die hormonellen Besonderheiten weiblicher Athleten bei Training und Wettkampfplanung systematisch berücksichtigt werden?

Nein.

*Leider kann man nicht davon sprechen, dass die Zusammenhänge systematisch und breitflächig berücksichtigt würden. Insbesondere in ausdauerbetonten Individualsportarten wie dem Triathlon und einigen leichtathletischen Disziplinen wird die Thematik von einzelnen Athletinnen, Trainer*innen und in der Ausbildung aber zunehmend wahrgenommen und die Erkenntnisse werden genutzt. Auch im Bereich des Mannschaftssports scheint das Interesse zu steigen, die Effekte zu untersuchen und zu nutzen [9].*

Frage 822

Ein Trainer hat von den Vorteilen eines zyklusadaptierten Trainings gelesen. Er fragt in seiner Trainingsgruppe die Athletinnen nach der Regelmäßigkeit ihres Zyklus und nach den genutzten Verhütungsmethoden. Als erkennbar wird, dass fast alle mit „der Pille“ verhüten, freut er sich, weil er ebenfalls gelesen hat, dass sich bei Pillenanwenderinnen der Blutungszeitpunkt unkompliziert verschieben lässt. Er notiert sich nun die Präparatenamen der verschiedenen Pillen, um einen Gynäkologen hierfür hinzuzuziehen. Sein Plan ist, die Blutungen der Athletinnen auf diese Weise in Etwa synchronisieren zu lassen, um dann einen für alle passenden Trainingsplan erstellen zu können. Was halten Sie von dieser Idee?

Das ist unsinnig.

Bei Anwendung systemisch wirksamer hormoneller Verhütungsmethoden erübrigen sich in diesem Zusammenhang sowohl weitere Fragen zum eingesetzten Präparat und der genauen Zusammensetzung als auch die Planung eines zyklusadaptierten Trainings, da die für einen gesunden, ovulatorischen Zyklus typischen Veränderungen der Hormonspiegel ja fehlen (siehe auch Frage 788 und Frage 798).

Frage 823

Ist es möglich, ganz unabhängig von der individuellen Athletin ein 4-wöchiges Standardprogramm für ein zyklusadaptiertes Training für eine Trainingsgruppe zu entwickeln?

Leider nein, es muss immer der individuelle spontane Zyklus als Grundlage dienen.

Der Entwurf eines derartigen Planes ist dennoch sinnvoll, wenn er so gestaltet ist, dass die Athletinnen einzelne Trainingsinhalte aus dem Plan passend zu ihrem individuellen Zykluszeitpunkt auswählen und umsetzen können.

7.3 Komplexe Konstellationen und Fallbeispiele

Frage 824

Eine 21-jährige Leichtathletin (Sprinterin, 100 und 200 m), die sich bei Ihnen vorstellt, beschreibt beim Anamnesegespräch, dass ihr das Krafttraining und die intensiven Laufintervallserien in der Woche vor ihrer Menstruation immer extrem schwerfallen und sie sich bis zur nächsten Einheit eigentlich nie wieder erholt fühlt. Sie hat einen spontanen 26- bis 29-tägigen Zyklus. Der Trainer/die Trainerin akzeptiert, wenn seine Athletinnen während der Menstruation etwas „kürzer treten", die Gewichte beim Krafttraining, die Anzahl der Laufintervalle pro Serie und notfalls auch das Tempo reduzieren. In den übrigen 3 Wochen erwartet er/sie aber, dass „nach Plan" trainiert wird. Was halten Sie davon? Ist das als zyklusangepasstes Training zu werten?

Das alleinige Reduzieren der Belastung während der Blutungsphase ist weder eine Lösung der beschriebenen Problematik noch ein zyklusadaptiertes Training.

Was die Athletin berichtet, beschreibt einen typischen Einfluss der hormonellen Situation auf die Leistungsfähigkeit, vor allem in der späten Lutealphase, den viele Athletinnen mit spontanem Menstruationszyklus so oder so ähnlich wahrnehmen.

Frage 825

Was raten Sie der Athletin?

Ein Gespräch mit dem Trainer/der Trainerin, ob er/sie Möglichkeiten sieht, das Training zyklusadaptiert umzustellen und anzupassen.

*Für den Fall, dass der Trainer/die Trainerin sich – was nach der Schilderung zu vermuten ist – noch nicht besonders gut auskennt oder kein Interesse hat, wäre ein Weg, ihm/ihr eine Kooperation mit Kolleg*innen vorzuschlagen, die Erfahrung mit zyklusadaptiertem Training haben. Ebenso sinnvoll könnte es sein, eine Fortbildung für die gesamte Trainingsgruppe (Athletinnen, Trainer*innen, weitere Betreuer*innen) zu organisieren.*

Frage 826

Eine 17-jährige Turnerin im Nachwuchskader stellt sich zur seit 3 Jahren regelmäßig durchgeführten Sporttauglichkeitsuntersuchung an dem Olympiastützpunkt (OSP) vor, an dem Sie als Sportmediziner*in arbeiten. Die Athletin hatte noch nie eine Menstruationsblutung. Sie war im Jahr zuvor bereits 1-mal beim Gynäkologen gewesen, weil die Mutter beunruhigt war und sie sich außerdem zu Verhütungsmöglichkeiten beraten lassen wollte. Dieser hatte ihr erklärt: „Bei Sportlerinnen ist das normal, wenn du möchtest, kann ich dir die Pille verschreiben." Was unternehmen Sie?

- **Komplettierung der Anamnese**
- **körperliche Untersuchung einschließlich Beurteilung der körperlichen Reife (Tanner-Stadien)**
- **Ernährungsanamnese**
- **Vergleich mit Befunden der Voruntersuchungen**

Empfehlenswert ist es, den Kontakt zum Gynäkologen herstellen, um seine Einschätzung zu erfahren, die ggf. notwendige weitere Diagnostik abzusprechen und zu erfragen, was er nach deren Abschluss vorschlägt.

Frage 827

Wenn der betreffende Gynäkologe die Einnahme einer Pille vorschlägt, würden Sie ihm die Auswahl komplett überlassen oder versuchen, sich auch hier mit ihm abzusprechen?

Falls in Abwägung aller Vor- und Nachteile die Entscheidung zur Verschreibung einer Pille getroffen würde, ist eine Absprache sowohl bzgl. der Indikationsstellung als auch bzgl. der Auswahl des Präparates unbedingt zu empfehlen.

Wenn die Athletin gleichzeitig erstmalig eine sehr sichere Verhütungsmethode nutzen möchte, kann die Verschreibung einer für ihre individuelle Konstellation passenden Pille sinnvoll sein. Allerdings kann dies neben den typischen unmittelbar pillenassoziierten Risiken je nach Präparatauswahl andere potenziell negative Effekte haben, die im Zusammenhang mit den applizierten Hormonen und der Unterdrückung der eigenen ovariellen Hormonproduktion stehen.

Frage 828

Bei einer von Ihnen betreuten Athletin kommt es nach Entfernung einer Hormonspirale, die als neue Methode nach mehrjähriger Nutzung einer Antibabypille eingesetzt wurde, für mehrere Monate nicht zu einer Menstruationsblutung. Welche Maßnahmen halten Sie für sinnvoll?

Es sollte die gleiche Diagnostik durchgeführt werden wie auch sonst bei einer Amenorrhoe und zusätzlich je nach Risikokonstellation und Zyklusanamnese vor Pillenbeginn eine erweiterte osteologische Diagnostik erfolgen (siehe auch Frage 831).

Zwar handelt es sich bei den Hormonspiralen nicht um eine durch Ovulationshemmung wirksame Kontrazeptionsmethode, aber da der Endometriumaufbau durch das Gestagen reduziert/unterdrückt wird, bleibt bei den meisten Nutzerinnen schon während der Nutzungszeit die Menstruation aus oder wird sehr schwach. Der individuelle hormonelle Zyklusablauf bleibt erhalten. Das heißt, er läuft mit Hormonspirale genauso physiologisch ab wie ohne oder eben nicht! Es kann also sein, dass die Sportlerin auch bereits während der Zeit mit Hormonspirale keinen gesunden eigenen Zyklus mit entsprechenden regelmäßigen Ovulationen hatte und somit möglicherweise bereits einem Hormonmangel ausgesetzt war.

Frage 829

Eine 24-jährige Triathletin, die sich bei Ihnen vorstellt, hat in Phasen intensiven Trainings immer wieder mit Schmerzen im Bereich des rechten Unterschenkels zu kämpfen. Zum Zeitpunkt der Vorstellung sind die Beschwerden, die vor 3 Wochen verstärkt aufgetreten sind, erstmals nicht nur während und nach dem Training, sondern auch in Ruhe vorhanden. Vor 2 Jahren wurde nach extremen Schmerzen im linken Fuß nach einem Wettkampf eine Metatarsale-V-Fraktur diagnostiziert. Nach Ausheilung und langsamem Wiederaufbau des Trainings war sie in diesem Bereich beschwerdefrei. Welche Fragen stellen Sie der Athletin?

- **Schmerzanamnese**
- **Beschreibung der Entwicklung der Beschwerden in Bezug zur Belastung**
- **genaue Zyklusanamnese**
- **Gewichtsentwicklung**
- **Ernährungsanamnese**
- **Medikamentenanamnese**

Zusätzlich zum Erfragen der sport- und sportartbezogenen Entwicklung und Trainingsgestaltung sollten unbedingt die „gynäkologischen Aspekte“ erfragt und beachtet werden.

Frage 830

Welche weiteren Schritte unternehmen Sie unmittelbar?

- **übliche körperliche Untersuchung**
- **je nach eigener Erfahrung Untersuchung der schmerzhaften Extremität, ggf. einschließlich Sonografie**
- **Veranlassung einer orthopädischen Vorstellung**

II

Darüber hinaus sollte der Kontakt zum Orthopäden, je nach Organisation der Abteilung +/- Radiologen, hergestellt werden, um das weitere Prozedere abzusprechen: Röntgen, MRT, (CT).

Frage 831

Welche weitere Diagnostik veranlassen Sie?

- **Es sollte eine hormonelle Diagnostik in Absprache mit oder durch den betreuenden Gynäkologen durchgeführt werden.**
- **Je nach Konstellation ist es sinnvoll, bei entsprechenden Ergebnissen der Bildgebung bzgl. Fraktur/Ermüdungsfraktur/Knochenödem eine spezifische weiterführende osteologische Diagnostik mit Knochendichtemessung (DXA), Bestimmung relevanter Laborparameter sowie Knochenstrukturanalyse (HR-pQCT) zur qualitativen Beurteilung der Knochenstruktur anzuschließen.**

Bei der Diagnostik sollten die Serumspiegel der typisch gynäkologischen Hormone untersucht und je nachdem, ob die Athletin einen spontanen Menstruationszyklus hat, zu verschiedenen Zykluszeitpunkten kontrolliert werden. Im Falle einer ggf. bereits länger bestehenden Amenorrhoe sollte eine adäquate weitere Diagnostik durchgeführt werden.

Die beschriebene spezifische Knochendiagnostik wäre bei entsprechender Risikokonstellation auch zu empfehlen, falls die Bildgebung aktuell nicht die beschriebene Pathologie zeigt.

Frage 832

Zwei Athletinnen substituieren Hormone, die eine (25 Jahre, Olympiakaderathletin) eine fixe Östrogen-Gestagen-Kombination (in Tablettenform, peroral), die andere (49 Jahre, international erfolgreiche Altersklassenathletin mit Chancen auf Podiumsplatzierung) ein Östrogen (als Gel, transdermal) und ein Gestagen (als Tablette, vaginal).

a) Benötigen die Athletinnen eine TUE (Therapeutic Use Exemption)?
b) Müssen oder sollten die Athletinnen die Hormoneinnahme im Falle einer Doping-Probe angeben und müssten dann auch Diagnose und Indikation angegeben werden?

- **Zu Frage a: Ein Antrag auf eine Medizinische Ausnahmegenehmigung bzw. ein Attest ist nicht erforderlich.**
- **Zu Frage b: Nein.**

Ein Antrag auf Medizinische Ausnahmegenehmigung bzw. ein Attest ist nur für verbotene Präparate erforderlich, deren Einnahme medizinisch notwendig ist. Da es sich bei diesen Medikamenten um erlaubte Wirkstoffe/Arzneimittel handelt, gilt: Die Angabe bei einer Doping-Kontrolle auf dem Doping-Kontrollformular ist sinnvoll. Darüber hinaus müssen diese nicht angezeigt werden.

Frage 833

Eine Biathletin ist ungeplant in der Erholungsphase nach Saisonende schwanger geworden. Sie ist davon sehr überrascht, weil sie während der Saison nur selten und gegen Ende gar keine Blutungen mehr gehabt hat. Sie war davon ausgegangen, im Moment sowieso nicht schwanger werden zu können. Ihr Partner und sie haben deshalb die üblichen „Vorsichtsmaßnahmen“ weggelassen. Eigentlich ist in 2 Jahren eine erneute Teilnahme an den Olympischen Spielen geplant. Können Leistungssportlerinnen während einer Schwangerschaft weiter trainieren?

Grundsätzlich ja, aber es sollte ein individueller Trainingsplan erstellt werden, der an die jeweilige Phase der Schwangerschaft angepasst ist.

Idealerweise sollte dies in einer Kooperation zwischen Trainer und sportmedizinisch ausgebildetem Gynäkologen umgesetzt werden. Ein ausdauerorientiertes Grundlagentraining ist normalerweise sehr gut möglich. Hoch intensive, vor allem anaerobe Maximalbelastungen sollten eher vermieden werden, ebenso verletzungsträchtige Sportarten (weitere Hinweise finden sich in der entsprechenden speziellen Literatur und in [1]).

Anmerkung: Auch nach Phasen der Oligo- oder Amenorrhoe kann es vor allem in längeren Erholungsphasen bei gesunden Athletinnen glücklicherweise auch überraschend schnell zum „Wiederanspringen“ des spontanen Zyklus kommen. Dabei ist es zwar nicht die Regel, aber möglich, dass bereits der erste Zyklus ein ovulatorischer ist und es somit gar nicht zu einer Menstruationsblutung kommt. Damit fehlt die Blutung als „Vorwarnung“. Wenn man (bzw. Frau) sich entsprechend fühlt, also immer auch an eine Schwangerschaft denken und ggf. einen Schwangerschaftstest machen!

Literatur

[1] **Bø** K, Artal R, Barakat R et al.; IOC Medical Commission. Exercise and pregnancy in recreational and elite athletes: 2016 evidence summary from the IOC expert group meeting, Lausanne. Part 2-the effect of exercise on the fetus, labour and birth. Br J Sports Med 2016; 50(21): 1297–1305. doi:10.1136/bjsports-2016-096810

[2] **Coelho** AR, Cardoso G, Brito ME et al. The female athlete triad/relative energy deficiency in Sports (RED-S). Rev Bras Ginecol Obstet 2021; 43(5): 395–402. doi:10.1055/s-0041-1730289

[3] **Hilton** LK, Loucks AB. Low energy availability, not exercise stress, suppresses the diurnal rhythm of leptin in healthy young women. Am J Physiol Endocrinol Metab 2000; 278 (1): E43–9. doi:10.1152/ajpendo.2000278.1.E43

[4] **Kahl** H, Schaffrath Rosario A, Schlaud M. Sexuelle Reifung von Kindern und Jugendlichen in Deutschland. Bundesgesundheitsbl 2007; 50: 677–685. Im Internet: https://doi.org/10.1007/s00103-007-0229-3; Stand: 17.05.2022

[5] **Loucks** AB, Kiens B, Wright HH. Energy availability in athletes. J Sports Sci 2011; 29 (Suppl. 1): S7–15. doi:10.1080/02640414.2011588958

[6] **Melin** A, Tornberg ÅB, Skouby S et al. The LEAF questionnaire: a screening tool for the identification of female athletes at risk for the female athlete triad. Br J Sports Med 2014; 48: 540–545

[7] **Mountjoy** M, Sundgot-Borgen JK, Burke LM et al. IOC consensus statement on relative energy deficiency in sport (RED-S): 2018 update. Br J Sports Med 2018; 52(11): 687-697. doi:10.1136/bjsports-2018-099193

[8] **Murphy** DF, Connolly DA, Beynnon BD. Risk factors for lower extremity injury: a review of the literature. Br J Sports Med 2003; 37(1): 13–29. doi:10.1136/bjsm.37.1.13

[9] **Ross** J, Skorski S, Hecksteden A et al. Menstrual cycle phase and elite female soccer match-play: influence on various physical performance outputs. Sci Med Footb 2021; 5(2): 97–104. doi:10.1080/24733938.20201802057

[10] **Sim** A, Burns SF. Review: questionnaires as measures for low energy availability (LEA) and relative energy deficiency in sport (RED-S) in athletes. J Eat Disord 2021; 9(1): 41. doi:10.1186/s40337-021-00396-7

[11] **Wells** KR, Jeacocke NA, Appaneal R et al. The Australian Institute of Sport (AIS) and National Eating Disorders Collaboration (NEDC) position statement on disordered eating in high performance sport. Br J Sports Med 2020; 54(21): 1247–1258. doi:10.1136/bjsports-2019-101813

[12] **Download-Bereich** der medizinischen Untersuchungsbögen des DOSB: https://www.dosb.de/leistungssport/gesundheitsmanagement/sportmedizin

[13] **Download-Bereich** der NADA: https://www.nada.de/medizin/aktuelle-medizinische-hinweise

[14] **Download-Bereich** zu Fragebögen und Untersuchungskriterien der DGSP: https://www.dgsp.de/texte/seite.php?id = 278046 und https://daten2.verwaltungsportal.de/dateien/seitengenerator/2013-1-anamnesebogen_klinische_untersuchung_tk-neu.pdf

8 Dermatologie

Christoph Liebich

II

8.1 Thermisch induzierte Dermatosen

8.1.1 Verbrennungen

Frage 834

Was ist die primäre Ursache von Verbrennungen und welche Sportarten sind besonders betroffen?

Ursächlich sind UV-Strahlen durch übermäßige und ungeschützte Sonnenexposition. Besonders betroffen sind Sportler mit Langzeitexposition, z. B. im Marathonbereich, Fahrradfahrer, Beach-Volleyballer, Surfer und Segler.

Sowohl akute UV-Schädigungen (Dermatitis solaris) als auch chronische Sonnenschädigung (vorzeitige Hautalterung und ansteigendes Hautkrebsrisiko) sind die Folge übermäßiger UV-Strahlung.

Frage 835

Welches ist die häufigste UV-induzierte, immunvermittelte Photodermatose? Erläutern Sie die Ätiologie.

Die polymorphe Lichtdermatose. Es handelt sich um eine möglicherweise allergische Reaktion vom Spättyp auf Autoantigene, die überwiegend durch UV-A-Bestrahlung entsteht, selten durch UV-B.

Klinische Symptome wie Papeln, Bläschen, Plaques und kokardenartige Läsionen treten nach einer Latenzzeit von Stunden oder wenigen Tagen an sonnenexponierten Körperteilen auf. Akute Hautveränderungen können mit lokaler Gabe von Glukokortikoiden behandelt werden. Zur Vorbeugung kann man vor der Saison eine abhärtende Bestrahlung mit UV-Licht durchführen.

Frage 836

Was sind die Langzeitfolgen von ungeschützter Sonnenexposition bei Sport im Freien?

In Abhängigkeit von der in der Sonnenexposition verbrachten Zeit kann UV-induzierter Hautkrebs verursacht werden.

Intensive und lang andauernde Sonnenexposition ist einer der wichtigsten Faktoren, die zur Entwicklung von Melanomen und anderen Arten von Hautkrebs führen. Eine Reihe von dosimetrischen Studien ergab, dass Triathleten, Radfahrer, Bergsteiger, Skifahrer und Snowboarder oft enormen Dosen von UV-Strahlung ausgesetzt sind, was auf die verlängerte Sonnenexposition und die Reflexion der UV-Strahlung durch Schnee und Wasser zurückzuführen ist. Die Ergebnisse korrelierten positiv mit der Trainingsintensität.

Frage 837

Wie können sich Outdoor-Sportler vor UV-induzierten Dermatosen schützen?

UV-Schutzmaßnahmen sind ein dem individuellen Hauttyp angepasster UV-Schutz, der einen UV-A- und UV-B-Schutz umfasst und wasserfest sein muss, weil Schweiß die Creme andernfalls wegwäscht.

Um einen ausreichenden Lichtschutzfaktor zu erzielen, muss eine ausreichende Dosierung aufgetragen werden (2 mg/cm^2) und bei längerer Sonnenexposition ist ein Nachcremen alle 2–3 Stunden notwendig. Nach 4 Stunden sind z. B. bei gängigen Cremes nur noch 60 % der Schutzwirkung vorhanden.

8.1.2 Kältebedingte Hauschädigungen

Erfrierungen

Frage 838

Nach einem plötzlichen Wetterumschwung während eines Berglaufs mit Schneefall und starken Windböen müssen zahlreiche Teilnehmer wegen Erfrierungen behandelt werden. Erläutern Sie die Pathogenese und die klinische Manifestation.

Die graduelle Abstufung von Erfrierungen reicht von leichten hypothermischen Verletzungen der oberflächlichen Hautschichten bis hin zu das tiefe, subkutane Gewebe (Muskulatur, Knochen) betreffende Läsionen (Grad 1–4). Primär betroffen sind akrale Regionen und das Gesicht. Gewebeschäden entstehen infolge kutaner Anoxie nach kompensatorischer peripherer Vasokonstriktion. Zudem beschleunigt die durch Verdunstung von Schweiß entstehende Verdunstungskälte den kutanen Wärmeverlust. Initial sind Diskolorationen zu beobachten (bläulich/violett), die betroffenen Regionen sind zunächst schmerzhaft, dann taub. Nach Reperfusion kann in Abhängigkeit des Erfrierungsgrads ein z. T. über Wochen persistierender pulsierend-brennender Schmerz zurückbleiben, eine vollständige Gewebsregeneration bis hin zur Nekrose ist möglich.

Es werden 4 Grade der Erfrierung unterschieden:

- *Grad 1 = Dermatitis congelationis erythematosa: betroffenes Hautareal taub und blass, dann Rötungen, Auftreten von Schwellungen; Schmerzhaftigkeit im weiteren Verlauf*
- *Grad 2 = Dermatitis congelationis bullosa: betroffenes Hautareal gerötet bis blau-rot verfärbt, Schwellung und Blasenbildung (Schädigung der oberflächlichen Hautschichten)*
- *Grad 3 = Dermatitis congelationis escharotica: deutliche Demarkierung zum gesunden Gewebe, Absterben des betroffenen Gewebes nahezu schmerzfrei (Schädigung der tieferen Hautschichten und des Unterhautgewebes, Nekrosen).*
- *Grad 4 = Gangraena congelationis, Kältebrand: komplette Vereisung, einhergehend mit völliger Gewebezerstörung und -mumifizierung (Gangrän, Gliedverlust)*

Frage 839

Was sind Frostbeulen (Perniones) und welche Sportler sind besonders gefährdet?

Frostbeulen sind bläulich livide, ödematöse, kissenartige Schwellungen (▸ Abb. 8.1). Bei Erwärmung verfärben sie sich hellrot und jucken. Sie kommen häufig an der Dorsalseite der Finger und Zehen, an den Unterschenkeln und an der Innenseite der Kniegelenke vor. Betroffen sind Outdoor-Sportler, die bei hoher Luftfeuchte und ggf. mit zu dünner oder enger Kleidung niedrigen Temperaturen ausgesetzt sind, z. B. Skifahrer, Reiter, Bergsteiger und Jogger.

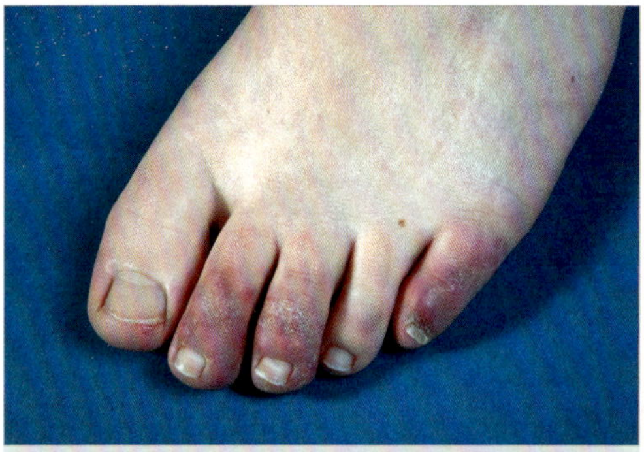

Abb. 8.1 Perniones. (Quelle: Urbanski U, Neumann N. Physikalische und chemische Hautschäden: Licht, Elektrizität, Temperatur und chemische Agenzien. In: von Stebut-Borschitz E, Maurer M, Berneburg M, Steinbrink K, Hrsg. Facharztprüfung Dermatologie und Venerologie. 2. Aufl. Stuttgart: Thieme; 2020)

Frauen sind häufiger betroffen. An den betroffenen Hautpartien können bei erneuter Exposition immer wieder Rezidive entstehen. Vorbeugen kann man mit angemessener Kleidung.

8.2 Mechanisch induzierte Dermatosen

Frage 840

Welche mechanisch induzierten Dermatosen werden häufig bei Sportlern angetroffen?

- **Blasen**
- **Callus**
- **Clavus**
- **punktförmige intraepidermale Einblutungen**
- **traumatisierte Zehen und Nägel**
- **Schürfwunden**
- **„Jogger's Nipple"**

Gleichförmige Bewegungsabläufe mit vielen Wiederholungen sind bei vielen Sportarten gängig. Der durch reibungsinduzierte Scherkräfte induzierte Druck stellt eine mechanische Irritation dar und erzeugt Spalten an der dermoepidermalen Junktionszone der Haut, die sich mit Gewebeflüssigkeit füllt.

II

8.2.1 Akute, mechanische Irritation der Haut und Nägel

Blasen

Frage 841

Welche mechanisch induzierte Dermatose ist die häufigste Form bei Sportlern?

Blasen sind die häufigsten derartigen Sportverletzungen. Bei Langstreckenläufen entwickeln bis zu 25 % der Teilnehmer Blasen an den Füßen. Durch nicht angepasstes oder neues Schuhwerk oder wiederholtes abruptes Stoppen können tiefere Schichten der Haut betroffen sein. Im Handbereich können Blasen bei Sportarten wie Fahrrad fahren, Tennis, Rudern, Geräteturnen, Gewichtheben etc. entstehen. Bei Baseballspielern, Fechtern oder Reitern treten die Blasen oft an den Fingern auf.

Zur Therapie sollte die Blase an der Seite angestochen werden, sodass das Exsudat abfließen kann. Das Blasendach sollte als natürliche Wundauflage belassen werden. Zusätzlich kann ein antiseptisches Externum (als Spray) appliziert werden und die betroffenen Stellen mit Pflaster oder sogar Polsterverbänden versorgt werden. Präventiv ist auf geeignete Sportkleidung zu achten.

Einblutungen

Frage 842

Ein professioneller Basketballspieler stellt sich mit schwärzlichen Flecken an seiner Ferse und an 2 Zehenspitzen vor. Um welche mechanische Dermatose kann es sich hierbei handeln?

Es kann sich um eine Einblutung in die Hornschicht handeln. An der Ferse werden diese als „Black Heel“ bezeichnet.

Durch das Beschleunigen und Abbremsen beim Basketball ist die Haut an den Füßen starken mechanischen Drücken ausgesetzt, sodass es zur Ruptur dermaler Blutgefäße und zu Einblutungen kommt. Dies ist häufig auch beim Fußball oder Tennis zu beobachten. Zur Vorbeugung sind gepolsterte Sportschuhe und nahtfreie Socken zu tragen.

Mechanische Traumata an den Zehennägeln

Frage 843

Wie entstehen Traumata an den Zehennägeln und welche Zehen sind besonders betroffen?

Das Nagelorgan wird bei bestimmten Sportarten durch mechanische Belastungen in Mitleidenschaft gezogen. Zu lange Zehennägel oder zu kleine Schuhe sind prädisponierende Faktoren, da der Zehnagel wiederholt an der Schuhspitze anstößt. Bei Fußball- und Tennisspielern sind am häufigsten die große und zweite Zehe betroffen (▸ Abb. 8.2), bei Läufern eher die dritte bis fünfte Zehe.

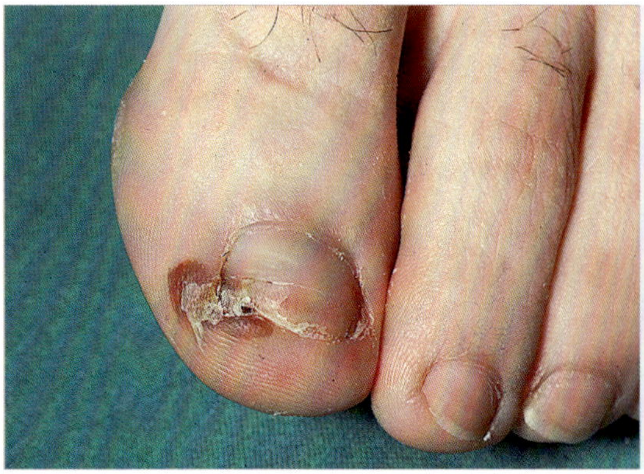

Abb. 8.2 „Tenniszehe“. (Quelle: Moll I. Physikalisch und chemisch bedingte Hauterkrankungen. In: Moll I, Hrsg. Duale Reihe Dermatologie. 8. Aufl. Stuttgart: Thieme; 2016)

Die Regenerationszeit des betroffenen Zehennagels beträgt bis zu 1,5 Jahre. Daher ist das Vorbeugen solcher Sportverletzungen durch das Tragen der passenden, nicht zu engen Schuhe und kurz gehaltene Zehennägel essenziell.

Jogger's Nipple

Frage 844

Ein Langstreckenläufer zeigt nach einem Marathon an den Brustwarzen schmerzhafte Irritationen mit Rötungen. Auf Nachfrage hin berichtet er, dass er neu gekaufte Kleidung trug. Um welche mechanisch induzierte Dermatose handelt es sich hierbei?

Es handelt sich um Fissuren der Brustwarzenhaut, auch bekannt als Jogger's Nipple, die durch Reibung von rau strukturierter Oberbekleidung verursacht wird. Die mechanischen Irritationen führen zu Schmerzen, Trockenheit, Reizung oder Blutungen von einem oder beiden Nippeln während oder nach dem Laufen.

Die Behandlung erfolgt lokal mit glukokortikoidhaltiger Creme. Zur Prävention empfiehlt man das Tragen von T-Shirts aus weichen Stoffen und bei Frauen das Tragen eines BHs. Zusätzliche Maßnahmen sind das Auftragen einer schützenden, fettreichen Grundlage (z. B. Vaseline) vor dem Lauf oder das Abkleben der Brustwarzen mit Pflastern.

8.2.2 Chronische Irritationen der Haut

Callus und Hühnerauge

Frage 845

Was ist ein Callus?

Wiederholter und geringer traumatischer Druck oder Scherkräfte führen zu adaptiver Veränderung der belasteten Haut. Der Callus, die lokalisierte Verdickung von Stratum corneum als Schutzreaktion der Haut, ist häufig zu finden und kann bei entsprechendem Druck sehr schmerzhaft sein.

Klavi oder Hyperkeratosen, die sich punktuell in die Tiefe ausdehnen (Hühnerauge), sind eine Form der Schwielen und entstehen durch Druck und Gegendruck vorzugsweise an Knochenvorsprüngen. Sie sind schmerzhaft und werden durch schichtweises Abtragen entfernt. Zur Prävention empfiehlt man regelmäßige Fußpflege, angepasstes Schuhwerk und das Tragen von orthopädischen Einlagen zur Verhinderung der Schwielen.

8.3 Infektiöse Dermatosen

8.3.1 Bakteriell induzierte Dermatosen

Frage 846

Bakteriell induzierte Dermatosen stellen ein häufiges Problem unter Sportlern dar. Besonders betroffen sind Kontaktsportarten wie Wrestling, Ringen oder Judo. Welches sind die häufigsten bei Sportlern diagnostizierte Keime und welches Krankheitsbild induzieren sie?

- **Häufigste Keime: Staphylokokken- und Streptokokken spp.**
- **Klinisches Bild: Furunkulose, Impetigo und Follikulitis**

Ein zunehmendes Problem sind Infektionen mit MRSA (Methicillin-resistenter Staphylococcus aureus). In einer Literaturrecherche von 2005–2010 berichten Collins et al. [1], dass von allen bei Sportlern diagnostizierten Infektionskrankheiten 33 % durch MRSA verursacht werden.

8.3.2 Viral induzierte Dermatosen

Frage 847

Nach einem Wettkampfwochenende im Ringen melden mehrere Vereine, dass Teilnehmer auffällige Läsionen – umschriebene, konfluierende Bläschen auf erythematösem Grund – im Gesichts- und Halsbereich aufweisen. Einige Sportler klagen über Fieber und Abgeschlagenheit. Stellen Sie anhand der Symptomatik eine Diagnose.

Das klinische Bild lässt auf einen Ausbruch von Herpes simplex schließen. Primärinfektionen gehen oft mit systemischer Reaktion und Lymphadenopathie einher. Sekundärinfektionen weisen häufig eine lokal begrenzte Symptomatik im Bereich der Eintrittspforten auf. Die Übertragung erfolgt durch direkten Hautkontakt zu infizierten Trägern mit Läsionsbildung im Bereich der Eintrittspforten.

Herpes-simplex-Infektionen sind bei Ringern und Rugbyspielern sehr häufig und erhielten für diese Sportarten eigene Namen: Herpes gladiatorum oder Herpes rugbeiorum.

8.3.3 Pilzinduzierte Dermatosen

Frage 848

Welches sind die häufigsten nachgewiesenen Mykosen bei Sportlern?

Dermatophyten → Trichophyton spp. (T. tonsurans und T. rubrum), Hefen → Malassezia spp. (M. furfur)

Dermatomykosen können an behaarten und unbehaarten Hautstellen auftreten. Die Tinea capitis (Ringflechte der Kopfhaut) beispielsweise ist eine Mykose der behaarten Kopfhaut (▶ Abb. 8.3). Mikrowunden der Haut dienen als Eintrittspforten. Gerade bei sportlichen Belastungen können Pilze leicht durch abgeschilfertes, befallenes Hautmaterial von Sportler zu Sportler übertragen werden. Zusätzlich produzieren Dermatophyten proteolytische Enzyme, um besser in die Haut eindringen zu können.

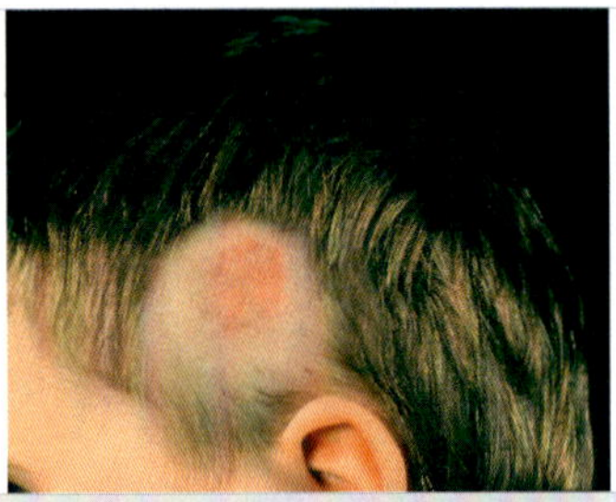

Abb. 8.3 Tinea capitis. (Quelle: Czaika V. Erkrankungen durch Pilze. In: Sterry W, Burgdorf W, Worm M, Hrsg. Checkliste Dermatologie. 7. Aufl. Stuttgart: Thieme; 2014)

Frage 849

Erläutern Sie sportartspezifische Unterschiede in der Prävalenz von Dermatomykosen.

Sportler, die engen Körperkontakt haben, v. a. bei Kampfsportarten, sind besonders gefährdet, sich mit Dermatophyten zu infizieren. Malassezia furfur und Trichophyton tonsurans sind die am häufigsten vorkommenden Erreger. Dermatomykosen manifesieren sich zumeist als Tinea captis oder Tinea corporis. Betroffen sind Körperregionen mit direktem Haut-Haut-Kontakt, v. a. Kopf, Hals, Schultern, Oberarme und Oberkörper.

Fuß- und Nagelpilzerkrankungen sind unter Sportlern im Allgemeinen häufig anzutreffen. Einer der Gründe für die weite Verbreitung von Tinea pedis und unguium unter Sportlern könnte die gemeinsame Nutzung von Duschen und Umkleideräumen sein. Das feucht-warme Milieu in eng sitzenden Sportschuhen stellt optimale Wachstumsbedingungen dar.

Insbesondere Schwimmer sind anfällig für mykotische Infektionen, v. a. Fußpilzerkrankungen, da Pilzsporen über das Poolwasser, Pooldecks und Gemeinschaftsduschen übertragen werden können.

Die Wahrscheinlichkeit, an einer Onychomykose zu erkranken (▶ Abb. 8.4), ist bei Sportlern um das 2,5-Fache erhöht. Eine häufige Lokalisation sind die Zehennägel, die 7-mal häufiger betroffen sind als die Fingernägel.

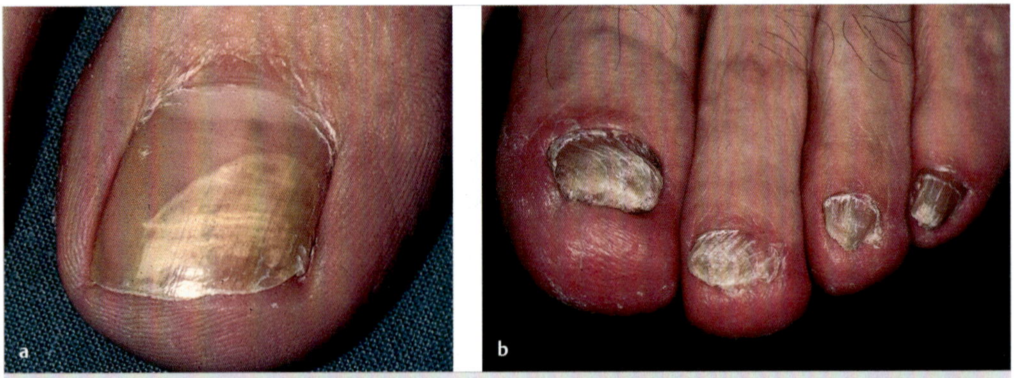

Abb. 8.4 Onychomykose. (Quelle: Hofmann H. Tinea unguium. In: Moll I, Hrsg. Duale Reihe Dermatologie. 8. Aufl. Stuttgart: Thieme; 2016)

8.4 Allergien

8.4.1 Kontaktallergien

Frage 850

Welche Formen der Kontaktallergie und welche Auslöser dafür finden sich bei Sportlern?

Die Quellen für irritative Kontaktekzeme (▶ Abb. 8.5) sowie Kontaktallergien sind bei Sportlern verschiedener Sportarten vielfältig. Bei Wassersportarten (z. B. Schwimmen, Tauchen, Surfen, Segeln) sind allergische Kontaktekzeme durch Inhaltsstoffe der Sportbekleidung, insbesondere Gummi, Neoprenanzüge, Flossen, Schwimmbrillen und Schnorcheln, häufig. Weiterhin können Chemikalien wie Chlor oder Bromid, die als Desinfektionsmittel im Schwimmbadwasser eingesetzt werden, zu irritativen Kontaktekzemen führen. Bei Sportlern, die sich im Freien bewegen (z. B. Marathonläufer oder Segler), sind Typ-IV-Allergien auf Sonnenschutzmittelkomponenten, insbesondere verschiedene UV-A- und/oder UV-B-Filter, zu beachten.

Bei Läufern und bei Sportlern anderer Disziplinen, die nichts mit Wasser zu tun haben, sind verzögerte allergische Reaktionen häufig an den Füßen zu finden. Auslöser sind Bestandteile von Schuhen wie Gummi, Leder, Kleber oder Farbstoffe. Auch Sportbekleidung und diverse Externa (z. B. entzündungshemmende oder anästhesierende Cremes, Gele oder Sprays) können allergische Reaktionen hervorrufen. Kontaktekzeme behandelt man mit externen Glukokortikoiden. Wichtig ist die vorbeugende Meidung der Allergene nach entsprechender allergologischer Diagnostik (Epikutantest).

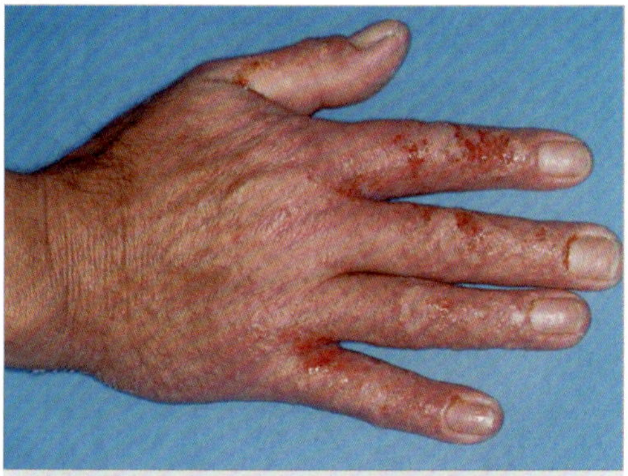

Abb. 8.5 Akutes allergisches Kontaktekzem. (Quelle: Elsner P. Allergologische Krankheitsbilder. In: Elsner P, Klimek L, Kroegel C, Vogelberg C, Hrsg. Allergologie – 1000 Fragen. Stuttgart: Thieme; 2020)

8.4.2 Rhinokonjunktivitis und Asthma bronchiale

Frage 851

Warum werden allergische Erkrankungen der Atemwege bei Sportlern häufig beobachtet?

Ursächliche Faktoren für ein verstärktes Vorkommen von allergischen Atemwegserkrankungen bei Sportlern liegen in der starken Exposition mit Allergenen im Trainingsumfeld und in der Trainingsintensität. Bei Outdoor-Sportlern mit Typ-I-Sensibilisierung kann es zu einem Ausbruch oder zur Verschlimmerung einer Rhinoconjunctivitis allergica oder von Asthma bronchiale allergicum durch den Pollenflug (Bäume, Gräser und Kräuter) kommen.

Ein allergischer Schnupfen sowie Asthma können die Leistungsfähigkeit von Sportlern stark beeinflussen. Zur Therapie werden die Hyposensibilisierung sowie Antihistaminika eingesetzt. Zu beachten ist jedoch, dass Antihistaminika sedierend wirken können, was die Leistungsfähigkeit ebenfalls beeinträchtigt.

8.4.3 Asthma bronchiale bei Wintersportlern

Frage 852

Ein Nordisch-Skiläufer stellt sich mit Asthma bei Ihnen vor. Warum tritt gerade in seiner Sportdisziplin Asthma wesentlich häufiger auf als bei der Durchschnittsbevölkerung?

Das liegt daran, dass Nordisch-Skiläufer beim Training und im Wettkampf der kalten, trockenen Luft wesentlich länger ausgesetzt sind als die Durchschnittsbevölkerung. Im Falle von Wintersportlern ist zu berücksichtigen, dass die Atemwege durch die kalte Luft, die beim Training in hoher Frequenz ein- und ausgeatmet wird, ständig gereizt sind und so auch schwache Allergene im Trainingsumfeld die Symptomatik auslösen/verschlimmern können.

Hochleistungssportler sind von einer Überempfindlichkeit der Schleimhäute und Asthma deutlich häufiger betroffen als die Durchschnittsbevölkerung. 15 % der Nordisch-Skiläufer haben Asthma, bei den alpinen Skifahrern sind es hingegen nur 4%, da sie der kalten, trockenen Luft wesentlich kürzer ausgesetzt sind.

8.5 Talgdrüsenassoziierte Dermatosen

8.5.1 Acne mechanica

Frage 853

? Ein Eishockeyspieler wird in Ihrer Sprechstunde vorstellig mit ausgedehnten papulopustulösen Eruptionen und Knötchen im Schulter-Nacken-Bereich. Wie lautet Ihre Diagnose?

! **Die Diagnose lautet Acne mechanica (▸ Abb. 8.6). Sie wird durch eine Kombination aus Schwitzen, Reibung, Druck und Okklusion der Haut verursacht, insbesondere unter Sportschutzkleidung wie Helmen oder Schulterpolstern. Eine sehr schwere Form der Akne, die im Bereich des Halses und der Hinterkopfhaut auftritt, ist die Acne keloidalis nuchae. Es handelt sich um eine chronische fibrotische Follikulitis und Perifollikulitis, die zur Entwicklung hypertropher Narben oder Keloide führt.**

i *Prädilektionsstellen der klinischen Manifestation sind das Kinn, die Stirn, die Kieferpartie, der Hals und die Schultern. Häufig betroffen sind American-Football- und Eishockeyspieler, aber z. B. auch Reiter und Boxer im Gesichtsbereich unter den Riemen der Schutzhelme. Differenzialdiagnostisch muss eine allergische Kontaktdermatitis als Reaktion auf Inhaltsstoffe der Sportausrüstung in Betracht gezogen werden. Die Therapie ähnelt der anderer Akneformen: topische oder systemische Anwendung von Antibiotika, topische Anwendung von Benzoylperoxiden oder Retinoiden.*

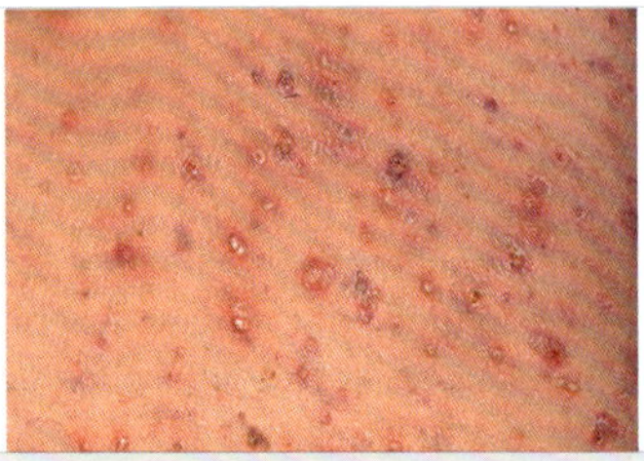

Abb. 8.6 Acne mechanica. (Quelle: Czaika V. Acne vulgaris. In: Neurath M, Lohse A, Hrsg. Checkliste Anamnese und klinische Untersuchung. 5. Aufl. Stuttgart: Thieme; 2018)

8.5.2 Mallorca-Akne

Frage 854

? Was versteht man unter einer Mallorca-Akne?

! **Es handelt sich um Hautirritationen, deren Ursache in der Kombination aus UV-A-Exposition und der Anwendung einer zu stark fettenden Sonnenschutzcreme liegt. Der Kontakt zu Meerwasser kann die Entstehung fördern. Die Haut in den betroffenen Gebieten ist gereizt und gerötet, es entstehen Pickel und stecknadelgroße Papeln, verbunden mit z. T. starkem Juckreiz. Die Hautveränderungen treten an den sonnenexponierten Stellen wie Armen und Dekolleté auf.**

i *Es handelt sich demnach um Hautgebiete, die klassischerweise keine aknetypischen Hautveränderungen zeigen. Zur Vorbeugung sollten ölfreie Hautpflegeprodukte und Sonnenschutzprodukte mit einem hohen UV-A-Filter verwendet werden.*

8.5.3 Steroid-Akne

Frage 855

? Ein Bodybuilder stellt sich u. a. wegen verstärkten Haarausfalls und eines auffälligen Hautausschlags in der Praxis vor. Außerdem werden an seiner Unterhaut Dehnungsstreifen (Striae distensae) im Bereich von Oberkörper und Oberarmen festgestellt. Welche sportlerassoziierte Dermatose kann hier vorliegen?

! **Verdacht auf eine Acne medicamentosa als Folge eines Anabolikamissbrauchs.**

i *Dem Patienten droht durch das Steroid-Doping zusätzlich eine Hodenatrophie, die auch mit Azoospermie und Infertilität einhergeht. Der Einsatz von Doping-Mitteln wird auch im Bereich von Freizeitsportlern zunehmend beobachtet. Persönliches Ziel ist die Leistungssteigerung mithilfe einer zumeist unerlaubten Substanz und mit dem Risiko einer Gesundheitsschädigung. Die konsequente Meidung ist die beste Therapie Doping-assoziierter Dermatosen.*

Literatur

[1] **Collins** CJ, O'Connell B. Infectious disease outbreaks in competitive sports, 2005–2010. J Athl Train 2012; 47(5): 516–518

9 Ophthalmologie – Augentrauma

Thomas Katlun

Frage 856

? Sie betreuen ein Handballspiel. Nach einem heftigen Schlag auf ein Auge sitzt der Sportler mit deutlichen Schmerzen auf der Bank. Was sollte getan werden?

! **Geht der Schmerz trotz Kühlen nicht innerhalb einiger Minuten zurück, sollte ein steriler Verband über das Auge gelegt werden und eine zeitnahe Vorstellung beim augenärztlichen Notdienst erfolgen.**

i *Ein Schlag auf das Auge (Contusio bulbi) kann alle Strukturen des Auges betreffen. Schmerzen sind am ehesten auf Verletzungen der Hornhaut zurückzuführen. Eine Verschiebung der Linse (Luxation), eine Einblutung oder eine Netzhautablösung (Amotio retinae; Ablatio retinae) sind oft schmerzfrei und können nur bei einer augenärztlichen Untersuchung diagnostiziert werden. Sie bedürfen dann einer zeitnahen (operativen) Versorgung.*

Frage 857

? Das Tragen von Sportschutzbrillen kann Verletzungen verhindern. Was sollte dabei bedacht werden?

! **Für Schulsportbrillen gibt es ein entsprechendes Siegel (DIN-Norm). Sie müssen individuell angepasst werden. Dabei sind die sportartspezifischen Regeln zu beachten.**

i *Auch wenn nur rund 1 % der Sportverletzungen die Augen betreffen, kann die Häufigkeit reduziert werden. Inzwischen gibt es vorgeschriebene Tests für Schutzbrillen, die beim Optiker entsprechend der Sportart angepasst werden müssen (Nasensteg, Größe, Befestigung). Bei Kontaktsportarten oder beim Rugby ist das Tragen einer Brille verboten.*

Frage 858

? Nennen Sie unterschiedliche Möglichkeiten zur Korrektur von Fehlsichtigkeiten.

!
- **Brille**
- **Kontaktlinsen**
- **refraktive Eingriffe**

i *Mehr als 50 % der Menschen in Deutschland benötigen eine Korrektur. Mittels Brille lassen sich fast alle Werte korrigieren. Zugleich stellt die Brille einen guten Schutz vor Wind, UV-Strahlung und Fremdkörpern dar. Bei Sportarten wie Schwimmen, Kontakt- oder Extremsportarten sind Brillen oft störend, hier sind Kontaktlinsen eine sehr gute Alternative. Zum Schutz vor Infektionen sind Tageslinsen oder Übernachtlinsen denkbare Alternativen. Operative Korrekturen (Excimerlaser oder Linsenimplantation) stellen eine weitere Möglichkeit dar, sollten jedoch erst nach intensiver Beratung und entsprechenden Voruntersuchungen erfolgen.*

Frage 859

? Entzündungen des Auges oder der Lider können sehr unterschiedliche Ursachen haben. Welche Maßnahmen sind als Erstbehandlung sinnvoll?

! **Eine augenärztliche Vorstellung ist notwendig, wenn nach 1 oder 2 Tagen der Gabe von Tränenersatzmitteln keine Besserung eintritt.**

i *Rötungen, Schmerzen oder die Absonderung von Sekret sind Zeichen einer Augen- bzw. Lidrandentzündung. Ist bei der Inspektion die Hornhaut klar, die Sehleistung unverändert und besteht kein Fremdkörpergefühl, sind handelsübliche, in der Apotheke rezeptfrei erhältliche Tränenersatzmittel die Therapie der 1. Wahl. Tritt nach 2 Tagen keine Besserung ein, sollte umgehend eine ophthalmologische Praxis oder der entsprechende Notdienst aufgesucht werden, um bakterielle, virale oder mykotische Infektionen auszuschließen, die möglicherweise auch tiefere Abschnitte des Auges betreffen können.*

10 Kiefer und Zähne

Katharina Schulze

II

Frage 860

Ein 5-jähriger Junge schlägt im Freibad beim Rutschen mit dem Oberkiefer auf einer harten Kante auf. Welche Verletzungsfolgen sind am wahrscheinlichsten?

Am häufigsten ist der traumatische Zahnverlust (Avulsion) der beiden oberen Schneidezähne mit Einriss in die Gingiva und einer Lippenplatzwunde. In ganz seltenen Fällen kommt es zu einer Oberkieferfraktur.

Bei einem 5-jährigen Jungen sind meistens in der Oberkieferfront noch die Milchzähne vorhanden. Sollten diese avulsiert sein, ist eine Replantation nicht möglich. Die bleibenden Zähne werden dann schneller durchbrechen. Sind jedoch bleibende Zähne betroffen, muss eine adäquate Lagerung (Zahnrettungsbox, H-Milch) und baldmöglichste Replantation der Zähne erfolgen.

Frage 861

Beim Radfahren stürzt eine 20-jährige behelmte Patientin mit den Schneidezähnen auf den Lenker. Hierbei schlägt sie sich die rechten oberen Schneidezähne aus, sowie den linken oberen Schneidezahn an. Welche Zahntraumata können daraus resultieren?

- **Avulsion**
- **Luxation**
- **Wurzelfraktur**
- **Schmelzfraktur**
- **Schmelzdentinfraktur mit oder ohne Pulpabeteiligung**
- **Aleolarfortsatzfraktur**
- **Einrisse der Lippe und der Gingiva**

Bei diesem Unfallmechanismus kann es zu einem traumatischen Zahnverlust (Avulsion) oder zu Luxationen und Frakturen der Zähne kommen. Ein avulsierter Zahn sollte möglichst in einer Zahnrettungsbox gelagert werden, dann ist eine Replantation innerhalb von 24 Stunden möglich. Der Zahn muss geschient werden. Auch luxierte Zähne können repositioniert und geschient werden.

Zahnfrakturen können unterschiedlich ausgeprägt sein: Es kann die Wurzel gebrochen sein, oder die Krone an- bzw. abgebrochen. Hier unterscheidet man Schmelzfrakturen sowie Schmelzdentinfrakturen mit und ohne Pulpabeteiligung. In jedem Fall empfiehlt sich eine baldige zahnärztliche Vorstellung. Sollte der Alveolarkamm frakturiert sein (nur in der radiologischen Diagnostik zu sehen), muss ebenfalls eine Schienung der Zähne erfolgen. Dies ist nur in einer spezialisierten Zahnarztpraxis oder einer MKG-Praxis (MKG: Mund-Kiefer-Gesichtschirurgie) oder Klinik möglich.

Frage 862

Beim Inlineskaten stürzt ein 30-jähriger Patient vornüber auf das Kinn ohne Abstützung. Es zeigen sich eine klaffende Kinnplatzwunde und eine Bissstörung. Welche Frakturen sind am wahrscheinlichsten?

- **einfache mediane oder paramediane Unterkieferfraktur**
- **einseitige oder beidseitige Kiefergelenksfraktur**
- **dreifache Unterkieferfraktur (median, paramedian und beidseitige Kiefergelenksfraktur)**

Beim direkten, fast ungebremsten Aufschlagen auf das Kinn kommt es häufig zu einer einfachen oder mehrfachen Unterkieferfraktur. Klinische Zeichen sind:

- *Mundbodenhämatom*
- *Bissstörung*
- *Seitabweichung bei der Mundöffnung*
- *fehlender Kieferschluss*
- *Druckschmerzen*
- *Taubheitsgefühl der Unterlippe*
- *intraorale Stufenbildung*

Bei V. a. eine Unterkieferfraktur mit Gelenkbeteiligung sollte eine CT- oder DVT-Bildgebung (DVT: digitale Volumentomografie) erfolgen.

Frage 863

Ein Patient hat beim Handball einen Schlag gegen die rechte Orbita und Nase erhalten. Sofort zeigen sich ein Monokelhämatom sowie Nasenbluten. Instinktiv schnäuzt der Patient. Es kommt zu einer knisternden Schwellung der rechten Gesichtshälfte. Was ist passiert?

Die Ausbildung eines Emphysems mit zugrunde liegender Blowout-Fraktur der Orbita.

Bei der Blowout-Fraktur der Orbita ist ein Kontakt zu den pneumatisierten Nasennebenhöhlen vorhanden. Kommt es zu einer Drucksteigerung (wie beim Schnäuzen), wird Luft in das Gewebe gepustet. Mit Schnäuzverbot und Kühlung, sowie bei ausgedehnten Frakturen mit einer Antibiose mit Ampicillin/ Sulbactam, kommt es zu einem schnellen Abschwellen. Je nach Dislokation und Klinik sollte im Verlauf nach Abschwellen des Befunds eine Orbitabodenrevision durchgführt werden.

Frage 864

Ein junger Medizinstudent vor dem Physikum trainiert gleichzeitig Triathlon. Beim Lernen kaut er viel Kaugummi. Seit einigen Wochen gibt er vermehrt Schmerzen im Bereich der linken Gesichtshälfte an. Eine dentale Ursache konnte ausgeschlossen werden. Aufgrund einer kieferorthopädischen Therapie hat er im Ober- und Unterkiefer einen Retainer. Er berichtet, dass die Schmerzen morgens immer sehr stark seien und manchmal bis in den Nacken ausstrahlen würden. Was ist die Ursache?

Eine durch Parafunktionen verstärkte kraniomandibuläre Dysfunktion (CMD).

In Stresssituationen und bei eher zwanghafter Veranlagung kommt es vermehrt zu Parafunktionen im Sinne von nächtlichem Pressen und Zähneknirschen. Vielfach kommt zusätzlich Kaugummikauen oder starkes Zubeißen (Karotten, grüner Apfel) dazu, sodass sich die Beschwerden verstärken. Tagsüber sind die Patienten häufig schmerzfrei. Erst in Ruhe, in der Nacht und am Morgen zeigen sich die Schmerzen.

Mit physiotherapeutischen Übungen und Manueller Therapie sowie einer Knirscherschiene kann schnell eine Linderung der Beschwerden erzielt werden. Des Weiteren sollte in akuten Schmerzphasen das Kaugummikauen unterlassen werden. Manche Fehlbisse resultieren nach der kieferorthopädischen Behandlung in einer leichten Fehlstellung der Kiefergelenke, was die Beschwerden noch verstärkt. Mit ausführlicher Aufklärung und den genannten Maßnahmen lässt sich die Beschwerdesymptomatik deutlich lindern.

II

11 Sportpsychologie

Anett Szigeti

Frage 865

Was sagt das Yerkes-Dodson'sche Gesetz?

„Zwischen Aktivierung und Leistung besteht ein umgekehrt U-förmiger Zusammenhang."

Es geht hierbei um die Frage, wie hoch die Aktivierung eines Leistungssportlers sein soll, um seine Höchstleistung zu bringen. Die Aktivierung, oder auch Anspannung, darf nicht zu niedrig, aber auch nicht zu hoch sein, um seine Optimalleistung abrufen zu können.

Das Yerkes-Dodson'sche Gesetz galt lange als hilfreiche Formel, um den Zusammenhang von Aktivierung und Leistung darzustellen (▸ Abb. 11.1). Für eine grobe Darstellung dieses Zusammenhangs eignet sich dieses Gesetz weiterhin. Jedoch ist klar, dass jeder Sportler und jede Sportart seinen eigenen Grad an Aktivierung benötigt, um die optimale Leistung zu erbringen. Somit ist der Zusammenhang zwischen Leistung und Aktivierung sehr individuell.

Frage 866

Nach welchem Prinzip funktioniert die Progressive Muskelrelaxation (PMR) nach Jacobson?

Die Grundlage Jacobsons war die Erkenntnis, dass sich die Spannung im Muskel bei Gefühlen der Unruhe oder Anspannung deutlich erhöht, denn jede psychische Erregung und Spannung manifestiert sich in einer Zunahme des Muskeltonus. Umgekehrt reduzieren sich aversive Gemütszustände, wenn es gelingt, die Muskelspannung zu verringern.

Jeder Muskel hat im Ruhezustand eine bestimmte Grundspannung, die bei Anspannung des Muskels steigt. Beim Loslassen des Muskels sinkt die Spannung unter das Niveau der Grundspannung. Eine Muskelgruppe kann also durch vorherige Anspannung entspannt werden.

Die PMR basiert demnach auf der systematischen An- und Entspannung einer Folge von Muskelgruppen. Auf diese Weise wird sukzessiv der gesamte Körper entspannt.

Frage 867

Wozu brauchen Sportler Entspannungsverfahren?

- **als Vorbereitung zum mentalen Training**
- **als Einschlafhilfe vor dem Wettkampf**
- **bei der Regeneration nach dem Training, Wettkampf oder bei Verletzungen**
- **zur Aktivierungsregulation (siehe Frage 865)**
- **zum besseren Umgang mit Stress**

Entspannungsverfahren sollten vielschichtig vor oder nach Wettkämpfen wie auch im Alltag regelmäßig eingesetzt werden.

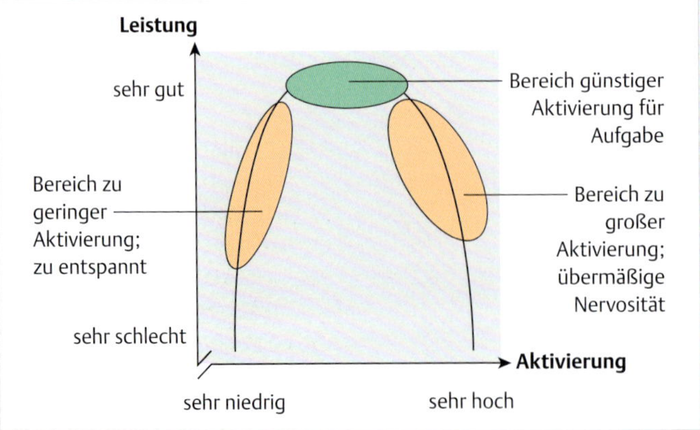

Abb. 11.1 Yerkes-Dodson'sches Gesetz.

Frage 868

Was versteht man unter den Begriffen Motivation und Motiv?

- **Motivation ist „die allgemeine Bezeichnung für alle Prozesse, die körperliche und psychische Vorgänge auslösen, steuern oder aufrechterhalten“ [1]. Motivation beinhaltet demnach alle Faktoren, die dafür verantwortlich sind, warum und wozu ein Sportler/eine Sportlerin etwas unter bestimmten Umständen tut oder eben nicht tut.**
- **Motive sind nicht direkt beobachtbare, situationsunspezifische, zeitlich überdauernde und persönlichkeitsspezifische Beweggründe für zielgerichtetes Handeln.**

- *Beispiel Motivation: Bei einem Läufer kann die Tatsache, dass der Trainer beim Wettkampf zusieht (Personenfaktor) und heute noch dazu gutes Wetter herrscht (Umweltfaktor), dazu führen, dass er den Straßenlauf doch bestreitet und bis ins Ziel durchhält (Verhalten wird ausgelöst und aufrechterhalten).*
- *Beispiel Motive: Im Gesundheitssport kann es beim Ballspielen unterschiedliche Motive der Teilnehmer geben: Die einen agieren aus Freude an der Bewegung und andere, weil sie eine körperliche Leistung erbringen wollen.*

Frage 869

Welche Kriterien muss man bei der Formulierung eines Ziels oder mehrerer Zwischenziele nach der SMART-Formel beachten?

- **S: Das Ziel sollte spezifisch sein, also nicht allgemein formuliert werden.**
- **M: Das Ziel sollte messbar sein (z. B. eine bestimmte Distanz, die erreicht werden soll).**
- **A: Das Ziel sollte attraktiv sein und damit einen Anreiz haben.**
- **R: Das Ziel sollte realistisch und somit auch erreichbar sein.**
- **T: Das Ziel sollte terminierbar sein: Von wann bis wann wird es ausgeführt?**

Formulieren Sie Ihre Ziele nach der SMART-Formel.

Frage 870

Wie wird „Flow“ definiert? Nennen Sie 4 Aspekte des „Flow“. Wann kann dieser im Sport eintreten, wann nicht und warum?

„Flow“ ist das reflexionsfreie, gänzliche Aufgehen in einer glatt laufenden Tätigkeit, die man trotz hoher Anforderungen unter Kontrolle hat.

- **Verschmelzung von Handeln und Bewusstsein**
- **Konzentration der Aufmerksamkeit auf ein zunehmend begrenztes Feld**
- **Selbstvergessenheit**
- **Verschmelzung von sich selbst und der Umwelt, Vergangenheit, Gegenwart und Zukunft ohne Kontrollverlust**

Eintreten kann ein Flow-Erlebnis bei optimaler Passung von Herausforderung der Aufgabe und Fähigkeiten (Kompetenz) der Person.

Flow kann nicht eintreten, wenn eine Person hohe Kompetenz hat und durch eine viel zu leichte Aufgabe nicht herausgefordert wird (oder umgekehrt).

Frage 871

Wie heißen die Teamentwicklungsphasen nach Tuckman und durch welche Kriterien sind sie bei dem Athleten und Trainer charakterisiert?

1. **Forming:**
   - **Das Team formt sich und lernt sich kennen.**
   - **Sportler: Unsicherheit, höflich, gespannt, Orientierung am Trainer, erstes Abtasten**
   - **Trainer: Ziele des Teams festlegen, Zielverständnis im Team sicherstellen, Rahmenbedingungen festlegen (Trainingsformen, Budget, Zeit, Personal usw.)**
2. **Storming:**
   - **Es gibt Konflikte, Missverständnisse und Ungereimtheiten.**
   - **Sportler: Sinn der Teamarbeit wird infrage gestellt, die Zielsetzung und Rahmenbedingungen werden verändert, das Team ruft nach einer Entscheidung**
   - **Trainer: als Trainer klare Führungsposition einnehmen, Strukturen halten, Inhalte vorgeben, Beziehungsauseinandersetzungen im Team lassen, aber ggf. moderieren**

11

3. Norming
   - Es werden bestimmte Regeln und Normen erarbeitet und Rollen geklärt.
   - Sportler: die Erwartungen an die Leistung und das Entwicklungstempo werden realistischer, Funktionen und Aufgaben werden klar, vermehrtes Feedback, Steigerung des Selbstvertrauens der Mannschaft, Steigerung der Teamleistung
   - Trainer: emotionale Entlastung des Trainers, verstärkte Konzentration auf Management optimaler Trainingsrahmenbedingungen, Beginn der differenzierteren Potenzialentwicklung
4. Performing:
   - effizientes Anwenden und leistungsfähiges Umsetzen
   - Sportler: zielorientiert, konfliktfähig, lernfähig, ideenreich, Identifikation mit dem Team
   - Trainer: Expertenfunktion, Beobachtung, Beratung, Impulse, Teamressourcen, Steuern

Die Adjourning-Phase beschreibt Auflösungsprozesse, wenn z. B. die Teamaufgabe erledigt ist oder ein Teammitglied ausscheidet.

Frage 872

Welche 5 Phasen der Verarbeitung durchläuft ein verletzter Sportler im Optimalfall?

1. **Verleugnung, Nicht-Wahrhaben-Wollen der Verletzung oder Bagatellisieren**
2. **Ärgerphase und Schuldzuweisungsphase**
3. **Jammerphase**
4. **Phase einer gedrückten Stimmungslage**
5. **Positive Coping-Phase: Akzeptanz der Situation und Neuorientierung**

Es gibt mindesten 5 Phasen der Verarbeitung von Verletzungen, wobei die Dauer der Phasen individuell sehr unterschiedlich sein kann. Wichtig ist zu beachten, in welcher Phase der Sportler sich befindet, und den Athleten nicht zu drängen, die nächste Stufe zu betreten, wenn er noch nicht so weit ist.

Frage 873

Ein Sportler verletzt sich. Durch welche 3 Einflussgrößen kann die Verletzungsreaktion beeinflusst werden?

- **Persönlichkeitsmerkmale (z. B. Leistungsmotiv, Risikobereitschaft)**
- **Stressvergangenheit (z. B. frühere Verletzungen, Alltagsstressoren)**
- **Bewältigungskompetenzen (z. B. Coping-Strategien, soziale Unterstützung)**

Alle 3 Faktoren beeinflussen, wie ein Sportler seine Verletzung verarbeitet und wie lange die Genesung dauern kann. Ob und wann der Sportler wieder zu seiner sportlichen Vorleistung zurückkehren kann, hängt von diesen Einflussgrößen ab.

Literatur

[1] **Zimbardo** PG, Gerrig R, Hrsg. Psychologie. Berlin: Springer; 1999

12 Parasport

Florian Högel

Frage 874

Was ist die häufigste akute Verletzung beim Rollstuhlbasketball?

Verletzungen der Fingerkapseln.

Verletzungen von Fingerkapseln kommen mit Abstand am häufigsten vor. Sie werden sowohl durch den Ballkontakt als auch beim Einhakeln im gegnerischen Trikot oder am Rollstuhl verursacht.

Frage 875

Welche Struktur der Schulter ist beim Rollstuhlbasketball am häufigsten von Verletzungen betroffen?

Die lange Bizepssehne (LBS).

Durch das Antreiben und Überkopfwerfen kommt es im Laufe der Jahre zu einer Reizung des Pulleys mit sukzessiver Luxation der LBS aus dem Sulcus bicipitalis.

Frage 876

Welches Organsystem wird positiv durch Rollstuhlgolf beeinflusst?

Der Gastrointestinaltrakt.

Durch die Vertikalisierung im Aufstehstuhl kommt vermehrt Bewegung in den Darm, was zu einer Steigerung der Motilität führt.

Frage 877

Für welche Gruppe von Querschnittgelähmten ist Rollstuhlrugby besonders geeignet?

Für Tetraplegiker.

Bei Tetraplegikern kann durch die fehlende Handfunktion Rollstuhlbasketball nicht gespielt werden. Das Fangen mit den Armen ist jedoch möglich.

Frage 878

Welches querschnittspezifische Symptom gefährdet Rollstuhlfahrer vor allem beim Sport?

Eine Spastik der quergestreiften Skelettmuskulatur.

Beim Fahren über unebenem Grund kommt es zu einer Reizung der Muskulatur und eine einschießende Spastik kann den Querschnittgelähmten aus dem Rollstuhl hebeln.

Frage 879

Welche Wirbelsäulenpathologie tritt gelegentlich bei komplett gelähmten Rollstuhlsporttreibenden unterhalb der Läsionshöhe auf und kann zu einer vermehrten Sitzinstabilität führen?

Eine Charcot Spine.

Durch die fehlende Rumpfstabilität und fehlende Propriozeption kann es zu einer zunehmenden Zerstörung der Bandscheiben unterhalb der Läsion kommen, die auf die Wirbelkörper übergreift und diese ebenfalls aufreibt. Es entstehen flüssigkeitsgefüllte, zystenähnliche Räume.

Frage 880

Welche Röhrenknochen sind bei Stürzen aus dem Rollstuhl beim Sport besonders gefährdet?

- **distaler Oberschenkelknochen**
- **proximaler Unterschenkelknochen**

Querschnittpatienten fallen auf das Knie, dabei kann es aufgrund der niedrigen Knochenmineralisation (Osteoporose) leicht zu Frakturen des distalen Femurs und der proximalen Tibia kommen.

Frage 881

Welche Sportart trainiert vor allem die Rumpfmuskulatur?

Bogenschießen.

Das Aufspannen des Bogens in aufrechter Position trainiert den Latissimus dorsi und die Rhomboiden.

Frage 882

Bei den paraolympischen Spielen existieren verschiedene Startklassen, um die individuellen Beeinträchtigungen im Sinne der Chancengleichheit und Vergleichbarkeit zu objektivieren. Beschreiben Sie grob die verschiedenen Einteilungen.

Je nach Sportart werden meist individuelle und persönliche Einstufungen von Experten vorgenommen. Die Experten werden durch den Weltsportverband oder die nationalen Verbände (BRD = Deutscher Behindertensportverband [DBS]) bestellt. Es existieren verschiedene Startklassen, die je nach Disziplin und Sportart einen Kennbuchstaben erhalten. Dieser kennzeichnet den wettbewerbsrelevanten Grad der Beeinträchtigung: visuell, intellektuell, körperlich. Hierauf folgt eine Nummer, die über die Art und Weise der Fortbewegung informiert: stehend, sitzend, brustschwimmend, Zweirad möglich, Dreirad, etc.

*Beispielsweise müssen Sportler*innen, die in der Klasse LW12 starten (Ski Alpin, Langlaufschlitten/Monoskibob) folgende Kriterien erfüllen:*

- *normale Armfunktionen und*
- *normale Rumpffunktion und*
- *keine Beinfunktion (ein- oder zweiseitig) und/oder*
- *beidseitige Hüftexartikulation*

Frage 883

Welche häufigen Komplikationen der unteren Extremität können bei einem Parasportler auftreten, der bspw. in einem Monoskibob viele Stunden in der Woche trainiert?

- **Weichteilirritationen**
- **Dekubitalulzerationen**

Unabdingbar für die Nutzung eines Hartschalensportgeräts ist der präventive Weichteilschutz. Hierbei sollte das Sportgerät stetig überprüft und der Weichteilsituation der plegischen Extremität angepasst werden, um Hautirritationen zu vermeiden.

13 Ernährung und Regeneration

13.1 Kenngrößen

Lutz Nitsche

Frage 884

Nennen Sie die Hauptenergieträger der Ernährung und deren Energiegehalt in kcal/g.

- **Kohlenhydrate (4,1 kcal/g)**
- **Fette (9,3 kcal/g)**
- **Proteine (4,1 kcal/g)**

Kohlenhydrate, Fette und Proteine sind die Hauptenergieträger und werden auch als Makronährstoffe bezeichnet. Vitamine und Mineralien werden als Mikronährstoffe bezeichnet und weisen kein Energiegehalt auf. Vollständigerweise muss noch auf den Energiegehalt von Alkohol verwiesen werden, der 7,0 kcal/g beträgt; er taugt jedoch nicht für eine Sporternährung als Energieträger. Korrekterweise sollte die Energie in Kilojoule (kJ) benannt werden (1 kcal = 4,18 kJ), allerdings hat sich diese wissenschaftliche Einheit im Sprachgebrauch nicht durchgesetzt.

Frage 885

Nennen Sie eine ungefähre prozentuale Verteilung der Hauptenergieträger einer Basisernährung eines Sportlers.

- **Kohlenhydrate > 50 %**
- **Fette < 30 %**
- **Proteine 15 %**

Dies ist nur eine ungefähre Angabe, sie kann nur für einen Sportler ohne spezielle Anforderung an einen der Hauptenergieträger gelten. Extreme Belastungen, wie sie z. B. bei Langzeitausdauersportlern (Ironman, Radrennfahrer/Straße) oder bei Gewichthebern bestehen, benötigen auch eine andere Verteilung der Makronährstoffe. Allerdings sind die Unterschiede bezüglich der Verteilung der Makronährstoffe nicht so ausgeprägt, wie gemeinhin vermutet wird, lediglich die Quantität der Gesamtkalorienmenge ändert sich teilweise massiv.

Frage 886

Wie groß sind die Kohlenhydratreserven in Form von Glykogen bei einem normalgewichtigen Fußballspieler?

Etwa 500–600 g.

Die Angabe von 500–600 g bezieht sich auf die Menge, die in der Muskulatur gespeichert werden kann. Zusätzlich können noch ca. 200 g Glykogen in der Leber gespeichert werden. Die Menge an gespeichertem Glykogen lässt sich durch das Training und die Ernährung beeinflussen.

Frage 887

Nennen Sie unterschiedliche Kategorien von Fetten.

Gesättigte und ungesättigte Fette sowie essenzielle und nicht essenzielle Fettsäuren.

Der Anteil an gesättigten, festen Fetten sollte 10 % nicht überschreiten. Diese kommen in Fleisch, Wurst, Milch, Butter und Käse vor. Die ungesättigten Fette kommen meist in pflanzlichen Fettquellen vor. Die klassischen Vertreter sind Pflanzenöle wie Sonnenblumen-, Raps-, Distel- und Olivenöl, aber auch Nüsse und fettreiche Fischsorten. Der Körper benötigt eine gewisse Menge an sog. essenziellen (lebensnotwendigen) Fettsäuren (Linol- und Linolensäure). Besonders Leinöl und Lein- und Chiasamen sind reich an mehrfach ungesättigten Fettsäuren (Omega-3-Fettsäuren).

Frage 888

Welche unterschiedlichen Kohlenhydratträger kennen Sie?

Einfache und komplexe Kohlenhydrate.

Die einfachen Kohlenhydrate bestehen entweder aus einem (Monosaccharid), 2 (Disaccharid) oder mehreren (Oligosaccharid) Grundbausteinen. Die komplexen Kohlenhydrate bestehen aus mindestens 11 dieser Grundbausteine und werden auch als Polysaccharide bezeichnet. Während die Oligo- und Polysaccharide eine einzige lange Kette bilden, besteht Stärke aus einer teilweise verzweigten Kette.

Frage 889

Wie hoch ist der Energiegehalt von 1 kg Körperfett bzw. wie viele Kalorien muss man verbrennen, um 1 kg Körperfett zu verlieren?

1 kg Körperfett = 7000 kcal.

Der Energiegehalt von 1 g Fett beträgt 9,3 kcal, rein rechnerisch wären es bei 1 kg Fett also 9 300 kcal. Allerdings besteht 1 kg Körperfett nicht allein aus Fetten, sondern auch aus Wasser und Proteinen. Daher wird der Energiegehalt von 1 kg Körperfett mit 7000 kcal angegeben.

Frage 890

Nennen Sie die besonderen Aufgaben von Proteinen im Körper eines Sportlers.

Proteine sind ein grundlegender Bestandteil von Enzymen, Hormonen, Zellen des Immunsystems, Muskelfasern aber auch des Bindegewebes.

Die genannten Aufgaben lassen sich in Funktions- und Strukturaufgaben unterscheiden. Für den Sportler ist besonders ein funktionierendes Immunsystem von Bedeutung. Ist es geschwächt, kann er seine sportliche Aktivität nicht ausüben. Neben den hormonellen und enzymatischen Voraussetzungen für die sportliche Aktivität ist jedoch auch die Struktur des Bindegewebes und der Muskulatur wichtig. Proteine setzen sich aus einzelnen Aminosäuren zusammen, die durch die Proteinbiosynthese gebildet werden.

Frage 891

Wie hoch ist der tägliche Grundumsatz eines normalgewichtigen 75 kg schweren Sportlers?

1800 kcal.

Eine Faustformel für die Ermittlung des Grundumsatzes lautet: 1 kcal/kg Körpergewicht/Stunde. Schwankungen werden durch die unterschiedlichen Anteile an stoffwechselaktivem Gewebe wie der Muskulatur verursacht. Hat ein Sportler einen sehr ausgeprägten Muskelanteil, kann dieser Grundumsatz höher liegen. Multipliziert man 75 (Kilogramm) mit 24 (Stunden), kommt der Wert von 1800 kcal/Tag zustande.

Frage 892

In welcher Größenordnung liegt der Kalorienverbrauch bei einem 80 kg schweren Läufer mit einem mittleren Lauftempo von ca. 10–11 km/h bei einem Lauf von 60 Minuten?

Bei ungefähr 800 kcal.

Bei dieser Aufgabe geht es nicht um den absoluten und präzisen Wert, sondern um die ungefähre Dimension des Energieverbrauchs eines Läufers. Als Faustformel kann man bei der genannten Geschwindigkeit etwa 10 kcal pro Stunde und pro Kilogramm Körpergewicht berechnen. Daher ergibt sich für einen 80 kg schweren Läufer ein Wert von ungefähr 800 kcal.

Frage 893

Wie hoch ist der tägliche Proteinbedarf eines intensiv trainierenden Sportlers, z. B. eines Triathleten (Leistungssport auf regionalem Level)?

Er beträgt 1,2–1,5 g Protein/kg Körpergewicht/Tag.

In den letzten Jahren haben sich die Empfehlungen für die Proteinmenge reduziert. Insbesondere für die Kraftsportler wurden früher Werte von 2–3 g Protein/kg Körpergewicht/Tag und teilweise sogar noch mehr angegeben. Je höher der Kraftanteil des Sportlers, desto höher ist auch der Anspruch an die Umbauprozesse der Muskel- und Strukturproteine. Für Sportler mit einer mittleren Intensität werden 0,8–1,2 g Protein/kg Körpergewicht/Tag angegeben.

Besonders beachten muss man die Unterscheidung zwischen absoluter Menge und prozentualem Anteil. Bei Langzeitausdauersportlern ist die Gesamtkalorienmenge (> 4000 kcal/d) deutlich erhöht, sodass bereits ein geringer prozentualer Anteil der Nahrung ausreicht, um den Gesamtproteinbedarf zu decken. Der erhöhte Eiweißbedarf von Ausdauersportler beruht u. a. auf der Nutzung von Proteinen als Energielieferant im Rahmen der Glukoneogenese.

Frage 894

Welchen Proteinbedarf pro Tag weist ein Bodybuilder auf?

1,4–1,7 g Protein/kg Körpergewicht/Tag.

Im Unterschied zu einem Ausdauersportler, der meist ein deutlich niedrigeres Körpergewicht hat, entsteht somit eine deutlich höhere absolute Proteinmenge. Im konkreten Beispiel bedeutet dies für einen 120 kg schweren Bodybuilder eine tägliche Proteinmenge von 168–204 g Protein pro Tag. Für eine 55 kg schwere Triathletin würde lediglich ein täglicher Proteinbedarf von 66–82 g anfallen.

Frage 895

Erläutern Sie die Wertigkeit von Proteinen gegenüber anderen Einflussfaktoren auf einen gewünschten Muskelaufbau bei einem Hobbysportler.

Der Effekt von Proteinen ist nur gering.

Diese Antwort mag zunächst überraschen. In der Realität besteht jedoch bei einer ausgewogenen Mischkost meist keine Gefahr einer Unterversorgung mit Proteinen für einen normalgewichtigen Sportler, der das Ziel Muskelaufbau hat. Erst im absoluten Spitzensport und bei einem deutlich erhöhten Körpergewicht sowie einem intensiven Training wird sowohl die absolute Menge als auch die Qualität der aufgenommenen Proteine (Stichwort biologische Wertigkeit) wirklich wichtig. Es sind andere Faktoren, wie z. B. ein adäquater Trainingsreiz (vor allem die Intensität und der Umfang), eine anabole Stoffwechsellage und die hormonelle Situation (Testosteron), die wesentlich entscheidender sind. Besonders der Punkt anabole Stoffwechsellage scheint von Interesse, da bei einem Kaloriendefizit die Glukoneogenese greift und Aminosäuren zur Energiegewinnung herangezogen werden.

Frage 896

Erläutern Sie den Begriff der Perspiratio insensibilis und dessen Bedeutung für einen Sportler.

Die Perspiratio insensibilis beschreibt den Flüssigkeitsverlust über Schleimhäute, Atmung und die Haut, ohne dass eine sichtbare Schweißbildung zu verzeichnen ist.

Normalerweise ist ein Sportler gewöhnt, viel Flüssigkeit zu trinken, allerdings ist einer der häufigsten Trigger die sportliche Tätigkeit bzw. vermehrtes Schwitzen. Gerade in Klimazonen, in denen Räume hoch klimatisiert sind, entsteht meist ein Raumklima mit einer sehr trockenen Luft, in der es durchaus zu einem relevanten Verlust von Flüssigkeit durch die Atmung bzw. über die Schleimhäute kommen kann. Der Trigger Schwitzen oder sportliche Tätigkeit liegt somit nicht vor, dies kann zu einer mehr oder minder ausgeprägten Dehydration führen. Daher kann Schwitzen nicht als ein verlässlicher Marker angesehen werden, um die Trinkmenge anzupassen.

Eleganter erscheint die Beobachtung der Farbe des Urins: Weist dieser eine sehr helle Farbe auf, ist von einem guten Hydratationsstatus auszugehen.

Frage 897

Welche Symptome weist ein Sportler bei einer Dehydration auf?

- **erhöhte Körpertemperatur**
- **Erhöhung der Herzfrequenz** (HF)
- **Übelkeit/Erbrechen**
- **Schwindel**
- **vermehrte Neigung zu Muskelkrämpfen**
- **Leistungsreduktion**

Ein ausgewogener Flüssigkeitshaushalt ist besonders für die Thermoregulation wichtig. Bei der sportlichen Aktivität wird die entstehende Wärmebildung durch vermehrte Schweißbildung und die dabei entstehende Kühlung der Haut kompensiert. Die Thermoregulation ist eingeschränkt, sobald nicht mehr genügend Flüssigkeit zur Schweißbildung vorhanden ist. Die Herz-Kreislauf-Veränderungen ergeben sich durch eine Erhöhung des Hämatokriten. Das dickere Blut lässt sich vom Herz schlechter durch den Körper pumpen, woraus eine Erhöhung der HF folgt.

Frage 898

Wie beraten Sie einen Tennisspieler, der am Ende des 3. Satzes einen Muskelkrampf in der Wade erleidet und beim Seitenwechsel zu einem Magnesiumpräparat greift?

- **vom Magnesiumpräparat abraten**
- **Empfehlung zum Stretching**
- **ausreichende Flüssigkeitszufuhr inkl. adäquatem Natriumgehalt**

Der Zusammenhang zwischen der Einnahme von Magnesiumpräparaten und einer Reduktion der Krampfneigung ist in der wissenschaftlichen Literatur nicht belegt. Es kann bei der Aufnahme einer hypertonen Wettkampfnahrung sogar zu unerwünschten Symptomen im Magen-Darm-Trakt aufgrund der Umverteilung der Flüssigkeit kommen. Daher sollte von einer Magnesiumeinnahme bei bereits eingetretenem Muskelkrampf abgeraten werden. Die Therapie besteht vielmehr in einer leichten Dehnung des betroffenen Muskels und einem Ausgleich des Flüssigkeitsdefizits. Zusätzlich sollte auf einen adäquaten Natriumanteil des Sportgetränks geachtet werden; auch hier ist jedoch kein klarer Zusammenhang in der Literatur belegt. Der Magnesiumverlust durch Schwitzen ist wesentlich geringer als der Verlust von Natrium.

Frage 899

Zu welcher Flüssigkeitsmenge raten Sie einem Marathonläufer mit einer angestrebten Zielzeit von 4 Stunden bei einem Marathonwettkampf bei hohen Außentemperaturen von ca. 25–27 °C und einer hohen Luftfeuchtigkeit?

Zu einer Flüssigkeitsmenge von 750–1000 ml/h.

Betrachtet man den Faktor Flüssigkeitsaufnahme isoliert und lässt die ebenso wichtigen Faktoren wie Mineralstoffgehalt, Energiemenge, Osmolarität etc. weg, würde man einem normalgewichtigen Sportler zu einer Flüssigkeitsaufnahme von ca. 700–1000 ml/h raten. Bei der angegebenen Laufgeschwindigkeit ist von einem Marathoneinsteiger die Rede. Spitzensportler, die ihren Marathon zwischen 2 bzw. 2:30 Stunden absolvieren, schwitzen deutlich mehr (0,8 vs. 2–3 l/h) als der Einsteiger. Je höher die Laufgeschwindigkeit und -intensität, desto geringer ist auch die Möglichkeit, größere Trinkmengen während des Laufens aufzunehmen. Diese Problematik der maximalen Flüssigkeitsaufnahme pro Stunde ist bei feuchtwarmen Temperaturen von immenser Wichtigkeit. Findet der identische Wettkampf bei einer Außentemperatur von 5–6 °C statt, rückt die Flüssigkeitsaufnahme klar in den Hintergrund. Es ist bei diesen Konditionen von deutlich geringeren Flüssigkeitsmengen auszugehen.

Frage 900

Ein Ironman-Triathlet klagt im Zielbereich über Übelkeit, Benommenheit, Kopfschmerzen und erbricht sich. Auf die Frage nach der Ernährung während des Ironman-Wettkampfs berichtet er, besonders viel getrunken zu haben. Von welchem Krankheitsbild ist auszugehen?

Belastungsbedingte Hyponatriämie (EAH: Exercise associated Hyponatremia).

In schweren Fällen kann es sogar zu Krampfanfällen oder gar zu einem Koma kommen. Werden isotonische Getränke im Übermaß während des Wettkampfs aufgenommen, kommt es aufgrund der großen Trinkmengen zu einer Überwässerung, da der Natriumgehalt eines isotonisches Sportgetränks (10–38 mmol/l) deutlich unter dem des Blutes liegt (140 mmol/l). Die Symptome sind auf die Hyponatriämie zurückzuführen.

Frage 901

Welche Bedeutung hat der glykämische Index (GI) für einen Sportler?

Er liefert eine Aussage über die Geschwindigkeit der Kohlenhydrataufnahme bzw. über die Reaktion von Kohlenhydraten auf den Blutzuckerspiegel.

Um einen Referenzwert für die Reaktion von Kohlenhydraten auf den Blutzuckerspiegel zu erhalten, erfolgt die Gabe von 50 g Glukose. Bei einem niedrigen GI folgt lediglich ein sehr geringer Blutzuckeranstieg, bei einem hohen GI (> 70) ist ein schneller und deutlicher Anstieg des Blutzuckerspiegels zu verzeichnen. Idealerweise hat ein Sportler während einer Belastung einen konstant hohen Blutzuckerspiegel. Eine Hypoglykämie sollte vermieden werden. Ist diese eingetreten, können Kohlenhydrate mit einem hohen GI den Blutzuckerspiegel rasch wieder regulieren. Die Bedeutung des GI für den Sportler wird jedoch meist überbewertet, da weitere Faktoren wie körperliche Aktivität, Ballaststoffmenge der Nahrung und das aufgenommene Nahrungsvolumen ebenfalls einen Einfluss auf den Anstieg des Blutzuckers haben.

Frage 902

Hat ein Leistungssportler einen erhöhten Vitaminbedarf?

Ja.

Genau betrachtet, ist die Antwort allerdings nicht trivial mit „Ja“ oder „Nein“ zu beantworten, da bei einer ausgewogenen Basiskost automatisch eine höhere Menge an Vitaminen aufgenommen wird. Dadurch wird der Mehrbedarf an Vitaminen ausreichend gedeckt. Es unterscheidet sich zwar der absolute Vitaminbedarf, nicht jedoch der relative, bezogen auf die aufgenommene Nahrung. Eine Substitution muss nur in seltenen Fällen erwogen werden, lediglich bei besonderen Ernährungsformen können durchaus Vitaminmangelzustände entstehen. Genannt sei hier die vegane Ernährung, bei der es zu Mangelzuständen, vor allem von Vitamin B_{12} und Vitamin D, kommen kann.

Frage 903

Ein Läufer fragt Sie nach einem passenden Frühstück für einen Halbmarathon-Wettkampf, der morgens um 10 Uhr startet. Welche Empfehlung geben Sie?

2–3 Stunden vor dem Start ein kleines, stärkehaltiges Frühstück.

Ein stärkehaltiges Frühstück kann z. B. aus Brot, Müsli bzw. Vollkornflocken bestehen. Die Gesamtenergiemenge sollte ungefähr bei 200–400 kcal liegen. Große Flüssigkeitsmengen sollten vermieden werden. Insgesamt sollte man nicht mit leeren Magen an den Start gehen, jedoch darauf achten, dass der Magen-Darm-Trakt nicht zu sehr mit der Verdauung der aufgenommenen Nahrung beschäftigt ist. Besonders zu betonen ist, dass dieses Vorgehen vom Sportler zu erproben ist und nicht erst am Wettkampftag ausprobiert werden sollte.

Frage 904

Was versteht man unter dem Begriff „Carboloading“?

Die maximale Auffüllung der Glykogenspeicher.

Die am weitesten verbreitete Methode ist das Absolvieren einer intensiven Trainingseinheit 3–4 Tage vor dem Hauptwettkampf mit Entleerung der Glykogenspeicher, gefolgt von 3 Tagen kohlenhydratbetonter Nahrung. Dadurch kann es zu einer Erhöhung der Glykogenspeicher von 300 g auf 500 g kommen. Um das Glykogen effektiv in der Muskulatur zu speichern, wird jedoch eine nicht unerhebliche Menge an Kalium benötigt. Dieses ist vor allem in Obst vorhanden.

Die Extremform des Carboloadings stellt die sog. Saltin-Diät dar, bei der 3 Tage lang intensiv unter fett- und proteinreicher Ernährung trainiert wird. Anschließend folgt eine Phase mit kohlenhydratreicher Kost von 3 Tagen. Diese Ernährungsform ist jedoch für den Körper und die Psyche sehr beanspruchend. Der Sportler wird in der intensiven Trainingsphase sehr stark physisch und psychisch gefordert.

Frage 905

Auf welches Vitamin muss ein Sportler bei vegetarischer bzw. veganer Ernährung besonders achten?

Vitamin B_{12}.

Der Tagesbedarf von Vitamin B_{12} beträgt 4,0 µg (Empfehlung der Deutschen Gesellschaft für Ernährung), das Vitamin ist vor allem in tierischen Produkten enthalten. Kinder, Stillende und Schwangere haben einen variierenden Bedarf. Vitamin B_{12} ist u. a. für die Erythropoese verantwortlich, was es besonders für den Sportler interessant macht. Aufgrund des Verzichts auf tierische Lebensmittel besteht das Risiko einer Unterversorgung mit dem wichtigen Vitamin B_{12}.

Frage 906

Beschreiben Sie die Rolle von Ballaststoffen in der Ernährung eines Sportlers.

Ballaststoffe dienen der Förderung der Verdauung.

Die Optimierung der Verdauung kann für einen Sportler wichtig sein, da das Gegenteil (Obstipation) durchaus beeinträchtigend wirken kann. Viele Sportler reagieren vor allem vor Großereignissen, insbesondere bezogen auf die Magen- und Darm-

tätigkeit. Insbesondere die Basiskost sollte reich an Ballaststoffen sein, während die Wettkampfernährung möglichst ballaststoffarm gestaltet werden sollte. Während der sportlichen Belastung sollte der Körper wenig mit der Aufnahme bzw. Verdauung der Nahrung beschäftigt werden.

Frage 907

Was versteht man unter dem Begriff Anorexia athletica?

Es handelt sich um eine Sonderform der Anorexie bei Sportlern.

Für die Diagnose Anorexia nervosa lässt sich im Kodiersystem (ICD: International Statistical Classification of Diseases and Related Health Problems) eine Ziffer (R63.0) benennen. Dies ist für die Anorexia athletica nicht möglich. Besonders Sportler in Sportarten, die ein geringes Körpergewicht erfordern, wie z. B. Langzeitausdauersportler, Skispringer etc., sind gefährdet. Diese sind, anders als anorektische Nichtsportler, in der Lage, Höchstleistungen zu absolvieren. Sie bewegen sich jedoch auf einem schmalen Grat des möglichen Leistungsabfalls aufgrund eines kalorischen Defizits. Ein weiterer Unterschied ist, dass dieser Zustand vom Sportler sehr bewusst im Sinne einer Optimierung der Leistung eingegangen wird. Weiterhin zeigt sich eine Abhängigkeit zu unterschiedlichen Trainingsphasen. Nach Beendigung der Karriere kann es durchaus zu einer Normalisierung kommen. Weibliche Sportler weisen gehäuft Symptome einer Osteoporose und Amenorrhoe auf. In Kombination mit der Anorexia athletica spricht man von der athletischen Triade.

Frage 908

Was ist eine inverse Anorexie bei einem Sportler?

Die Vorstellung, nicht ausreichend Muskeln zu haben.

Im Leistungssport ist diese Essstörung (im weiteren Sinne ist es eine Sonderform der Essstörung) eher selten. Im Freizeit- und Breitensport ist diese Störung der Selbstwahrnehmung vor allem im Bodybuilding zu finden. Männer sind deutlich häufiger betroffen. Der Drang nach einem muskulösen Körperbau, verbunden mit einem exzessiven Training und einer eiweißreichen Diät, ist typisch. Außerdem wird auch gehäuft der Einsatz von diversen Nahrungsergänzungspräparaten, aber auch von anabolen Steroiden oder anderen leistungsfördernden Substanzen beobachtet.

13.2 Regeneration

Mirko Stenzel

13.2.1 Belastung, Beanspruchung, Ermüdung

Frage 909

Können die Begriffe Belastung und Beanspruchung synonym verwendet werden? Führt die gleiche Belastung auch zu einer gleichen Beanspruchung und einem identischen Regenerationsbedarf?

Nein.

- **(äußere) Belastung = gegebene Anforderung an/Einwirkung auf Organismus als Ursache der Beanspruchung**
- **(innere) Beanspruchung = Reaktion auf/Umgang mit Belastung**

Eine identische Belastung kann unterschiedliche Ausmaße an Beanspruchung und Regenerationsbedarf verursachen.

*Beanspruchung und Regenerationsbedarf sind u. a. abhängig von Belastungsart, -umfang, -intensität und individuellen Leistungsvoraussetzungen (Ausmaß z. B. bei trainierten Athlet*innen geringer als bei Novizen).*

*Hohe Beanspruchung ist nicht zwangsläufig problematisch, solange Sportler*innen (und Trainer*innen!) bestmöglich vorbereitet sind und wissen, wie sie sich erholen können.*

Frage 910

Ermüdung ist ein multifaktorielles Phänomen, für das je nach inhaltlicher Ausrichtung eine Vielzahl an Definitionen existiert. Nennen Sie wichtige Charakteristika in Bezug auf sportliche Aktivitäten.

- **akute, reversible Herabsetzung der physischen und/oder psychischen Funktionsfähigkeit infolge muskulärer Tätigkeit**

- **Folge der Art, Dauer und Intensität der Belastung und Beanspruchung**
- **akute und chronische Formen (direkt im Anschluss oder Tage/Wochen nach Belastung)**
- **energetischer Mehraufwand/koordinative Präzisionseinbußen unter Ermüdung**
- **wichtige Voraussetzung für Adaptationen**

- *Ermüdungs- und Erholungsprozesse auf verschiedenen Funktionsebenen:*
  - *Muskulatur*
  - *neuromuskuläres Zusammenspiel*
  - *autonomes Nervensystem (ANS) und zentrales Nervensystem (ZNS)*
  - *Hormonsystem*
  - *Bindegewebe*
- *Ermüdungsursachen:*
  - *physiologisch (mechanisch, neuronal, metabolisch, hormonell)*
  - *medizinisch (z. B. chronische Verletzungen)*
  - *Fehler in der Trainingsplanung (z. B. Periodisierung, Belastungs- und Erholungssteuerung, Monotonie, sprunghafte Steigerung des Trainingsumfangs)*
  - *materiell (z. B. schlechte Kleidung, Zustand der Sportgeräte und Sportstätten, Wetter/Klima)*
  - *psychologisch (z. B. Aktivationsniveau, Unsicherheit, Wettkampfangst)*
- *stärkeres Ausmaß = Erschöpfung; länger anhaltende Erschöpfung kann in Übertraining und Abnahme der Leistungsfähigkeit münden*

Frage 911

Nach einem anstrengenden Handballspiel sind Sie stark ermüdet. Welche Ursachen dafür würden Ihnen einfallen?

- **Dehydrierung**
- **Muskelglykogenverarmung**
- **Muskelschäden**
- **mentale Ermüdung**

- *Glykogenverarmung könnte über verminderte Kalziumfreisetzung (Ca^{2+}) aus dem sarkoplasmatischem Retikulum (SR) zur muskulären Ermüdung beitragen.*
- *Es besteht eine unterschiedliche Ermüdungsresistenz zwischen den Fasertypen, da Typ-I-Fasern grundsätzlich langsamer ermüden (unabhängig von Myosin-Heavy-Chains [MHC] womöglich auch auf unterschiedliche Verteilung der Kalziumpumpen [SERCA: Sarcoplasmic/endoplasmic Reticulum Calcium ATPase] zurückzuführen).*
- *Muskuläre Schäden sind nicht immer durch Muskelkater (DOMS: Delayed Onset Muscle Soreness) oder Muskelschmerz erkennbar; mitunter sind es lediglich vorübergehende Funktionseinschränkungen, die zu erhöhter Anstrengung für identische Leistungen führen können.*

13.2.2 Regeneration und Monitoring

Frage 912

Was verstehen Sie unter Regeneration von sportlichen Belastungen?

- **hoch komplexer, multifaktorieller, restorativer Prozess zur Wiederherstellung der Leistungsfähigkeit**
- **Ausgleich physischer und/oder psychischer Beanspruchungsfolgen**
- **abhängig von individuellen, umwelt- und belastungsspezifischen Rahmenbedingungen**
- **leistungslimitierende Determinante**

- *unterschiedliche Definitionen je nach Schwerpunkt bzw. wissenschaftlicher Disziplin*
- *zunehmende Belastungsdichte vieler (inter)nationaler Wettkampfkalender erhöht Bedeutung und Bedürfnis nach situationsadäquaten, wissenschaftlich fundierten Regenerationsstrategien*
- *Regeneration hat immer auch eine handlungsorientierte Komponente*
- *intra- und interindividuelle Variabilität der Anpassungs- und Regenerationsprozesse bei identischer Belastung*

Frage 913

a) In welchem Zusammenhang stehen Training und Regeneration?
b) Zu welchen Zeitpunkten sollte eine situationsadäquate Erholung und Regeneration in den Planungen berücksichtigt werden?

a) **voneinander untrennbare Elemente, die in einer Wechselbeziehung stehen**
b) **innerhalb der Saisonplanung, in/nach einem Wettkampf bzw. einer Trainingseinheit, zwischen Trainingseinheiten sowie innerhalb einer Trainingseinheit**

- *fester Bestandteil der Trainingsplanung*
- *Regenerationsmaßnahmen zwischen Belastungen innerhalb weniger Stunden sorgsam abwägen, da neben erhofften positiven Auswirkungen bei einigen Regenerationsmaßnahmen auch negative Auswirkungen auf die unmittelbar anschließende Leistungsfähigkeit möglich sind (z. B. Kaltwasserimmersionen [KWI] kurz vor intensiven Belastungen)*
- *geeignete Maßnahmen nach Belastungsende nicht zwangsläufig identisch mit geeigneten Maßnahmen zwischen mehreren Wettkampfbelastungen (z. B. innerhalb weniger Stunden)*

Frage 914

Wodurch ergibt sich die Relevanz von Erholung und Regenerationsmanagement?

- **Eine angemessene Balance zwischen Belastung (sportlich und privat) und Entlastung/Erholung ist erforderlich.**
- **Systematisches Belastungs- und Erholungsmonitoring sowie Regenerationsmanagement unterstützen die Leistungsfähigkeit und reduzieren das Risiko von Untererholung, Non-Functional-Overreaching, Übertraining und Verletzungen.**
- **Eine Imbalance zwischen Belastung und Erholung kann neben erhöhter Verletzungsanfälligkeit auch geringere Trainierbarkeit, Leistungsmotivation und -fähigkeit bedingen.**

- *fester Bestandteil des Trainingsprozesses und der individuellen Entwicklung*
- *Erhöhung des Belastungsumfangs → Erhöhung des Regenerationsbedarfs*
- *frühestmögliche Sensibilisierung für Relevanz belastungsspezifischer Regenerationsbedarfe im Nachwuchssport*
- *engmaschiges Belastungs- und Regenerationsmonitoring und -management unter Berücksichtigung individueller Voraussetzungen (z. B. Leistungsniveau, Trainingszustand, Belastungsverträglichkeit, Regenerationsfähigkeit)*

Frage 915

Nennen Sie Ziele einer möglichst optimalen Regeneration.

- **Reduktion des Ermüdungsausmaßes**
- **Beschleunigte Wiederherstellung der biochemischen Homöostase und Leistungsfähigkeit**
- **Reduktion der Verletzungsanfälligkeit**
- **Erhöhung des subjektiven Wohlbefindens**

*Die hypothetisch optimale Regenerationsstrategie würde eine ideale Beeinflussung der physiologischen und psychologischen Mechanismen und Prozesse bedingen und durch Athlet*innen selbst positiv wahrgenommen werden.*

Frage 916

Was kann die Folge einer unzureichenden Regeneration sein?

- **Leistungsstagnation oder -abnahme**
- **erhöhtes Anstrengungsempfinden**
- **erhöhte Verletzungsanfälligkeit**

Regenerationsprozesse verlaufen intra- und interindividuell nicht synchron, die Rückkehr zur Homöostase ist daher im zeitlichen Verlauf unterschiedlich. Die individuelle Regenerationsfähigkeit ist in diesem Zusammenhang sehr bedeutsam.

Frage 917

Ist eine schnellstmögliche Regeneration immer wünschenswert?

Nein, beispielsweise dann nicht, wenn eine Maximierung der durch die Belastung induzierten Trainingsadaptationen oder ein Training unter ermüdeten Bedingungen als Wettkampfvorbereitung angestrebt wird. Hier ist eine Abwägung hinsichtlich der situativen und langfristigen Trainingsziele mit entsprechender Priorisierung erforderlich.

Beispiel: Vorbereitungsphasen, in denen nicht vorrangig ein akutes Erbringen der maximalen Leistungsfähigkeit im Vordergrund steht. Ermüdung ist nicht ausschließlich negativ behaftet, sondern eine wichtige Voraussetzung für Adaptationen.

Frage 918

Warum sollten Belastung und Erholung im Sinne eines Monitorings erfasst werden?

- **Optimierung der sportlichen Leistung**
- **Trainingsdokumentation**
- **Wirksamkeitsüberprüfung von Trainingsinterventionen**
- **Belastungs- und Erholungssteuerung (u. a. Periodisierung)**
- **bestmögliche Einschätzung benötigter Regenerationsstrategien**
- **Vermeidung eines Übertrainingssyndroms**
- **Erfassung und Erklärung von Leistungsveränderungen und daraus ableitbaren Veränderungen im Trainings- und Wettkampfprozess**

- *routinemäßiges, situationsadäquates Belastungs- und Regenerationsmonitoring anstreben*
- *vielfältige Methoden zur Quantifizierung von Belastung und Regeneration verfügbar; hinsichtlich Testgütekriterien, Akzeptanz und Praktikabilität jedoch sehr heterogen*
- *adäquate (objektive, valide und reliable) Belastungsquantifizierung insbesondere bei komplexen Sportarten äußerst schwierig (z. B. Sportspiele und technisch-kompositorische Sportarten)*
- *isolierter, valider, trennscharfer und praktikabler Monitoringindikator durch Komplexität von Ermüdungs- und Regenerationsprozessen nicht identifizierbar, daher Bedarf eines umfassenden, mehrdimensionalen Monitorings*

Frage 919

Welche Verfahrensarten dienen der Messung von Erholung und Regeneration?

- **motorische Verfahren (z. B. Sprung-, Sprint-, Krafttests)**
- **laborchemische Verfahren**
- **psychometrische Verfahren**
- **weitere Verfahren**

- *Laborparameter:*
  - *Beispielparameter Leber (Aminotransferasen, Bilirubin), Niere (Kreatinin, Urea), Muskulatur (Kreatinkinase [CK], Laktatdehydrogenase [LDH], Myoglobin)*
    - *Muskelenzym CK als Marker muskulärer Mikroschädigung*
    - *LDH als Indikator metabolischer Anpassung der Skelettmuskulatur an Training*
    - *Harnstoff als Indikator von metabolischer Beanspruchung und Proteinkatabolismus*
  - *Quotient freies Testosteron/Cortisol als Parameter anabol-kataboler Balance*
  - *Vorteile: Objektivität und Reliabilität, aber Kosten und Praktikabilität mitunter eingeschränkt*
  - *Eignung fraglich durch starke intra- und interindividuelle Variabilität*
- *Weitere Verfahren:*
  - *z. B. herzfrequenzbasierte Verfahren (z. B. Herzfrequenzvariabilität [HRV] und -erholung [HRR])*

Frage 920

Kennen Sie Beispiele für externe und interne Indikatoren der Belastungsquantifizierung?

- **Extern: Wettkampfdiagnostik durch Time-Motion-Analysen (z. B. GPS-basierte Positions- und Bewegungsdaten) und leistungsdiagnostische Verfahren**
- **Intern: subjektives Anstrengungsempfinden, Sauerstoffaufnahme, herzfrequenzorientierte Messungen (z. B. HRR) oder aggregierte Maße (z. B. Trainingsimpuls [TRIMP], Summated-Heart-Rate-Zones [SHRZ]), Assessment biochemischer, humoraler, immunologischer Parameter, Schlafqualität und -dauer etc.**

- *geringe Aussagekraft gruppendurchschnittlicher Betrachtungen; individuelles Längsschnittmonitoring insbesondere bei Elitesportler*innen unabdingbar*
- *Vielzahl verschiedener Methoden zur Erfassung von Belastung und Regeneration veröffentlicht; hinsichtlich Testgütekriterien, Akzeptanz und Praktikabilität jedoch äußerst heterogen*
- *interessante Entwicklung von Wearables für zukünftige Einsätze (z. B. Energie- und Sauerstoffverbrauch, HRV)*

Frage 921

Warum spielen psychologische Elemente im Rahmen sportlicher Leistungsfähigkeit und demnach auch bezüglich eines zielführenden Belastungs- und Regenerationsmanagements eine große Rolle?

- **sportartspezifische Anforderungen an Motivation, Konzentrationsleistungen, konstante Informationsverarbeitung, Wahrnehmung und Entscheidungsschnelligkeit**
- **Umgang mit Gegnerdruck und sozialen Konflikten**
- **emotionale Kontrolle**

- *subjektives Belastungsempfinden bedeutender Bestandteil des Belastungs- und Regenerationsmanagements*
- *Befindensmonitoring, z. B. durch Borgs Rating of Perceived Exertion (und Session-RPE), Profile of Mood States (POMS) und Erholungs-Belastungs-Fragebogen für Sportler (EBF-Sport), der allgemeine und sportspezifische Aspekte von Erholung und Beanspruchung umfasst*
- *auch (Miss-)Erfolg kann Einfluss auf Ausmaß mentaler Ermüdung haben*
- *Verfahren wie Progressive Muskelrelaxation (PMR), Autogenes Training (AT), Atemregulation, Biofeedback und Meditation mit dem Ziel von Entspannungsreaktionen (z. B. reduzierte Atemfrequenz, verlangsamte HF, Zunahme der HRV, Muskeltonusabnahme)*

Frage 922

Nennen Sie Vor- und Nachteile psychometrischer Verfahren im Kontext eines Belastungs- und Regenerationsmonitorings.

- **Vorteile:**
  - **subjektive Beurteilung des psychophysischen Wohlbefindens effektive Methode des Belastungs- und Regenerationsmonitorings**
  - **Erfassung mehrerer Ermüdungs- und Erholungsebenen**
  - **zeit- und kostenökonomisch**
- **Nachteile:**
  - **anfällig für Manipulation im Sinne interessengeleiteter Beantwortungen**

Positives Aufwand-Nutzen-Verhältnis psychometrischer Verfahren; Einsatz in der Praxis empfehlenswert.

13.2.3 Regenerationsfördernde Maßnahmen

Frage 923

Welche regenerationsfördernden Maßnahmen kennen Sie?

Beispiele:
- **Ernährung, Nahrungssupplemente und Flüssigkeitszufuhr**
- **verschiedene Formen von aktiver Erholung (z. B. Auslaufen) sowie Nachdehnen**
- **Kompressionskleidung**
- **Wärmeapplikationen (z. B. Sauna)**
- **Massage und Foam Rolling**
- **Kälteapplikationen (z. B. KWI)**
- **Schlafmanagement sowie Einbau von kurzen Ruhephasen (Napping)**
- **Formen der Hydrotherapie (z. B. Entmüdungsbecken/Kontrast-Wasser-Immersion)**
- **niederfrequente geräteunterstützte Vibrationsmassage**
- **psychologische Regenerationsverfahren**

- *Wirksamkeit vieler Maßnahmen trotz teilweise breiter Anwendung in der Praxis nicht nachgewiesen (v. a. nicht mit Hochleistungssportler*innen). Aber: Unterscheidung zwischen unreflektierter und strukturloser Anwendung gegenüber berechtigtem Einsatz aufgrund individueller Präferenzen, zumal wahrgenommene und evidenzbasierte Wirksamkeit unterschiedlich sein können*
- *nicht Quantität der eingesetzten Regenerationsmaßnahmen entscheidend, sondern eine an Belastung und individuelle Vorlieben und Wirksamkeiten angepasste Strategie*
- *vor Einsatz unter Wettkampfbedingungen Maßnahmen unter Trainingsbedingungen testen*
- *Kontrast-Wasser-Immersion (Wechselbäder) kombiniert vasidilatorische und vasokonstriktorische Reaktion der Blutgefäße auf Temperaturveränderungen (z. B. 8–15 °C vs. 38–42 °C)*
- *zunächst Diagnostik von Belastung, Ermüdung und Erholung und des daraus hervorgehenden Regenerationsbedarfs mit entsprechenden Interventionen*

Frage 924

Was sollte bei der Auswahl geeigneter Regenerationsmaßnahmen grundsätzlich berücksichtigt werden?

- **vorangegangene Belastung (Intensität, Dauer, Art) und individuelle Beanspruchung**
- **Zeitfenster, in dem die Wiederherstellungsprozesse ablaufen sollen**
- **individuelle Präferenz, Verträglichkeit und Wirksamkeit (z. B. Non-/Low-/High-Responder)**
- **klimatische, materielle und infrastrukturelle Rahmenbedingungen**

- *bestenfalls standardisierte, zeit- und ressourcenökonomische Verfahren (inkl. individueller Referenzwerte)*
- *Unterscheidung zwischen kurzfristigen aktuellen Effekten (Regeneration in den ersten 30–90 Minuten nach Belastungsende) und nachhaltigen Effekten (Regeneration am Folgetag bzw. an Folgetagen)*
- *Aufwand-Nutzen-Verhältnis abwägen (flexibel z. B. auf Reisen einsetzbar?)*
- *vor Einsatz unter Wettkampfbedingungen Maßnahmen unter Trainingsbedingungen testen*
- *unterschiedliche Beanspruchungen der Funktionssysteme erfordern unterschiedliche Regenerationszeiten und -maßnahmen*
- *Berücksichtigung belastungsunabhängiger Stressoren (z. B. Reisen, Prüfungssituationen, Beziehungsprobleme)*
- *Kombination physiologischer und psychologischer Ansätze für aussagekräftiges Gesamtbild*
- *in Mannschaftssportarten auch positionsspezifische Unterschiede im Regenerationsbedarf denkbar*

Frage 925

Was stellt eine der grundsätzlich wichtigsten Regenerationsmaßnahmen unmittelbar nach Belastungsende dar?

Auffüllung der Glykogenspeicher sowie des Flüssigkeits- und Elektrolythaushalts.

- *Tendenz zu Kohlenhydratgabe unmittelbar nach Belastungsende (anschließend eine KH-haltige Mahlzeit < 2 h nach Belastungsende – z. B. aufgrund mehrerer Belastungen innerhalb weniger Stunden – Aufnahme von 1,2 g/kg/h ab Belastungsende)*
- *Maximierung der Glykogensynthese durch hohen GI (> 70) und Vorteile kombinierter Proteinzufuhr (0,2–0,4 g/kg/h + 0,8 g/kg/h KH) werden diskutiert*
- *Flüssigkeitsbedarf berechnen: (Vor-Belastungs-Gewicht – Nach-Belastungs-Gewicht) × 1,5*
- *unterschiedliche Ansichten hinsichtlich zeitlicher, mengenbezogener und stofflicher Empfehlungen*
- *weitere Diskussion zu Omega-3-Fettsäuen, Curcumin, Sauerkirschsaft und Tomatensaft bezüglich antiinflammatorischer, antioxidativer Effekte*

Frage 926

Was ist unter aktiver Erholung (auch Abwärmaktivitäten/Cool-Down) zu verstehen?

- **meist moderate, dynamische, aerobe Aktivitäten großer Muskelgruppen (z. B. Auslaufen, Ausradeln, Ausschwimmen)**
- **einfache Bewegungsmuster, um keine kognitiven Zusatzbelastungen zu setzen**
- **Ziel der beschleunigten metabolischen Homöostaseherstellung**

- *wohl eine der am meisten eingesetzten Regenerationsmaßnahmen im Sport*
- *propagierte Überlegenheit gegenüber passiver Erholung nach intensiven Belastungen, v. a. durch schnellere Laktatelimination; insbesondere bei Eliteathleten jedoch kein valider Indikator der Regenerationsqualität*
- *möglicherweise höhere Effektivität hinsichtlich mentaler Erholung/subjektivem Wohlbefinden*
- *auch muskuläre Mobilisierungstechniken mit dem Ziel der Wiederherstellung der Ruhedehnungsspannung des Muskels und zentralnervöser Deaktivierung*
- *Diskussion über adaptationshemmende Eigenschaften*

Frage 927

Welche Bedeutung hat der Begriff Kryotherapie/Kälteapplikation im Rahmen der Regeneration?

- **Substanzen bzw. Methoden, die dem Körper Wärme entziehen und somit zu verminderter Körper-/Gewebetemperatur führen**

- **Anwendung diverser Formen der Kryotherapie (Whole-Body-Cryotherapy [WBC; v. a. in Kältekammern], KWI, chemisch assistierte Kühlungen)**
- **Unterscheidung bzgl. zeitlicher Beziehung zu sportlichen Belastungen in Pre-, Inter-, Simultan- und Post-Cooling**
- **hydrostatischer Druck, analgetische Wirkung und antiinflammatorische Effekte als wichtigste Wirkmechanismen**

- *zunehmende Popularität, aber mangelhafte evidenzbasierte Wirknachweise und -mechanismen*
- *Großteil deskriptiver Forschung; methodologische Inkonsistenzen und Vielzahl verschiedener Belastungs- und KWI-Protokolle erschweren Handlungsleitfaden mit genauen Anwendungsmodalitäten*
- *Empfehlung: 10–20 Minuten bei Temperaturen zwischen 10 und 15 °C*
- *am vielversprechendsten unmittelbar nach Belastungsende*
- *Ganzkörperanwendungen gegenüber Teilkörperanwendungen zu bevorzugen*
- *WBC: kurze Kälteapplikationen (2–3 min) durch kalte Luft (–100 °C bis –160 °C) in geschlossenen Kammersystemen*
- *reduzierte Trainingsanpassungen durch Kälteanwendungen bedingt durch Hemmung essenzieller biochemischer und molekularer Prozesse möglich (z. B. Proteinsynthese, mitochondriale Biogenese, Angiogenese)*

Frage 928

Ist im Rahmen einer KWI eine Ganzkörper- oder Teilkörperimmersion zu bevorzugen?

Ganzkörperimmersion – größerer hydrostatischer Druck und höheres Ausmaß des durch Konduktion verursachten Wärmeaustauschs des Körpers mit dem Wasser.

Hydrostatischer Druck sorgt in Kombination mit Vasokonstriktion zu einem Anstieg des Blut- und Herzminutenvolumens, wodurch die Durchblutung und Elimination von Stoffwechselendprodukten angeregt wird.

Frage 929

Ein Athlet fragt Sie, ob eine KWI unmittelbar vor einem Fußballspiel sinnvoll sei. Wie lautet Ihre Antwort?

Nein, denn:

- **Eine motorisch und sensorisch geringere Nervenleitgeschwindigkeit (NCV: Nerve Conduction Velocity) könnte kurzfristig zur Abnahme der Schnellkraftleistung führen.**
- **Eine verringerte HF könnte Herzminutenvolumen (HMV) und arteriellen Blutdruck und somit die Blutversorgung wichtiger Muskelgruppen reduzieren.**
- **Eine erhöhte parasympathische Aktivität ist nicht wünschenswert.**

Eine Kühlung des Gewebes könnte die Neurotransmissionsrate durch eingeschränkte Produktion wichtiger Neurotransmitter wie Acetylcholin hemmen, woraus z. B. eine eingeschränkte muskuläre Kontraktionsgeschwindigkeit resultieren könnte.

Frage 930

Nehmen Sie Stellung zu folgender Aussage: „Kompressionskleidung ist eine der effektivsten Regenerationsstrategien, die derzeitig bekannt sind.“

Falsch. Positive Effekte sind zwar möglich, aber bislang ohne Evidenz. Erhoffte Wirkung:

- **erhöhte Verstoffwechslung von Abfallprodukten in der Muskulatur und damit verbesserte zelluläre Reparaturprozesse durch erhöhten Blutfluss**
- **verbesserte Regeneration nach Muskelschädigungen durch erhöhten lymphatischen Abfluss (verringerte Muskelschwellungen und geringeres Schmerzempfinden)**

- *eng anliegend mit unterschiedlichen Kompressionsgradienten (einzelne Extremitäten oder Ganzkörperanzug)*
- *uneinheitliche Studienlage, Einsatz nach individueller Vorliebe (Kleidung ggf. maßschneidern lassen)*
- *kein Einsatz bei eingeschränktem Wohlbefinden (z. B. Schlafstörungen durch Erhöhung der Körpertemperatur)*

Frage 931

Welche positiven Wirkungen sollen durch das Dehnen (Stretching) erreicht werden?

- **physische und psychische Komponente**
- **Erhöhung des Bewegungsumfangs, Reduktion muskulotendinöser Steifheit, Verletzungsreduktion, geringeres Schmerzempfinden, gesteigertes subjektives Wohlempfinden**

- *wohl eine der beliebtesten Regenerationsmaßnahmen, Forschungslage bislang jedoch unzureichend*
- *kurzfristig reduzierte Ruhedehnungsspannung (Muskelsteifigkeit) und gesteigerte Flexibilität durch erhöhte Dehn-Stress-Toleranz, akute analgetische Effekte*
- *keine Beeinträchtigung der Trainingsadaptation oder des Regenerationsverlaufs*
- *Einsatz nach individueller Präferenz (z. B. zur Steigerung des allgemeinen Wohlbefindens)*

Frage 932

Was wissen Sie über das Saunieren als Regenerationsmaßnahme?

- **erhoffte positive Effekte auf physischer (z. B. Stärkung des Immunsystems) und psychischer (z. B. subjektives Wohlbefinden) Ebene**
- **bewirkt gesteigerte Hautdurchblutung, HF, HMV, Atemfrequenz und Sauerstoffaufnahme**
- **anschließend parasympathikotone Reaktion → Abnahme o. g. Parameter → Stressreduktion/ Müdigkeit (Schlaf unterstützend), Tonusabnahme der Muskulatur**
- **kein Einsatz unmittelbar (< 2–3 Tage) vor Wettkämpfen oder wichtigen Trainingseinheiten**

- *ungeeignet als Regenerationsmaßnahme während mehrtägiger Wettkampf-/Turnierbelastung*
- *Flüssigkeits-/Elektrolytverluste ausgleichen*
- *individuelles Wohlbefinden beachten*
- *finnische Sauna (ca. 85–110 °C, 5–15 % Luftfeuchtigkeit) vs. Dampfbäder (ca. 40–60 °C, 100 % Luftfeuchtigkeit)*
- *kaum evidenzbasierte Empfehlungen zur optimalen Dauer von Saunaanwendungen zur sportlichen Regeneration*

Frage 933

Was ist Ihnen über Massage und Foam Rolling als regenerationsfördernde Maßnahmen bekannt?

- **mechanische Manipulation von Gewebe**
- **physiologische und psychologische Effekte angestrebt (z. B. Flüssigkeitsverschiebungen in Venen, Lymphgefäßen und im Gewebe, Stoffwechselsteigerung, Beruhigung des vegetativen Nervensystems und der psychischen Verfassung, gesteigertes subjektives Wohlbefinden)**

- *Massage soll:*
  - *muskuläre Verspannungen und Schmerzen reduzieren*
  - *Beweglichkeit verbessern*
  - *Durchblutung steigern*
  - *Abtransport von Stoffen wie Blutlaktat und Kreatinkinase verbessern*
- *bei starkem Muskelkater kontraindiziert, da vorhandene Gewebezerstörungen verstärkt werden könnten*
- *Foam Rolling:*
  - *einfache, selbstständige Durchführbarkeit*
  - *Entgegenwirken von Ödembildungen durch reduzierte Entstehung von Inflammationsherden*
  - *kurzfristige Steigerung der Beweglichkeit und akute Reduktion belastungsinduzierten Muskelschmerzes*
  - *Einsatz zur Trainings-/Wettkampfvorbereitung (z. B. durch erhöhte Muskeltemperatur) möglich*
- *Effekte nicht evidenzbasiert, Vorteile eher anekdotisch; Effekte auf individuelles Wohlbefinden jedoch nicht zu unterschätzen*

13.2.4 Schlaf und Jetlag

Frage 934

Welche Phasen des Schlafs kennen Sie?

Unterscheidung von 4 Schlafphasen:
- **Non-REM-Schlaf**
  - **N1 + N2 = Leichtschlafphasen**
  - **N3 = Tiefschlafphase**
- **REM-Schlaf**

Die Leichtschlafphasen dienen nach jetzigem Forschungsstand v. a. der mentalen Erholung. Die Tiefschlafphase dient u. a. der physischen Erholung (z. B. Regeneration des Muskel- und Immunsystems), kommt jedoch häufig nur in den ersten Schlafzyklen im ersten Drittel der Nacht vor, Leichtschlaf und REM-Schlaf v. a. im letzten Drittel. Der REM-Schlaf ist durch eine intensive Gehirnaktivität gekennzeichnet und dient u. a. der Informationsverarbeitung und Konsolidierung von Gedächtnisinhalten. Die Verteilung der Schlafphasen variiert u. a. mit dem Alter.

Frage 935

Welche negativen Auswirkungen können mit einer mangelnden Schlafdauer oder -qualität assoziiert werden?

- **eingeschränkte neurokognitive und motorische Leistungsfähigkeit**
- **Einfluss auf Stimmung und emotionale Kontrolle**
- **immunsuppressive Effekte, erhöhte Anfälligkeit für Atemwegsinfektionen und Verletzungen**
- **erhöhtes Risiko für Übergewicht, Diabetes Typ II, Hypertonie, Myokardinfarkt, Apoplex**
- **veränderte Stoffwechselaktivität und Hormonausschüttung (z. B. Wachstumshormon und Cortisol)**
- **Beeinträchtigung regenerativer Prozesse**

Die exakte Funktion und Funktionsweise des Schlafs sind nach wie vor unklar – die hohe Relevanz eines gesunden Schlafs für den menschlichen Organismus ist jedoch unumstritten. Eine einzige Nacht mangelnden Schlafs muss nicht zwangsläufig problematisch sein, aber insbesondere ein akkumuliertes Schlafdefizit zieht mit höherer Wahrscheinlichkeit negative Konsequenzen nach sich. Die Bedeutung des Themas Schlaf erfährt neben der (sport)wissenschaftlichen Forschung auch innerhalb des Spitzensports seit mehreren Jahren zunehmende Aufmerksamkeit. Ein aktives Schlafmonitoring und -management ebenso wie die Entwicklung individueller Schlafstrategien (nicht nur im Kontext von Fernreisen) sollten in der Praxis eine hohe Priorität genießen.

Frage 936

Warum spielt das Thema Schlaf für Sportler*innen eine besonders große Rolle?

- **Risiko negativer Auswirkungen auf die sportartspezifische Leistungsfähigkeit (z. B. verminderte Entscheidungsfähigkeit, Schnelligkeit und Präzision der Aufgabenbewältigung)**
- **Müdigkeit und eingeschränkte neurophysiologische, kognitive Leistungsfähigkeit können auch auf die Verletzungsanfälligkeit einen negativen Einfluss haben (z. B. durch verschlechterte Reaktionszeiten)**
- **Risiko nachlassender emotionaler Kontrolle und Motivationsschwierigkeiten**
- **erhöhtes subjektives Anstrengungsempfinden**
- **Risiko verminderter Regenerationsfähigkeit**
- **erhöhte Anfälligkeit für ein gestörtes Schlafverhalten gegenüber der Normalbevölkerung**

Die Auswirkungen mangelhaften Schlafs auf verschiedene Aspekte sportlicher Leistungsfähigkeit werden nach wie vor intensiv diskutiert. Der genaue Zusammenhang, wann und in welchem Umfang defizitärer Schlaf mit einer reduzierten Leistungs- bzw. Regenerationsfähigkeit einhergeht, ist noch weitgehend ungeklärt und hängt von einer Vielzahl von Variablen ab. Konsens besteht darüber, dass die Auswirkungen in jedem Fall individuell und sportart- bzw. aufgabenspezifisch zu betrachten sind. Nach derzeitigem Stand scheinen v. a. Sportarten, in denen Schnelligkeit, taktisch-strategische und anspruchsvolle technische Elemente leistungslimitierende Determinanten darstellen, anfälliger für defizitären Schlaf zu sein. Insbesondere die Kombination aus einem Schlafmangel bei gleichzeitig intensiven Belastungen, wie z. B. bei langen Wettkampfreisen oder Trainingslagern, erhöht die Wahrscheinlichkeit reduzierter Leistungsfähigkeit. Methodische Herausforderungen bei der Isolierung der durch Schlaf(defizite) bedingten Auswirkungen erschweren verlässliche und aussagekräftige Untersuchungen. Im Zusammenhang möglicher negativer Auswirkungen eines Schlafmangels auf die Regenerationsprozesse nach sportlichen Belastungen werden verstärkte katabole Prozesse und der Anstieg proinflammatorischer Zytokine, eine verzögerte Muskelglykogenresynthese und Regeneration belastungsinduzierter Muskelschäden, ebenso wie eingeschränkte kognitive Funktionen und erhöhte mentale Ermüdung diskutiert.

Frage 937

Warum sind Sportler*innen im Vergleich zur Normalbevölkerung besonders anfällig für ein gestörtes Schlafverhalten?

- **regelmäßige Veränderung der Schlafgewohnheiten (z. B. durch Reisen, Hotelschlaf, Schlaf mit mehreren Personen in einem Raum, abendliche oder frühmorgendliche Wettkämpfe und Trainingseinheiten)**
- **verlängertes Einschlafverhalten durch Wettkampfangst oder erhöhtes Aktivationsniveau sowie Muskelkater und belastungsinduzierte Schmerzen**

*Zu den individuellen Faktoren, die nicht nur für Sportler*innen gelten, zählen grundsätzliche Charakteristika wie das Alter, soziale und familiäre Verhaltensweisen bzw. Verpflichtungen, berufliche Voraussetzungen und weitere grundsätzliche Lebensstilentscheidungen (z. B. Ernährung).*

Frage 938

Definieren Sie den Begriff Schlafhygiene und kennzeichnen Sie Voraussetzungen, die einen möglichst optimalen Schlaf unterstützen können.

Schlafhygiene umfasst Bedingungen und Verhaltensweisen, die einen gesunden Schlaf unterstützen:

- **Einschlafen nach Sonnenuntergang**
- **konstante Bettzeiten (abends und morgens)**
- **kurze Einschlaflatenz (15 bis max. 30 Minuten)**
- **möglichst wenige und kurze Wachphasen**
- **Schlafdauer von mindestens 7 Stunden**
- **Einschlafroutine ohne Display und generelle Minimierung elektronischer Geräte**
- **ruhige, kühle, dunkle Umgebung**

*Grundsätzlich wird davon ausgegangen, dass die optimale Schlafdauer zwischen Erwachsenen (7–9 Stunden) und Heranwachsenden (8–10 Stunden) variiert und Leistungssportler*innen in dieser Hinsicht eher wie Heranwachsende anzusehen sind. Interindividuelle Unterschiede sind zu berücksichtigen.*

Frage 939

Eine jugendliche Leistungssportlerin beschäftigt sich zum ersten Mal bewusst mit dem Thema Schlaf und Schlafhygiene, da sie Schwierigkeiten hat, gut zu schlafen. Welche Aspekte sollten Sie beleuchten? Welche Tipps können Sie der Athletin geben?

- **Sensibilisierung für die Bedeutung des Themas Schlaf als Kernelement, das auch im Vergleich zu anderen leistungslimitierenden Determinanten eine hohe Priorität genießen sollte**
- **verhaltensorientierte Ansätze wie eine Optimierung der Schlafhygiene ebenso wie die Identifikation potenzieller chronischer Schlafstörungen**
- **Athlet*innen mit Schlafbeschwerden oder erhöhter Tagesschläfrigkeit sollten auf zugrunde liegende Faktoren untersucht werden (z. B. Insomnie, Parasomnie, Hypersomnie oder auch Restless-Legs-Syndrom, Depressionen, Wettkampfangst)**
- **Verzicht auf Alkohol und Koffein, insbesondere kurz vor dem Schlafengehen**
- **je nach Möglichkeit Vermeidung hoch intensiver abendlicher Trainingseinheiten (Gefahr gestiegener Cortisollevel und erhöhter Einschlaflatenz)**
- **bedarfsdeckende Flüssigkeitszufuhr über den Tag verteilen, um die Zufuhr abends reduzieren zu können und nächtliche Toilettengänge zu minimieren**

Ein Längsschnittmonitoring von Trainingsbelastung, Schlaf, Stress und Stimmung könnte bei der Erstellung individueller Schlafempfehlungen helfen. Kohlenhydratreiche Nahrungsmittel mit hohem GI sowie proteinreiche abendliche Mahlzeiten (ggf. Tryptophan als Vorstufe von Melatonin) könnten außerdem den Schlaf unterstützen, fettreiche Mahlzeiten hingegen stören. Für eine differenzierte Betrachtung und konkrete Handlungsempfehlungen bedarf es jedoch weiterer Forschung hinsichtlich einer den Schlaf optimierenden Nahrungsmittelzusammensetzung.

Frage 940

Gewichten Sie die Relevanz einer möglichst optimalen Schlafdauer und -qualität für Spitzensportler*innen im Vergleich zu anderen Regenerationsmaßnahmen.

Schlaf kann als eine der, wenn nicht sogar als die wichtigste Regenerationsmaßnahme für Spitzensportler*innen bezeichnet werden.

Die derzeitige Studienlage zum Thema Schlaf im Spitzensport nimmt stetig zu, ist jedoch nach wie vor unzureichend hinsichtlich einer differenzierten Betrachtung und konkreter Handlungsempfehlungen.

Frage 941

Nennen Sie diagnostische Verfahren, die im Zusammenhang mit der Erfassung von Schlafqualität und -dauer eingesetzt werden.

- **Schlaftagebücher**
- **Schlaffragebögen und -skalen**
- **Aktigrafie**
- **Polysomnografie (PSG)**

Im Rahmen der Aktigrafie ist zwischen wissenschaftlich eingesetzten Geräten und kommerziell eingesetzten Wearables/Nearables zu unterscheiden. Im Vergleich zu einer PSG wird die Schlafdauer bei der Aktigrafie tendenziell überschätzt und die Einschlaflatenz und nächtliche Wachphasen werden unterschätzt. Derzeitig ist eine vielversprechende Weiterentwicklung aktivitätsbasierter Geräte zu beobachten, die einen verlässlichen Einsatz im Feld zukünftig erleichtern könnten.

Hinsichtlich einzusetzender Schlaffragebögen und -skalen ist in der Literatur eine Vielzahl zu finden, z. B.:

- *Sleep Hygiene Index (SHI) [8]*
- *Pittsburgh Sleep Quality Index (PSQI) [3]*
- *Epworth Sleepiness Scale [5]*
- *Holland Sleep Disorder Questionnaire (HSDQ) [7]*
- *Groningen Sleep Quality Scale (GSQS) [9]*
- *Karolinska Sleepiness Scale (KSS) [1]*

*Zu den speziell für Athlet*innen entwickelten Fragebögen gehören:*

- *RESTQSport [6]*
- *Athlete Sleep Screening Questionnaire [2]*
- *Athlete Sleep Behaviour Questionnaire (ASBQ) [4]*

Frage 942

Kennzeichnen Sie Vor- und Nachteile beim Einsatz der PSG.

- **Vorteile:**
  - **derzeitiger Goldstandard**
  - **umfangreiche Untersuchung mit objektiv messbaren Variablen**
- **Nachteile:**
  - **aufwendige, teure Laborerhebung**
  - **nicht für langfristiges Monitoring oder den Einsatz im Feld praktikabel**
  - **ggf. Auswirkungen auf Schlaf durch Verkabelung und Schlafposition**

Im Rahmen einer PSG werden üblicherweise eingesetzt:

- *Elektroenzephalografie (EEG) – Messung der elektrischen Aktivität einzelner Gehirnareale*
- *Elektrookulografie (EOG) – Messung von Augenbewegungen oder des retinalen Ruhepotenzials*
- *Elektromyografie (EMG) – Messung elektrischer Aktivität in ausgewählten Muskeln*
- *Elektrokardiografie (EKG) – Messung elektrischer Aktivität der Herzmuskelfasern*
- *Pulsoxymetrie – Messung der arteriellen Sauerstoffsättigung des Blutes*
- *Körpertemperaturmessung*
- *Atemflussmessung*
- *Messung der Atmungsbewegung*

Frage 943

Welche Variablen können im Rahmen eines einfachen und kostengünstigen Schlafmonitorings ohne größere Umstände erhoben werden?

- **Schlaflatenz (Einschlafzeit)**
- **Gesamtschlafdauer**
- **Schlafeffizienz (Verhältnis von Gesamtschlafdauer und gesamter Bettzeit)**
- **Schlaffragmentierung (Anzahl und Dauer der nächtlichen Wachphasen)**
- **Aufwachzeit**

Zu den einfachen und kostengünstigen Möglichkeiten des Schlafmonitorings, die sich auch für einen Einsatz im Feld eignen, gehören z. B. Schlaffragebögen und -skalen, Schlaftagebücher sowie die Aktigrafie.

Frage 944

Was versteht man unter dem Begriff der zirkadianen Rhythmik?

Die zirkadiane Rhythmik (lat. circa diem = in etwa ein Tag) bezieht sich auf die sog. innere Uhr des Menschen und die damit zusammenhängenden Fluktuationen vieler physiologischer Systeme, darunter Schlaf und Wachheit, Stoffwechselprozesse, Körperkerntemperatur (KKT), HF, Blutdruck, Hormonhaushalt, Urinausscheidung, Schlagvolumen (SV) und HMV. Der suprachiasmatische Nucleus (SCN) im vorderen Hypothalamus wird als Hauptuhr bezeichnet, jedoch verfügen viele verschiedene Gewebe bzw. Zelltypen über zirkadiane Oszillatoren. Der tägliche Hell-Dunkel-Zyklus gilt als einer der wichtigsten exogenen Zeitgeber und Sonnenlicht wird durch zirkadianspezifische Rezeptoren in der Retina zum SCN projiziert.

Die Anpassung des Schlaf-Wach-Zyklus erfolgt z. B. nach langen transmeridianen Reisen üblicherweise schneller als die vieler anderer physiologischer Systeme wie der KKT. Nach erfolgter Resynchronisation erreicht diese üblicherweise ca. 7 Stunden nach dem Beginn der Melatoninausschüttung ihren Tiefstwert und weitere 12 Stunden später ihren Höchstwert. Die geringste bzw. höchste Leistungsfähigkeit ist in einem Zeitfenster von jeweils ca. 2–3 Stunden rund um den Tiefst- bzw. Höchstwert zu erwarten.

*Verschiedene Komponenten sportlicher Leistungsfähigkeit weisen tageszeitabhängige Schwankungen auf, jedoch erschweren umwelt- und verhaltensbezogene, maskierende Faktoren eine valide empirische Erfassung. Eine Ausrichtung anhand der theoretisch optimalen Startzeit wäre ohnehin durch – oftmals anhand anderer Kriterien (z. B. Marketingaspekte) – festgelegte Wettkampfzeiten schwierig umzusetzen. Sportler*innen sollten in jedem Fall trainieren, zu den jeweils angesetzten Wettkampfzeiten ihre Höchstleistung abrufen zu können.*

Frage 945

Definieren Sie den Begriff Jetlag und stellen Sie dar, wodurch dieser entsteht.

Jetlag bezeichnet eine Fehlausrichtung (Desynchronisation) zwischen der internen zirkadianen Rhythmik (innere Uhr) und exogenen Zeitgebern (z. B. Tageslicht). Er tritt nach einer schnellen Überbrückung von mindestens 2–3 Zeitzonen auf, z. B. durch eine Flugreise, und hält so lange an, bis die zirkadiane Rhythmik an die neue Zeitzone angepasst ist (Resynchronisation).

Die Störung des Schlaf-Wach-Rhythmus (zirkadiane Dysrhythmie) ist sehr individuell und die Resynchronisation nach der Ankunft am Zielort erfolgt nicht linear. Insbesondere im Spitzensport stellen lange Reisen mitunter einen unvermeidbaren Stress dar, wodurch die Toleranz bzw. schnelle Erholung von Flugreisen eine äußerst hohe Relevanz hat. Auch die Zeiten der gewohnten Hochleistung können sich in anderen Zeitzonen verschieben. Auslandsreisen in andere Zeitzonen sollten daher sorgfältig geplant werden, um unnötige Zusatzbelastungen zu vermeiden und ein zielführendes Jetlag-Management sicherzustellen.

Frage 946

Welche Symptome kann ein Jetlag hervorrufen?

- **Schlaflosigkeit (Einschlafschwierigkeiten, vermehrte nächtliche Wachphasen, frühmorgendliches Erwachen)**
- **Tagesmüdigkeit**
- **negative Gemütszustände**
- **eingeschränkte physische und kognitive Leistungsfähigkeit**
- **Konzentrations- und Motivationsschwierigkeiten**
- **Appetitverlust und gastrointestinale Beschwerden (z. B. Verdauungsstörungen, veränderte Stuhlgangfrequenz und Stuhlkonsistenz)**

Es existiert eine hohe inter- und intraindividuelle Variabilität bzgl. der Anfälligkeit und Bewältigung eines Jetlags, sodass auch asymptomatische Verläufe nach transmeridianen Reisen auftreten können. Grundsätzliche geschlechtsspezifische Unterschiede sind nach derzeitigem Forschungsstand nicht bekannt, jedoch werden mögliche Auswirkungen auf den Menstruationszyklus von Frauen diskutiert.

Frage 947

Worin besteht der Unterschied zwischen der allgemeinen Reisemüdigkeit und einem Jetlag?

Reisemüdigkeit setzt keine transmeridianen Reisen voraus, sondern kann grundsätzlich durch alle (langen) Reisen bedingt sein und mit Symptomen wie genereller Müdigkeit und Kopf-

schmerzen einhergehen. Diese lassen üblicherweise – im Gegensatz zu Jetlag-Symptomen – bereits am Folgetag der Anreise deutlich nach.

Ursachen der allgemeinen Reisemüdigkeit können u. a. eine Störung der Schlafroutine, reisebedingter Stress, veränderte Mahlzeiten (Zusammensetzung und Zeitpunkte) sowie eine Dehydrierung durch die nicht zwangsläufig wahrgenommene trockene Flugzeugluft sein.

Frage 948

Kann die Flugrichtung einer Reise das Ausmaß eines Jetlags beeinflussen?

Ja. Nach Süd-Nord- und Nord-Süd-Reisen ohne das rasche Überqueren verschiedener Zeitzonen ist nicht mit einem Jetlag zu rechnen. Nach Reisen Richtung Osten kann ein stärkerer Jetlag als nach Reisen Richtung Westen erwartet werden.

Durch Reisen Richtung Osten kommt es zu einer Verkürzung des Tages, die mit einer höheren Anforderung an die zirkadiane Rhythmik des Organismus einhergeht – u. a., da diese tendenziell dazu neigt, etwas länger als 24 Stunden zu sein. Ostwärts ist mit einer Resynchronisationsdauer von ca. 1 Tag pro Zeitzone zu rechnen, westwärts mit ca. 0,5–1 Tag.

Frage 949

Hat die Aufenthaltsdauer vor Ort einen Einfluss auf die Maßnahmen, die ergriffen werden sollten, um einen Jetlag zu reduzieren?

Ja. Bei sehr kurzen Reisen (1–3 Tage) sollte keine Adaption angestrebt werden. Bei Reisen von 3- bis 5-tägiger Dauer sollte eine Resynchronisation an die Zeit des Ankunftsorts grundsätzlich angestrebt werden, ist jedoch in Abhängigkeit der überquerten Zeitzonen womöglich schwierig zu erreichen. Bei längeren Reisedauern sollte die Resynchronisation an die Zeit des Reiseziels vollumfänglich unterstützt werden.

Bei Reisen von wenigen Tagen ist (je nach Anzahl der überquerten Zeitzonen) eine derart kurzfristige Resynchronisation (auch Re-Entrainment) weder möglich noch wünschenswert, um keine negativen Effekte nach der Rückreise zu verursachen. Bei terminierten Wettkämpfen muss das Jetlag-Management dahingehend abgewogen werden, welche Prioritäten gesetzt werden.

Frage 950

Welche Faktoren beeinflussen das Ausmaß eines Jetlags?

- **Flugrichtung**
- **Anzahl der überquerten Zeitzonen**
- **Schlafgewohnheiten und weitere verhaltensbezogene Aspekte**
- **Chronotyp**
- **Alter**
- **individuelle Anfälligkeit**
- **körperliche Verfassung**

Auch im Falle einer äußerst ungünstigen Kombination aller genannten Faktoren sowie des Ausbleibens geeigneter Maßnahmen des Jetlag-Managements ist der Zustand nur von begrenzter zeitlicher Dauer, bevor alle Systeme an die neue Zeit angepasst und somit resynchronisiert sind.

Frage 951

Was ist Ihnen über das Hormon Melatonin (N-Acetyl-5-Methoxytryptamine) im Zusammenhang mit Schlaf und Jetlag bekannt?

Melatonin wird in der Epiphyse produziert und verfügt über chronobiotische sowie schlafinduzierende Eigenschaften. Es wird üblicherweise ab etwa 2 Stunden vor der gewohnten Schlafenszeit ausgeschüttet und erreicht etwa 12 Stunden später seinen Nadir. Dunkelheit regt die Produktion an, Helligkeit inhibiert diese. Eine abendliche Zufuhr von Melatonin kann dabei helfen, die innere Uhr vorzuziehen, während eine morgendliche Zufuhr dabei unterstützen kann, sie nach hinten zu verschieben.

Die den Schlaf unterstützende Wirkung wird derzeitig einer Vasodilatation und Verringerung der KKT zugeschrieben. Auch Blaulichtemissionen von Displays elektronischer Geräte können die Melatoninproduktion beeinflussen, da das Photopigment der zirkadianen Lichtrezeptoren in der Retina (Melanopsin) besonders stark auf kurze Wellenlängen von

*460–480 nm zu reagieren scheint. Ein gezielter Einsatz dieses Effekts auf die Melatoninsuppression könnte z. B. bei der Anpassung der zirkadianen Rhythmik nach langen, transmeridianen Reisen helfen. Die Studienlage bezüglich Lichttherapie und Melatoninzufuhr, deren Ergebnisse speziell auf Untersuchungen mit Athlet*innen basieren, ist jedoch äußerst gering. Bei allen pharmakologischen Interventionen ist neben der ärztlichen Betreuung eine sichere Herkunft der Medikamente sicherzustellen, um die Reinheit und Zusammensetzung zu gewährleisten und keine positiven Doping-Befunde zu riskieren.*

Frage 952

Kann Napping (Mittagsschlaf) positive Auswirkungen auf die sportliche Leistungsfähigkeit haben? Falls ja, was sollte beim Einsatz beachtet werden?

Ja, Napping kann u. a. zu einem Abbau von Stress, verbesserter Stimmung sowie kognitiver Leistungsfähigkeit und verringertem Anstrengungsempfinden während Belastungen führen. Die regenerative Komponente eines Naps könnte nach einem Schlafdefizit umso ausgeprägter sein und Leistungsabfällen entgegenwirken, wodurch ein Einsatz, z. B. nach langen Reisen, an Relevanz gewinnt. Eine Dauer von 30 Minuten sollte nicht nennenswert überschritten werden, um Tiefschlaf und dadurch entstehende anschließende Schlaftrunkenheit zu verhindern.

Bezüglich des idealen Zeitpunkts ist weitere Forschungsarbeit vonnöten, allerdings scheint ein Nap am frühen Nachmittag am vielversprechendsten zu sein. Ein allzu später Nap sollte vermieden werden, um die abendliche Einschlaflatenz nicht zu erhöhen und den nächtlichen Schlaf nicht zu beeinträchtigen.

Frage 953

Eine durch Sie betreute Athletin fliegt für einen internationalen Wettkampf 7 Zeitzonen ostwärts. Welche Maßnahmen zur Reduktion ihres Jetlags empfehlen Sie ihr vor Reiseantritt, während der Reise sowie nach Ankunft am Zielort?

- **Bei Flugbuchung:**
  - **Anreise, soweit möglich, mindestens 7 Tage vor dem Wettkampf, um eine ausreichende Anpassungszeit an Zielort zu ermöglichen**
  - **Falls möglich, Flugzeiten so anpassen, dass**
    - **möglichst wenig Zeit nach der Ankunft vergeht, bevor der erste nächtliche Schlaf erfolgen kann**
    - **möglichst wenige Zwischenstopps – insbesondere zu nächtlichen Zeiten des Zielorts – erfolgen**
- **In den letzten Tagen vor Reiseantritt:**
  - **Verhinderung eines Schlafdefizits durch ausreichenden Schlaf und ggf. längere Bettzeit um 30–60 min/Tag**
  - **Pre-Shifting durch früheres Zu-Bett-Gehen und morgendliches Aufstehen um ca. 30–60 min/Tag**
  - **Pre-Shifting durch Anpassung der Essenszeiten um ca. 60–120 min/Tag früher**
- **Während der Reise:**
  - **Anpassung der Ess- und Schlafgewohnheiten an die Ankunftszeit**
  - **Maßnahmen der Schlafhygiene einplanen (z. B. Schlafmaske, Ohrstöpsel, Noise-Cancelling-Kopfhörer, Nackenkissen, bequeme Kleidung)**
  - **ggf. pharmakologische Unterstützung auf individueller Basis und nur unter ärztlicher Betreuung**
  - **Dehydration durch erhöhte Flüssigkeitszufuhr entgegenwirken (vorzugsweise Wasser und Fruchtsäfte, Vermeidung harntreibender Getränke wie Alkohol und Kaffee)**
- **Nach Ankunft am Zielort:**
  - **Lichtexposition ca. 3–4 Stunden vor dem Schlafengehen bzw. Tiefpunkt der KKT verhindern**
  - **morgendliche Sonnenlichtexposition (3–4 Stunden nach Tiefpunkt der KKT) in den ersten Tagen nach Ankunft erhöhen**
  - **leichte morgendliche Belastung in den ersten Tagen nach Ankunft**
  - **die Trainingsbelastung sollte, soweit möglich, evtl. verringerte Leistungsfähigkeit in den ersten Tagen berücksichtigen**
  - **evtl. Gabe von 3–5 mg Melatonin am Abend (ca. 2–3 Stunden vor dem Schlafengehen; 11–12 Stunden vor Tiefpunkt der KKT) auf individueller Basis und unter ärztlicher Betreuung**

   - **evtl. Zufuhr von Koffein (3–6 mg/kg Körpergewicht) morgens, vor sportlicher Belastung oder unmittelbar vor einem 20- bis 30-minütigen Nap; Koffeinzufuhr am Nachmittag/Abend vermeiden**

- *Eine Anpassung der zirkadianen Rhythmik ist nach Reisen Richtung Osten im Vergleich zu Reisen Richtung Westen aufgrund der Verkürzung des Tages grundsätzlich schwieriger.*
- *Im Rahmen eines Pre-Shifting sollte stets der Eingriff in den Alltag (z. B. in das Sozialverhalten) berücksichtigt werden.*
- *Das Vorschlafen (Sleep Banking) im Sinne einer Verlängerung der Schlafdauer über das gewohnte Maß hinaus bedarf ebenso weiterer Forschung wie die Frage, inwiefern die Nahrungsmittelzusammensetzung und der Zeitpunkt der Zufuhr die Resynchronisation beeinflussen könnten.*
- *Gleiches gilt für Überlegungen, ob gezielt eingesetzte Lichttherapie bei der Vermeidung oder Bewältigung eines Jetlags förderlich sein könnte.*
- *Starke intra- und interindividuelle Unterschiede erschweren eine generalisierte Empfehlung von Maßnahmen, daher ist die individuelle Verträglichkeit, Wirksamkeit und Präferenz der verschiedenen Maßnahmen unter Trainingsbedingungen zu prüfen.*
- *Chronotyp berücksichtigen – klassische Frühaufsteher haben tendenziell geringere Schwierigkeiten bei Reisen Richtung Osten, Spätaufsteher bei Reisen Richtung Westen.*
- *Kleinigkeiten, wie die eigene Uhr zu Reisebeginn der Zielzeit anzupassen, können die Umstellung unterstützen.*

13.3 Reaktion auf besondere Substanzen

Lutz Nitsche

Frage 954

Beschreiben Sie den Effekt von Taurin auf die sportliche Leitungsfähigkeit.

Es ist kein positiver Effekt nachweisbar.

Taurin gehört zu den bedingt essenziellen Aminosäuren, da es aus Cystein und Methionin synthetisiert werden kann. Seinen Ruf als leistungssteigernde Substanz hat es durch die Verwendung in Energy-Drinks. In hochwertigen klinischen Studien konnte jedoch kein Nachweis auf eine Verbesserung der sportlichen Leistung erbracht werden. Der positive Effekt ist vielmehr auf die Wirkung des Koffeins in den Energy-Drinks zurückzuführen.

Frage 955

Warum trinken Radfahrer gerne Kaffee vor einem Training oder Wettkampf?

Kaffee hat einen positiven Effekt auf die Fettverbrennung.

Seit dem Jahr 2004 ist Koffein nicht mehr auf der Doping-Liste der WADA (Welt Anti-Doping Agentur), jedoch zählt es zu den beobachteten Substanzen. Für den gewünschten positiven Effekt auf die Lipolyse ist eine Koffeinmenge von 200–250 mg bei einem normalgewichtigen Sportler notwendig. Diese Menge ist in 2 Tassen Kaffee enthalten. Es sollte jedoch vorsichtig mit dem Einsatz von Koffein umgegangen werden. Vor allem sollte dies vom Sportler erprobt sein, denn nicht jeder reagiert gleich auf eine Koffeingabe.

Frage 956

Welchen Effekt erhoffen sich Sportler von einer Kreatineinnahme durch Nahrungsergänzungspräparate?

Eine Steigerung der Muskelkraft, Muskelmasse und Schnelligkeit.

Durch die Erhöhung der Kreatinphosphatspeicher kann es bei Belastung über 25–30 Sekunden zu einer späteren Ermüdung kommen. Das Kreatinphosphat dient der Resynthese des Adenosintriphosphats (ATP). Dadurch sind ein intensiveres Training und eine stärkere Wettkampfbelastung möglich. Nicht jeder reagiert jedoch gleich effektiv auf eine Kreatinsubstitution durch ein Nahrungsergänzungsmittel (NEM). Kurzsprinter (100–200 m) und Bodybuilder sind klassische Sportarten, in denen Kreatin als leistungssteigernde Substanz eingesetzt wird. Eine Menge von mehr als 3 g sollte nicht eingenommen werden.

Frage 957

Welche Funktion hat die ergogene Substanz Carnitin?

Sie dient dem Transport von Fettsäuren in die Muskelzelle.

Gerade Ausdauersportler wählen eine Substitution mit Carnitin aufgrund des vermuteten Effekts auf eine effizientere Fettverbrennung. Ein leistungslimitierender Faktor durch einen Mangel oder eine Steigerung der Leistung durch eine Substitution von Carnitin ist bisher nicht nachgewiesen.

Frage 958

Weshalb nehmen einige Sportler Melatonin ein?

Zur optimierten Regeneration durch einen verbesserten Schlaf.

Melatonin zählt nicht direkt zu den leistungssteigernden Substanzen, sondern kann indirekt durch eine Verbesserung des Schlafverhaltens zu einer optimierten Regeneration beitragen. Dies kann insbesondere für reisende Athleten mit einem ausgeprägten Jetlag eine Option darstellen.

Frage 959

Welche Sportarten könnten von einer beruhigenden Wirkung durch Alkoholeinnahme profitieren?

Sportarten mit Schießen (u. a. auch im modernen Fünfkampf und Biathlon).

Seit dem Jahr 2018 ist Alkohol nicht mehr auf der Verbotsliste der WADA zu finden. Die Intention dahinter liegt jedoch nicht in einer Verharmlosung von Alkohol im Sport, sondern in der Möglichkeit der Reglementierung der einzelnen Fachverbände für ihre jeweilige Sportart. In Sportarten (u. a. Schießen), in denen eine gewisse Nervosität ein leistungslimitierender Faktor sein kann, kann eine Alkoholaufnahme eine beruhigende und somit eine leistungssteigernde Wirkung haben. Beispielsweise hat der Deutsche Schützenbund e. V. (DSB) Alkohol im Wettkampf nicht gestattet.

Literatur

[1] **Akerstedt** T, Gillberg M. Subjective and objective sleepiness in the active individual. Int J Neurosci 1990; 52 (Suppl. 1-2): S. 29-37

[2] **Bender** AM, Lawson D, Werthner P et al. The Clinical Validation of the Athlete Sleep Screening Questionnaire: an Instrument to Identify Athletes that Need Further Sleep Assessment. Sports Med Open 2018; 4 (Suppl. 1): S. 23

[3] **Buysse** DJ, Reynolds CF 3 rd, Monk TH et al. The Pittsburgh Sleep Quality Index: a new instrument for psychiatric practice and research. Psychiatry Res 1989; 28 (Suppl. 2): S. 193-213

[4] **Driller** MW, Mah CD, Halson SL. Development of the athlete sleep behavior questionnaire: A tool for identifying maladaptive sleep practices in elite athletes. Sleep Sci 2018; 11 (Suppl. 1): S. 37-44

[5] **Johns** MW. A new method for measuring daytime sleepiness: the Epworth sleepiness scale. Sleep 1991; 14 (Suppl. 6): S. 540-545

[6] **Kellmann** M, Kallus KW. Recovery-stress questionnaire for athletes: user manual. Champaign, IL: Human Kinetics; 2001

[7] **Kerkhof** GA, Geuke ME, Brouwer A et al. Holland Sleep Disorders Questionnaire: a new sleep disorders questionnaire based on the International Classification of Sleep Disorders-2. J Sleep Res 2013; 22 (Suppl. 1): S. 104–107

[8] **Mastin** DF, Bryson J, Corwyn R. Assessment of sleep hygiene using the Sleep Hygiene Index. J Behav Med 2006; 29 (Suppl. 3): S. 223–227

[9] **Mulder-Hajonides** van der Meulen W, Wijnberg J, Hollander J et al. Measurement of subjective sleep quality. In Proceedings of the International European Sleep Congress. Amsterdam: Elsevier; 1981.

14 Doping

Boris Mandryka

14.1 Allgemeines

Frage 960

Erläutern Sie die Zuständigkeit der NADA.

Die Nationale Anti-Doping Agentur NADA ist eine unabhängige Einrichtung mit dem alleinigen Ziel der Anti-Doping-Arbeit.

Ihr Ziel ist die Umsetzung eines einheitlichen Doping-Kontrollsystems für Deutschland. Sie erteilt Medizinische Ausnahmegenehmigungen (TUE: Therapeutic Use Exemption) und beantwortet Medikamentenanfragen.

Sie setzt als offizielles Organ den WADC (World Anti-Doping Code) in einen NADC (Nationaler Anti-Doping Code) um. Des Weiteren berät sie Verbände und Athleten in Rechtsfragen.

*Die NADA stellt die Durchsetzung einheitlicher und gleicher Standards für alle Sportler*innen sicher.*

Frage 961

Erläutern Sie die Zuständigkeit der WADA.

Die Welt Anti-Doping Agentur WADA ist die oberste Instanz der Anti-Doping-Arbeit. Sie ist international und unabhängig. Ihre Arbeit steht für den Erhalt von Chancengleichheit und Fairness im internationalen Sport und definiert die gültigen Anti-Doping-Bestimmungen einschließlich eines organisierten Kontrollsystems.

Die WADA legt über den WADC erlaubte und verbotene Substanzen sowie Methoden oder deren Obergrenzen fest und veröffentlicht jeweils zum 1. Januar eines Kalenderjahres einen aktualisierten WADC, dieser beinhaltet die sog. „Prohibited List" (Verbotsliste).

Die WADA ist im kanadischen Montreal beheimatet.

Frage 962

Was ist ADAMS?

ADAMS bedeutet „Anti-Doping Administration and Management System". Es handelt sich um eine internetbasierte Datenbank der WADA und beinhaltet mehrere Module, u. a. zur Verwaltung von Aufenthaltsinformationen der Athlet*innen.

*Der Hintergrund ist eine Optimierung der Kontrollplanung der entsprechenden Athlet*innen. Auch die NADA arbeitet mit diesem System. Alle Athlet*innen des RTP (Registered Testing Pool) und NTP (Nationaler Testpool) sind verpflichtet, dieses System regelmäßig zu nutzen. Das System ADAMS kann über eine App oder einen Browser verwendet werden.*

Frage 963

Zu welchen Zeiten kann eine Doping-Probe durchgeführt werden?

Die NADA kann zu jeder Tag- und Nachtzeit an jedem Tag im Kalenderjahr eine Trainingskontrolle der dem Testpool der NADA angehörigen Athlet*innen durchführen. Wettkampfkontrollen finden ausschließlich nach Beendigung des jeweiligen Wettkampfs statt.

Die Kontrollen finden unangekündigt und unregelmäßig statt. Die Saisonphase mit Wettkampf- und Regenerationsphasen wird in die Planung des Testzeitpunkts der Trainingskontrollen einbezogen.

Frage 964

An welchen Orten kann eine Doping-Probe durchgeführt werden?

Die Doping-Kontrollen werden von der zuständigen Nationalen Anti-Doping Agentur an den von den Athlet*innen im ADAMS angegebenen Aufenthaltsorten im In- oder Ausland durchgeführt.

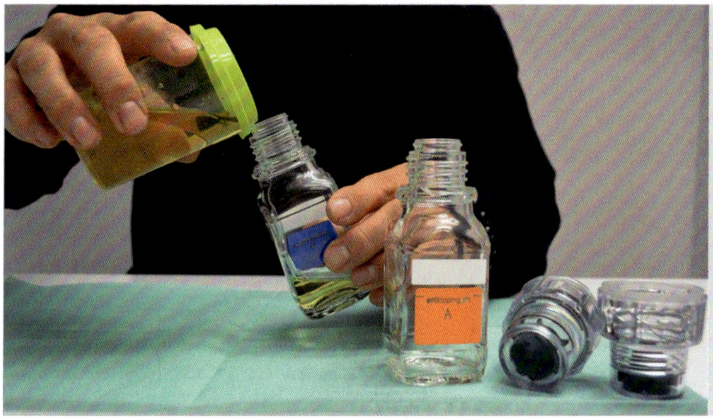

Abb. 14.1 Doping-Probensystem. BEREG-Kit mit Urinprobenbehälter (links) und manipulationssicheren Doping-Proben-Behältern der A-Probe 60 ml und B-Probe 30 ml.

*Somit erscheint v. a. bei den RTP- und NTP-Kaderathleten eine akribische Dokumentation der tagesaktuellen Aufenthaltsorte im Sinne ihrer Meldepflicht als unerlässlich. Auch im Urlaub muss für jeden Tag eine Adresse hinterlegt sein, an dem der zu Kontrollierende angetroffen werden kann. Athlet*innen aus dem Allgemeinen Testpool (ATP) sind davon nicht betroffen.*

Frage 965

Was bedeutet es, wenn ein Athlet einen „Strike“ von der NADA erhält?

Sollte ein Athlet zu einer anstehenden Doping-Kontrolle weder telefonisch noch physisch angetroffen werden, wird dies vom Kontrolleur gemeldet. Anschließend wird mit entsprechend vorliegender Stellungnahme des/der Athlet*in von einem NADA-Gremium die Situation bewertet und i. d. R. ein Strike/„Missed Test“ nach Art. 2.4 des NADC als Warnung ausgesprochen. Sollten insgesamt 3 Strikes vorliegen, droht eine Sperre wie nach einem nachgewiesenen Doping-Vergehen von i. d. R. 4 Jahren.

Wird eine Kontrolle verweigert, wird dies genauso angesehen wie ein Doping-Verstoß mit einer verbotenen Substanz/Methode. Hierfür wird ebenfalls eine Sperre von i. d. R. 4 Jahren vorgesehen.

Frage 966

Beschreiben Sie den Ablauf einer Doping-Probe innerhalb einer Wettkampfsituation durch die Abgabe von Urin.

Nach Beendigung des Wettkampfs wird der entsprechende Athlet über die anstehende Kontrolle von einem Chaparon unterrichtet, die Daten des zu Kontrollierenden werden abgeglichen und ihm werden die Rechte und Pflichten vorgetragen. Es wird eine Unterschrift verlangt.

Zügig, nach Beendigung aller zum Wettkampf gehörenden Maßnahmen, wird der zu Kontrollierende in ständiger Begleitung des Chaparons zum Doping-Kontrollraum geführt. Dieser Raum muss die Privatsphäre des Athleten wahren. Der zu Kontrollierende wird dem Doping-Kontrolleur übergeben.

Nach Aufnahme der Personalien darf der Athlet ein Probensystem selbstständig auswählen. Dieses enthält 2 Probenflaschen (A- und B-Probe) (▸ Abb. 14.1). Nun wird, nach Händehygiene, unter Aufsicht des/der Doping-Kontrolleur*in der Urin in einem abgetrennten WC-Raum gewonnen. Ein Mindestvolumen von 90 ml ist notwendig. Anschließend wird der Urin in die vom zu Kontrollierenden selbstständig vorbereiteten Probensysteme bis zu einer definierten Kontrollmarke abgefüllt. Die gefüllten Flaschen werden vom Athleten verschlossen. Er stellt sicher, dass der spezielle Verschluss arretiert ist und die Flasche nicht mehr zu öffnen ist. Ein minimaler Rest wird zur Bestimmung des spezifischen Gewichts zurückbehalten. Anschließend wird der regelhafte Ablauf der Probenabgabe von allen Beteiligten unterzeichnet.

Der jeweilige betreuende Arzt darf der Doping-Probe beiwohnen. Dies wird auf dem Kontrolldokument vermerkt und unterzeichnet.

Frage 967

Während einer Doping-Probe werden 124 ml Urin gewonnen. In ▶ Abb. 14.2 sehen Sie das Messergebnis eines Refraktometers zur Bestimmung des spezifischen Gewichts dieser Urinprobe. Ist das vorliegende spezifische Gewicht der Urinprobe ausreichend, um eine Analytik durchzuführen?

Ja, es liegt eine spezifische Dichte von 1,009 g/l vor. Bei einem gewonnenen Urinvolumen von 90–150 ml muss ein spezifisches Gewicht von ≥ 1,005 g/l vorliegen, damit die Doping-Probe gültig ist.

Liegen hyposthenurische Werte unterhalb der definierten Schwelle von 1,005 g/l vor, gilt die Probe als verwässert und kann keiner Analytik zugeführt werden. Eine Hypersthenurie, also ein spezifisches Gewicht > 1,030 g/l, deutet in Bezug auf das vorliegende Wasservolumen der Probe auf eine erhöhte Menge an gelösten Stoffen (Zucker, Eiweiße, Medikamente) hin.

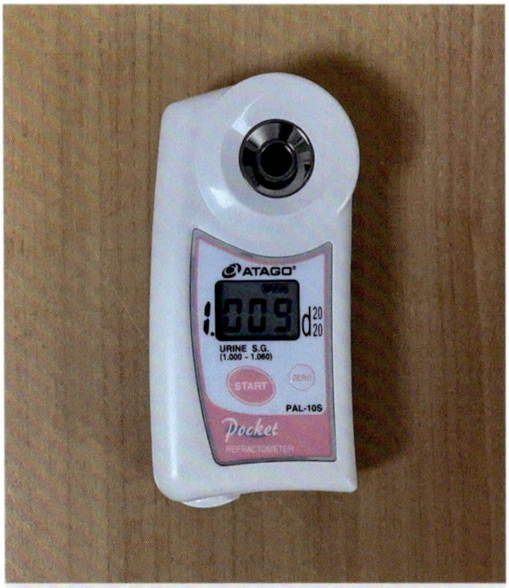

Abb. 14.2 Mobiles Refraktometer, Messergebnis.

In Ausnahmefällen kann eine Urinprobe anerkannt werden, sofern mehr als 150 ml gewonnen wurden und ein spezifisches Gewicht von ≥ 1,003 g/l gemessen wird. Diese Neuregelung gilt seit März 2020 (Testing and Investigation Forms der WADA).

Frage 968

Worin besteht der Unterschied zwischen einer A- und einer B-Probe?

Es besteht kein physischer oder chemischer Unterschied zwischen einer A- und B-Probe. Nach Urinabgabe wird zunächst die Probenflasche B (blau) bis zur Markierung bei 60 ml gefüllt, das restliche Urinvolumen, mindestens 30 ml, wird in die Probenflasche A (rot) gefüllt. Der primären Analytik wird aber nur die A-Probe zugeführt.

Sollte hierbei ein positiver Doping-Nachweis gezeigt werden, kann die bis dato verwahrte B-Probe auf Antrag und auf eigene Kosten des zu Kontrollierenden zur Analytik herangezogen werden. Hierfür besteht eine Frist nach Erhalt des positiven Ergebnisses.

Frage 969

Was versteht man unter einer Zwischenversiegelung während einer Doping-Probe?

Sollten bei der Abgabe des Urins weniger als 90 ml gewonnen werden, kann der Urin in der B-Proben-Flasche als Teilprobe zwischengelagert und zwischenversiegelt werden.

*Der/die Athlet*in wird anschließend weiterhin unter Aufsicht behalten, bis insgesamt über 90 ml Urin abgegeben werden konnten. Die Teilproben werden vermengt und auf die A- und B-Probeflaschen verteilt. Der jeweilige Wert der Teilproben wird exakt im Protokoll aufgelistet.*

Frage 970

Wie wird Doping definiert?

Als Doping wird das Vorliegen eines oder mehrerer Verstöße gegen die Anti-Doping-Bestimmungen des Nationalen Anti-Doping Codes (NADC) bezeichnet. Die hierfür definierten Verbote sind Art. 2.1–2.11 des NADC zu entnehmen.

Zusammengefasst werden der Gebrauch von verbotenen Substanzen, die Nutzung einer verbotenen Methode, der Verstoß der Meldepflicht, die Verweigerung einer Doping-Kontrolle, der Besitz einer verbotenen Substanz oder Methode sowie das Inverkehrbringen einer verbotenen Substanz oder Methode unter dem Begriff Doping definiert.

Frage 971

Wo finden Sie aktuelle Informationen über verbotene Substanzen?

Eine jährlich aktualisierte Liste über verbotene Substanzen wird von der NADA in der sog. „Verbotsliste" nach Maßgabe des WADC der WADA aus dem Englischen übersetzt und als NADC veröffentlicht.

Jeweils zum 1. Januar eines Jahres gilt die neueste Version. Man findet die Verbotsliste auf der offiziellen Homepage der NADA, alternativ erhält man alle Informationen über verbotene oder erlaubte Substanzen über die NADA-App.

Frage 972

Erläutern Sie den allgemeinen Aufbau der Verbotsliste der NADA.

Die Liste ist untergliedert in:
- **„zu allen Zeiten verbotene Substanzen und Methoden"**
- **„innerhalb des Wettkampfes verbotene Substanzen und Methoden"**
- **„in bestimmten Sportarten verbotene Substanzen"**

- *„Zu allen Zeiten verbotene Substanzen und Methoden":*
  - *S 0: Nicht zugelassene Substanzen*
  - *S 1: Anabole Substanzen*
  - *S 2: Peptidhormone, Wachstumsfaktoren, verwandte Substanzen und Mimetika*
  - *S 3: Beta-2-Agonisten*
  - *S 4: Hormon- und Stoffwechsel-Modulatoren*
  - *S 5: Diuretika und Maskierungsmittel*
  - *M1 – M2 – M3: Verbotene Methoden*
- *„Innerhalb des Wettkampfes verbotene Substanzen und Methoden":*
  - *S 7: Narkotika*
  - *S 8: Cannabinoide*
  - *S 9: Glukokortikoide*
- *„In bestimmten Sportarten verbotene Substanzen":*
  - *P1: Betablocker*

Frage 973

Was ist auf der „Kölner Liste" einzusehen?

Auf der „Kölner Liste" werden Produkte (Nahrungsergänzungsmittel [NEM] und Sportlernahrung) von „regulären" Herstellern aufgeführt, die auf dem deutschen Markt zu erwerben sind.

Die Produkte werden unter definierten Richtlinien einer inhaltlichen Prüfung (Qualitätssicherung) unterzogen und führen zu einer Transparenzerhöhung der Produkte auf dem Markt. Das Ziel ist, eine größtmögliche Sicherheit zu generieren, um die Einnahme von NEM sicherer zu gestalten.

Dennoch bietet die Aufnahme eines Produkts auf die „Kölner Liste" keine ausnahmslose Sicherheit bezüglich Verunreinigung durch verbotene Substanzen. Die „Kölner Liste" kann kostenfrei als App genutzt werden.

Für internationale Produkte können folgende Webseiten betrachtet werden:
- *www.usada.org/supplement411*
- *www.informed-sport.com*
- *www.nsfsport.com*

Frage 974

Was ist eine TUE und wer benötigt diese?

Eine „Therapeutic Use Exemption" (TUE) ist eine Medizinische Ausnahmegenehmigung, die alle Testpool-Athlet*innen zur Behandlung einer Erkrankung mit einer verbotenen Substanz oder Methode zwingend beantragen müssen.

Sollte bei einer Doping-Probe eine verbotene Substanz nachgewiesen werden, ohne dass eine TUE vorliegt, gilt die Probe als positiv.

II

Frage 975

Wie kann man eine TUE beantragen?

Auf der NADA-Webseite kann das entsprechende Formular heruntergeladen werden. In der Regel füllen die Athlet*innen das mehrseitige Antragsformular gemeinsam mit dem betreuenden Arzt aus. Das unterzeichnete Dokument muss der NADA im Original postalisch zugesandt werden.

Dem Antrag sollte eine fachärztliche Anamnese und Indikation mit nachvollziehbaren Argumenten anhängen, die eine Therapie mit erlaubten Alternativen als nicht ausreichend oder zielführend erklärt. Weitere Befunde können zur Vervollständigung angehängt werden.

Frage 976

Welche Sportler benötigen anstatt einer TUE ein „fachliches Attest"?

Sportler, die keinem Testpool angehören, jedoch an Wettkämpfen mit Doping-Kontrollen teilnehmen, benötigen für die Anwendung von verbotenen Substanzen oder Methoden ein aktuelles „fachliches Attest" eines behandelnden Facharztes.

Das Attest darf nicht älter als 12 Monate sein und muss folgende Qualitätsstandards enthalten:

- *Wirkstoffbezeichnung*
- *Dosierung*
- *Häufigkeit*
- *Verabreichungsart*
- *Behandlungsbeginn und -ende*

Eine entsprechende Vorlage kann auf der NADA-Homepage heruntergeladen werden.

Frage 977

Was versteht man unter einem indirekten Nachweisverfahren?

Hierbei wird in der Analytik nicht nach einer spezifischen Substanz, sondern nach Zusammenhängen, Verhältnissen oder Auswirkungen auf bestimmte nachzuweisende Werte untersucht.

Beispielsweise kann bei hohen und im Vergleich zu vorherigen Kontrollwerten (Biologischer Athletenpass) deutlich erhöhten Hämatokritwerten ein Hinweis für die Nutzung von EPO (Erythropoetin) erbracht werden. Auch kann bspw. das Verhältnis von Testosteron und Epitestosteron zum indirekten Nachweis einer erhöhten Zufuhr von Testosteron bestimmt werden.

14.2 Substanzen

Frage 978

Was versteht man unter einem „Maskierungsmittel"?

Substanzen, die zu einer Verschleierung der Doping-Probe durch Verwässerung führen, indem sie die Nierenfunktion mitsamt der Filtrationsfunktion von Flüssigkeits- und Elektrolyt- bzw. Substanzmengen beeinflussen.

Hierunter fallen alle unter S 5 der Verbotsliste aufgeführten Substanzen, vornehmlich Diuretika, Probenecid und Plasmaexpander.

Frage 979

Wie hoch ist der Grenzwert bei der Anwendung des Asthmamedikaments Salbutamol?

- **max. 800 µg innerhalb von 12 Stunden**
- **max. 1600 µg innerhalb von 24 Stunden**

Liegt keine athletenbezogene TUE vor, gilt der Nachweis höherer Mengen als Doping-Verstoß.

Frage 980

Worauf ist bei der Einnahme von Kombinationspräparaten zu achten?

Medikamente mit Zusätzen wie comp, plus o. Ä. beinhalten in der Regel nicht zugelassene Wirkstoffe und können auf der Verbotsliste aufgeführt sein.

Beispielsweise können nicht verbotene Herz-Kreislauf-Medikamente (z. B. Blutdrucksenker) verbotene Diuretika enthalten.

Frage 981

Wie sind die aktuellen Vorgaben zur Anwendung von Pseudoephedrin-haltigen Präparaten (Stand 01.01.2023)?

Innerhalb einer Wettkampfkontrolle darf der Wirkstoff Pseudoephedrin nur unterhalb eines Grenzwerts von 150 µg/ml Urin nachgewiesen werden.

Es wird von der WADA empfohlen, Pseudoephedrin-haltige Präparate 24 Stunden vor einem Wettkampf abzusetzen.

Frage 982

Benennen Sie typische Doping-Stigmata, die bei der Einnahme von anabolen Steroiden auftreten können.

- **Akne**
- **Striae cutis distensae**
- **Anabolismus (Muskelaufbau)**
- **Gynäkomastie**
- **Hodenatrophie**
- **Haarausfall**
- **Virilisierung bei Frauen**

Die sichtbaren Veränderungen entstehen durch direkte Wirkung an Hormonrezeptoren (östrogen, androgen, anabol-androgen) oder über indirekte Biotransformation (u. a. hepatisch, antiandrogen und zentral), v. a. über die Unterdrückung regulatorischer Achsen.

Frage 983

Bennen Sie nicht sichtbare, innere Veränderungen, die durch die Einnahme anaboler Steroide entstehen können.

Kardiale Hypertrophie, prothrombotische Wirkungen (Gerinnungsstörungen, Gefäßthrombosen) und Fettstoffwechselstörungen mit Atherosklerose, die zu einer Begünstigung myokardialer und zentraler Ischämien führen. Leberfunktionsstörungen mit Hepatomegalie, Steatosis hepatis, Cholestase, Hyperkalziämie, Tumorneigung (Niere, Leber).

Durch die Fettstoffwechselstörung kommt es zum einen zu einer Erhöhung des Cholesterins, des LDL (Low Density Lipoprotein) und der Triglyzeride, aber auch zu einer Verminderung des vasoprotektiven HDL (High Density Lipoprotein).

Frage 984

Worin besteht die kardiale Gefahr einer langjährigen Steroideinnahme?

Es kommt zur Arteriosklerose und myokardialer Minderperfusion sowie zu bluthochdrucktypischen myokardialen Veränderungen, die neben Durchblutungsstörungen auch zu Myokardischämien führen.

Das Herz ist ein direktes Erfolgsorgan anaboler Wirkung, durch langjährige Steroideinnahme kommt es zu einer (Links-)Herzhypertrophie und somit zu einem gesteigerten myokardialen Sauerstoffbedarf. Vornehmlich wird eine diastolische linksventrikuläre Funktionsstörung sowie eine Myokardfibrosierung beobachtet. Die Kardiomyozten weisen eine eingeschränkte Funktionalität bezüglich ihrer mitochondrialen Funktion und Kontraktilität auf.

Dazu kommt eine häufig manifeste Fettstoffwechselstörung mit Hypercholesterinämie, Hypertriglyzeridämie, Erniedrigung des endothelprotektiven HDL und Erhöhung von LDL, die eine Atherosklerose entstehen lässt. Die hieraus resultierende Durchblutungsstörung und endotheliale Dysfunktion zusammen mit der steroidbedingten prothrombotischen Wirkung führen unweigerlich zu myokardialen Ischämien und Infarkten, seltener zum plötzlichen Herztod.

In Ausnahmefällen kann ein Cor bovinum auftreten.

Frage 985

Bei starken Schmerzen am Wettkampftag hat ein Athlet selbstständig 3 Einheiten Aspirin complex eingenommen. Womit ist bei einer Doping-Probe zu rechnen?

Es besteht die Gefahr eines Doping-Verstoßes bei Überschreitung des im Urin maximal zulässigen Grenzwerts von 150 µg/ml Pseudoephedrin.

Bei der Einnahme von Kombinationspräparaten ist stets auf die Zusammensetzung zu achten. Häufig enthalten diese Präparate verbotene Substanzen.

II

Frage 986

Müssen Sie die Anwendung einer hormonellen Notfallverhütung der NADA melden?

Nein.

Alle hormonalen Ovulationshemmer (Tabletten, Pflaster, Vaginalringe), Gestagenpräparate zur Verhütung (Tabletten, Verhütungsstäbchen und Verhütungsspritzen), Notfallkontrazeptiva sowie Gestagen- und Estrogenpräparate zur Hormonersatztherapie (HRT) (z. B. bei Wechseljahresbeschwerden) sind erlaubt.

Frage 987

Nennen Sie verbotene Substanzgruppen aus der Wirkstoffgruppe S 2 der Verbotsliste (Stand 01.01.2023).

Hierunter zählen alle „zu allen Zeiten verbotene Substanzen“ aus der Substanzklasse Peptithormone, verwandte Substanzen und Mimetika.

Wirkstoffgruppe S 2:

- *S 2.1: EPO und Erythropoese-beeinflussende Substanzen*
- *S 2.2: Peptidhormone und ihre Releasingfaktoren*
- *S 2.3: Wachstumsfaktoren und Wachstumsfaktor-Modulatoren*

Frage 988

Ist die Einnahme von CBD-Öl (Cannabidiol-Öl) verboten?

Generell ist die Einnahme von THC-haltigen Cannabinoiden (THC: Tetrahydrocannabinol) wie Haschisch oder Marihuana verboten. Cannabidiol wurde 2018 von der Verbotsliste ausgenommen. Die aus Cannabispflanzen-Extrakt gewonnenen Öle werden vornehmlich als NEM eingenommen. CBD-Produkte können aber aufgrund ihrer Herkunft im Gewinnungsprozess undefinierbare Mengen an THC-haltigen Cannabinoiden enthalten.

Häufig ist der nachweisbare Anteil höher, als auf der Verpackung angegeben. Ein positiver Nachweis führt zu einer positiven Doping-Probe.

Frage 989

Gibt es Sportarten, in denen Alkohol verboten ist?

Ja, aber seit dem WADC 2018 ist Alkohol nicht mehr auf der Verbotsliste aufgeführt.

In Deutschland haben 4 internationale Verbände (Fédération Aéronautique Internationale [FAI], Fédération Internationale de Tir à l'Arc [FITA], Fédération Internationale de l'Automobile [FIA], Union Internationale Motonautique [UIM]) in den Sportarten Luftsport, Bogenschießen, Autosport und Bootsport am Wettkampftag einen Grenzwert von 0,1 g/l im Blut definiert.

Frage 990

Benötigt ein Athlet für die topische Anwendung von kortikoidhaltigen Präparaten eine TUE?

Nein.

Die topische Anwendung von kortikoidhaltiden Präparaten auf der Haut (auch in Kombination mit Iontophorese), an Zahnfleisch, After, Augen, Nase und dem inneren oder äußeren Ohr sind nicht verboten und benötigen keine TUE.

Frage 991

Nach unterzeichnetem Sponsorenvertrag mit einem NEM-Hersteller möchte Ihr/Ihre Testpool-Athlet*in die Präparate zur Leistungsoptimierung selbst einnehmen. Wie beraten Sie sie/ihn?

Grundsätzlich sollte auf eine objektive Testung auf Verunreinigungen der Produkte und eine Listung auf der „Kölner Liste“ hingewiesen werden. Sollte das Produkt nicht gelistet sein, ist es nur in Ausnahmefällen zur Einnahme freizugeben.

Bei NEM sowie Vitamin-, Spurenelement- oder Mineralstoffpräparaten besteht bei nicht getesteten Präparaten stets die Gefahr einer Verunreinigung mit verbotenen Substanzen.

Frage 992

Bei bestehenden starken Schmerzen wird einem Athleten von einem befreundeten Arzt eine Kombinationstherapie nach Stufenschema der WHO (World Health Organization) mit Ibuprofen und Oxycodon empfohlen. Wohin kann diese Therapiestrategie führen?

Zu einer positiven Doping-Probe.

Oxycodon zählt zu den im Wettkampf verbotenen Substanzen der Gruppe S 7 (Narkotika).

Frage 993

Ein Athlet mit neu aufgetretenem, genetisch bedingtem Haarausfall (androgenetische Allopezie) wird mit Prospecia (Fenasterid) behandelt. Ist die Anwendung von 5-alpha- Reduktase-Inhibitoren verboten?

Nein, seit 2009 gilt diese Substanz nicht mehr als verboten.

Bis 2009 galt Fenasterid aufgrund der Wirkung dieser Substanz auf den Steroidmetabolismus (Umwandlung von Testosteron zu Dihydrotestosteron) und damit verbundenen Problemen in der apparativen Analytik und im Nachweis von Steroiden wie Nandrolon, Norandrostendion, Norandrostendiol und Dihydrotestosteron als verbotene Substanz. Da Finasterid keinen Einfluss auf die sportliche Leistungsfähigkeit hat und die Analytik verbessert wurde, wurde die Substanz 2009 von der Verbotsliste entfernt.

Frage 994

Welche Substanzen werden im „Monitoring Programm“ beobachtet?

Substanzen, die eine Missbrauchstendenz vermuten lassen. Diese werden in einer jährlich aktualisierten Auflistung von der Welt Anti-Doping Agentur veröffentlicht und können bei begründetem Verdacht in die Verbotsliste aufgenommen werden.

Im Jahr 2023 befinden sich folgende Substanzen auf der Liste des „Monitoring Programms“:

- *Ecdysteron*
- *Gonadotropin-Releasing-Hormon (GnRH) bei weiblichen Athletinnen < 18 Jahren*
- *Salmeterol*
- *Vilanterol*
- *Bupropion*
- *Koffein*
- *Nikotin*
- *Phenylephrin*
- *Phenylpropanolamin*
- *Pipradrol*
- *Synephrin*
- *Codein*
- *Dermorphin*
- *Hydrocodon*
- *Tramadol*

Es ist darauf hinzuweisen, dass einige Substanzen für die Nutzung in der In-Competition-Phase und andere für die In- und Out-Competition-Phase unter Beobachtung stehen.

Frage 995

Wie ist es einem an Diabetes mellitus Typ 1 erkrankten Athleten, der auf die therapeutische Anwendung von Insulin angewiesen ist, möglich, einen Wertkampfsport auszuüben, ohne gegen Anti-Doping-Regeln zu verstoßen?

Durch eine athletenbezogene TUE.

Insulin wird der Gruppe S 4 – Hormon- und Stoffwechsel-Modulatoren – zugeordnet und ist ohne gültige TUE zu allen Zeiten verboten.

Frage 996

Sie behandeln einen ansonsten gesunden Athleten bei erstmalig aufgetretenem anaphylaktischem Schock nach Wespenstich mit 1000 mg Prednisolon i. v., 4 mg Fenestil i. v. und 500 ml Sterofundin. Was müssen Sie als Nächstes tun, um einen positiven Doping-Nachweis zu vermeiden?

Die Verabreichung der intravenösen Substanzen der Verbotsliste (Glukokortikoide) und die Anwendung einer verbotenen Methode (Infusion) müssen unverzüglich der NADA gemeldet werden, um im begründeten Fall eine TUE (nachträglich) zu erwirken.

Das entsprechende Formular kann auf der NADA-Internetseite heruntergeladen werden. Eine fachärtzlich begründete Indikation mit Anamnese und Diagnosestellung fundiert und rechtfertigt die Therapie.

Frage 997

Sie behandeln eine Kniegelenksschwellung bei bekannter posttraumatischer Gonarthrose intraartikulär mit einem kortisonhaltigen Präparat. Ist diese Anwendung ohne TUE möglich?

Hier ist Vorsicht geboten. Prinzipiell kann diese Therapie außerhalb der Wettkampfphase durchgeführt werden. „In competition" sind alle Glukokortikoidinstillationen/-infiltrationen seit dem 01.01.2022 verboten.

Nachdem die Substanzgruppe der Glukokortikoide im „Monitoring Programm" gelistet war, besteht seit dem 01.01.2022 ein ausdrückliches Verbot aller Arten von Injektionen im Wettkampf. V. a. ist auf die mitunter langen Abbauzeiten von Glukokortikoiden (Depotwirkung) hinzuweisen, die im Rahmen einer Dopingprobe unterhalb der analytischen Nachweisgrenze liegen muss. Außerhalb der Wettkampfphase ist die Anwendung möglich, nur in Ausnahmefällen wird eine TUE benötigt. Die aktuell gültigen Richtlinien können der Verbotsliste von NADA und WADA entnommen werden.

Frage 998

Kann eine bestehende und gültige TUE für z. B. das Diuretikum HCT (Hydrochlorothiazid) seine Gültigkeit im Rahmen einer Doping-Probe verlieren?

Ja. Bei Nachweis auch nur sehr geringer Mengen einer verbotenen Substanz verliert eine bestehende TUE mit sofortiger Wirkung ihre Gültigkeit.

Hier liegt der Verdacht einer Verschleierung durch den maskierenden Effekt des Diuretikums nahe.

Frage 999

In welchen Sportarten ist ein Betablocker verboten?

- **Innerhalb des Wettkampfs verboten:**
  - **Billard (alle Disziplinen) (World Confederation of Billiard Sports [WCBS])**
  - **Darts (World Darts Federation [WDF])**
  - **Golf und Minigolf (International Golf Federation [IGF])**
  - **Motorsport (FIA), (Neuerung seit 01.01.2023)**
  - **Skifahren/Snowboarding (Fédération Internationale de Ski [FIS]) in Skispringen, Freistil Aerials/Halfpipe und Snowboard Halfpipe/Big Air**
- **Zu allen Zeiten verboten:**
  - **Bogenschießen (World Archery Federation [WA])**
  - **Schießen (International Shooting Sport Federation [ISSF], International Paralympic Committee [IPC])**
  - **Unterwassersport (World Confederation of Underwater Activities [CMAS]) wie Free Immersion Apnoea, Jump Blue Apnoea, Speerfischen und Zielschießen (Neuerung seit 01.01.2023)**

Vor allem in Stresssituationen kann die Einnahme eines Betablockers leistungssteigernd hinsichtlich der herzfrequenzmodulierenden Eigenschaften hin zu bradykarderen Frequenzen wirken. Im Tauchsport kann durch eine niedrigere Frequenz der myokardiale Sauerstoffverbrauch über die Zeit unter Wasser reduziert werden.

14.3 Methoden

Frage 1000

Was versteht man unter Blut-Doping?

Hierbei wird dem Körper entweder zuvor entnommenes Eigenblut (Eigenblut Doping) oder ein homologes Fremdblutkonzentrat via Transfusion zugeführt. Ziel dieser verbotenen Methode ist es, den Sauerstofftransport durch Erhöhung der Hämoglobinkonzentration zu steigern und somit eine Leistungssteigerung zu erwirken.

Das sog. Blut-Doping zählt durch die Manipulation der Blutbestandteile zu den verbotenen Methoden. Nach klinischen Studien kann eine Leistungssteigerung von bis zu 15 % erreicht werden. Neben den leistungssteigernden Effekten birgt es jedoch auch diverse Gefahren, u. a. allergische Reaktionen, erhöhtes Thromboserisiko, Virusinfektionen (Hepatitis B/C, HIV).

Frage 1001

? Welche chemischen Bestandteile oder Substanzen können in Blutproben Hinweise auf ein Blut-Doping-Vergehen geben?

!
- **Glykole (Stabilisator)**
- **Weichmacher**

i *Um Blutbestandteile tiefgekühlt lagern zu können, bedarf es u. a. einer gewissen Menge an Glykol, das in einer Blutprobe nachgewiesen werden kann. Auch können Restkonzentrationen von Weichmachern der Plastiklagerungsbeutel im Urin nachgewiesen werden.*

Frage 1002

? Wie kann ein Blut-Doping auf andere Weise erkannt oder überwacht werden, wenn es sich um eine/einen langjährig gelistete*n Athlet*in handelt?

! **Durch einen biologischen Pass (Blutpass).**

i *Hierbei werden als indirektes Nachweisverfahren u. a. die über Jahre bekannten Hämoglobin- und Hämatokritwerte miteinander verglichen. Auffällige Abweichungen können erkannt und angezweifelt werden.*

Frage 1003

? Nach einer hoch intensiven Wettkampfleistung bei hohen Temperaturen in Doha zeigt sich bei einem Athleten eine klinisch auffällige, aber nicht kritische hypotone Dehydratation. Ist die intravenöse Substitution einer handelsüblichen 500-ml-NaCl-Lösung zur Rehydratation und Verbesserung der Regeneration möglich?

! **Nein. Es handelt sich um eine verbotene Methode.**

i *Die Infusion von mehr als 100 ml pro Tag (bzw. pro 12 Stunden) gilt als verboten. Ein Ausgleich des Salz- und Flüssigkeitsverlusts sollte durch die orale Einnahme geeigneter Lösungen erfolgen.*

Frage 1004

? Ein Athlet möchte eine periphere Stammzellspende durchführen lassen. Was ist hierbei zu beachten?

! **Es handelt sich um eine verbotene Methode.**

i *Bei einer peripheren Stammzellspende werden im Rahmen der Apharese Blutbestandteile zurückgeführt. Dadurch ist eine periphere Stammzellspende nach den Anti-Doping-Bestimmungen der WADA jederzeit verboten.*

Frage 1005

? Was versteht man unter Gen-Doping?

! **Hierbei werden Zellen oder Zellbestandteile, wie z. B. transgene DNA und Gensequenzen, zugeführt. Ziel ist die In-vivo-Gewinnung leistungssteigernder Effekte.**

i *Prinzipiell könnten Gensequenzen eingeschleust werden, die zu einer vermehrten Expression leistungssteigernder Moleküle führen. So können z. B. „Transforming Growth Factors“ wie Myostatin (GDF-8) eine leistungsstärkere Muskelmasse bilden.*

Frage 1006

? Wie kann Gen-Doping nachgewiesen werden?

! **Durch Sequenzierung der entsprechenden Genabschnitte kann transgene DNA nachgewiesen werden.**

i *Seit 2006 gelingt es, durch eine hoch sensitive PCR-Testung (PCR: Polymerase-Kettenreaktion) transgene DNA nachzuweisen, da diesen Sequenzen bestimmte Sequenzabschnitte (vornehmlich Introns) fehlen bzw. sich diese von der natürlichen DNA deutlich unterscheiden.*

II

Frage 1007

Welche Menge an Flüssigkeit darf eine intravenöse Eiseninjektion maximal beinhalten, um nicht als verbotene Methode zu gelten?

Es dürfen maximal 100 ml Infusions-/Injektionsmenge inklusive verabreichter Substanz pro 12 Stunden (Gesamtinjektions/-infusionslösung) für die intravenöse Therapie verwendet werden.

In einem Statement vom 01.01.2018 der NADA wurde die maximal erlaubte Infusionsmenge von 50 ml auf 100 ml erhöht. Übersteigt das Infusionsvolumen 100 ml pro 12 Stunden gilt dieses als verbotene Methode. In Ausnahmefällen ist eine TUE einzuholen.

14.4 Testpool-Zugehörigkeit

Frage 1008

Benennen Sie jeweils 2 Sportarten der Risikogruppen A (hohes Doping-Risiko), B (mittleres Doping-Risiko) und C (geringes Doping-Risiko).

- Risikogruppe A:
  - Bob- und Schlittensport
  - Eisschnelllauf und Shorttrack
  - Gewichtheben
  - Kanusport
  - Kraftdreikampf
  - Leichtathletik (Langstrecke 3000 m +, Mittelstrecke 800–1500 m, Wurf- und Sprungdisziplinen, Sprint 60–400 m)
  - Radsport
  - Rudern
  - Schwimmsport
  - Skisport (Biathlon, Alpin, Kombination)
  - Triathlon
  - Turnen
- Risikogruppe B:
  - American Football
  - Ju-Jutsu
  - Base- und Softball
  - BMX-Radsport
  - Karate
  - Basketball
  - Boxen
  - Rasenkraftsport und Tauziehen
  - Eishockey
  - Ringen
  - Fechten
  - Rugby
  - Fußball
  - Wasser-Polo
  - Handball
  - Tennis
  - Hockey
  - Tischtennis
  - Judo
  - Volleyball
- Risikogruppe C:
  - Badminton
  - Synchronschwimmen
  - Bergsport
  - Segelsport
  - Curling
  - Skisport (Freestyle, Skispringen)
  - Eiskunstlauf
  - Snowboarden
  - Golf
  - Sportakrobatik
  - Kegel- und Bowlingsport
  - Sporttauchen
  - Minigolf
  - Squash
  - Moderner Fünfkampf
  - Taekwondo
  - Reitsport
  - Tanzsport
  - Turnen (Rhythmik, Trampolin)
  - Wasserski und Wakeboard
  - Schieß- und Bogensport

Die Einteilung, welche Sportart in welcher Gruppe platziert wird, hängt u. a. von empirischen, physiologischen, kulturellen, medialen und finanziellen Faktoren ab.

Frage 1009

Welche verschiedenen Testpool-Zugehörigkeiten kennen Sie?

- RTP (Registered Testing Pool)
- iRTP (internationaler Registered Testing Pool)
- NTP (Nationaler Testpool)
- ATP (Allgemeiner Testpool)
- TTP (Team-Testpool)

- *RTP:*
  - *Athlet*innen, die einem iRTP angehören*
  - *A-Kader-Athlet*innen der Sportarten der Risikogruppe A*
- *NTP:*
  - *A-Kader-Athlet*innen der Sportarten der Risikogruppen B und C*
  - *B-Kader-Athlet*innen der Sportarten der Risikogruppe A*
  - *alle Athlet*innen des erweiterten Kreises der Mannschaft für die Olympischen Spiele*
- *ATP:*
  - *alle anderen Bundeskader-Athlet*innen, die nicht bereits Mitglied des RTP oder NTP sind*
- *TTP:*
  - *alle spielberechtigten Fußballspieler*innen der 1. und 2. Bundesliga, die nicht bereits Mitglied des NTP sind*
  - *alle spielberechtigten Eishockeyspieler der DEL (Deutsche Eishockey Liga), die nicht bereits als Mitglied des RTP, NTP oder ATP gemeldet wurden*

Frage 1010

Nennen Sie ein Beispiel für einen iRTP.

World Athletics International Registered Testing Pool.

Bereits 2017 wurde durch die World Athletics (vormals International Association of Athletics Federations [IAAF]) die Athletics Integrity Unit (AIU) gegründet. Sie ist eine unabhängige Organisation zur Umsetzung der Anti-Doping-Bestimmungen in der Leichtathletik. Sie nimmt selbstständig Athleten in den World Athletics International Registered Testing Pool und den World Athletics Running Testing Pool auf und ist für die Umsetzung der Anti-Doping-Vorgaben in der internationalen Leichtathletik verantwortlich.

15 Sonderthemen

II

15.1 Umwelteinflüsse/ Reisemedizin

15.1.1 Anpassung an Hitze

Karsten Hollander

Frage 1011

? Welche Möglichkeit der langfristigen Hitzeanpassung kennen Sie?

! **Hitzeakklimatisation durch Trainingslager in warmen klimatischen Bedingungen.**

i *Die wichtigste Maßnahme, die man zur langfristigen Hitzeanpassung ergreifen kann, um physiologische Belastung zu reduzieren und die Leistung zu optimieren, ist die Wärmeakklimatisierung. Diese sollte wiederholte Belastungshitzeexpositionen über 1–2 Wochen umfassen [5].*

Frage 1012

? Welche kurzfristigen Strategien stehen zur Verfügung, um eine optimale Leistung und Gesundheit im Wettkampf in erwarteten heißen Bedingungen zu gewährleisten?

! **Euhydratation, Kühlung (vor, während und nach dem Wettkampf).**

i *Neben der Hitzeakklimatisation sollten Athlet*innen Wettkämpfe und Trainingseinheiten in einem euhydrierten Zustand beginnen und die Dehydrierung während des Trainings minimieren.*

Frage 1013

? Welche effektiven Möglichkeiten der Kühlung stehen Sportler*innen zur Verfügung?

!
- **Kaltwasserbäder/Eisbäder**
- **Kühlungskleidung**
- **Aufnahme kalter Flüssigkeit/Eiscreme**

i *Die Kühlung der Haut reduziert die kardiovaskuläre Belastung während eines Wettkampfs oder Trainings. Zu den effektivsten Möglichkeiten gehören externe (z. B. Verwendung von vereisten Kleidungsstücken, Handtüchern, Eintauchen in Wasser oder Fächeln) und interne Maßnahmen (z. B. die Einnahme von kalten Flüssigkeiten oder Eiscreme). Diese Möglichkeiten sollten während des Trainings getestet und individualisiert werden, um die Beeinträchtigung für den Athleten zu minimieren.*

Frage 1014

? Welche thermoregulativen Maßnahmen finden physiologisch im Körper bei Belastungen in der Hitze statt?

!
- **erhöhte Durchblutung der Haut**
- **Erhöhung der Schweißrate**

i *Wenn Sie in der Hitze trainieren, erhöht sich die Durchblutung der Haut und die Schweißrate steigt an, um die Wärmeabgabe an die Umgebung zu ermöglichen. Diese thermoregulatorischen Anpassungen erhöhen jedoch die physiologische Belastung (Herzfrequenz [HF]) und können bei längerem Training in der Hitze zu Dehydrierung führen.*

Frage 1015

? Welche Möglichkeiten der Wärmeabgabe hat der Körper?

!
- **Verdunstung**
- **Wärmeleitung**
- **Konduktion**
- **Konvektion**
- **Wärmestrahlung**

i *Die Wärmeleitung ist in Flüssigkeiten höher als in Luft. Daher sind insbesondere flüssige Kühlungsmaßnahmen den luftbasierten Kühlungen vorzuziehen. Wärmeleitung und Konvektion erfolgt nur bei Temperaturen bis 37 °C.*

15.1.2 Anpassung an Kälte

Tom Kastner

Frage 1016

Welche wesentlichen physiologischen Herz-Kreislauf-Reaktionen werden durch (akute) Kälteexposition hervorgerufen?

- **Vasokonstriktion in der Peripherie**
- **Zunahme des Herzzeitvolumens im Wesentlichen durch Schlagvolumenerhöhung**
- **Blutdruckerhöhung**

Mit sinkender Körperkerntemperatur (KKT) können sich die Effekte einer Kälteexposition umkehren:
- *Abnahme des Herzzeitvolumens (aufgrund sinkender HF)*
- *Sinken des Blutdrucks*
- *Vasodilatation der Peripherie*

Frage 1017

Ab welcher Unterschreitung der KKT spricht man von Hypothermie und ab welchem Körpertemperaturabfall von einem medizinischen Notfall?

Bei Absinken der KKT unter 35 °C spricht man von einer Hypothermie, unter 32 °C besteht ein medizinischer Notfall.

Bis ca. 32 °C greifen körpereigene Regulationsmechanismen wie Wärmeerzeugung durch Muskelzittern und Zentralisierung des Blutvolumens zur Aufrechterhaltung der KKT.

Frage 1018

Was verstehen Sie unter dem Windchill-Effekt und welche Bedeutung hat dieser für Aktivitäten im Freien?

Der Windchill-Effekt beschreibt die Diskrepanz zwischen tatsächlicher Lufttemperatur und der wahrgenommenen Temperatur durch die Ableitung der körpernahen wärmeren Luftschicht und der damit verbundenen erhöhten Schweißverdunstungsrate in Abhängigkeit von der vorliegenden Windgeschwindigkeit. Der Sportler kann mit Berechnung einer Windchill-Temperatur, insbesondere bei kalten und windigen Wetterbedingungen, besser eine geeignete Kleidungsauswahl treffen, um ein Aus- und Unterkühlen zu vermeiden.

Die gefühlte Temperatur kann individuell stark variieren und eine Berechnung der Windchill-Temperatur kann nur eine grobe Orientierung für die Kleidungsauswahl geben. Weiterhin muss die Bewegungsgeschwindigkeit des Sportlers berücksichtigt werden (z. B. höhere Geschwindigkeiten beim Radfahren). Tabellen und Rechner für die Windchill-Temperatur sind online kostenfrei verfügbar.

15.1.3 Anpassung an Smog

Tom Kastner

Frage 1019

Aus welchen gesundheitsschädlichen Gasen und Partikeln setzt sich Smog zusammen und welche gesundheitlichen Risiken gehen davon aus?

Smog besteht überwiegend aus Schwefeldioxid, Stickoxiden, Kohlenmonoxid sowie Feinstaubpartikeln. In den Sommermonaten ist zusätzlich eine Ozonbelastung möglich. Die gesundheitlichen Auswirkungen können vielfältig sein. Neben akuter Symptomatik wie bspw. Reizung der Atemwege, Kopfschmerzen und Abgeschlagenheit können langfristige Gesundheitsschäden wie Herz-Kreislauf-Erkrankungen, Lungenerkrankungen und Krebserkrankungen die Folge sein.

Hohe Luftverschmutzung entsteht vorwiegend durch Verkehrs- und Industrieabgase in urbanisierten Räumen. Bei ungünstigen Wetterlagen mit verringerter Luftzirkulation können sich die Schadstoffe in der Umgebungsluft anreichern und zu Smog führen.

Frage 1020

Eine ca. 50-jährige Patientin ohne chronische Vorerkrankungen möchte regelmäßig sportlich aktiv werden und von den positiven Effekten der körperlichen Bewegung profitieren, vorwiegend mit Ausdaueraktivitäten im Freien. Da sie in einer Großstadt lebt und sich mit den gesundheitlichen Auswirkungen schlechter Luftqualität auseinandergesetzt hat, möchte sie gerne von Ihnen eine Einschätzung bezüglich des gesundheitlichen Risikos durch die Luftverschmutzung sowie praktische Empfehlungen für die Sportausübung erhalten.

Luftverschmutzung erhöht prinzipiell das Risiko u. a. für kardiopulmonale Erkrankungen. Jedoch überwiegen die positiven gesundheitlichen Effekte einer sportlichen Aktivität, solange sich die Schadstoffbelastung im moderaten Rahmen bewegt. Es empfiehlt sich, das Training in die Morgen- oder späten Abendstunden zu legen, Park- und Grünanlagen zu nutzen sowie verkehrsreiche Bereiche zu meiden.

Die örtliche Luftschadstoffbelastung kann tagesaktuell auf den Seiten des Umweltbundesamts eingesehen werden (https://www.umweltbundesamt.de).

Frage 1021

Ein Laufsportler möchte mangels Alternativen trotz hoher Temperaturen und starker Sonneneinstrahlung im innerstädtischen Raum trainieren. Bisher bemerkte er bei diesen Wetterbedingungen öfters Reizungen der Atemwege sowie der Augen. Welche Ursache könnte die beschriebene Symptomatik haben und welche Empfehlungen geben Sie zur Durchführung der sportlichen Aktivität?

Als Ursache der Beschwerden ist eine Reizung der Schleimhäute und Atemwege durch die bodennahe Ozonbildung anzunehmen. Es empfiehlt sich, das Training bei hohen Ozonbelastungen zu reduzieren und die Trainingseinheiten in den Vormittags- oder späteren Abendstunden durchzuführen.

Die bodennahe Bildung von Ozon durch eine durch UV-Strahlung vermittelte Reaktion von Stickoxiden und Sauerstoff stellt ein Risiko für Atemwegsreizungen dar. Die höchsten Ozonkonzentrationen werden in den Nachmittagsstunden erreicht. Auch städtische Randgebiete können durch Luftumverteilung hohe Ozonwerte aufweisen.

15.1.4 Anpassung an Luftfeuchtigkeit

Karsten Hollander

Frage 1022

Welche Rolle spielt die Luftfeuchtigkeit bei der Abgabe von Wärme?

Eine erhöhte Luftfeuchtigkeit verringert die Fähigkeit über Schweißproduktion Wärme abzugeben.

Wärmeabgabe durch Verdunstung setzt voraus, dass die Luftfeuchtigkeit (Wasserdampfdruck) in der umgebenden Luft niedriger ist als auf der schweißbedeckten Haut. Daher ist die Wärmeabgabe in wasserdampfgesättigter Luft (100 % relative Feuchte) bei einer Lufttemperatur, die der Körpertemperatur von ungefähr 37 °C gleicht, sehr gering.

Frage 1023

Welche Parameter gehen in die gefühlte physiologische Temperatur ein?

- **Lufttemperatur**
- **Luftfeuchtigkeit**
- **Windgeschwindigkeit**
- **Strahlungstemperatur**

Die gefühlte physiologische Temperatur ist ein Proxy für den Hitzestress auf die menschliche Physiologie. Übliche Verfahren sind der „Universal Thermal Climate Index" (UTCI) oder die „Wet Bulb Globe Temperature" (WBGT), die auch zur Empfehlung zum Wettkampfabbruch herangezogen werden können. Oberhalb einer WBGT von 28 °C sind keine Ausdauer-Events zu empfehlen.

15.1.5 Hitzeerschöpfung

Karsten Hollander

Frage 1024

Welche Hitzeerkrankungen kennen Sie?

- **Hitzekrämpfe**
- **Hitzesynkope**
- **Hitzeerschöpfung**
- **Hitzschlag**

Der Begriff Hitzeerkrankung umspannt ein Spektrum von Diagnosen, die unvorhersehbar ineinander übergehen können. Die Symptome sind insgesamt unspezifisch und erschweren die Diagnose. Diese können von lokalen Muskelkrämpfen, großem Durst, Tachykardie, Ermüdung über Schüttelfrost, Übelkeit, Erbrechen bis hin zu generalisierten Krampfanfällen, Aggressivität/Verwirrung und Bewusstlosigkeit gehen und sind potenziell lebensbedrohlich [4].

Frage 1025

Wie diagnostizieren Sie eine Hitzeerkrankung?

Rektale Temperatur > 40,5 °C.

Beim Verdacht auf eine Hitzeerkrankung ist umgehend die rektale Temperatur zu bestimmen. Eine Messung im Ohr oder der Haut kann durch Zentralisierung falsch erniedrigt sein.

Frage 1026

Was sind wichtige Grundlagen in der Therapie des Hitzschlags?

Zuerst kühlen, dann transportieren.

Der Hitzschlag zählt nach wie vor zu den 3 häufigsten Todesursachen beim Sportler, obwohl die Letalität durch schnelle Diagnose und effektive Therapie (Kühlen) deutlich gesenkt werden kann.

15.1.6 Erfrierungen und Kälteschäden

Tom Kastner

Frage 1027

Wie unterscheiden sich Erfrierungen von Kälteschäden?

Erfrierungen treten bei Kälteexposition auf, entweder durch kalte Umgebungstemperatur oder durch den direkten Kontakt mit kalten Objekten (z. B. Eis/Schnee, Sportgerät aus Metall). Dabei sinkt die Gewebetemperatur unter 0 °C ab, mit konsekutiver Bildung von Eiskristallen, die zur lokalen Gewebszerstörung führen.

Kälteschäden entstehen durch einen langsamen Temperaturverlust des Gewebes. Zunächst kommt es zu peripherer Vasokonstriktion, bei weiterer Temperaturabnahme zu einem Wechsel von Vasokonstriktion und Vasodilatation. Bei fortbestehendem Temperaturverlust können hervorgerufene Endothel- und Nervenschäden länger andauernde Funktionsverluste zur Folge haben.

Neben einem möglichen letalen Ausgang können bei Erfrierungen der Verlust von Körperteilen und bei Kälteschaden anhaltende Dysästhesien schwerwiegende Folgen sein.

Frage 1028

Wie unterscheidet sich die Therapie von Erfrierungen und Kälteschäden?

Bei Erfrierungen ist akut ein weiteres Auskühlen zu verhindern bzw. die KKT auf mindestens 34 °C zu erhöhen. Die betroffene Körperregion wird anschließend in warmem Wasser (ca. 38 °C und ggf. Zusatz von Antiseptika [Polyhexanid, Iod]) für ca. 15–60 Minuten erwärmt. Bei offenen Läsionen ist ein chirurgisches Debridement, eine Versorgung mit antiseptischen Verbänden und ggf. eine antibiotische Therapie indiziert. Zur Analgesie und Verhinderung thrombogener Effekte wird eine Ibuprofen-Verabreichung (Anti-Prostaglandin-Effekt) empfohlen.

Bei aufgetretenen Kälteschäden hingegen ist eine rasche Erwärmung der betroffenen Körperregion aufgrund möglicher Reperfusionsschäden zu vermeiden. Empfohlen wird eine langsame Erwärmung der betroffenen Körperteile bei ca. 22–27 °C.

Durch gewisse Ähnlichkeiten mit Verbrennungsverletzungen sollte insbesondere die Behandlung von Erfrierungen in entsprechenden Verbrennungszentren vorgenommen werden.

Frage 1029

Welche Mechanismen begünstigenden Erfrierungen?

Prozessbegünstigend wirken eine periphere Vasokonstriktion durch fortschreitende allgemeine Auskühlung, Immobilisation insbesondere der

Extremitäten und lokale Druckbelastung (Schuhwerk, Kleidung, Ausrüstung).

Von Erfrierungen vorwiegend betroffen sind die Akren (Finger, Zehen, Nase, Ohren, Penis und Skrotum) und freiliegende Körperpartien (z. B. Wangen). Diese sollten bei Kälteexposition unbedingt ausreichend geschützt werden.

15.2 Höhe

Raphael Bender

15.2.1 Akute Höhenanpassung

Frage 1030

Nennen Sie die physikalische Ursache für die körperlichen Anpassungsvorgänge beim Höhenbergsteigen.

Die grundlegende Veränderung beim Aufenthalt in Höhenlagen ist die anfangs eher lineare und später exponentielle Luftdruckabnahme mit zunehmender Höhe und damit verbunden die entsprechend gleichsinnige Abnahme des Sauerstoffpartialdrucks (pO_2). Diese sog. Höhenhypoxämie wird vom Körper über Chemorezeptoren wahrgenommen und ist Auslöser für zahlreiche physiologische Veränderungen.

Auf Meereshöhe beträgt der atmosphärische Luftdruck 760 mmHg, auf dem Gipfel des Mount Everest (8 848 m) beträgt er nur noch 251 mmHg. Die Luftdruckabnahme erfolgt mit zunehmender Höhe exponentiell. Da jeder Teil der Atemluft am Gesamtluftdruck anteilig seines Volumenanteils beteiligt ist (Gesetz von Dalton), ergibt sich für Sauerstoff (21 %) ein Partialdruck auf Meereshöhe von etwa 160 mmHg und auf 8 848 Metern von nur noch 53 mmHg. Temperatur- und lokale Wettereinflüsse sind hier der Einfachheit halber nicht eingerechnet, spielen aber eine zusätzliche Rolle.

Frage 1031

Welche akuten physiologischen Anpassungsvorgänge erwarten Sie bei einer dreitägigen alpinen Hochtour auf den Mont Blanc (4810 m)?

- **Leistungsabfall (Reduktion der maximalen Sauerstoffaufnahme – $V'O_2max$ – um etwa 1 % pro 100 Höhenmeter ab 1500 m ü. NN)**
- **Steigerung des Atemantriebs („Hypoxic Ventilatory Response" [HVR]) und des Atemminutenvolumens (AMV) → Hyperventilation → respiratorische Alkalose**
- **Steigerung des Herzzeitvolumens durch Erhöhung der HF**
- **Steigerung des Sympathikotonus**
- **Erhöhung des pulmonalarteriellen Drucks (PAP) infolge hypoxisch-pulmonaler Vasokonstriktion (HPV)**
- **Abnahme des Plasmavolumens und Hämokonzentration durch Höhendiurese**

All diese physiologischen Anpassungsreaktionen stellen insbesondere für ältere Sportler und Menschen mit Vorerkrankungen eine Herausforderung dar. Vorbestehende kardiozirkulatorische oder pulmonale Probleme (z. B. Arterielle Hypertonie, Koronare Herzkrankheit, chronische obstruktive Bronchitis) spielen eine wesentliche Rolle bei der sportmedizinischen Beratung und den individuellen Empfehlungen zum Höhenbergsteigen.

15.2.2 Chronische Höhenanpassung

Frage 1032

Welche weiteren physiologischen Veränderungen stellen sich erst mit zeitlicher Verzögerung nach einigen Tagen ein?

- **Steigerung der Erythropoese (Stimulation der Erythropoetinausschüttung nach etwa 2 Tagen) mit Anstieg der Erythrozytenzahl und des Hämoglobinwerts**
- **Zunahme des systemischen Blutdrucks infolge dauerhafter Sympathikusaktivierung**

Täglich werden ca. 1 % unserer Erythrozyten neu gebildet und ersetzt. Stimuliert z. B. durch einen Blutverlust oder die Hypoxie beim Höhenbergsteigen ist eine Steigerung auf das maximal 10fache möglich. Die Entwicklung vom Proerythroblasten im Knochenmark bis zum ausgereiften Erythrozyten im peripheren Blut benötigt etwa 8–10 Tage. Eine Stimulation der Erythropoese durch rekombinantes Erythropoetin (EPO) ist möglich, wird zur Leistungsverbesserung allerdings als Doping eingestuft.

Frage 1033

Kennen Sie chronische Veränderungen, die sich bei einem mehrwöchigen oder dauerhaften Aufenthalt in Höhenlagen einstellen?

Bei mehrwöchigem Aufenthalt in Höhenlagen kommt es durch Remodeling-Vorgänge im Bereich der pulmonalen Gefäßwände zu einer dauerhaften Erhöhung des PAP. Es entwickelt sich eine chronisch hypoxische pulmonalarterielle Hypertonie (HPAH). Weiterhin zeigen sich mit der Zeit Auswirkungen auf die Skelettmuskulatur mit einer Abnahme der Gesamtmuskelmasse. Dies liegt vor allem an einer Verschiebung der Stoffwechselkapazitäten hin zur anaeroben Energiegewinnung und einer Abnahme der oxidativen metabolischen Kapazitäten in den Muskelfasern (Abnahme des Mitochondrienvolumens um 30 %).

Bei den indigenen Höhenbewohnern, z. B. der Anden und des tibetischen Hochlands, finden sich darüber hinaus genetische Anpassungen an die chronische Höhenhypoxie. Es lassen sich zahlreiche sog. „Hypoxia-inducible Factors" (HIF) nachweisen, codiert von Genregionen, die sich über viele Generationen und Jahrhunderte durch den dauerhaften Aufenthalt in großen Höhen verändert haben und u. a. zu Anpassungen in der Regulation der Erythropoese, des Zellstoffwechsels und der pulmonalen Gefäßregulation führen. Es scheint klar zu sein, dass Höhenverträglichkeit grundsätzlich eher genetisch prädisponiert ist, als vom Alter oder der Kondition abhängig zu sein.

15.2.3 Akute Bergkrankheit

Frage 1034

Was verstehen Sie unter akuter Bergkrankheit und was sind die typischen Symptome?

Die akute Bergkrankheit (AMS: „Acute Mountain Sickness") kann sich einige Stunden nach einem Aufstieg aus dem Tal in Höhen ab 1500–2000 m ü. NN mit einer individuell sehr unterschiedlichen Prävalenz einstellen. Das klassische Leitsymptom sind Kopfschmerzen, meist stirn- oder schläfenbetont. Hinzu kommen evtl. noch Schwindel, allgemeine Abgeschlagenheit, Appetitlosigkeit, Übelkeit und Schlafstörungen.

In der Literatur wird grob unterschieden zwischen mittleren Höhen (ab 1500 m ü. NN), großen Höhen (etwa 3000–5500 m ü. NN) und extremen Höhen (> 5500 m ü. NN). In extremen Höhen ist ein dauerhafter Aufenthalt für den Menschen auch nach Akklimatisation nicht möglich. Die Prävalenz der AMS liegt in großen Höhen (3000–5500 m) bei bis zu 50 %. Wird nach Auftreten von Beschwerden auf einen weiteren Aufstieg und auf körperliche Anstrengungen konsequent verzichtet, verschwinden die Symptome meist nach 1–3 Tagen wieder. Ein mäßiger Konsum von Kaffee oder Schwarztee kann sich ebenfalls positiv auf die Symptomatik auswirken.

Frage 1035

Nennen Sie einige typische Risikofaktoren für die Entstehung der AMS.

- **absolute Höhe**
- **Aufstiegsgeschwindigkeit**
- **mangelnde Höhenakklimatisation**
- **individuelle genetische Disposition**
- **starke körperliche Anstrengung als wesentlicher Risikofaktor**

Bergsteiger, die in der Vergangenheit bereits unter Höhenproblemen litten, haben ein etwa doppelt so hohes Risiko, wieder Symptome einer AMS zu entwickeln. Diese Risikoerhöhung für eine erneute Erkrankung ist auch unabhängig von der Aufstiegsgeschwindigkeit zu finden und deutet klar auf eine zugrunde liegende genetische Disposition hin. Grundsätzlich keinen Einfluss auf die Entwicklung einer AMS haben das Alter, das Geschlecht, der Status Raucher/Nichtraucher und der körperliche Trainingszustand. Ein schlechter Trainingszustand kann aber zu starker körperlicher Anstrengung und Erschöpfung schon in geringeren Höhen führen, was dann wiederum das Risiko einer AMS maßgeblich erhöht.

Frage 1036

Sie beraten einen ambitionierten Amateursportler vor Beginn einer Trekkingreise nach Nepal. Er plant, während der dreiwöchigen Reise im Annapurna-Gebiet in Höhen bis maximal 5400 m aufzusteigen. Welche grundlegenden Empfehlungen zum Höhenbergsteigen geben Sie ihm in Bezug auf die Prophylaxe einer AMS?

- **langsamer, etappenweiser Aufstieg mit moderatem Steigtempo und Schlafhöhendistanz von maximal 300–400 Höhenmetern täglich**
- **streng auf eine rein aerobe Ausdauerbelastung achten (maximal im Bereich von 50–60 % der maximalen Leistungsfähigkeit)**
- **Wahl einer möglichst tiefen Schlafhöhe am Tagesende**
- **kein weiterer Aufstieg bei Symptomen einer AMS, dann einen Ruhetag einlegen und erst bei Symptomfreiheit ohne Medikamente höher steigen!**
- **auf eine ausreichende Hydrierung achten**

Vernünftiges persönliches Verhalten spielt beim Höhenbergsteigen die alles entscheidende Rolle. Weniger ist mehr und langsamer ist am Ende schneller! Eine an die eigene Leistungsfähigkeit und das eigene Wohlbefinden angepasste Aufstiegsgeschwindigkeit ist der Schlüssel zum Erfolg. Keinesfalls sollte mit Medikamenten ein Leistungseinbruch oder die Symptome einer Höhenerkrankung kupiert werden.

15.2.4 Höhenhirnödem

Frage 1037

Sie begleiten ärztlich eine Expeditionsreise in die chilenischen Anden. Im Lager (auf 5800 m ü. NN) werden Sie zu einem Notfall gerufen. Ein 56-jähriger Teilnehmer ist bewusstseinsgetrübt (GCS 11; GCS: Glasgow Coma Scale) und desorientiert. Im Tagesverlauf hatte er mehrfach erbrochen und schon länger über Kopfschmerzen geklagt. Wie lautet Ihre Verdachtsdiagnose und welche Maßnahmen veranlassen Sie?

Der Patient leidet unter einem Höhenhirnödem (HACE: „High Altitude Cerebral Edema"). Das HACE zeichnet sich durch die Persistenz der typischen Symptome der AMS und zusätzliche neurologische Symptome und Bewusstseinsstörungen aus. Es besteht bei der vorliegenden Symptomatik akute Lebensgefahr.

Wichtigste Therapiemaßnahme ist der unverzügliche und passive Transport in deutlich niedrigere Höhen (idealerweise < 2500 m ü. NN). Dabei sollte der Patient, wenn immer möglich, Sauerstoff erhalten. Medikamentös ist eine Therapie mit Kortikosteroiden nachgewiesen wirksam (Dexamethason p. o. oder i. v.; die Initialdosis beträgt mindestens 8 mg, dann alle 6 Stunden weitere 4 mg).

Dem HACE liegt ein im Wesentlichen vasogenes Hirnödem mit erhöhter Permeabilität der Blut-Hirn-Schranke zugrunde. Dieses endotheliale Capillary-Leak ist hypoxiebedingt und mediatorenvermittelt. Die Letalität ist im Vergleich zu den anderen Entitäten der akuten Höhenkrankheit mit bis zu > 50 % ausgesprochen hoch. Eine klinische Besserung der Symptomatik tritt auch bei raschem Transport in niedrigere Höhen oft erst sehr verzögert ein. Eine Fehlinterpretation der Symptome oder gar ein zögerliches therapeutisches Handeln kann den Patienten das Leben kosten. Ein häufiges Frühsymptom ist eine Ataxie, sodass jeder Patient bei entsprechendem Verdacht gezielt auf Gang- und Stehunsicherheiten untersucht werden sollte (z. B. Zehengang, Hackengang und Romberg-Test).

15.2.5 Höhenlungenödem

Frage 1038

Während einer Reise zum Kilimandscharo (Tansania, 5 895 m ü. NN) bemerken Sie am Tag des Gipfelanstiegs, wie ein Teilnehmer Ihrer geführten Reisegruppe nicht mehr mithalten kann und schwer atmet und oft hustet. Auch nach einer längeren Ruhepause bestehen die Atembeschwerden weiter und Sie können Rasselgeräusche über beiden Lungen wahrnehmen. Ein kleines Pulsoxymeter aus dem Erste-Hilfe-Set des Guides zeigt eine Sauerstoffsättigung (S_pO_2) von 68 % an. Wie lautet Ihre Verdachtsdiagnose?

Alle Symptome deuten in dieser Höhe auf ein akutes Höhenlungenödem hin (HAPE: „High Altitude Pulmonary Edema"). Unbehandelt ist die Letalität sehr hoch, bei konsequenter Therapie ist das Krankheitsbild jedoch meist rasch und vollständig reversibel.

Pathophysiologisch liegt dem HAPE wohl im Wesentlichen eine durch die Höhenhypoxie bedingte überschießende Druckerhöhung im pulmonalarteriellen System zugrunde. Der hohe PAP (> 60 mmHg) führt zu kapillären Mikrotraumen und somit zur Exsudation von eiweißreicher Flüssigkeit und auch Erythrozyten ins Lungengewebe. Klinisch zeigt sich deshalb bei einigen Patienten auch ein blutig tingierter, schaumiger Auswurf während der Hustenattacken.

Frage 1039

Welche Therapieschritte sind beim HAPE angezeigt?

Je nach Patientenzustand und Möglichkeiten vor Ort:

- **sofortiger Abstieg um mindestens 500 Höhenmeter**
- **Sauerstoffgabe**
- **Senkung des PAP (typischerweise mittels Nifedipin 20 mg, ggf. wiederholen; auch Sildenafil ist effektiv)**
- **Einsatz einer aufblasbaren, hyperbaren Kammer (Überdrucksack) im Sinne eines simulierten Abstiegs, wenn ein Abstieg nicht aktiv möglich ist (0,1–0,2 bar Überdruck für mindestens 1–2 Stunden)**

Die Anwendung eines mobilen Überdrucksacks dient lediglich der überbrückenden Notfallbehandlung bei schweren Formen des HAPE oder HACE. Sie darf den möglichst raschen Abtransport in tiefere Höhenlagen niemals ersetzen, kann im Einzelfall aber durch Symptombesserung ebendiesen Transport ins Tal erst ermöglichen. Der Einsatz des Überdrucksacks erfordert gute Kenntnisse des Anwenders und Routine, zumindest aber ausreichende Übung im Vorfeld. Nach Beendigung der Initialbehandlung ist mit einer Verschlechterung der Symptomatik zu rechnen. Die Überdrucktherapie kann während des Taltransports ggf. wiederholt angewendet werden.

Frage 1040

Wie beurteilen Sie die Gabe von Diuretika bei der Behandlung des akuten HAPE?

Die Diuretikagabe gehört nicht zu den Therapieoptionen des HAPE, darauf sollte eher verzichtet werden.

Die meisten Patienten leiden in größeren Höhen durch die körperlichen Akklimatisationsvorgänge (Höhendiurese) ohnehin meist unter einer Dehydratation.

15.2.6 Höhentraining

Frage 1041

Was ist das Grundprinzip jedes Höhentrainings und welche Ziele hat das Höhentraining in der Regel?

Höhentraining ist letztlich immer Hypoxietraining. Der Sportler versucht, durch gezieltes Setzen von Sauerstoffmangelreizen positive körperliche Anpassungseffekte zu erzielen.

Mögliche Ziele sind:

- **Steigerung der körperlichen Leistungen in Tallagen (also unter Normoxie), z. B. bei Ausdauerwettkampfsportlern**
- **Optimierung der körperlichen Leistungsfähigkeit in der Höhe bei Höhenbergsteigern**
- **Prophylaxe von Höhenerkrankungen im Sinne einer Präakklimatisation**

Eine reproduzierbar wirksame Prophylaxe zur Vermeidung von Höhenerkrankungen kann durch Höhentraining wohl nicht erreicht werden. Auch zahlreiche unproblematische Aufenthalte in großen Höhen ohne Probleme sind keine Garantie für das Ausbleiben einer Höhenerkrankung. Wesentlicher Faktor bleibt immer der langsame und an das eigene Leistungsniveau angepasste Aufstieg. Nichtsdestotrotz kann ein Höhentraining den allgemeinen Trainingszustand und die Leistungsfähigkeit effektiv steigern, was Erschöpfungssituationen reduzieren und so indirekt Höhenerkrankungen vermeiden kann.

Frage 1042

Welche grundsätzlichen Möglichkeiten des Höhentrainings kennen Sie?

- **traditionelles Höhentraining mit mehrwöchigem Trainingsaufenthalt in mittleren Höhenlagen (Prinzip der hypobaren Hypoxie [HHX])**
- **Barokammertraining (Aufenthalt/Training in einer Unterdruckkabine mit normalem Sauerstoffgehalt; Prinzip der HHX)**
- **Training in Hypoxiekammern (Aufenthalt/Training in einer Kabine mit Sauerstoffmangelatmosphäre; Prinzip der normobaren Hypoxie [NHX])**

- **Training mittels Atemmaske (Rückatmungssystem mit CO_2-Absorption und Verringerung des inspiratorischen Sauerstoffanteils; Prinzip der NHX)**

Die zu erwartenden Effekte des Höhen- oder Hypoxietrainings sind je nach Sportart und individuellen Eigenschaften des Sportlers unterschiedlich. Die größten Vorteile bietet nach aktuellem Kenntnisstand wohl ein intermittierendes Höhentraining, bei dem sich Trainingseinheiten unter hypoxischen Bedingungen mit normalen Trainingsphasen abwechseln. Die optimale Höhe (real oder simuliert) für Ausdauersportler liegt zwischen 2000 und 3000 m ü. NN. Bei Höhenbergsteigern sind zur Steigerung der Leistungsfähigkeit in der Höhe und Prophylaxe von Höhenerkrankungen im Sinne der Präakklimatisation auch Aufenthalte in größeren Höhen mit aber niedriger Belastungsintensität sinnvoll.

15.2.7 Hypothermie

Frage 1043

Welche Stadien der Hypothermie kennen Sie und wie können Sie diese auch ohne Messung der KKT klinisch voneinander abgrenzen?

- **Stadium I: leichte Hypothermie (KKT 35–32 °C)**
- **Stadium II: mäßige Hypothermie (KKT 32–28 °C)**
- **Stadium III: schwere Hypothermie (KKT 28–24 °C)**
- **Stadium IV: Kreislaufstillstand/fehlende Vitalfunktionen (KKT < 24 °C)**
- **Stadium V: irreversibler Kältetod**

In Stadium I ist der Patient bei vollem Bewusstsein und zittert. Ab dem Stadium II findet sich kein Kältezittern mehr, der Patient ist somnolent, aber erweckbar. Im Stadium III sind die Patienten in der Regel nicht mehr ansprechbar, eine Spontanatmung ist noch vorhanden, die HF ist relevant bradykard und die Kreislaufverhältnisse hypoton. Stadium IV entspricht der schweren Hypothermie ohne Vitalfunktionen, eine kardiopulmonale Reanimation ist erforderlich.

Hypothermie kann im Einzelfall auch protektiver Faktor in Bezug auf das Überleben ohne oder mit nur milden neurologischen Residuen sein, im Sinne einer Vergrößerung der Hypoxietoleranz. Der Gesamtsauerstoffbedarf des Körpers reduziert sich um etwa 6 % pro Grad abgefallener KKT. Das bedeutet, bei 28 °C KKT ist der Sauerstoffbedarf auf etwa die Hälfte reduziert. Dabei ist entscheidend, wie rasch die Hypothermie im Vergleich zur Hypoxie eintritt. Nach Submersion in Eiswasser mit sehr schneller Abnahme der KKT können die Chancen einer erfolgreichen Reanimation ohne neurologische Spätschäden grundsätzlich besser sein als nach vergleichsweise langsamer Auskühlung, z. B. im Rahmen einer Lawinenverschüttung.

Frage 1044

Nennen Sie einige typische Risikofaktoren für die Entstehung von Erfrierungen und die hierfür besonders anfälligen Körperregionen.

Insbesondere Hände, Füße und das Gesicht sind gefährdet, Kälteschäden zu erleiden. Hauptrisikofaktoren sind neben der absoluten Temperatur vor allem Wind (Wärmeverlust über Konvektion) und Nässe (Wärmeverlust über Konduktion). Weiterhin können extreme Höhen und Hypoxie sowie zu enge Kleidung, Alkoholgenuss und Dehydrierung das Risiko für Erfrierungen deutlich erhöhen.

Der Windchill-Faktor oder -Effekt gibt den Unterschied zwischen der gemessenen Temperatur und der gefühlten Temperatur bei entsprechenden Windstärken an. So entspricht eine gemessene Außentemperatur von –10 °C bei einer Windstärke von 40 km/h einer gefühlten Temperatur von etwa –20 °C und kann bereits bei einer Exposition von weniger als 30 Minuten zu Erfrierungen an ungeschützter Haut führen. Dieser Effekt wird natürlich bei nasser Haut noch verstärkt.

Frage 1045

Was sind die wichtigsten präklinischen Erstmaßnahmen bei lokalen Erfrierungen?

- **Schützen des betroffenen Gewebes vor weiterer Kälteeinwirkung und mechanischen Schäden**
- **rasches Wiedererwärmen im warmen Wasserbad (37–39 °C für etwa 30–60 Minuten)**
- **Blasen nicht eröffnen, nach Wiedererwärmen steril und druckfrei verbinden**

In der Klinik kommen zusätzlich eine Sympathikolyse (z. B. mittels Plexusanästhesie) sowie Vasodilatantien und Thrombolytika zum Einsatz. Eine chirurgische Therapie ist ohne das Vorliegen eines Kompartmentsyndroms oder einer Infektion initial meist nicht notwendig. Bei trockener Nekrose werden notwendige Amputationen erst nach vollständiger Demarkierung der Nekrosezone nach einigen Wochen oder gar Monaten durchgeführt (▶ Abb. 15.1).

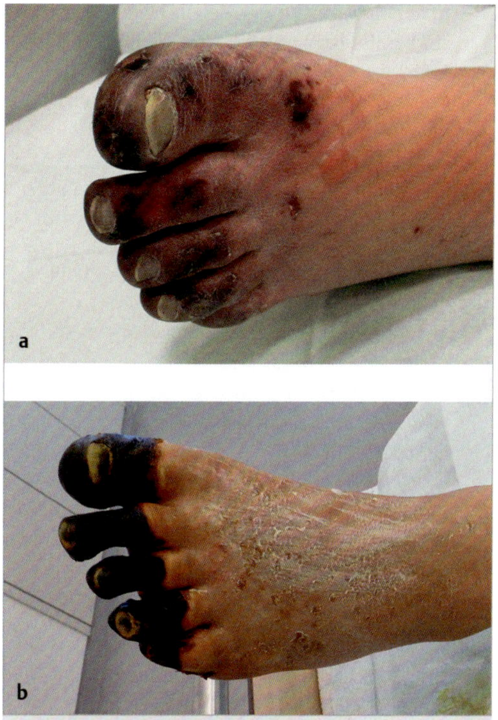

Abb. 15.1 Erfrierungen mehrerer Zehen.
a Initialer Zustand.
b Zustand nach 6 Wochen.

15.3 Tauchen

Raphael Bender

15.3.1 Tauchphysik

Frage 1046

Ein junger Mann (22 Jahre) sucht Sie auf, da er seit dem ersten Tag seines Anfängertauchkurses gestern Schmerzen im rechten Ohr hat. Weiterhin gibt er eine Hörminderung an. Bei der Otoskopie fällt Ihnen ein hämorrhagischer Paukenerguss (▶ Abb. 15.2) auf. Was ist die typische Ursache für das vorliegende Beschwerdebild?

Ein Barotrauma des Mittelohrs durch Probleme beim Druckausgleich.

Gemäß dem Gasgesetz von Boyle und Mariotte ist das Produkt aus Druck und Volumen (bei gleichbleibender Temperatur) konstant:

$P \times V = \text{konstant}$

oder

$P_1 \times V_1 = P_2 \times V_2$

Die Luftmenge im Mittelohr (abgeschlossener gasgefüllter Raum) ändert somit bei Veränderung des Umgebungsdrucks ihr Volumen. Nach Boyle/Mariotte führt die Druckzunahme beim Abtauchen zu einer Volumenverkleinerung im Mittelohr. Um dem entgegenzuwirken, muss der Taucher mittels Druckausgleich aktiv für eine Belüftung des Mittelohrs über die Ohrtrompete (Tuba auditiva) sorgen. Gelingt dies nicht oder nur unzureichend, wölbt sich das Trommelfell nach innen und zeigt eine Gefäßinjektion. Weiterhin kommt es zu einem serösen oder blutigen Erguss in die Paukenhöhle. Im äußersten Fall kann es auch zu einer Trommelfellruptur kommen.

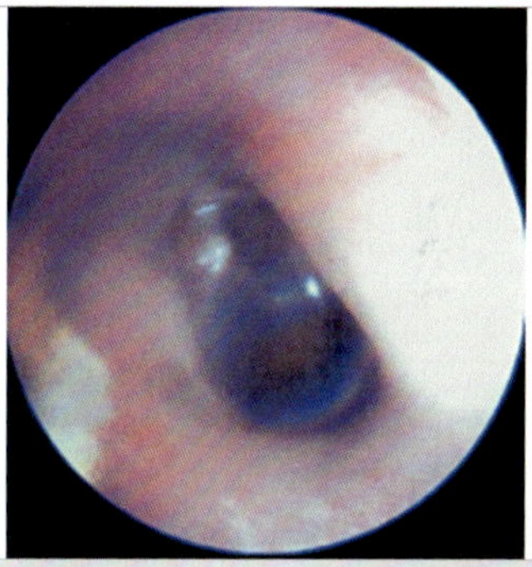

Abb. 15.2 Hämorrhagischer Paukenerguss.

Frage 1047

Wie therapieren Sie den Patienten und welche Empfehlung sprechen Sie im Hinblick auf die Fortsetzung des Tauchkurses in den kommenden Tagen aus?

In den nächsten Tagen besteht für den Patienten ein absolutes Tauchverbot. Es sollten für wenige Tage abschwellende Nasentropfen verabreicht werden, um die Belüftung des Mittelohrs über die Ohrtrompete (Tuba auditiva) zu verbessern. Gegen die Schmerzen werden Analgetika (z. B. 3 × täglich 600 mg Ibuprofen p. o.) verabreicht. Sollten sich die Beschwerden nicht innerhalb weniger Tage bessern und der otoskopische Spiegelbefund sich nicht normalisieren, empfiehlt sich eine Vorstellung beim HNO-Arzt.

Unbedingt unterbleiben sollte ein Verschließen des äußeren Gehörgangs mit z. B. Ohrenstöpseln oder Watte vor einem Tauchgang. Hierdurch bildet sich ein neuer, artefizieller luftgefüllter Raum zwischen dem Stöpsel und dem Trommelfell. Dieser verändert bei Druckwechsel gemäß dem Gasgesetz nach Boyle und Mariotte natürlich auch sein Volumen und kann Grund für ein Barotrauma sein.

Frage 1048

Ein Tauchschüler kommt während seines ersten Freiwassertauchgangs wegen eines Tarierfehlers bereits nach wenigen Minuten ungeplant an die Wasseroberfläche zurück (Tauchtiefe 12 m). Kurz vor Erreichen der Oberfläche bemerkt er einen stechenden Thoraxschmerz und klagt am Ufer anschließend über Luftnot und Husten. Sie sind an der medizinischen Erstversorgung beteiligt und stellen bei der körperlichen Untersuchung ein deutlich abgeschwächtes Atemgeräusch auf der rechten Seite fest. Wie lautet Ihre Verdachtsdiagnose und wie ist der wahrscheinliche Pathomechanismus?

Der Patient leidet höchstwahrscheinlich unter einem rechtsseitigen Pneumothorax. Als unerfahrener Taucher hat der Schüler wahrscheinlich während des unkontrollierten Aufstiegs nicht kontinuierlich ausgeatmet, was zu einer Überblähung der Lunge mit Pneumothorax geführt hat. Das Luftvolumen in den Lungen verhält sich gemäß dem Gasgesetz von Boyle/Mariotte umgekehrt proportional zum Umgebungsdruck. Ein Einatmen aus dem Tauchgerät in 12 m Wassertiefe und das anschließende Auftauchen (= Druckabnahme) mit angehaltener Luft führt unweigerlich zum Lungenbarotrauma (hier findet mehr als eine Verdopplung des eingeatmeten Gasvolumens statt).

Barotraumen sind die wohl häufigsten Erkrankungen im Tauchsport. Insbesondere auf den ersten oder letzten Metern eines Tauchgangs im flachen Wasser sind die relativen Druckveränderungen am größten. Der Umgebungsdruck verdoppelt sich von der Wasseroberfläche bis in 10 m Wassertiefe (1 bar vs. 2 bar), während des weiteren Abtauchens von 10 m auf 20 m Wassertiefe findet dann nur noch eine Steigerung um 50 % statt (2 bar vs. 3 bar). Gerade deshalb können auch bei nur geringen Tauchtiefen relevante Barotraumen entstehen.

Frage 1049

Was ist der physikalische Hauptgrund dafür, dass auch ein Sporttaucher, der mit einem Pressluftgerät taucht, seinen Tauchgang mittels Tauchtabellen oder eines Tauchcomputers sorgfältig planen muss und nicht einfach unbegrenzt lange oder tief tauchen kann?

Durch die Erhöhung des Umgebungsdrucks beim Tauchen kommt es zu einer vermehrten Löslichkeit von Stickstoff in allen Körpergeweben. Je länger oder tiefer der Tauchgang ist, umso mehr Stickstoff löst sich im Körper. Dieser geht während der Dekompressionsphase wieder aus der Lösung in die Gasform über und muss abgeatmet werden. Erfolgt die Dekompression zu schnell, kommt es zum Ausperlen von Makro- und Mikroblasen im Blut und den Körpergeweben, was die klassische Dekompressionserkrankung (Caisson-Krankheit) darstellt.

Stickstoff ist der Hauptbestandteil der Atemluft (78 % Volumenanteil) und nimmt als Inertgas nicht relevant an chemischen Stoffwechselvorgängen teil. Das Gasgesetz von Henry besagt, dass die Löslichkeit eines Gases in einer Flüssigkeit direkt proportional zu seinem Partialdruck über der Flüssigkeit ist. Unser Körper ist näherungsweise ein flüssiges Medium und wenn wir beim Tauchen Stickstoff unter erhöhtem Druck atmen, kommt es zu einer Stickstoffaufsättigung der Gewebe. Wie stark und wie schnell sich die unterschiedlichen Gewebe mit Stickstoff sättigen, hängt neben dem Löslichkeitskoeffizienten von verschiedenen anderen Faktoren (Temperatur, Hydratationsstatus, Alter etc.) ab.

Frage 1050

Welche Besonderheit ist bei einer Tauchgangsplanung im Titicacasee (Peruanisches Hochland, 3 812 m ü. NN) zu beachten?

Bei Bergseetauchgängen ist der atmosphärische Ausgangsluftdruck an der Wasseroberfläche geringer (am Beispiel Titicacasee etwa 0,62 bar). Dies bedeutet, dass die relative Druckzunahme beim Tauchen größer ist und es bereits in geringerer Tauchtiefe zu einer vergleichsweise höheren Stickstoffaufsättigung der Gewebe kommt. Der Sporttaucher muss beim Betauchen von Bergseen deshalb spezielle Bergseetauchtabellen oder Bergseetauchprogramme in seinem Tauchcomputer nutzen.

Eine weitere Besonderheit beim Tauchen in Bergseen ist das häufig sehr kalte Wasser. Kaltwassertauchgänge stellen einen der größten unabhängigen Risikofaktor für das Entstehen einer Dekompressionserkrankung dar, weshalb eine besonders defensive Tauchgangsplanung angezeigt ist. Kälte hat zum einen Auswirkungen auf die Durchblutungssituation der Gewebe (Vasokonstriktion) und zum anderen direkt auf die Löslichkeit der Inertgase selbst. Bei Kälte verbessert sich die Löslichkeit von Gasen in einer Flüssigkeit, d. h., es können während eines Tauchgangs größere Stickstoffmengen in Lösung gehen. Die Gewebe können diese aber durch die verminderte Perfusion nur sehr langsam und deutlich verzögert wieder abgeben.

15.3.2 Unterdruckbarotrauma

Frage 1051

Sie betreuen als Sportmediziner einen Apnoetauchwettbewerb. Eine der Teilnehmerinnen des Tieftauchwettbewerbs klagt nach mehreren Apnoetauchgängen (zwischen 40 und 50 m Wassertiefe) über Hustenattacken, leichte Dyspnoe und blutig tingierten Auswurf. Welche Diagnose ist wahrscheinlich?

Ein Unterdruckbarotrauma der Lunge ist ursächlich. Pathophysiologisch handelt es sich dabei um ein Lungenödem.

Beim Tieftauchen ohne Gerät wird das Lungenvolumen durch den zunehmenden Umgebungsdruck komprimiert (P × V = konstant, Gesetz von Boyle/Mariotte). Die Lunge kann durch ihre anatomische Fixierung im Brustkorb allerdings nicht beliebig komprimiert werden. Bei Unterschreiten des individuellen Residualvolumens (Restvolumen, das nicht aktiv ausgeatmet werden kann) entsteht ein alveolarer Unterdruck mit Schädigung der Alveolar- und Bronchialstrukturen und ein Einströmen von Flüssigkeit und Blut in die Alveolen. Das Verhältnis von totaler Lungenkapazität zu Residualvolumen liegt bei etwa 4:1, sodass ab einer Drucksteigerung um das Vierfache (entspricht einer Wassertiefe von 30 m) ein solches Unterdruckbarotrauma mit Lungenödem auftreten kann.

Frage 1052

Wie behandeln Sie die Sportlerin?

Das entstandene Lungenödem wird notfallmedizinisch wie folgt behandelt:

- **Oberkörperhochlagerung/sitzende Position**
- **klinische Überwachung und Monitoring der Vitalparameter (S_pO_2, Blutdruck, Atem- und Herzfrequenz)**
- **Sauerstoffgabe (6 l/min via Maske)**
- **Diuretikagabe (z. B. Furosemid 20–40 mg i. v.)**
- **ggf. NIV-Therapie (Non-invasive-Ventilation mit positivem endexspiratorischem Druck [PEEP] und Druckunterstützung)**

Meist bessert sich nach Therapiebeginn die klinische Symptomatik rasch, sodass häufig auf eine stationäre Abklärung und Therapie verzichtet werden kann.

15.3.3 Dekompressionskrankheit

Frage 1053

Erklären Sie kurz, was unter einer Dekompressionserkrankung (DCI: „Decompression Injury") zu verstehen ist.

Einer DCI liegt das Ausperlen von Gas (beim Sporttaucher in der Regel Stickstoff) im Blut und den Geweben bei zu rascher Druckreduktion (Auftauchen) zugrunde. Das Spektrum der Beschwerden reicht von milden Symptomen wie Müdigkeit und reversiblen Gelenkschmerzen bis hin zu lebensbedrohlichen Krankheitsbildern mit dauerhaften und schweren neurologischen Beeinträchtigungen und kardiopulmonaler Symptomatik bis zum Herz-Kreislauf-Stillstand.

Für die Entstehung einer DCI sind das Tauchprofil, also die Tauchgangstiefe, Tauchgangsdauer und Aufstiegsgeschwindigkeit mit den entsprechenden Rahmenbedingungen (Wassertemperatur, barometrische Höhe des Tauchgewässers) die entscheidenden Faktoren. Es spielen aber auch zahlreiche andere individuelle Faktoren eine Rolle bei der Bewertung des Risikos für das Entstehen einer DCI. Neben höherem Alter, Adipositas und mangelnder körperlicher Fitness sind Dehydratation und das Vorhandensein eines funktionellen Rechts-Links-Shunts (z. B. persistierendes Foramen ovale [PFO]) die relevantesten Risikofaktoren.

Frage 1054

Was ist das einzig sinnvolle Medikament in der Behandlung des Dekompressionsunfalls?

Sauerstoff. Unabhängig davon, welches Gasgemisch während des Tauchgangs geatmet wurde, muss Sauerstoff in möglichst hoher Dosierung, d. h., wenn möglich, mit einer inspiratorischen Sauerstofffraktion (F_iO_2) von 100 % appliziert werden. Das geschieht am besten mittels einer dicht sitzenden Maske und über ein Demand-System. Die Sauerstofftherapie sollte bis zum Erreichen einer Behandlungsdruckkammer (▸ Abb. 15.3) ununterbrochen fortgeführt werden.

Es sollte bei Krankheitssymptomen aller Art innerhalb der ersten 24 Stunden nach einem Tauchgang immer auch an einen möglichen Tauchunfall als Ursache gedacht werden. Unabhängig von Schwere und initialer Dauer der Symptomatik ist die Kontaktaufnahme zu einem erfahrenen Taucher-/Druckkammerarzt oder Druckkammerzentrum zur Einordnung der meist unspezifischen Symptome sinnvoll, da es im zeitlichen Verlauf zu einer Verschlechterung der Beschwerden kommen kann.

Das Therapieprinzip in einer Druckkammer ist die hyperbare Oxygenierung (HBO), also die Atmung von 100 % Sauerstoff unter Überdruck. Hierbei wird neben einer rein physikalischen Verkleinerung von Gasblasen (durch Druckzunahme gemäß dem Gesetz von Boyle/Mariotte) auch eine Oxygenierung der ischämiebedrohten Gewebeareale über den hohen Sauerstoffpartialdruck erreicht. Weitere Informationen zur Behandlung des Tauchunfalls finden sich in der „S 2-Leitlinie Tauchunfall“ [3].

15.3.4 Flachwasserohnmacht/ Schwimmbad-Blackout

Frage 1055

Erläutern und differenzieren Sie die beiden Krankheitsbilder „Flachwasserohnmacht“ und „Schwimmbad-Blackout“, die im Rahmen des Apnoetauchens immer wieder auftreten und zu Bewusstseinsverlust führen können.

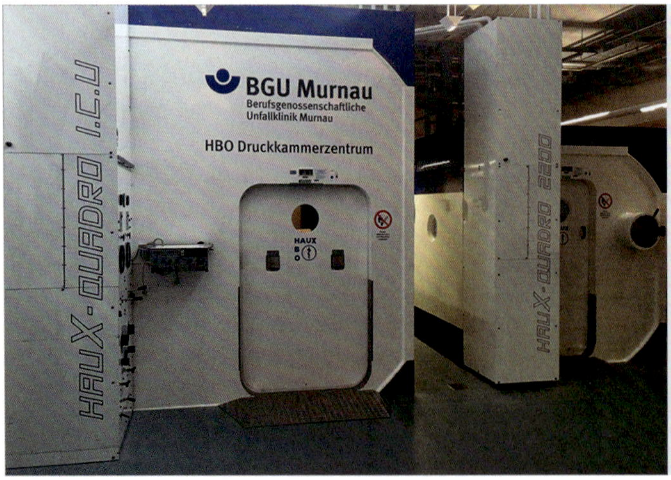

Abb. 15.3 Druckkammerzentrum der BG Unfallklinik Murnau.

Beim Schwimmbad-Blackout handelt es sich um einen Bewusstseinsverlust, der auftritt, wenn vor einem Langstreckentauchversuch hyperventiliert wurde. Der CO_2-Partialdruck wird dadurch akzidentell gesenkt, was dazu führt, dass der CO_2-getriggerte Atemanreiz erst später als normal einsetzt. Hierdurch wird zwar eine längere Apnoezeit möglich, aber u. U. auch vor Erreichen des Atemantriebs ein hypoxischer Sauerstoffpartialdruck erreicht, was zur Ohnmacht und im schlimmsten Fall zum Ertrinken führt.

Im Gegensatz dazu ereignet sich die Flachwasserohnmacht am Ende eines Apnoetieftauchgangs. Beim Auftauchen, manchmal auch „Aufstiegs-Blackout" genannt, sinkt bei Erreichen geringer Wassertiefen plötzlich der Sauerstoffpartialdruck rapide, was zur Hypoxie und Ohnmacht führt. Zuvor war in größeren Tiefen ein Großteil des Sauerstoffs verbraucht worden, ohne dass dies vom Taucher bemerkt wurde, da der hohe Sauerstoffpartialdruck eine „Luxussauerstoffversorgung" vorgaukelt.

Das Apnoetauchen in all seinen Spielarten erfreut sich steigender Beliebtheit. Dass auch beim gerätefreien Tauchen allein durch die Immersion in Wasser, den Tauchreflex und die Steigerung des Umgebungsdruckes eine Reihe von physikalischen und physiologischen Effekten zum Tragen kommen, ist so manchem Sportler nicht bewusst. Auch für den Apnoetaucher ist prinzipiell die gleiche Tauchtauglichkeitsuntersuchung zu fordern wie beim Gerätetaucher.

15.3.5 Tiefenrausch/Stickstoffnarkose, Sauerstoffvergiftung

Frage 1056

Warum nutzen Sporttaucher zur Vermeidung einer Stickstoffaufsättigung und der damit verbundenen Gefahr einer Dekompressionskrankheit nicht Sauerstoff als Atemgas?

Sauerstoff besitzt bei Erreichen eines bestimmten Partialdrucks toxische Nebenwirkungen. Dieser kritische Partialdruck beträgt im Wasser unter körperlicher Aktivität etwa 1,4–1,6 bar, d. h., er wäre bei Nutzung von reinem Sauerstoff als Atemgas bereits ab einer Wassertiefe von 4 bis 6 m erreicht! So bestimmt auch beim zunehmend verbreiteten Nitrox-Tauchen (Luftgemisch mit erhöhtem Sauerstoffanteil = Enriched Air Nitrox [EANx] mit 32 % oder 36 % Sauerstoffanteil) der Sauerstoff die maximal mögliche Tauchtiefe.

Die akute Sauerstofftoxizität betrifft unser zentrales Nervensystem (ZNS) (sog. Paul-Bert-Effekt) und äußert sich als Krampfanfall, der während Immersion in der Regel durch Ertrinken tödlich ist. Zusätzlich kennen wir sauerstofftoxische Langzeiteffekte, wie z. B. die pulmonale Sauerstofftoxizität (sog. Lorraine-Smith-Effekt), bei der es unter Langzeiteinwirkung hyperbaren Sauerstoffs (z. B. bei Druckkammertherapieserien) zur Pneumonitis mit Lungenödem kommen kann.

Frage 1057

Was verstehen Sie unter einem Tiefenrausch?

Die narkotische Wirkung von Stickstoff auf das ZNS bei Erreichen eines kritischen Partialdrucks. Der auch Stickstoffnarkose genannte Effekt begrenzt die mögliche Tauchtiefe beim Sporttauchen. Mit Luft als Atemgas ist bereits ab Tauchtiefen von 30 m (3,2 bar Stickstoffpartialdruck) mit Einschränkungen der intellektuellen und motorischen Fähigkeiten zu rechnen. In größeren Tiefen kann der narkotische Effekt zum Bewusstseinsverlust und damit zum Tod durch Ertrinken führen.

Ab einer Tauchtiefe von 30 m ist bei der Atmung von Pressluft grundsätzlich mit dem Auftreten eines Tiefenrauschs zu rechnen. Die Anfälligkeit für eine Inertgasnarkose ist interindividuell allerdings ausgesprochen unterschiedlich und auch nicht reproduzierbar. Häufig werden erste Effekte des Tiefenrauschs vom Taucher selbst gar nicht bemerkt. Anfangs können zunächst euphorisierende und enthemmende Symptome überwiegen. Die Symptomatik ähnelt einem Alkoholrausch und kann von allen Formen der Wahrnehmungsveränderungen (unscharfe zeitliche, situative und örtliche Orientierung, Halluzinationen, Gesichtsfeldeinschränkungen) über Einschränkungen des formalen Denkens und schwerer Beeinträchtigung der Feinmotorik und Koordinationsfähigkeiten bis hin zu Angst-, Beklemmungsgefühlen und Panikattacken reichen – letztlich alles Symptome, die in der Tauchgangssituation unter Wasser tödliche Folgen haben können.

15.3.6 Tauchtauglichkeit

Frage 1058

Was ist für die Beurteilung der Tauchtauglichkeit eines Sporttauchers immer notwendig?

- **ausführliche Anamnese mit Schwerpunkt auf der kardiopulmonalen Leistungsfähigkeit, psychischen Stabilität sowie chronischen Erkrankungen und Dauermedikation**
- **gründliche klinische Untersuchung (insbesondere Herz, Lunge, Otoskopie mit Trommelfellbefund und Beurteilung des Druckausgleichs mittels Valsalva-Manöver sowie orientierende neurologische Untersuchung und Sehtest)**
- **funktionelle Beurteilung des Bewegungsapparats**

Auch ein ausreichendes Maß an körperlicher Leistungsfähigkeit und gute Schwimmkenntnisse sollten abgefragt bzw. geprüft werden. Nur damit ist der Taucher in der Lage, nach dem Buddy-Prinzip seinem Tauchpartner in einer eventuellen Notfallsituation eine wirkliche und ggf. lebensrettende Hilfe zu sein.

Frage 1059

Nennen Sie einige Gründe, warum die klinische und spirometrische Beurteilung der pulmonalen Funktion und der pulmonalen Leistungsfähigkeit bei der Tauglichkeitsuntersuchung eines Sporttauchers einen besonders hohen Stellenwert haben muss.

- **Unter erhöhtem Umgebungsdruck steigt die Atemgasdichte, d. h., die Atemgase haben eine höhere Viskosität, was zu einer erhöhten Atemarbeit führt.**
- **Der Atemgrenzwert (maximal mögliches AMV) sinkt.**
- **Trockenes und kaltes Atemgas aus der Flasche reizt die Atemwege, was bei einem hyperreagiblen Bronchialsystem zu einer bronchialen Obstruktion führen kann.**
- **Bei obstruktiven und restriktiven Ventilationsstörungen (z. B. Asthma bronchiale) besteht ein erhöhtes Risiko für eine Lungenüberblähung während der Dekompression, wenn bestimmte Areale der Lunge im Sinne eines „Air Trappings“ (gefangene Luft) die sich ausdehnenden Gasvolumina nicht rasch genug abatmen können.**
- **Strukturelle Lungenveränderungen (Lungenempysem, Bullae, Lungenfibrose etc.) schließen eine Tauchtauglichkeit aus, da es leichter zu Lungenrissen und Überdehnungen kommen kann.**

Auch wenn leichtgradige Erkrankungen der Atemwege und der Lunge bei guter klinischer Belastbarkeit und stabiler pulmonaler Situation ggf. nur eine relative Kontraindikation für das Tauchen darstellen, sollte immer bedacht werden, dass der Taucher über ausreichend physische Reserven für unvorhergesehene Situationen verfügen muss. Verschlechterung der Umgebungsbedingungen (Wetter, Strömung etc.) oder Probleme beim Tauchpartner fordern ggf. zusätzliche körperliche – und damit auch pulmonale – Anstrengungen.

Frage 1060

Unter welchen Voraussetzungen können auch Kinder und Jugendliche den Tauchsport ausüben?

Das entscheidende Kriterium für die Tauglichkeit eines Kindes zum Tauchsport ist die nötige intellektuelle Reife. Liegt ein hohes Maß an Vernunft und Eigenverantwortlichkeit vor und bestehen keine psychischen Einschränkungen (Impulsivität, Aufmerksamkeits-Defizit-Hyperaktivitäts-Störung [ADHS] etc.), können Kinder frühestens ab dem 8. Lebensjahr mit einigen regulativen Einschränkungen eine Ausbildung zum Gerätetaucher beginnen. Hierzu ist selbstverständlich immer eine gründliche taucherärztliche Untersuchung erforderlich.

Bei der Ausbildung von Kindern im Tauchsport sollte großer Wert auf altersgerechte Vermittlung der Inhalte gelegt werden. Die entscheidenden Kriterien einer sinnvollen und sicheren Tauchausbildung sind immer Ruhe und Zeit. Der kindliche Spaß am Lernen und die intrinsische Motivation sind die Taktgeber.

Frage 1061

Gelten für das Tauchen mit Kindern spezielle Regeln?

- **Tauchgänge sollten grundsätzlich kürzer ausfallen und nur in geringere Tiefen führen.**
- **Es sollten keine dekompressionspflichtigen Tauchgänge und keine Wiederholungstauch-**

gänge durchgeführt werden (ausgesprochen konservative Tauchgangsplanung).
- Kinder sollen keine Kaltwassertauchgänge unternehmen (eingeschränkte Wärmeregulation durch geringeres Unterhautfettgewebe und ungünstiges Verhältnis von Körperoberfläche zu Gewicht).
- Zur Verhinderung von Problemen mit dem Bewegungsapparat sollte das Equipment kindgerecht und möglichst leicht sein.
- Kinder können in der Regel weder körperlich noch psychisch die „Buddy-Funktion" übernehmen und als adäquate Hilfspersonen im Notfall eingeplant werden. Sie sollten deshalb nur mit erfahrenen Erwachsenen tauchen.

Nähere Infos zum Thema Kinder und Tauchen finden sich u. a. in der sog. Eisenacher Erklärung der Gesellschaft für Pädiatrische Sportmedizin [1].

Frage 1062

Wie beurteilen Sie die Tauchtauglichkeit eines ansonsten gesunden insulinpflichtigen Typ-1-Diabetikers?

Tauchen ist unter folgenden Voraussetzungen grundsätzlich möglich:
- **Mindestalter 18 Jahre**
- **gute Etablierung der medikamentösen Therapie über einen längeren Zeitraum (mindestens 12 Monate) mit stabiler Blutzuckereinstellung auch unter körperlicher Belastung**
- **häufige Blutzuckerselbstkontrollen, idealerweise mit Führen eines Tagebuchs und detaillierten Eintragungen ins Tauchlogbuch**
- **keine diabetesassoziierten Folgeerkrankungen mit relevanten Organbeeinträchtigungen**
- **Durchführung mindestens jährlicher Folgeuntersuchungen**

Das größte Risiko für den Diabetiker beim Tauchen besteht in einer relevanten Entgleisung des Serumblutzuckerspiegels (vor allem im Sinne einer Hypoglykämie!) mit neurologischen Symptomen und Vigilanzminderungen. Eine direkte Beeinflussung der Blutglukosekonzentration oder der hormonellen Steuermechanismen durch physikalische Gesetzmäßigkeiten unter Überdruck gibt es nicht. Allerdings stellen körperliche Anstrengung und Hitze oder Kälte äußerliche Einflüsse dar, die zu Instabilitäten in der individuellen Zuckereinstellung des Diabetikers führen können. Grundvoraussetzung für die Tauglichkeit zum Tauchen ist deshalb immer eine gute Kenntnis der eigenen Erkrankung, deren stabile diätetische und medikamentöse Einstellung sowie eine uneingeschränkte und geschulte Wahrnehmung früher Hypoglykämiesymptome durch den Taucher.

15.3.7 Bescheinigung/ Untersuchung

Frage 1063

Dürfen Sie als approbierter Arzt eine Tauchtauglichkeitsuntersuchung für Sporttaucher durchführen und bescheinigen?

Ja, wenn Sie über die notwendigen tauchmedizinischen Fachkenntnisse verfügen, z. B. durch die Teilnahme an speziellen Kursen der nationalen Fachgesellschaften. Sie stellen im Sinne eines medizinischen Attests die Eignung für den Tauchsport fest und haften damit juristisch auch für diese Einschätzung.

Informationen zur ärztlichen Qualifikation und zu den empfohlenen Untersuchungen sowie standardisierte Formblätter zu Anamnese, Untersuchung und Bescheinigung der Tauglichkeit finden sich zum kostenfreien Download bei den Fachgesellschaften (in Deutschland die Gesellschaft für Tauch- und Überdruckmedizin [GTÜM]) [2].

Frage 1064

Gibt es bei der Tauchtauglichkeitsuntersuchung notwendige apparative Untersuchungen?

- **obligates Ruhe-EKG (ab dem 40. Lebensjahr ist auch eine Ergometrie empfohlen)**
- **obligate Spirometrie/Lungenfunktionstest**
- **bei Bedarf oder anamnestischen Hinweisen zusätzlich ggf. Bildgebung des Thorax, Labor, HNO-ärztlicher Befund, weitere Facharztbefunde**

Oft wird die Frage nach einer Echokardiografie zur Detektion eines PFO gestellt. Ein PFO besteht bei etwa 20 % der Erwachsenen und hat nur dann klinische Relevanz, wenn es mit einem spontanen oder funktionellen Rechts-Links-Shunt einhergeht. Allerdings können auch andere intrapulmonale oder in-

tra-/extrakardiale Kurzschlussverbindungen einen funktionellen Rechts-Links-Shunt bedingen, sodass nur eine dynamische transösophageale Echokardiografie (TEE) mit Kontrastmittel ausreichende Aussagekraft hat. Das statistische Risiko eines Dekompressionsunfalls (DCI) ist zwar durch ein PFO um den Faktor 2–3 erhöht, bleibt aber bei Einhaltung der anerkannten Dekompressionsregeln insgesamt extrem niedrig, weshalb nach aktuellen Empfehlungen ein grundsätzliches PFO-Routine-Screening für Taucher nicht empfohlen wird.

Frage 1065

? Wie ist das empfohlene Untersuchungsintervall für eine sportmedizinische Untersuchung bei Sporttauchern?

! **Für gesunde Taucher bis zum 40. Lebensjahr wird eine Wiederholungsuntersuchung alle 3 Jahre empfohlen. Ältere Taucher sollten jährlich auf Tauchtauglichkeit untersucht werden. Bei chronischen Erkrankungen oder anderen für den Tauchsport relevanten körperlichen Einschränkungen sollten kürzere individuelle Zeiträume vereinbart werden.**

i *Nach jedem Tauchunfall besteht grundsätzlich zunächst Tauchuntauglichkeit, unabhängig vom Zeitpunkt der letzten taucherärztlichen Begutachtung. Es muss zwingend die möglichst genaue Ursache des Unfalls eruiert werden und ggf. notwendige Zusatzuntersuchungen müssen durchgeführt werden. Nur so kann das individuelle Risiko eines erneuten Tauchunfalls korrekt eingeschätzt werden und es können ggf. notwendige Auflagen zur weiteren Ausübung des Tauchsports festgelegt werden. Erst nach dieser eingehenden Untersuchung und Beratung durch einen erfahrenen Taucherarzt kann eine erneute Tauglichkeit bescheinigt werden. Auch nach jeder schweren Erkrankung, unabhängig von einem Tauchunfall, sollte eine erneute Tauchtauglichkeitsuntersuchung erfolgen.*

Literatur

[1] **Gesellschaft** für Pädiatrische Sportmedizin: http://www.kindersportmedizin.org

[2] **Gesellschaft** für Tauch- und Überdruckmedizin: http://www.gtuem.org

[3] **Gesellschaft** für Tauch- und Überdruckmedizin e. V., Schweizerische Gesellschaft für Unterwasser- und Hyperbarmedizin. AWMF-S 2-Leitlinie Tauchunfall. Im Internet: https://register.awmf.org/assets/guidelines/072-001l_S2k_Tauchunfall_2023-03.pdf; Stand. 13.01.2023

[4] **Leyk** D, Hoitz J, Becker C et al. Health risks and interventions in exertional heat stress. Dtsch Arztebl Int 2019; 116(31–32): 537–544

[5] **Racinais** S, Alonso JM, Coutts AJ et al. Consensus recommendations on training and competing in the heat. Br J Sports Med 2015; 49(18): 1164–73

16 Return-to-Sports und Prävention

Jan-Philipp Müller, Boris Mandryka

Frage 1066

Was versteht man unter medizinischer Rehabilitation?

Die Wiederherstellung der körperlichen und organischen Tauglichkeit. Häufig ist auch die gesellschaftliche Teilhabe mit einbegriffen.

Enthalten sind ambulante und stationäre Verfahren, die zu einer Wiederherstellung der Funktionsfähigkeit führen. Im bezahlten Profisport stehen neben der allgemeinen physiotherapeutischen Therapie auch die EAP (erweiterte ambulante Physiotherapie), KSR (komplexe stationäre Rehabilitation), TOR (tätigkeitsorientierte Rehabilitation) sowie die BGSW (berufsgenossenschaftliche stationäre Weiterbehandlung) zur Verfügung. Im weitesten Sinne beinhaltet die Rehabilitation alle Meilensteine des RTC (Return-to-Competition).

Frage 1067

Was versteht man unter „Return-to-Competition" (RTC)?

Es ist ein übergeordneter Begriff, der den kompletten Reintegrationsprozess vom Verletzungszeitpunkt bis zur Wiederaufnahme der Wettkampffähigkeit beschreibt.

Das RTC beginnt mit der RTA-Phase („Return-to-Activity") [6]. Diese beginnt mit Start des allgemeinen Rehabilitationstrainings. Im Anschluss beginnt die RTS-Phase („Return-to-Sports"), in der das sportartspezifische Rehabilitationstraining aufgenommen und der Athlet hin zu einem individuellen Mannschaftstraining gebracht wird. Diese Phase endet mit dem „Return-to-Play" (RTP). Das RTP definiert eine uneingeschränkte Teilnahme am Mannschaftstraining/Wettkampftraining.

Frage 1068

Welche 2 klassischen Rehabilitationsphasen-Modelle sind Ihnen bekannt?

Das zeitbasierte und das kriterienbasierte Rehabilitationsphasen-Modell.

In der Vergangenheit wurde häufig die zeitbasierte Rehabilitation anhand festgelegter Zeitabschnitte angewandt, in der die Verletzung zur Ausheilung gekommen ist. Dieses Modell gilt als veraltet.

Die modernen Ansätze der Rehabilitation gliedern die Rehabilitation meist in 4 Phasen:

- *Die erste Phase soll zu einer stabilen Heilung der verletzten Struktur führen, gleichzeitig wird eine passive und zunehmend aktive Mobilisation begonnen. Hierbei bestehen meist noch eingeschränkte ROM-Vorgaben (ROM: Range of Motion).*
- *Die Kriterien der zweiten Phase beinhalten eine komplette Wiederherstellung der passiven ROM sowie den Beginn der dynamischen Stabilisierung der umgebenden Gelenke.*
- *In der dritten Phase sollen die dynamische Gelenkstabilisation sowie die endgradige aktive ROM erreicht werden. Auch funktionelle Übungen werden vermehrt eingeschlossen.*
- *Die vierte Phase beinhaltet die Wiederherstellung der sport-, alltags- und arbeitsspezifischen Kinematik. Im Anschluss kann eine RTC-Abschlusstestung durchgeführt werden.*

Im weitesten Sinne kann das kriterienbasierte Rehabilitationsmodell mit dem RTC verglichen werden.

Frage 1069

Was versteht man unter einer aufsteigenden Ursachen-Folge-Kette?

Aufgrund der miteinander verbundenen Funktionseinheiten können sich distale Pathologien, z. B. des Sprunggelenks, negativ auf darüberliegende Funktionseinheiten (Knie, Hüfte, Becken, Wirbelsäule) auswirken. Aus einer primär distalen Fehlfunktion kann somit eine übergeordnete sekundäre Fehlfunktion entstehen.

Beispielsweise kann bei einem Supinationstrauma des Sprunggelenks eine relative Fehlrotation des Sprungbeins auftreten. Der daraus entstandene Druck in der lateralen Sprunggelenkgabel kann über eine veränderte Zugkraft an der Fibula zu einer Irritation des proximalen Tibiofibulargelenks führen.

Durch diese funktionelle Kaudalisierung des Fibulakopfs kommt es zu einer erhöhten Zugkraft des M. bizeps femoris. Hieraus resultiert eine unilaterale Veränderung der Drehachse im Bereich des Os Ileum. Häufig resultiert hieraus ein Innenrotationsdefizit des Hüftgelenks sowie eine Posteriorität des Beckens. Durch die iliolumbalen Bänder kann sich dieser Prozess bis in die Wirbelsäule projizieren. Eine FSR (Flexions-Seit-Rotationsstellung) ist zum Ausgleich der durch den genannten Prozess entstehenden funktionellen Beinlängendifferenz aufgrund der posterioren Beckenstellung klinisch objektivierbar.

Frage 1070

Nach einer langwierigen Knieverletzung stellen Sie bei einem Patienten eine deutliche Muskelmassenminderung des M. quadriceps femoris fest und empfehlen den Muskelaufbau im offenen System. Was versteht man darunter?

Im offenen System ist bei der durchgeführten Bewegung das Endglied der Extremität frei beweglich. Das heißt, bei einer Quadrizepsübung an der Maschine ist der Unterschenkel/Fuß frei beweglich.

Hierbei werden Agonisten und Synergisten isoliert angesteuert. Diese Rehabilitationsform wird bei isolierten Muskeldefiziten angewandt. Es sind nahezu keine Ausgleichsbewegungen oder Kompensation durch andere Muskelgruppen möglich.

Frage 1071

Was versteht man hingegen unter einem geschlossenen System?

Im geschlossenen System ist das Endglied der Extremität bei der Übungsduchführung fixiert. Hierbei resultiert eine Aktivierung von Muskelgruppen und funktionellen Einheiten. Ein Beispiel ist die Beinpresse.

Alltagsnahe Bewegungen, funktionelle Bewegungsmuster und gelenkstabilisierende Koordination zwischen Agonisten/Synergisten und Antagonisten werden zusammen trainiert. Des Weiteren wird die intramuskuläre Koordination verbessert.

Frage 1072

Was versteht man unter einer Muskelschlinge?

Muskelschlingen sind als Funktionseinheit von verschiedenen Muskelgruppen zu verstehen, die im Zusammenwirken eine spezifische Bewegung ausführen. Die Bewegung innerhalb der Schlinge entsteht durch das Zusammenspiel gleichzeitig aktiver, exzentrisch und konzentrisch arbeitender Funktionseinheiten.

Um eine bestimmte (sportartspezifische) Bewegung durchzuführen, bedarf es der Funktion mehrerer Muskeln, die durch ihr koordinatives Zusammenspiel zur exakten Bewegungsausführung führen. Hierbei können Beuge- und Streckschlingen, Rotationsschlingen und statische Schlingen unterschieden werden. Beispielsweise benötigt ein Weitspringer beim Absprung ein Zusammenwirken von Gesäßmuskulatur, Quadrizeps femoris, Gastrocnemius und Soleus sowie der beugenden Fußmuskeln.

Frage 1073

Die Schultergürtelmuskulatur wird zur Bewegung der Skapula benötigt. Nennen Sie hierfür die 4 Muskelschlingen, die die Skapula dreidimensional positionieren.

- **Vertikale Schlinge für die kranial-kaudale Bewegung: M. levator scapulae und die Pars ascendes des M. trapezius**
- **Schräg-vertikale Schlinge für die von ventral-kaudal nach dorsal-kraniale Bewegung: M. pectoris minor und die Pars descendens des M. trapezius**
- **Horizontale Schlinge für die Abduktion/Adduktion: Pars superior et intermedia des M. serratus anterior und die Pars transversa des M. trapezius**
- **Rotationsschlinge: Mm. rhomboidei und die Pars inferior des M. serratus anterior**

Durch diese dreidimensionale Beweglichkeit unter der Funktionsweise der Muskelschlingen der Schultergürtelmuskulatur gelingt ein harmonischer Bewegungsablauf. Die Wiederherstellung des skapulohumeralen und des skapulothorakalen Rhythmus sind fester Bestandteil der kriterienbasierten Rehabilitation nach einer Schulterverletzung.

Frage 1074

Was versteht man unter einer myofaszialen Kette?

Eine überregionale Funktionseinheit aus plastischen Elementen wie Bändern, Sehnen/Muskeln und stabilen Elementen wie knöchernen Leitstrukturen, die durch langstreckige Faszienverläufe zusammen eine statische oder dynamische Funktion übernehmen. Faszien sowie deren umgebendes Bindegewebe verbinden somit voneinander entfernte Muskelfunktionsgruppen zu übergeordneten Funktionseinheiten.

Klassischerweise werden 6 myofasziale Ketten beschrieben:

- *oberflächliche Rückenlinie (Extensionsbewegung und Stabilisation der aufrechten Haltung)*
- *oberflächliche Frontallinie (Gegenspieler der oberflächlichen Rückenlinie, Fußgelenk- und Kniestreckung, Hüft- und Rumpfbeugung, Beugung der Halswirbelsäule [HWS])*
- *funktionelle Rückenlinie und Frontallinie (funktionell-dynamische Bewegungen, v. a. diagonal)*
- *2 Spirallinien (Gleichgewicht für die Haltung in allen Ebenen)*

Für 3 der 11 von T. Myers definierten myofaszialen Ketten konnte eine Evidenz nachgewiesen werden: für die oberfächliche Rückenlinie, die funktionelle Rücken- und Frontallinie.

Im Allgemeinen bestehen verschiedene Definitionsansätze zur Beschreibung der Faszie. Neben der rein anatomischen Definition einer muskulären Hüllstruktur weisen andere Autoren auf das Zusammenspiel verschiedener Gewebetypen als übergeordneten Faszienbegriff hin.

Frage 1075

Sie identifizieren bei einem Patienten in der rehabilitativen Phase eine durch eine myofasziale Veränderung bedingte statische Fehlhaltung. Welches ist der nächste sinnvolle Rehabilitationsbaustein nach erfolgreicher Korrektur der Statik?

Die trainingstherapeutische Stabilisation der erreichten Korrektur.

Im Vorfeld kann eine Eigenmobilisation angrenzender Gelenke erfolgen. Anschließend empfiehlt sich die dreidimensionale Stabilisation durch dynamische Ansteuerung synergistischer und antagonistischer Funktionspartner durch z. B. PNF-Muster (PNF: Propriozeptive Neuromuskuläre Fazilitation).

Frage 1076

Im Rahmen des Rehabilitationsprozesses wird das sensomotorische Training implementiert. Was versteht man darunter?

Hierbei werden neben dem Seh-, Gehör- und Gleichgewichtssinn auch die Muskel- und Sehnenspindeln sowie Gelenkrezeptoren aktiviert, die in Summe zu einer verbesserten sensomotorischen Kontrolle führen. Dies dient der Koordination von Bewegungsabläufen, v. a. bei Landebewegungen sowie bei unvorhergesehenen Ausgleichsbewegungen.

Es wird hierbei insbesondere die intra- und intermuskuläre Koordination trainiert, die durch den sensorischen Stellungssinn der Gelenke und den Dehnungszustand der Muskel-Sehnen-Apparate unbewusst verarbeitet wird. Somit kann bei vorhersehbaren, aber auch unvorhersehbaren Situationen eine proportional zur Gelenkbewegung und Muskelaktivität schützende Agonisten/Antagonisten-Aktivität hervorgebracht werden.

Frage 1077

Nennen Sie ein einfaches Beispiel für sensomotorisches Krafttraining der oberen Extremität im Schulterbereich mit sowohl rehabilitativem als auch präventivem Ansatz.

Liegestütz im Schlingentrainer oder auf dem Pezziball.

Hierbei wird nicht wie in der geschlossenen Kette ausschließlich der für das Heben und Senken zuständige Muskelapparat angesteuert, sondern es bedarf einer intra- und intermuskulären Koordination zur dynamischen Stabilisierung der gesamten Schulterregion.

Nach Wiederaufnahme der Wettkampfaktivität können Störungen (Perturbationen) in der eigentlichen sportlichen Bewegung durch sensomotorisches Training deutlich stabiler abgefangen werden.

Frage 1078

Was ist Medical Flossing (MF) in der Rehabilitation?

Hierbei wird ein dehnbares Latexband mit individualisierter Vordehnung um die betroffene Extremität geschlungen. Es entsteht eine lokale Kompression unterschiedlicher Intensität.

Im Rahmen des MF (▶ Abb. 16.1) wird ein epidermaler Druck auf das darunterliegende Gewebe projiziert. Es kommt zu Spannungsveränderungen im artikulären und myofaszialen System.

Zum einen führt die Kompression zu einer Kompromittierung des venösen Abflusses. Anschließend entsteht eine Hyperämie, die neben der verbesserten Durchblutung auch einen lymphabflussverstärkenden Effekt bewirkt (Schwammeffekt).

Zum anderen können bei schmerzhaften Bewegungseinschränkungen fasziale, kapsuläre und subkutane Verklebungen durch entstehende Scherkräfte gelöst und somit eine Verbesserung der Bewegungsumfänge hervorgerufen werden (Cinetic Resolve).

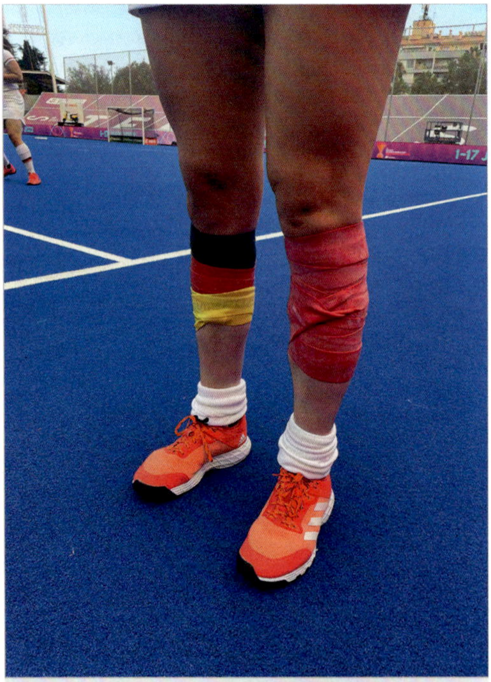

Abb. 16.1 Medical Flossing.

Schlussendlich wird davon ausgegangen, dass über die dermale Kompression Mechanorezeptoren stimuliert und mechanische in biochemische Stimuli umgewandelt werden. Des Weiteren wird eine Inhibition der Nozizeption (afferente Bahnen) hervorgerufen.

Im Gegensatz zum Okklusionstraining zielt das MF auf eine verbesserte, schmerzfreie Beweglichkeit sowie eine Verbesserung der lokalen Durchblutungssituation ab.

Hierbei handelt es sich um eine Therapieoption mit niedriger Evidenz, die jedoch verbreiteten Einzug in der Sportmedizin erhalten hat.

Frage 1079

Nennen Sie Vor- und Nachteile von Muskeltrainingsgeräten.

Vorteile:

- **vereinfachte Bewegungsausführung mit dementsprechend verringerter Verletzungsgefahr bei vorgegebener Bewegungsausführung**
- **Bewegung dosiert und exakt durchführbar, da keine Ausgleichsbewegungen notwendig sind**
- **isoliertes Training einer Muskelgruppe (offenes System) möglich**
- **Trainingssteuerung über Bewegungsprozess gut möglich**

Nachteile:

- **fehlende Ausgleichsbewegungen/Propriozeption**
- **niedriger Trainingseffekt für inter- und intramuskuläre Prozesse**
- **wenig Bezug auf die sportartspezifischen Bewegungsabläufe**

Muskeltraining am Gerät hat viele Vorteile in der Rehabilitation in der Phase der Belastungssteigerung. Auch können isolierte Muskelmassendefizite sehr gut trainiert werden. Im Breitensport stellt das Maschinentraining eine verletzungsunanfällige Alternative zu hoch komplexen Bewegungsabläufen mit notwendiger koordinativer und propriozeptiver Leistung dar. Für sportartspezifisches Rehabilitationstraining wird eine der Bewegung ähnliche Trainingsform empfohlen. Hierbei ist jedoch ein ausreichendes Basislevel an Kraft, Koordination und dynamischer Stabilität notwendig, um die verschiedenen Muskelschlingen/Funktionseinheiten parallel zu trainieren.

Frage 1080

6 Wochen nach einer Außenbandverletzung am Sprunggelenk (Lig. fibulotalare anterius [LFTA], Kapsel) stellt sich ein Athlet mit UAGS (Unterarmgehstützen), Thromboseprophylaxe, anliegender Orthese und weiterhin eingehaltener Ruhigstellung bei Ihnen vor. Physiotherapie wurde nicht durchgeführt. Nennen Sie Nachteile der langen Immobilität/Inaktivität bezugnehmend auf die Heilung der anterolateralen Kapselbandstrukturen.

Aufgrund der verminderten bis ausbleibenden Beanspruchung/Reizung der in Heilung befindlichen Strukturen in den ersten Phasen der Rehabilitation kommt es zu einer Adhäsionsbildung, Kapselverklebung, Kapselschrumpfung, verminderten Durchblutung mit unzureichender Nutrition sowie unvermeidbaren Bewegungsstörung des Sprunggelenks. Die direkte Bandheilung erfolgt mit einer nur unzureichenden Reißfestigkeit durch fehlende Zuglast (Zugfestigkeit um gut die Hälfte reduziert). Des Weiteren kommt es zu einer erheblichen Störung der Propriozeption sowie der Arthrokinematik.

Gerade bei frischen strukturellen Läsionen ist eine phasenadaptierte Rehabilitation von Beginn an erforderlich. Um ein zeitgerechtes RTC durchzuführen, bedarf es zunächst einer freien Gelenkfunktion. Im Folgenden zielt das RTC auf die neuromuskuläre Ansteuerung, dynamische Gelenkstabilisation, stadiengerechte Belastung sowie die sensomotorischen Reize ab.

Frage 1081

Nennen Sie Folgen einer langen Immobilisation/Inaktivität, bezogen auf das Muskelorgan.

Infolge einer reduzierten neuromuskulären Aktivierung entsteht eine Atrophie mit reduzierter nervaler Ansteuerung, reduzierter intramuskulärer Koordination, Abnahme des Muskelquerschnitts (ST-Fasern > FT-Fasern [ST: Slow Twitch, FT: Fast Twitch]), Kraftverlust (etwa 3–4 % pro Tag), reduzierter Stoffwechselleistung für Fett und Kohlenhydrate, verminderter Sauerstoffaufnahme der intramuskulären Mitochondrien mit einer daraus resultierenden reduzierten Muskelkraft- und Muskelausdauerleistung. In dieser Folge kommt es schlussendlich zu einer intramuskulären Reduktion hoch aktiver Sarkomere und zu einer Bindegewebsvermehrung. Die Flexibilität der Muskulatur nimmt ab und es kann zu einem Verlust der Dehnfähigkeit kommen.

Auch hier gilt: Eine phasenadaptierte und verletzungsadaptierte Ansteuerung der Muskulatur ist auch bei strukturellen Verletzungen zeitnah zu beginnen, um neben einem Funktionsverlust auch einen höhergradigen Umbau der Muskelstruktur zu vermeiden.

Frage 1082

Nennen Sie die zu vermeidenden Bewegungsrichtungen in den ersten Phasen einer Rehabilitation nach einer vorderen Außenbandruptur des Sprunggelenks (LFTA).

Kontraindikationen:
- **Supination**
- **Inversion**
- **Plantarflexion über 15° in der Frühphase**

Bei LFTA-Rupturen sollten alle Bewegungsdirektionen, die das Band und die anterolaterale Kapsel unter Zugstress bringen, bis zur Konsolidierungsphase vermieden werden, um die Heilung nicht zu kompromittieren. Eine Bandinsuffizienz mit chronischer Bandinstabilität kann eine unerwünschte Folge sein.

Frage 1083

Beschreiben Sie ein konservatives Vorgehen bei einer femoralen Innenbandruptur am Kniegelenk in den ersten 6 Wochen der Rehabilitation.

Mobilisation mit Vierpunkt-Hartrahmenorthese mit vorgegebener ROM:
- **1.–2. Woche ROM E/F 0–20–60**
- **3.–4. Woche ROM E/F 0–0–90**
- **5.–6. Woche freie ROM**

Beginn des Athletiktrainings nach 1 Woche mit Oberkörperübungen und anschließend nach 14 Tagen mit der unteren Extremität. Eine adjuvante Infiltration mit z. B. ACP (autologes konditioniertes Plasma) dreimal direkt nach der MRT-Diagnostik und in wöchentlichem Abstand kann erwogen werden, um den Heilungsprozess zu unterstreichen.

Eine OP-Indikation stellt in der Regel eine komplette Ruptur mit Dehiszenz der Rupturenden oder eine distale Stenar-like-Läsion dar. In Abhängigkeit von der Verletzungsschwere und der Erfahrung des Behandlers können Winkeleinstellungen für die Strecklimitierung sowie die Länge der Beugelimitierung variieren.

Frage 1084

Nennen Sie allgemeine innere Risikofaktoren für eine Rezidivverletzung, die während der Rehabilitation beachtet werden sollten.

- **Alter**
- **Geschlecht**
- **persönliche Anamnese**
- **Körperzusammensetzung**
- **allgemeine Gesundheit**
- **körperliche/physikalische Fitness**
- **Anatomie**
- **Spielklasse**
- **Skills (persönliche Technik)**
- **psychologische Faktoren (Motivation, Erfahrung, Risikobereitschaft)**

Selbst bei optimaler Therapie der verletzten Region sollten prädisponierende innere Risikofaktoren für ein Rezidiv, wie z. B. Body Mass Index (BMI), Fettmasse, maximale O_2-Aufnahme, Alter, Geschlecht, Anatomie, sportartspezifische Techniken, Risikowahrnehmung u.v.m. detektiert und in die Planung der Rehabilitation sowie die weiterführende Prävention eingeschlossen werden.

Frage 1085

Was versteht man unter einem Pre-Injury-Screening (PRE)?

Bei dieser prospektiven Datenerfassung wird, meist zu Beginn einer Saison, der Ist-Zustand des/der unverletzten Athleten/in ermittelt.

Leistungsdiagnostische Erkenntnisse und individuelle Referenzwerte werden gewonnen. Zum einen können hieraus Grundlagen für die individuelle Trainingsplanung („Performance Baseline") gewonnen werden, zum anderen werden Zielwerte für ein RTC (Return-to-Acitivity [RTA], Return-to-Sports [RTS], Return-to-Play [RTP]) erhoben, die im Falle einer Verletzung zur Zielsetzung im RTC herangezogen werden können.

Frage 1086

Welche objektivierbare Maßnahme kann helfen, einen Athleten für das RTP freizugeben?

Zum Beispiel ein Assessment-Tool zur Bewertung verschiedener qualitativer und quantitativer Testkategorien.

In der Regel wird eine Testbatterie erstellt, die auf die Reintegration der spezifischen Verletzungsregion abzielt. Im Bereich des Kniegelenks kann der schematische Ablauf bis zur RTP-Entscheidung wie folgt durchlaufen werden: Voruntersuchung, isokinetische Messung, posturale Kontrolle, Sprungtests, Schnelligkeit, Agilität, Ermüdungsprovokation, Sprungtests (vorermüdet), Abschlussgespräch.

Frage 1087

Im Rahmen des Assessment-Tools nach einer VKB-Verletzung (VKB: vorderes Kreuzband) wird ein Single-Leg-Hop-For-Distance-Test durchgeführt. Beschreiben Sie den Nutzen dieser Maßnahme.

Zum einen wird die Kraft des Einbeinsprungs in Sprunglänge ausgedrückt, zum anderen kann die neuromuskuläre Kontrolle bei der Landung sowie die dabei zu beobachtenden Knie- und Hüftbeugewinkel vor dem Hintergrund der Nähe zum Verletzungsmechanismus analysiert werden. Objektivierbar ist eine etwaige Seitendifferenz zwischen dem gesunden und dem verletzten Bein.

Der Athlet springt mit jeweils einem Bein ab und so weit wie möglich nach vorne. Dabei landet er auf demselben Bein und muss dabei das Gleichgewicht halten. Die Sprungweite soll mindestens 80–90 % der Körperhöhe bei Männern und 70–80 % bei Körperhöhe bei Frauen betragen. Der Distanzunterschied zum gesunden Bein sollte < 10 % betragen; dieses ist jedoch von der Sportart und der favorisierten Seitnutzung der unteren Extremität abhängig.

Frage 1088

Nennen Sie Risikofaktoren, die trotz eines bestandenen RTP-Assessments zu einer Re-Ruptur eines VKB-Transplantats führen können.

- **unzureichende Ligamentisierung des Transplantats**
- **mangelnde neuromuskuläre Kontrolle**

- **muskulär nicht kompensierbares, vermehrtes Gelenkspiel (Transplantatinsuffizienz)**
- **mangelnde Agonistenstärkung (v. a. ischiokrurale Muskelgruppe, Hüftgelenkaußenrotatoren)**
- **Bewegungs- und Mobilitätsdefizite**

Vor allem nach operativen Ersatzbandplastiken spielen sekundäre Präventionsansätze eine entscheidende Rolle. Neben der notwenigen Zeit, die das Transplantat ligamentisieren lässt, spielen die neuromuskuläre Ansteuerung und Ausdauer sowie eine stabile muskuläre Stärke der agonistisch wirkenden Muskelgruppen eine entscheidende Rolle, um eine Re-Ruptur zu vermeiden. Externe und interne allgemeine Risikofaktoren sollten stets mit bedacht werden.

Frage 1089

Sie sehen in ▸ Abb. 16.2 eine isometrische Kraftmessung im Rahmen einer RTP-Testung nach Ersatzbandplastik des VKB. Was sagt sie aus?

Eine Kraftgradminderung der linken Oberschenkel-Vorderseitenmuskulatur.

Es wird die isokinetische Maximalkraft der Kniestrecker und Kniebeuger bei Winkelgeschwindigkeiten von 60°/s getestet und das Drehmoment in N/m dargestellt. Die Kniebeugemuskulatur ist nahezu seitengleich. Die Kniestreckmuskulatur links zeigt einen weniger steilen Anstieg, eine Zweigipfligkeit sowie deutlich niedrigere Maximalkraftwerte. Dies spricht für eine niedrigere Maximalkraft sowie für eine neuromuskuläre Koordinationsschwäche links.

Frage 1090

Welchen Test können Sie im Rahmen eines RTP-Assessments durchführen, um die dynamische Schulterstabilität nach Schulterverletzung bei einem Handballer zu beurteilen?

Den dynamischen Schulterstabilitätstest (CKCUEST: Closed-Kinetic-Chain-Upper-Extremity-Stability-Test).

Dieser valide Test zeigt die Funktionsfähigkeit der Rotatorenmanschette in Bezug auf die Stabilität der Schulter hinsichtlich der vorhandenen Kraftentwicklung auf. Hierbei erzeugt eine korrekt auftrainierte, schultergelenkumgreifende Muskulatur eine dyna-

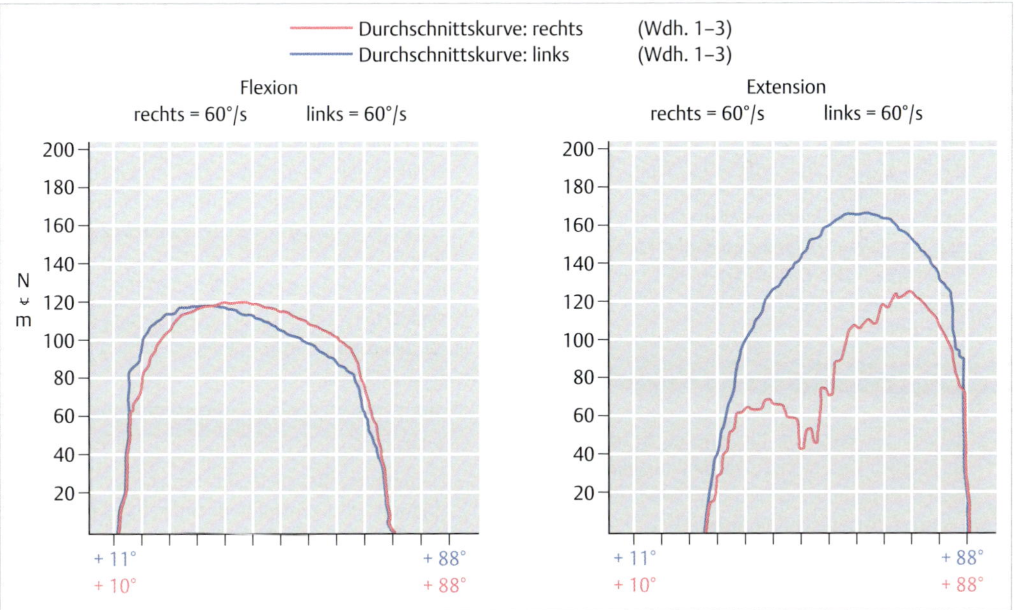

Abb. 16.2 Abbildung zu Frage 1089.

16

II

mische Stabilisierung des Glenohumeralgelenks. Dieser Test wird in der Liegestützposition durchgeführt und bedarf ebenfalls einer stabilen Rücken-, Core- und Beinmuskulatur.

Frage 1091

? Sie untersuchen einen rechtshändigen Speerwerfer nach Schulterverletzung und bestimmen die tROM (Rückenlage, 90° abduzierter Arm) (tROM = totale Range of Motion) wie folgt: rechts: pROM IRO/ARO 85–0–105 (pROM IRO/ARO = passive Range of Motion Innenrotation/Außenrotation), links pROM IRO/ARO 90–0–110. Was leiten Sie hieraus ab?

! **Es besteht eine Seitendifferenz zuungunsten des dominanten Wurfarms um mehr als 5° (tROM links: 200, tROM rechts: 190).**

i *Hieraus resultiert ein erhöhtes Re-Verletzungsrisiko.*

Frage 1092

? Was versteht man unter Prehabilitation?

! **Eine Verbesserung der funktionellen Kapazität von Kraft, Beweglichkeit und kardiopulmonaler Ausdauerfähigkeit vor einer geplanten Operation.**

i *Zu vermeiden gilt es, die verletzte Region und den gesamten Körper vor einem geplanten Eingriff allzu sehr zu schonen. Der psychische und physische Zustand soll hierbei bestmöglich optimiert werden, um eine verbesserte Toleranz gegenüber der Operation zu erwirken. Der Operationserfolg kann hierdurch erheblich positiv beeinflusst werden.*

Frage 1093

? Nennen Sie Beispiele für externe Risikofaktoren hinsichtlich Verletzungsursachen im Sport.

!
- **Sportartspezifische Faktoren:**
  - **Regeln**
  - **Schiedsrichter**
  - **Risikosportart**
  - **Coaching**
- **Equipment:**
  - **Schuhe**
  - **Stollen**
  - **Schläger**
  - **Ski**
  - **Gefährt**
- **Schutzausrüstung:**
  - **Schoner**
  - **Handschuhe**
  - **Beißschutz**
  - **Helm**
  - **Protektoren**
- **Umwelteinflüsse:**
  - **Hitze**
  - **Kälte**
  - **Wetter**
  - **Luftfeuchtigkeit**
  - **Bodenbeschaffenheit**

i *Neben den externen Risikofaktoren, die als Verletzungsursache in Betracht kommen, besteht neben den inneren Faktoren noch das auslösende Momentum als Ursache im Raum. Der Unfallmechanismus, das Verhalten des Gegners und die Wettkampfsituation sind schlussendlich alles Risikofaktoren für eine Verletzung.*

Frage 1094

? Wie viele der auftretenden Sportverletzungen lassen sich schätzungsweise durch Prävention und adäquates Training vermeiden?

! **Die Hälfte.**

i *Die Präventionsinitiativen werden stetig ausgebaut, erhalten aber weiterhin nur unzureichenden Einzug in der Sportwelt (im Wesentlichen abhängig von der Wettkampfklasse). Neben der Verletzungsprävention führen diese Programme auch zu einer Steigerung der allgemeinen Gesundheit und führen bei Teamsportarten zu einer Leistungssteigerung des gesamten Teams [5].*

Frage 1095

? Nennen Sie Beispiele für Primärpräventionsprogramme, bezogen auf Verletzungen des VKB.

!
- **Stopp-X-Programm der Deutschen Kniegesellschaft (DKG)**
- **FIFA 11 +**
- **11 + Kids**
- **Handball-Specific-Injury-Prevention-Programme**

- PEP
- ACL Injury Prevention Program

Ziel ist bei allen Programmen, die gelenkumgreifenden Muskelgruppen sowie die beteiligten funktionellen Ketten zu stärken, die koordinative Leistung und neuromuskuläre Ansteuerung zu erhöhen sowie die Kinematik des Kniegelenks mitsamt der Propriozeption zu verbessern. Vor allem Risikogruppen (Adoleszenten und weibliche Mannschaftssportlerinnen) profitieren überdurchschnittlich häufig von der Anwendung zur Verletzungsprophylaxe.

Frage 1096

Um wie viel Prozent kann die Inzidenz überlastungsbedingter Schulterverletzungen bei jungen Wurfsportlern (Baseball, Handball) durch die Anwendung von Schulterpräventionsprogrammen reduziert werden?

Um nahezu 50 %.

Ein Beispiel ist das „Shoulder Injury Prevention Program" des Oslo Sports Trauma Research Center (OSTRC) [1], [4].

Frage 1097

Welchen Stellenwert haben Nahrungsergänzungsmittel (NEM) in der Rehabilitation?

Zur Deckung des täglichen Kalorienbedarfs, zur Komplettierung einer unzureichenden Ernährung und zur Unterstützung der zellulären Heilung ist die Einnahme von Mikronährstoffen (Vitamine, Mineralstoffe) und Makronährstoffen (Kohlenhydrat-, Proteinkonzentrate, Fettbestandteile) allgegenwärtig. Die häufigsten Gründe für Supplementierung sind:

- **ausreichendes Nährstoffangebot für funktionelle Gewebe (z. B. Muskulatur)**
- **Bereitstellung von Mikronährstoffen für die Wiederherstellung der strukturellen Integrität (z. B. Vitamin C und D für die Kollagenbiosynthese)**
- **antioxidativer Effekt (Vitamin A, C, E)**
- **Verbesserung des positiven Metabolismus (Magnesium, Vitamin-B-Komplex, Kreatin, L-Carnithin)**

Die Grundlage sollte immer eine ausgewogene Ernährung sein. Das Zuführen von Supplementen sollte gezielt eingesetzt werden. Hypervitaminosen sollten bei bekannten Nebenwirkungen vermieden werden. Aktuell werden die empfohlenen Tagesdosierungen überarbeitet und dem Leistungssport angepasst. Wann aktualisierte Dosierungsempfehlungen bekannt gegeben werden, steht zum aktuellen Zeitpunkt noch aus.

Frage 1098

Kennen Sie Hilfsmittel zur Primärprävention von strukturellen Verletzungen?

Schutzausrüstungen wie Wirbelsäulenpanzer, Helme, Visiere, Schutzhandschuhe, Sprunggelenkorthesen/-bänder, aktivitätsangepasste Kleidung, Zahnschutz, Suspensorium, Schienbeinschoner usw.

Vergleichbar mit den Sicherheitsstandards in der Arbeitsmedizin konnte nach Einführung verschiedener sportartspezifischer Vorschriften zum Tragen von Schutzausrüstungen der unterschiedlichen Verbände und Organisationen die Inzidenz von strukturellen Verletzungen deutlich reduziert werden.

Frage 1099

Wer sollte einen verletzten Athleten im Rahmen des RTC begleiten?

- **Physiotherapeut**
- **Arzt**
- **Athletiktrainer**
- **Trainer/Coach**
- **ggf. Ernährungsberater**
- **ggf. Psychologe**

Eine gute und regelmäßige Kommunikation zwischen allen Beteiligten im rehabilitationsbegleitenden Zeitraum führt zu einer transparenten und vielschichtigen Beurteilung des Heilungsprozesses des Athleten. Missstände können schneller und detaillierter aufgedeckt werden. Hieraus ergeben sich deutliche Vorteile bezüglich eines hoch qualitativen und vollumfänglichen RTC.

Frage 1100

Wie lauten die Bewegungs- und Aktivitätsempfehlungen der World Health Organization (WHO) zur generellen Primärprävention von Übergewicht (BMI > 25) und Adipositas (BMI > 30) in der Altersklasse von 18–64 Jahren?

150–300 Minuten/Woche aerobe Aktivitäten von moderater bis hoher Intensität oder 75–150 Minuten/Woche aerobe Aktivität von hoher Intensität. Zusätzlich an 2 oder mehr Tagen in der Woche ein umfassendes Krafttraining aller wichtigen Muskelgruppen von mindestens moderater Intensität.

In verschiedenen Studien konnte körperliche Aktivität unabhängig von potenziellen Störfaktoren mit dem BMI als auch mit dem Taillenumfang invers assoziiert werden. Aus der aktuellen evidenten Datenlage kann jedoch die notwendige Aktivitätsdosis (noch) nicht bestimmt werden, die Übergewicht und Adipositas langfristig vorbeugt.

Frage 1101

Nennen Sie Möglichkeiten der Sekundärprävention bei Patienten mit arterieller Hypertonie, die sportlich aktiv werden möchten und durch den Sport ihren Blutdruck verringern wollen.

Auf Basis der aktuellen Datenlage scheint ein primäres Ausdauertraining in Kombination mit isometrischem Krafttraining und Körpergewichtskontrolle den Blutdruck so weit senken zu können wie eine medikamentöse Monotherapie.

Es scheint, dass Ausdauertraining dem dynamischen Krafttraining überlegen ist. Isometrisches Krafttraining scheint dem dynamischen Krafttraining, bezogen auf die Blutdrucksenkung, überlegen. Es bedarf hier jedoch noch weiterer Studienergebnisse zur Untermauerung der aktuellen Datenlage.

Frage 1102

Wie schätzen Sie den sekundärpräventiven Effekt körperlicher Aktivität, bezogen auf Mortalität und Morbidität, bei Patientinnen ein, die an Brustkrebs erkrankt sind?

Im Vergleich mit inaktiven Frauen konnte die brustkrebsbedingte Sterblichkeit bei einer körperlichen Aktivität von 3 Stunden pro Woche um knapp 40 % und die Gesamtsterblichkeit um mehr als 40 % reduziert werden. Körperlich sehr aktive Patientinnen mit mehr als 6 Stunden Aktivität pro Woche können ihre krebsspezifische Mortalität um bis zu 60 % und die Gesamtmortalität um bis zu 57 % reduzieren.

Der Nutzen zeigt sich vor allem bei Tumorerkrankungen in den Stadien II und III [2], [3].

Literatur

[1] **Andersson** SH, Bahr R, Clarsen B et al. Preventing overuse shoulder injuries among throwing athletes: a cluster-randomised controlled trial in 660 elite handball players. Br J Sports Med 2017; 51: 1073–1080

[2] **Barbaric** M, Brooks E, Moore L et al. Effects of physical activity on cancer survival: a systematic review. Physiother Can 2010; 62: 25–34

[3] **Irwin** ML, McTiernan A, Manson JE et al. Physical activity and survival in postmenopausal women with breast cancer: results from the women's health initiative. Cancer Prev Res (Phila) 2011; 4: 522–529

[4] **Sakata** J, Nakamura E, Suzuki T et al. Throwing injuries in youth baseball players: Can a prevention program help? A randomized controlled trial. Am J Sports Med 2019; 47: 2709–2716

[5] **Tischer** T, Besenius E, Lutter C et al. Primärprävention von Sportverletzungen und -schäden. Sports Orthopaedics and Traumatology 2021; 37: 4–9. doi:10.1016/j.orthtr.2021.01.011

[6] **VBG.** Im Internet: https://www.vbg.de/SharedDocs/Medien-Center/DE/Broschuere/Branchen/Sport/return_to_competition_Kreuzbandrupturen.pdf?__blob=publicationFile = 10; Stand: 21.03.2023

Anhang

III

17 Abkürzungen

ABER	Abduction – External Rotation
AC	akromioklavikulär
ACG	Akromioklavikulargelenk
ACL	vorderes Kreuzband (Anterior Cruciate Ligament)
ACP	autologes konditioniertes Plasma
ACT	autologe Chondrozytentransplantation
ACTH	adrenokortikotropes Hormon
ADAMS	Anti-Doping Administration and Management System
ADH	antidiuretisches Hormon
ADHS	Aufmerksamkeits-Defizit-Hyperaktivitäts-Störung
AGA	Gesellschaft für Arthroskopie und Gelenkchirurgie
AIU	Athletics Integrity Unit
ALPSA	Anterior labroligamentous periosteal Sleeve Avulsion
AMS	akute Bergkrankheit (Acute Mountain Sickness)
AMV	Atemminutenvolumen
ANS	autonomes Nervensystem
ARVC	arrhythmogene rechtsventrikuläre Kardiomyopathie
AS	anaerobe Schwelle
ASBQ	Athlete Sleep Behaviour Questionnaire
ASI	anterosuperiores Impingement
ASS	Acetylsalicylsäure
AT	Autogenes Training
ATP	Adenosintriphosphat
ATP	(Kap. 14) Allgemeiner Testpool
AV	atrioventrikulär
AVC	arrhythmogene ventrikuläre Kardiomyopathie
AVNRT	Atrioventricular Nodal Re-entrant Tachycardia
AVRT	Atrioventricular Re-entrant Tachycardia
AWMF	Arbeitsgemeinschaft der Wissenschaftlichen Medizinischen Fachgesellschaften e. V.
BCAA	Branched-Chain Amino Acid
BGSW	berufsgenossenschaftliche stationäre Weiterbehandlung
BIA	Bioelektrische Impedanzanalyse
BMI	Body Mass Index
BRD	Bundesrepublik Deutschland
BWS	Brustwirbelsäule
CBD	Cannabidiol
CC	korakoklavikulär
CGM	Continuous Glucose Monitor
CIPN	durch Chemotherapie induzierte Polyneuropathie
CK	Kreatinkinase
CKCUEST	Closed-Kinetic-Chain-Upper-Extremity-Stability-Test
CMAS	World Confederation of Underwater Activities
CMD	kraniomandibuläre Dysfunktion
CO_2	Kohlendioxid
CPX	kardiopulmonale Belastungstestung (Cardio-pulmonary Exercise Testing)
CRP	C-reaktives Protein
CRT	kardiale Resynchronisationstherapie
CSA	Critical Shoulder Angle
CT	Computertomografie
CTE	chronisch-traumatische Enzephalopathie
CTG	Kostotransversalgelenk
DBS	Deutscher Behindertensportverband
DCI	Dekompressionserkrankung (Decompression Injury)
DD	Differenzialdiagnose
DEL	Deutsche Eishockey Liga
DGSP	Deutsche Gesellschaft für Sportmedizin
DiZG	Deutsches Institut für Zell- und Gewebeersatz
DKFZ	Deutsches Krebsforschungszentrum
DKG	Deutsche Kniegesellschaft
DNA	Desoxyribonukleinsäure
DOMS	Delayed Onset Muscle Soreness
DSB	Deutscher Schützenbund e. V.
DSHS	Deutsche Sporthochschule Köln
DSM-V	5. Auflage des Diagnostic and Statistical Manual of Mental Disorders
DVT	digitale Volumentomografie
DXA	Knochendichtemessung (Dual-Röntgen-Absorptiometrie)
EAH	belastungsbedingte Hyponatriämie (Exercise associated Hyponatremia)
EANx	Enriched Air Nitrox
EAP	erweiterte ambulante Physiotherapie
EBF	Erholungs-Belastungs-Fragebogen
EBV	Epstein-Barr-Virus
ECU	Extensor carpi ulnaris
EEG	Elektroenzephalografie
EIA	Exercise induced Asthma
EIB	Exercise induced Bronchoconstriction
EILO	Exercise induced laryngeal Obstruction
EKG	Elektrokardiografie
EMG	Elektromyografie
EMS	Elektromuskelstimulation

EOG	Elektrookulografie
EPO	Erythropeotin
EPU	elektrophysiologische Untersuchung
$EQCO_2$	ventilatorisches Äquivalent für Kohlendioxid
EQO_2	ventilatorisches Äquivalent für Sauerstoff
ESC	European Society of Cardiology
EZM	Extrazellulärmatrix
FAI	Fédération Aéronautique Internationale (World Air Sports Federation)
FAI	femoroazetabuläres Impingement
FAIR-Test	Flexions-Adduktions-Innenrotations-Test
FAT	Female Athlete Triad
FCU	Flexor carpi ulnaris
FEV_1	forciertes exspiratorisches Volumen in der 1. Sekunde
FIA	Fédération Internationale de l'Automobile
F_iO_2	inspiratorische Sauerstofffraktion
FIS	Fédération Internationale de Ski
FITA	Fédération Internationale de Tir à l'Arc
FODMAPs	Fermentable Oligo-, Di-, Monosaccharides and Polyols
FSH	Follikel-stimulierendes Hormon
FSR	Flexions-Seit-Rotationsstellung
F-SW	fokussierte Stoßwelle
FT	Fast Twitch
FVC	forcierte exspiratorische Vitalkapazität
FWLC	Fly Wheel Curl
GA	Grundlagenausdauer
GC	Gaschromatografie
GCS	Glasgow Coma Scale
GH	Somatotropin
GI	glykämischer Index
GIRD	glenohumerales Innenrotationsdefizit
GOTS	Gesellschaft für Orthopädisch-Traumatologische Sportmedizin
GSQS	Groningen Sleep Quality Scale
GTÜM	Gesellschaft für Tauch- und Überdruckmedizin
HACE	Höhenhirnödem (High Altitude Cerebral Edema)
HAPE	Höhenlungenödem (High Altitude Pulmonary Edema)
HBO	hyperbare Oxygenierung
HCM	hypertrophe Kardiomyopathie
HCT	Hydrochlorothiazid
HDL	High Density Lipoprotein
HECP	Hip-Extension Conic-Pully
HF	Herzfrequenz (High Frequency Power)
HFmax	maximale Herzfrequenz
HFmrEF	Herzinsuffizienz mit mäßiggradig eingeschränkter Ejektionsfraktion (Heart Failure with mildly reduced Ejection Fraction)
HFpEF	Herzinsuffizienz mit erhaltener Ejektionsfraktion (Heart Failure with preserved Ejection Fraction)
HFR	Herzfrequenzreserve
HFRuhe	Ruhe-Herzfrequenz
hGH	Human Growth Hormone
HHX	hypobare Hypoxie
Hib	H. influenzae Typ b
HIF	Hypoxia-inducible Factor
HIIT	hoch intensives Intervalltraining (auch HIT)
HIT	hoch intensives Intervalltraining (High Intensity Training) (auch HIIT)
HKB	hinteres Kreuzband
HMV	Herzminutenvolumen
HPV	Humanes Papillomvirus
HPV	hypoxisch-pulmonale Vasokonstriktion
HR-pQCT	Knochenstrukturanalyse (hoch auflösende periphere quantitative Computertomografie)
HRR	Herzfrequenzerholung
HRT	Hormonersatztherapie (Hormone Replacement Therapy)
HRV	Herzfrequenzvariabilität
HSDQ	Holland Sleep Disorder Questionnaire
HVI	High Volume Injection
HVR	Hypoxic Ventilatory Response
HWS	Halswirbelsäule
IAAF	International Association of Athletics Federations
ianS	individuelle anaerobe Schwelle
IAS	individuelle aerobe Schwelle
ICD	implantierbarer Kardioverter-Defibrillator
ICD	International Statistical Classification of Diseases and Related Health Problems
ICR	Interkostalraum
ICS	inhalative Kortikosteroide
IgA, IgE, IgG, IgM	Immunglobulin A, E, G, M
IGF	Insulin-like Growth Factor
IGF	International Golf Federation
IL	Interleukin
ILAE	Internationale Liga gegen Epilepsie
ILGF	Insulin-like Growth Factor
INF	Interferon
IOC	Internationales Olympisches Komitee
IPC	International Paralympic Committee
iRsB	inkompletter Rechtsschenkelblock
iRTP	internationaler Registered Testing Pool

III

ISG	Iliosakralgelenk
ISIS	Instability Severity Index Score
ISP	Infraspinatus
ISSF	International Shooting Sport Federation
ITBS	Iliotibialband-Syndrom
KDIGO	Kidney Disease Improving Global Outcomes
KHK	koronare Herzkrankheit
KKT	Körperkerntemperatur
KSR	komplexe stationäre Rehabilitation
KSS	Karolinska Sleepiness Scale
KWI	Kaltwasserimmersion
LABA	lang wirkende Beta-2-Sympathomimetika (Long Acting Beta-2-Agonist)
LBS	lange Bizepssehne
LCL	laterales Kollateralband
LDH	Laktatdehydrogenase
LDL	Low Density Lipoprotein
LEA	Low Energy Availability
LEAF	Low Energy Availability in Females
LFC	Lig. fibulocalcaneare
LFTA	Lig. fibulotalare anterius
LFTP	Lig. fibulotalare posterius
LGE	Late-Gadolinium-Enhancement
LH	luteinisierendes Hormon
LHBF	langer Kopf des M. biceps femoris
LL	lumbale Lordose
LLN	Lower Limit of Normal
LSO	Lumbosakralorthese
LT	Laktatschwelle „Lactat Threshold“
LTFA	Lig. talofibulare anterior
LTP	Laktatschwelle „Lactat Turn Point“
LTRA	Leukotrienrezeptor-Antagonist
LuFu	Lungenfunktionsprüfung
LVEF	linksventrikuläre Ejektionsfraktion
LVOT	linksventrikulärer Ausflusstrakt
LWS	Lendenwirbelsäule
maxLaSS	maximaler Laktat-Steady-State
MCL	mediales Kollateralband
MET	metabolisches Äquivalent (Metabolic Equivalent of Task)
MF	Medical Flossing
MHC	Myosin-Heavy-Chain
MKG	Mund-Kiefer-Gesichtschirurgie
MODY	Maturity-Onset Diabetes of the Young
MPFL	mediales patellofemorales Ligament
MRSA	Methicillin-resistenter Staphylococcus aureus
MRT	Magnetresonanztomografie
MS	Massenspektrometrie
MVV	maximal erreichbares Atemzeitvolumen (Maximal voluntary Ventilation)
N_2	molekularer Stickstoff
NADA	Nationale Anti-Doping Agentur
NADC	Nationaler Anti-Doping Code
NADH	Nikotinamid-Adenin-Dinucleotid-Hydrid
NAS	numerische Analogskala
NCT	Nationales Centrum für Tumorerkrankungen
NCV	Nervenleitgeschwindigkeit (Nerve Conduction Velocity)
NEM	Nahrungsergänzungsmittel
NH	Nordic Hamstring
NHX	normobare Hypoxie
NIV	Non-invasive-Ventilation
NK-Zelle	Natürliche Killerzelle
NMR	Nuclear Magnetic Resonance
NSAID	nicht steroidales Antirheumatikum
NSAR	nicht steroidales Antirheumatikum
nsVT	nicht anhaltende ventrikuläre Tachykardie
NTP	Nationaler Testpool
NVL	Nationale VersorgungsLeitlinie
NYHA	New York Heart Association
O_2	Sauerstoff
OAK	orale Antikoagulation
ORM	One Repetition Maximum
OSG	oberes Sprunggelenk
OSP	Olympiastützpunkt
OSTRC	Oslo Sports Trauma Research Center
PAP	pulmonalarterieller Druck
PAR-Q	Physical Activity Readiness Questionnaire
PASTA	Partial articular Supraspinatus Tendon Avulsion
paVK	periphere arterielle Verschlusskrankheit
PCI	perkutane Koronarintervention
pCO_2	Kohlendioxidpartialdruck
PCR	Polymerase-Kettenreaktion
PECH-Schema	Pause – Kühlung (Eis) – Kompression – Hochlagerung
PEEP	positiver endexspiratorischer Druck
PET	Positronen-Emissions-Tomografie
PET CO_2	endtidaler Kohlendioxidpartialdruck
PET O_2	endtidaler Sauerstoffpartialdruck
PFO	persistierendes Foramen ovale
PiS	M.-piriformis-Syndrom
pIGHL	posteriores inferiores glenohumerales Ligament
PMR	Progressive Muskelrelaxation (nach Jacobson)
PNF	Propriozeptive Neuromuskuläre Fazilitation
pO_2	Sauerstoffpartialdruck

POLPSA	Posterior Labrum periosteal Sleeve Avulsion
POMS	Profile of Mood States
POW	Punkt des optimalen Wirkungsgrads der Atmung
PRE	Pre-Injury-Screening
PRICE-Schema	protection, rest, ice, compression, elevation
PRP	Platelet-Rich Plasma
PSG	Polysomnografie
PSI	posterosuperiores Impingement
PSP	primärer Spontanpneumothorax
PSQI	Pittsburgh Sleep Quality Index
PTMO	posttraumatische Myositis ossificans
PVI	Pulmonalvenenisolation
PVP	Polyvinylpyrrolidon
RA	rheumatoide Arthritis
RB	Russian Belt
RCA	rechte Herzkranzarterie
RCX	R. circumflexus
RED-S	Relatives Energiedefizit im Sport (Relative Energy Deficiency in Sports Syndrome)
R_{eff}	effektiver Atemwegswiderstand
RICE-Schema	rest, ice, compression, elevation
RIVA	R. interventricularis anterior
RKI	Robert Koch-Institut
RM	Repetition Maximum
RMSSD	Root Mean Square of Successive Differences
RNA	Ribonukleinsäure
ROM	Range of Motion, Range of Movement
RPE	Rating of Perceived Exertion
RQ	respiratorischer Quotient
R-SW	radiale Stoßwelle
RTA	Return-to-Activity
RTC	Return-to-Competition
RTP	Registered Testing Pool
RTP	Return-to-Play
RTS	Return-to-Sports
RVOT	rechtsventrikulärer Ausflusstrakt
SABA	kurz wirkende Beta-2-Sympathomimetika (Short Acting Beta-2-Agonist)
saC	sportassoziierte Concussion
SCA	plötzlicher Herzstillstand (Sudden cardiac Arrest)
SCAT	Sport Concussion Assessment Tool
SCD	plötzlicher Herztod (Sudden cardiac Death)
SCN	suprachiasmatischer Nucleus
SERCA	Sarcoplasmic/endoplasmic Reticulum Calcium ATPase
SERM	selektiver Östrogenrezeptor-Modulator
SGHL	superiores glenohumerales Ligament
SHI	Sleep Hygiene Index
SHRZ	Summated-Heart-Rate-Zone
SHT	Schädel-Hirn-Trauma
SLAP	superiores Labrum von anterior nach posterior
SNRI	Serotonin-Noradrenalin-Wiederaufnahmehemmer
SO_2	Sauerstoffsättigung
SPECT	Single-Photon-Emissionscomputertomografie
S_pO_2	Sauerstoffsättigung
SR	sarkoplasmatisches Retikulum
SSC	Subscapularis
SSP	Supraspinatus
SSRI	selektiver Serotonin-Wiederaufnahmehemmer
ST	Slow Twitch
SV	Schlagvolumen
sysPAP	systolischer pulmonal-arterieller Druck
TEE	transösophageale Echokardiografie
TFCC	triangulärer fibrokartilaginärer Komplex
Tg	Thyreoglobulin
THC	Tetrahydrocannabinol
TIA	transitorische ischämische Attacke
TNF-α	Tumornekrosefaktor α
TOR	tätigkeitsorientierte Rehabilitation
TP	Triggerpunkt
TPO	Thyreoperoxidase
TRAK	Thyreotropin-Rezeptor-Autoantikörper
TRIMP	Trainingsimpuls
tROM	totale Range of Motion
TTE	transthorakale Echokardiografie
TTP	Team-Testpool
TSH	Thyreoidea-stimulierendes Hormon
TUBS	Traumatic, Unidirectional, Bankart, Surgical Treatment
TUE	medizinische Ausnahmegenehmigung (Therapeutic Use Exemption)
UIM	Union Internationale Motonautique
URTI	Infekt der oberen Atemwege (Upper Respiratory Tract Infection)
UTCI	Universal Thermal Climate Index
VAS	visuelle Analogskala
VCD	Vocal Cord Dysfunction
$V'CO_2$	Kohlendioxidabgabe
V'E	Atemminutenvolumen
VES	ventrikuläre Extrasystole
VKB	vorderes Kreuzband
$V'O_2$	Sauerstoffaufnahme
$V'O_2max$	maximale Sauerstoffaufnahme

V'O$_2$peak maximale Sauerstoffaufnahme bei Belastungsabbruch
VOMS Vestibulo-Ocular Motor Screening
VT ventilatorische Schwelle
V'T Tidalvolumen
WA World Archery Federation
WADA Welt Anti-Doping Agentur (World Anti-Doping Agency)
WADC World Anti-Doping Code
WBC Whole-Body-Cryotherapy
WBGT Wet Bulb Globe Temperature
WCBS World Confederation of Billiard Sports
WDF World Darts Federation
WHO World Health Organization
WPW-Syndrom Wolff-Parkinson-White-Syndrom
YYIRT Yo-Yo Intermittent Recovery Test
ZNS zentrales Nervensystem
9-FG 9-Felder-Grafik

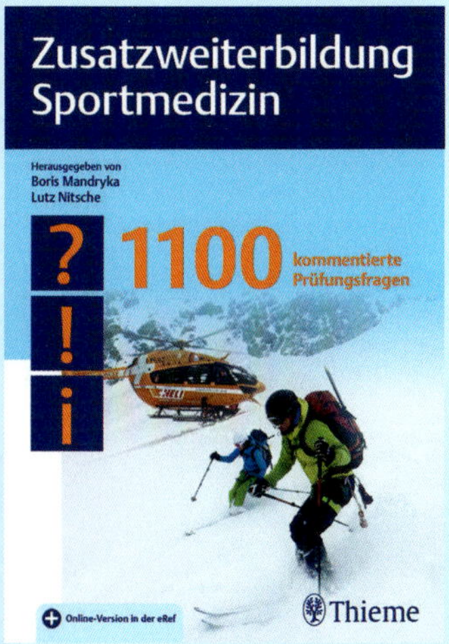

Alle Inhalte jetzt kostenlos auch im Internet nutzen!

Dieses Buch ganz einfach auf der Online-Plattform eRef freischalten und Zugang zum Buch mit allen gängigen Smartphones, Tablets und PCs erhalten – natürlich kostenlos. So geht's in drei Schritten:

1. Persönlicher Zugangscode:

   Achtung! Sobald der Zugangscode in der Printausgabe freigelegt ist, kann das Buch nicht mehr zurückgegeben werden.

2. Diesen QR-Code nutzen oder auf **eref.thieme.de/code** gehen und dort den Zugangscode eingeben.

3. Jetzt nur noch kostenlos auf der Online-Plattform eRef registrieren, damit alle Inhalte freigeschaltet werden können.

Schnellzugriff zum Buch

Nach erfolgreicher Registrierung und Freischaltung ist das Buch ohne Umwege unter **eref.thieme.de/9783132437715** oder über diesen QR-Code zu finden.

Wichtige Hinweise

- Der persönliche Zugangscode wird gesperrt, sobald die erste Freischaltung des Buches erfolgt ist. Die Nutzung ist somit nur für den Erstkäufer bzw. Erstnutzer (z. B. bei Bibliotheksexemplaren) möglich.
- Die Weitergabe von Passwörtern ist nicht erlaubt. Der Verlag behält sich das Recht vor, bei Verstoß rechtliche Schritte einzuleiten.
- Zugang zu den Online-Materialien erhält der Käufer ausschließlich für den privaten Gebrauch. Eine gewerbliche bzw. institutionelle Nutzung ist nicht gestattet.